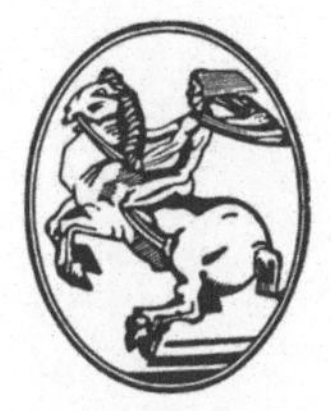

Haut- und Geschlechts- krankheiten

Methodische Diagnose und Therapie für Studium und Praxis

P. Wodniansky

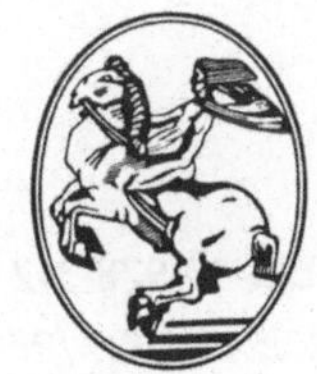

Springer-Verlag
Wien New York

Univ.-Doz. Dr. Peter Wodniansky

I. Univ.-Hautklinik Wien
(Vorstand: o. Prof. Dr. Josef Tappeiner)

Library of Congress Catalog Card Number 72-91041

Mit 395 Abbildungen

ISBN-13:978-3-211-81108-5   e-ISBN-13:978-3-7091-8329-8
DOI: 10.1007/978-3-7091-8329-8

Vorwort

Dieses Lehrbuch der Dermatologie wendet sich in erster Linie, aber nicht ausschließlich an den Studierenden der Medizin: Die Auswahl der besprochenen Hautkrankheiten, die straffe Formulierung des Textes, die konsequent-systematische Darstellung und die zahlreichen Abbildungen werden ihm zweifellos helfen, sich in kürzester Zeit ein Maximum (oder jedes beliebige kleinere Quantum) an Fachwissen zu erarbeiten, verständnisbringende Zusammenhänge zu erkennen und einen korrekten diagnostischen Gedankenablauf zu entwickeln.

Darüber hinaus muß aber die breite Darstellung im „allgemeinen Teil" sowie die bewußte Betonung von Differentialdiagnostik und Therapie auch dem praktisch tätigen Arzt, ja vielleicht sogar dem Dermatologen zugute kommen, der sich hier in rascher Weise über den letzten Stand einschlägiger Grundlagenkenntnisse oder auch über die Behandlungsmethoden informieren kann.

Last not least könnte dieses Buch als Grundlage einer zukünftig zu erarbeitenden Computerdiagnostik dienen, da für jedes Krankheitsbild eine Leitsymptomatik geprägt und eine Auflösung ins diagnostische Detail nach festgelegten Richtlinien vorgenommen wurde.

Nahezu das gesamte Photomaterial entstammt dem Archiv der I. Universitäts-Hautklinik in Wien, deren Vorstand, meinem langjährigen Chef, Herrn Univ.-Prof. Dr. Josef Tappeiner, ich an dieser Stelle für sein Entgegenkommen aufrichtig danken möchte.

Wien, im März 1973   P. Wodniansky

Inhaltsverzeichnis

1. Einleitung — Der korrekte Gedankenablauf vom Aufbau der dermatologischen Diagnose bis zur Therapie

Die *Auswahl der besprochenen Hautkrankheiten* erfolgte fast ausschließlich unter dem Gesichtspunkt, daß eine ausreichende Information des Studierenden unter folgenden Bedingungen zu fordern ist:

1. Wenn die Erkrankung übertragbar ist und anderen Menschen gefährlich werden kann, auch dann, wenn sie extrem selten vorkommt (z. B. Lymphogranuloma inguinale, Variola).

2. Wenn die Erkrankung für den Patienten selbst lebensgefährlich werden kann (z. B. Pemphigus foliaceus, Mycosis fungoides) oder mit einer derartigen Dermatose in engste Differentialdiagnose kommt (z. B. Melanoma juvenile), auch dann, wenn sie extrem selten ist.

3. Wenn die Erkrankung häufig ist und im ärztlichen Alltag eine Rolle spielt, auch dann, wenn sie harmlos ist (z. B. Ulcus cruris, Psoriasis vulgaris, Kontaktekzem).

Als Einschränkung wäre allerdings hinzuzufügen, daß dieses Lehrbuch zunächst für den europäischen Raum gedacht ist und tropische Dermatosen nicht einbezogen wurden.

Die Angaben über die Häufigkeit jeder Dermatose mit den Graden „sehr selten, selten, häufig und sehr häufig" entsprechen der jeweiligen Frequenz, mit der die Erkrankung während der letzten fünf Jahre an der I. Universitätshautklinik in Wien zur Beobachtung kam. Das große vorliegende Material darf hier wohl mit geringen Schwankungen als repräsentativ für ganz Europa gelten. Dabei wurden folgende Grenzen willkürlich festgelegt:

„sehr selten" = Häufigkeit unter 5 auf 10 000 (0,5‰);
„sieht man einmal im Jahr".

„selten" = Häufigkeit zwischen 5—25 auf 10 000 (0,5—2,5‰);
„sieht man einmal im Monat".

„häufig"   = Häufigkeit zwischen 25—125 auf 10 000 (2,5—12,5‰);
               „sieht man einmal in der Woche".

„sehr häufig" = Häufigkeit über 125 auf 10 000 (12,5‰);
               „sieht man jeden Tag einmal".

Es gilt allerdings die Einschränkung, daß man viele sehr seltene Dermatosen in der Praxis kaum je und auch an der Klinik durchaus nicht immer
„einmal im Jahr", sondern wesentlich seltener zu Gesicht bekommt.

Der weitere Aufbau dieses Lehrbuches folgt genau jenen Geschehnissen,
die sich abspielen, wenn ein Hautkranker den Arzt konsultiert.
Sobald der Patient den Ordinationsraum betreten und Kontakt aufgenommen hat, wird er seine Beschwerden in laienhafter Weise schildern
und jene Hautveränderungen, die an freigetragenen Körperstellen lokalisiert sind, meist unmittelbar herzeigen. Befinden sich die Erscheinungen
an bedeckten Partien, so legen die Kranken im allgemeinen erst nach
Aufforderung die Kleidung in einer für die Betrachtung ausreichenden
Weise ab. Diese Aufforderung muß in jedem entsprechenden Falle erfolgen, denn *der Arzt darf unter keinen Umständen darauf verzichten,
alle erkrankten oder für eventuelle differentialdiagnostische Erwägungen wichtigen Hautstellen zu inspizieren!* Die meisten und schwerwiegenden Fehldiagnosen — (z. B. das Übersehen einer sekundären Syphilis!) — resultieren aus der Mißachtung dieses Gebotes, das manchmal
unter Zeitdruck und gegen die Einsicht des Patienten nur mit energischer
Konsequenz einzuhalten ist.
Für den Arzt hat sich nach der Schilderung des Kranken und nach dem
visuellen Eindruck der ersten oberflächlichen Betrachtung bereits eine
diagnostische Assoziation ergeben. Sie mag etwa jener summarischen
Krankheitscharakteristik entsprechen, die in diesem Buch am Anfang
jedes detaillierten Kapitels steht und mit zwei senkrechten Linien links
hervorgehoben ist. Man kann sie auch als „Leitsymptomatik" betrachten,
sofern man an die Verwendung eines Computers denkt.
Die „prima vista"-Diagnose mag in vielen Fällen stimmen. Trotzdem
wird gerade der Erfahrene nie auf die folgende, *genaue und systematisch durchgeführte Nahbetrachtung der Veränderungen* verzichten.
Denn erst sie ermöglicht die fundierte Sicherstellung oder Ablehnung
der „prima vista-Assoziation" bzw. die weitere Differenzierung anderer
diagnostischer Möglichkeiten durch die exakte morphologische Erfassung
der vorliegenden

I. Hauterscheinungen

Man benötigt hiezu lediglich das *gute Licht des hellen Tages oder starker
Lampen* und überdies eine *Lupe*, da die visuelle Erfassung kleiner und

kleinster Details oft ausschlaggebend ist. Nur hin und wieder ist zusätzlich ein *Diaskop* erforderlich, d. h. ein Spatel aus durchsichtigem Material, mit dessen Hilfe das Blut aus den Gefäßen gepreßt und die Eigen-
farbe der Hautveränderung beurteilt werden kann (S. 33). Die Inspektion beginnt mit dem Aufsuchen der sogenannten

1. *Primäreffloreszenzen,* die als unmittelbarer Ausdruck des krankhaften
Geschehens an der Haut sichtbar werden. Die Erfassung ihrer *Art* (S. 25)
und *Qualitäten* (S. 32) bildet die Grundlage jeder fundierten dermatologischen Diagnostik. Man erkennt sie oft direkt, sobald man etwa am
Rande gruppierter oder konfluierter Herde kleinere Veränderungen betrachtet, die wegen ihres kurzen Bestandes noch nicht sekundär alteriert
sind; in anderen Fällen müssen zuerst deckende Sekundäreffloreszenzen,
z. B. Krusten abgehoben werden, ehe man die darunter befindlichen
Primärveränderungen überblicken kann; schließlich gibt es zahlreiche
Situationen, in denen die Primäreffloreszenz durch eine sekundäre
Exulzeration oder Atrophie soweit zerstört bzw. verändert wurde, daß
lediglich aus ihren Resten, etwa aus dem Rand eines Ulcus auf den
Charakter der ursprünglichen Erscheinung zu schließen ist.
Die Betrachtung der Oberfläche von Primäreffloreszenzen führt zur Er-
fassung der sogenannten

2. *Sekundäreffloreszenzen* (S. 43), die auf oder aus Primärveränderungen durch sekundäre pathologische Prozesse entstehen und sie bedecken
bzw. später auch ersetzen. Sie fallen meist rascher ins Auge als die
Primärerscheinungen, dürfen aber trotzdem nie allein beurteilt werden,
da sie in diagnostischer Hinsicht zu vieldeutig sind.
Es folgt die Fahndung nach allfälligen

3. *Phänomenen,* d. h. nach einigen weiteren außerordentlich charakteristischen Eigenschaften mancher Effloreszenzen (S. 25). Sie kommen
zwar nur bei einzelnen Hautkrankheiten vor, ihr diagnostischer Wert
ist aber so groß, daß sie in vielen Fällen die sofortige sichere Erkennung
der Dermatose ermöglichen. Als Beispiele seien das „Auspitz-Phänomen"
der Psoriasis (S. 356), die „Nikolski-Phänomene" der Pemphigusgruppe (S. 395) und das sogenannte *„Köbner-Phänomen" oder der
„isomorphe Reizeffekt"* angeführt, der allerdings in diagnostischer Hinsicht weniger eindeutig ist, weil er nicht nur bei der Psoriasis vulgaris
(S. 356) und beim Lichen ruber planus (S. 364), sondern gelegentlich auch
bei einigen anderen Dermatosen beobachtet werden kann.
Im nächsten Schritt der Untersuchung muß die

4. *Zahl* vorhandener Effloreszenzen beurteilt bzw. festgestellt werden,
ob nur eine einzige *„solitäre"* Veränderung vorliegt, oder ob sich einige,
viele oder sogar sehr viele *„multiple"* Erscheinungen finden. Dabei ist
zu beachten, daß mehrere Effloreszenzen zu einem größeren Areal kon-

fluieren können, wodurch eventuell ein solitärer Herd vorgetäuscht wird. Als weiteres wichtiges Kriterium gilt die

5. *Lokalisation:* Man bezeichnet sie nach anatomischen Gesichtspunkten. Außerdem hebt man jene Areale, an denen gegenüberliegende Hautstellen in ständigem Kontak stehen als „*Intertrigostellen*" hervor, da sie dauernd einem feuchten Milieu ausgesetzt sind und daher für bestimmte Erkrankungen inklinieren. Viele Dermatosen treten vorzugsweise an ganz bestimmten „*Prädilektionsstellen*" auf. Trotzdem darf man die diagnostische Bedeutung der Lokalisation nicht überschätzen und sie lediglich im Zusammenhang verwerten, da sich viele Hauterkrankungen gerade in dieser Beziehung analog verhalten können. Schließlich sind noch

6. *Anordnung* und *Verteilung* der Effloreszenzen zu beobachten. — Obwohl man unter Anordnung eher die Situationsbeziehung der Effloreszenzen zueinander, unter Verteilung hingegen das Verhältnis der Veränderungen zur Körperfläche versteht, überschneiden sich die Begriffe in mancher Hinsicht. — Zur Definition der *Anordnung* dienen vor allem die drei übergeordneten Begriffe *disseminiert* (= die Effloreszenzen stehen über eine große Fläche mehr oder minder dicht verstreut und sind durch freie Hautzonen getrennt, „*Exanthem*"), *konfluiert* (= die Effloreszenzen fließen zusammen und bedecken dadurch in geschlossener Weise ein größeres Areal oder mehrere größere Flächen) sowie *gruppiert* (= die Effloreszenzen bilden eine oder mehrere Gruppen) mit den Unterteilungen *anulär* (= ringförmig), *iris- oder schützenscheibenartig* (= ringförmig mit zentralem Rezidiv), *circinär* (= in durchbrochenen Ringen), *serpiginös* (= in Schlangenlinien) oder *aggregiert* (= dicht nebeneinander gruppiert). — Ein *Lichen* ist eine disseminierte Aussaat lichenoider Knötchen. Als *Herpes* bezeichnet man Bläschen in Gruppen. — Bei der Verteilung unterscheidet man: erstens zwischen einer *zirkumskripten* (= an einer kleineren Stelle umschrieben), einer *regionären* (= über eine Körperregion verteilt), einer *generalisierten* (= über weite Körperflächen disseminiert oder konfluiert) und einer *universellen* (= über den ganzen oder fast den ganzen Körper ausgebreitet) Verteilung; zweitens zwischen einer *halbseitigen* und einer *beidseitigen* Verteilung; und drittens zwischen einer *symmetrischen* bzw. angedeutet symmetrischen und einer *regellosen* Verteilung; meist läßt sich ein Begriff der ersten mit einem solchen der zweiten und dritten Verteilungsweise kombinieren (z. B. eine „regionäre, beidseitige, angedeutet symmetrische Verteilung" bei der Pytiriasis rosea; S. 352).
Die Gründe für Zahl, Lokalisation, Anordnung und Verteilung der Effloreszenzen sind vielfach unbekannt und können nur bei einzelnen Dermatosen durch anatomisch-physiologische oder ätiologisch-pathogenetische Überlegungen verständlich gemacht werden.

Sobald die genaue dermatologische Betrachtung alle bisherigen Schritte durchlaufen hat — was beim Geübten oft in Sekundenschnelle geschieht —, wird auch die richtige Diagnose in vielen Fällen bereits feststehen. Mitunter liegt allerdings ein etwas atypisches Erscheinungsbild vor, so daß man sich mögliche

7. *Sonderformen* entsprechender Dermatosen vor Augen halten muß. Im folgenden wird das Ergebnis der exakten Inspektion durch die Beurteilung der

II. Sonstigen Symptomatik

ergänzt bzw. weiter abgesichert oder differenziert.
Den ersten Schritt bildet hier die Untersuchung der

1. *Sichtbaren Schleimhäute* im *Mund*, im *Rachen*, eventuell auch an der *Glans penis* und in der *Vulva*. Einzelne Hauterkrankungen treten auch an diesen Schleimhäuten in einer oft charakteristischen Weise auf, während andere Dermatosen hier nie oder fast nie zur Manifestation kommen, so daß auf dieser Basis differentialdiagnostische Erwägungen möglich sind.
Im Anschluß daran muß man den Patienten nach eventuellen

2. *Subjektiven Symptomen*, insbesondere nach *Juckreiz* fragen. Der diagnostische und differenzialdiagnostische Wert dieser Symptome ist zwar geringer, aber die Konsequenzen für die Therapie sind oft wesentlich.
Die nächste Untersuchung gilt den

3. *Hautnahen Lymphknoten* (Lnn.). Dabei sollte nie vergessen werden, daß es neben den *submandibulären, axillären* und *inguino-femoralen Lnn.* auch *nuchale, prä- und retroaurikuläre, submentale, supra- und infraklavikuläre* sowie *kubitale* und *popliteale Lnn.* gibt, die bei manchen Haut- und Geschlechtskrankheiten in recht charakteristischer Weise vergrößert sein können.
Es ist selbstverständlich, daß man auch in der Dermatologie mit

4. *Allgemeinsymptomen* verschiedenster Art, z. B. mit *Temperatursteigerungen* beim Erysipel (S. 121) oder mit *Verdauungsbeschwerden* im Rahmen der Sklerodermie (S. 386) konfrontiert wird, denn „*die Haut ist ein Organ des gesamten Organismus, das den gleichen physiologischen und pathologischen Gesetzen unterliegt und auch in gleicher Weise betrachtet werden muß wie jedes andere Organ*" (Hebra). Die Allgemeinerscheinungen sind vielfach Gradmesser für die Schwere des Krankheitszustandes und somit auch für die Prognose und die erforderliche Intensität der adäquaten Therapie. Auf der anderen Seite gibt es aber auch zahlreiche Dermatosen, die im Gefolge allgemeiner oder örtlich um-

schriebener Erkrankungen, etwa von intestinalen oder hormonellen Störungen oder von Fokalherden entstehen, deren Symptomatik dann zusätzlich vorliegt.

Von besonderer Wichtigkeit sind schließlich die

5. *Laborbefunde*, die man sinngemäß in drei Gruppen einteilen kann: erstens *spezielle dermatologisch-venerologische Untersuchungsmethoden* (S. 66), die nur in diesem Fach Anwendung finden und fast durchwegs die eindeutige Sicherung einer bestimmten Diagnose bzw. Ätiologie ermöglichen — jeder Arzt muß sie kennen und jeder Spezialist muß sie beherrschen bzw. mit wenigen Ausnahmen ad hoc durchführen können (z. B. Pilzbefund, Milbennachweis, Treponemennachweis im Dunkelfeld, Abstrich mit Gonokokkenfärbung usw.); zweitens *interne Laboruntersuchungen*, die *in der Dermatologie als Hilfsbefunde* Bedeutung haben (z. B.   Blutkörperchensenkungsgeschwindigkeit,   Blutgerinnungsstatus usw.); und drittens *solche interne Laboruntersuchungen, die man bei bestimmten Dermatosen veranlassen muß, weil die Hauterkrankung als Symptom oder auf der Basis einer entsprechenden Allgemeinstörung auftreten kann* (z. B. Blutzuckerbestimmung bei Furunkulose (S. 113) oder Blutbild bei Herbes zoster (S. 222 usw.).
Eventuelle weitere diagnostische Anhaltspunkte, vor allem aber weitere Hinweise für die Therapie und für die schließliche Information oder Beratung des Patienten erhält man, sobald man sich über den

III. Verlauf und die Prognose

der Erkrankung informiert bzw. Gedanken macht.
Viele Dermatosen zeigen eine deutliche

1. *Altersdisposition.* So manifestieren sich z. B. Nävi flammei (S. 444) meist schon bei der Geburt, während Basaliome (S. 422) überwiegend ältere Menschen betreffen. Die Erfassung einer

2. *Inkubationszeit* kommt naturgemäß nur bei den infektiösen Haut- und Geschlechtskrankheiten in Frage. Sie ist in vielen Fällen von großer epidemiologischer Bedeutung (z. B. zur Feststellung der Infektionsquelle bei der Syphilis (S. 604).
Die sogenannten

3. *Prodromalsymptome* mancher Infektionskrankheiten haben im allgemeinen untergeordnete diagnostische Bedeutung, obwohl sie z. B. den Verdacht auf Variola (S. 250) entscheidend verstärken können. Aus der Erzählung des Kranken über den

4. *Beginn und bisherigen Verlauf* der Dermatose kann man hingegen oft wichtige differentialdiagnostische Hinweise ableiten. Darüber hinaus

ist diese Schilderung für die therapeutischen Konsequenzen und für die Beratung des Patienten wichtig (etwa Wahl anderer Behandlungsverfahren nach vergeblichen therapeutischen Versuchen oder Einsatz besonders wirksamer, kostspieliger Medikamente, eventuell auch Hospitalisierung bei schwerem bzw. kompliziertem Verlauf usw.).
Auch die Erwägungen des Arztes über die

5. *Prognose* des vorliegenden Leidens werden die Auswahl des Behandlungsverfahrens und die schließliche Beratung bzw. Information des Kranken entscheidend beeinflussen.
Ähnliches gilt für die Überlegung zur und nach der Feststellung

6. *Besonderer Verlaufsformen* und Komplikationen
sowie beim Vorliegen einer

7. *Gravidität,* die durch die Erkrankung der Mutter oder durch die Behandlung beeinflußt werden könnte.
Schließlich gehen Infektionskrankheiten mit einer Änderung der

8. *Immunitätslage* einher, über die der Patient aufgeklärt werden muß.
In manchen Fällen läßt sich die Diagnose nur durch die Betrachtung der

IV. Histologie

sicherstellen. Die korrekte diagnostische Beurteilung histopathologischer Veränderungen der Haut ist schwierig und muß dem erfahrenen Spezialisten vorbehalten bleiben. Trotzdem sollte sich *jeder Studierende mit den Grundzügen* und den jeweiligen Hauptkriterien der allgemeinen und der speziellen *Dermatohistologie vertraut machen,* weil erst die Kenntnis dieser feingeweblichen Veränderungen *zu einem richtigen Verständnis der Effloreszenzenlehre und der makroskopischen Morphologie* führt. Es ist nämlich jederzeit möglich, aus dem mikroskopischen Substrat auf die Art und die Qualitäten der mit freiem Auge sichtbaren Hauterscheinung zu schließen. An und für sich spielen sich auch im Hautorgan jene krankhaften Vorgänge ab, die jeder Mediziner in der allgemeinen Pathologie und in der pathologischen Histologie kennenlernt. Das gilt für die Subcutis und für die Cutis, die man als „Stroma des Hautorganes" betrachten kann, in nahezu uneingeschränkter Weise (S. 60), während die Epidermis, die sozusagen das „Parenchym" darstellt, auf Grund ihrer anatomischen Struktur und ihrer vielfältigen Funktionen zu einigen weiteren pathologischen Veränderungen fähig ist, die nur ihr zukommen (S. 53).
Bei der Betrachtung der speziellen Histologie einer bestimmten Dermatose geht man schichtenweise vom Epithel über die Cutis bis zur Subcutis vor; dabei erkennt man diese oder jene allgemeinen pathologischen Veränderungen, aus deren variabler Kombination und Qualität sich

schließlich ein in diagnostischer Hinsicht mehr oder weniger charakteristisches Gesamtbild ergibt.

Spätestens nach der Erstellung des histologischen Befundes können

V. Diagnose und Differentialdiagnose

zu Ende geführt und abgeschlossen werden.

Im unmittelbaren Anschluß daran ergeben sich aus den Kenntnissen über die

VI. Ätiologie und Pathogenese

der vorliegenden Hautkrankheit die Richtlinien zur Durchführung einer möglichst kausalen oder doch zweckmäßigen, symptomatischen

VII. Therapie

und Beratung des Patienten. Zur Wahrung des klaren Überblickes unterscheidet man zwischen den lokalen und den allgemeinen dermatologischen Behandlungsmöglichkeiten und erreicht in vielen Fällen optimale Resultate, wenn man gleichzeitig ein entsprechendes Verfahren der einen und der anderen Gruppe zur Anwendung bringt.

Aufbau und Schilderung sämtlicher Kapitel folgen dieser Gliederung in strengster Weise. Sie wurde allerdings aus Gründen der Platzersparnis nur bei sehr häufigen und häufigen Dermatosen breit augenfällig gemacht, bei den seltenen und sehr seltenen Erkrankungen hingegen lediglich durch Anführung der Zahlen I—VII vor den jeweiligen Absätzen über

I. Hauterscheinungen
II. Sonstige Symptomatik
III. Verlauf und Prognose
IV. Histologie
V. Diagnose und Differentialdiagnose (DD)
VI. Ätiologie und Pathogenese
VII. Therapie

angedeutet. Die Zusammenfassung der Kapitel zu größeren Abschnitten erfolgte nach ätiologischen und praktischen Gesichtspunkten.

Das Sachverzeichnis des Buches kann direkt für die Differentialdiagnostik verwendet werden, da alle entsprechenden Seitenzahlen bei den jeweiligen Dermatosen, Effloreszenzen und Einzelsymptomen angeführt sind.

2. Die normale Anatomie, Histologie und Physiologie der Haut und ihrer Anhangsgebilde

Die normale Anatomie und Histologie der Haut

Die *Haut* (= äußere Decke = Integument = integumentum commune)
bedeckt die Körperoberfläche in einer Ausdehnung, die bis zu 2 m² erreicht. Sie ist aus 3 Schichten aufgebaut (Abb. 1—4):
Die 1. *Subcutis* (= subkutanes Fettgewebe = Unterhautzellgewebe =
Hypoderma) ist in Abhängigkeit von der Körperregion, dem Geschlecht
und dem Ernährungszustand von sehr variabler Dicke. Die Breite des
2. *Coriums* (= Dermis = Lederhaut) und der 3. *Epidermis* (= Oberhaut) schwankt hingegen nur in geringen Grenzen um 2—3 mm bzw.
zwischen 0,1 und 0,5 mm.
Der Terminus *Cutis* wird unterschiedlich gebraucht. Die meisten Autoren
verstehen darunter das Corium, einzelne aber auch Corium plus Epidermis (als „eigentliche" Haut).
Subcutis und Corium sind *mesodermaler*, die Epidermis ist *ektodermaler*
Herkunft.

1. Die **Subcutis** ist aus Fett- und Bindegewebe aufgebaut. Die runden
oder ovalen *Fettzellen* sind um 100 μ groß. Sie enthalten einen großen
Fetttropfen, der von einem schmalen Plasmasaum mit dem flachen, halbmondförmigen Kern „siegelringartig" umgeben wird. Durch Einlagerung
eines Fetttröpfchens im Kern entstehen die sogenannten *Lochkerne*. Die
Fettzellen, zwischen denen zarte kollagene Bündel liegen, formieren
traubenartige Fettläppchen, die von strafferen Bindegewebssepten mit
groben elastischen Fasern begrenzt sind. Zusammenhängende subkutane
Fettlager heißen Panniculus adiposus.

1.—2. Die kollagenen Fasern der stärkeren Bindegewebssepten ziehen
ins Corium weiter, so daß *Subcutis und Corium* in enger und fester

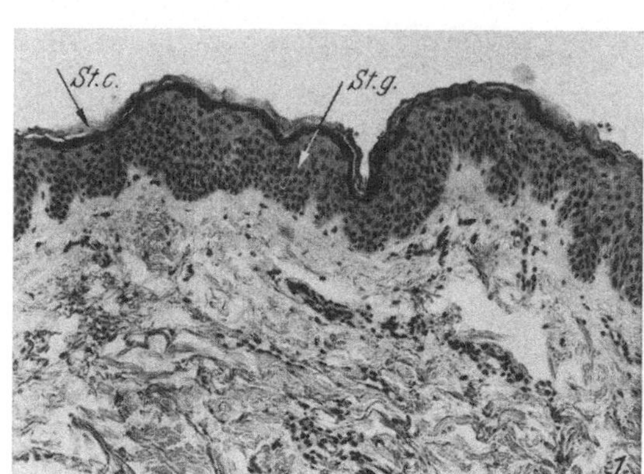

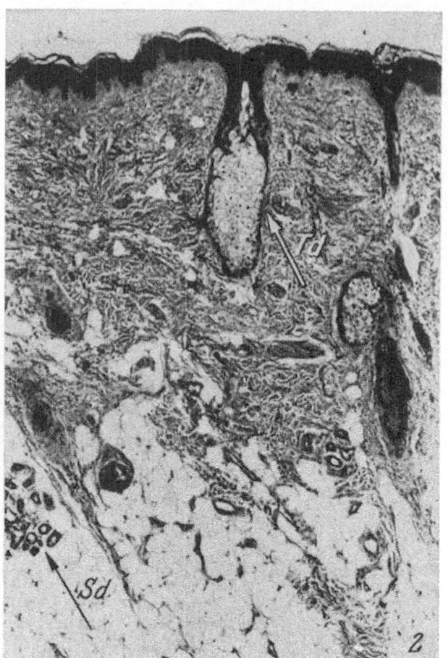

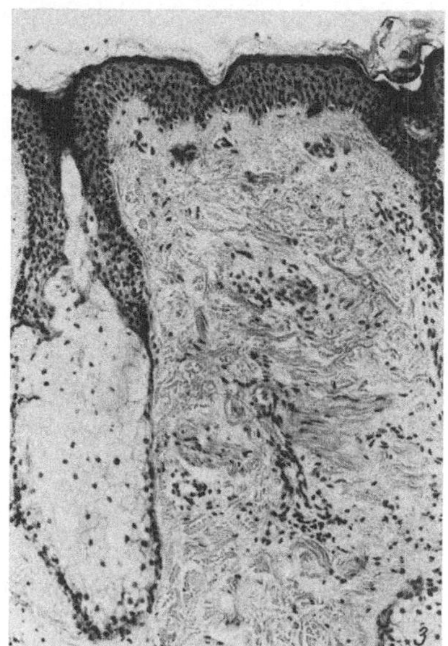

Abb. 1. Normale Haut: Oberes Corium mit Stratum papillare und Epidermis. St. g. = Stratum germinativum, St. c. = Stratum corneum. (125fach)

Abb. 2. Normale Haut: Subcutis, Corium und Epidermis. Td = Talgdrüse, Sd = Schweißdrüse. (50fach)

Abb. 3. Normale Haut: Corium und Epidermis mit Follikelmündung und Talgdrüse. (125fach)

Verbindung stehen; die Grenze ist ziemlich geradlinig und deutlich erkennbar.

2. Das **Corium** besteht aus Bindegewebe und zeigt 2 Teilschichten:

a) Das Stratum texticulare (= eigentliche Lederhaut = Stratum reticulare) ist eine dünne Platte *straffen Bindegewebes*. Die zahlreichen kollagenen Fasern liegen in dichten, „haarlockenartigen" Bündeln, überkreuzen sich rautenartig und sind parallel zur Oberfläche orientiert. Die Spiralen der *elastischen Fasern* ordnen sich vorwiegend in der Richtung der kurzen Diagonalen dieser Rhomben an. *Argentaffine Gitterfasern* kommen im Stratum texticulare physiologisch kaum vor. Der spärliche Raum zwischen den Fasern ist von der gelartigen, aus Kohlehydrat-Protein-Komplexen aufgebauten und nur mit Spezialfärbungen darstellbaren *Grundsubstanz* erfüllt. Auch die Zahl der Zellen ist gering. Neben den wenigen Fibroblasten oder Fibrozyten, Mastzellen, Histiozyten und Makrophagen kann man einzelne Lymphozyten, Plasmazellen und Leukozyten erkennen.

b) Das *Stratum papillare* (= Papillarkörper) ist die Gesamtheit all jener zylinderartigen Papillen, die wie unzählige winzige Finger über die Oberfläche des Stratum texticulare nach außen emporragen. Sie sind aus *lockerem Bindegewebe* aufgebaut. Die *kollagenen Bündel* sind zart, liegen locker, zeigen keine Verflechtung und laufen ebenso wie die feinen *elastischen Fasern* vorwiegend parallel zu den Achsen der Papillen. Argentaffine Gitterfasern scheinen nur knapp unter der Basalmembran auf. Der lockeren Struktur entsprechend ist der mit Grundsubstanz erfüllte interfibrilläre Raum größer als im Stratum texticulare. Die Zahl der Zellen ist gering, obwohl eine gewisse Aktivität der Makrophagen, Lymphozyten und Leukozyten in Oberflächennähe deutlich wird. Überdies findet man in den Papillenspitzen je nach Rasse, mehr oder weniger freie *Melaninkörnchen* und dendritisch verästelte Zellen, die Melanin enthalten. Diese sogenannten *Melanophoren* dürften Histiozyten sein, die Melaningranula phagozytiert haben.

2.—3. Mazerationspräparate der Epidermisunterseite verdeutlichen, daß alle Papillen von den Epithelzellen des Stratum germinativum wabenartig umhüllt und bedeckt werden (Vergleichsvorstellung, wie Finger, die man in Knetmasse bohrt). Histologisch tritt diese Anordnung nur in oberflächenparallelen Flachschnitten durch die Grenzzone von Corium und Epidermis klar zutage. Hier zeigt sich nämlich bei schwacher Vergrößerung eine „netz"-artige Struktur, deren dunkelblaue „Maschen" den basophilen Zellen des Stratum germinativum und deren „Löcher" den schwach eosinophilen Papillen entsprechen; seit der Erstbeschreibung Malpighis im 17. Jahrhundert bezeichnet man deshalb das Stratum germinativum, meist unter Einschluß des Stratum granulosum auch als

Rete Malpighii (Netz lateinisch: rete) und seine zwischen die Papillen hinabreichenden Partien als *Reteleisten*. (Der Ausdruck „Retezapfen" ist inkorrekt, obwohl die Querschnitte der Reteleisten im normalen histologischen Präparat wie Zapfen aussehen, die sich mit den Papillen „verzahnen").

Corium und Epidermis sind im Bereich der sogenannten dermo-epidermalen Verbindung durch die submikroskopisch schmale, aus flächenhaft vernetzten Polysaccaridkomplexen aufgebaute *Basalmembran* fest aneinander fixiert, aber auch morphologisch klar voneinander abgesetzt. Dabei zeigt die Elektronenoptik (Abb. 4), daß die Zellen des Stratum basale lediglich durch sogenannte *Halbdesmosomen* (siehe auch Desmosomen, S. 14), die im Lichtmikroskop als „*Wurzelfüßchen*" erscheinen, an die Basalmembran „gekittet" sind.

3. Die **Epidermis** ist epithelialer Natur und enthält 3 morphologisch und funktionell differente Zellsysteme:

a) Das *verhornende Malpighische System* besteht aus den altbekannten Epithelzellen der Haut, die man heute *Keratinozyten* nennt. Es bildet die Hauptmasse der Epidermis, wird durch die Färbung mit Hämatoxylin-Eosin deutlich sichtbar und stammt direkt vom Ektoderm in loco ab. Das histologische Aussehen der Keratinozyten ändert sich während ihres Lebens — bzw. Funktionsablaufes in der Epidermis, so daß man auf dieser Basis folgende Schichten der Oberhaut unterscheiden kann:

α) Im *Stratum basale* (= Basalschichte) bilden die Keratinozyten als Basalzellen eine einzige Reihe. Sie sind um 30 μ groß, hochprismatisch geformt und basophil. Sie enthalten ovoide Kerne und eine je nach Rasse variable Menge von Melaninkörnchen. Die Elektronenoptik zeigt, daß die Tonofibrillen lediglich der Belastung entsprechend gerichtete Proteinstrukturen in den Zellen sind, die von einem Desmosom zu einem anderen verlaufen. Man bezeichnet sie heute besser als Tonofilamente (Abb. 4).

β) Im *Stratum spinosum oder acanthoticum* (= Stachelzellschicht; Stachel griechisch: akantha) scheinen die Keratinozyten in 4—10 Lagen auf. Sie sind hier im Schnitt dreieckig geformt, werden nach außen zu schmäler und enthalten runde bzw. flachere Kerne sowie variable Melaninquantitäten. Man bezeichnet sie als Stachelzellen, weil sie im Zupfpräparat kleine stachelartige Fortsätze — die Reste zerissener Desmosomen — zeigen.

α + β) Im Stratum basale, in welchem sich die Keratinozyten vermehren, kommen naturgemäß Mitosen vor. Im Stratum spinosum sieht man sie hingegen viel seltener; trotzdem werden beide Schichten auch als *Stratum germinativum* (= Keimschichte) zusammengefaßt.

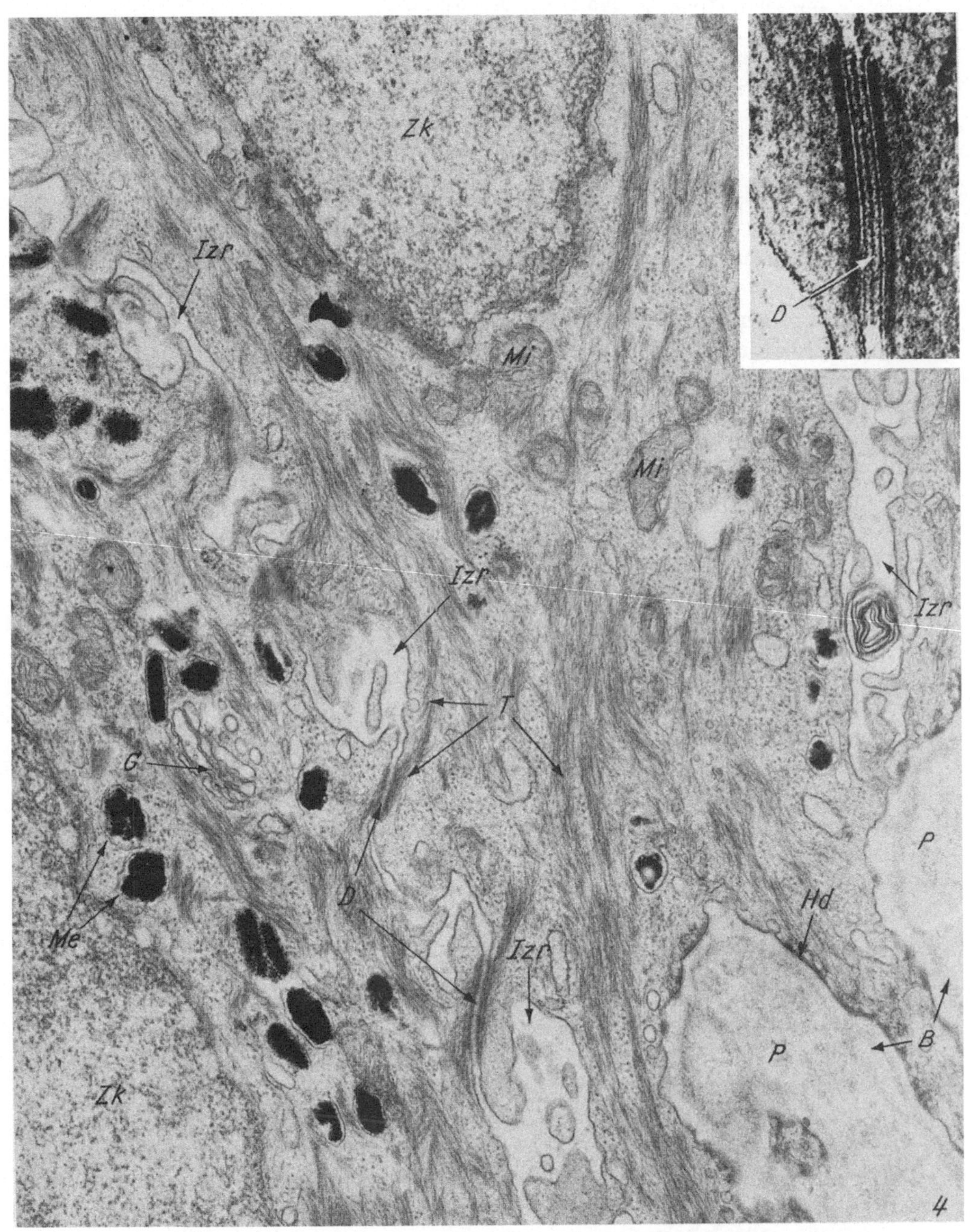

Abb. 4. Normale Haut: Elektronenoptische Aufnahme einer Basalzelle. Zk = Zellkern, Izr = Interzellularraum, T = Tonofilamente, Mi = Mitochondrien, G = Golgi-Apparat, Me = Melanosomen, D = Desmosomen, Hd = Halbdesmosomen, B = Basalmembran, P = Bindegewebe der Papillenspitzen. Die Tonofibrillen setzen an den Desmosomen an, durchziehen diese aber nicht, wie die starke Vergrößerung eincs Desmosoms rechts zeigt. (≈ 10 000fach und 70 000fach)

γ) Im *Stratum granulosum* (= Körnerschichte), das 2—4 Zellagen aufweist, enthalten die abgeflachten Keratinozyten die dichte basophile Keratohyalingranula, während ihre Kerne zunehmend pyknotisch werden.

α + β + γ) Im Stratum basale, spinosum und granulosum sind die Keratinozyten durch die Interzellularräume getrennt, aber über diese hinweg durch die sogenannten Desmosomen oder Interzellularbrükken miteinander fest verbunden. Die Interzellularräume erscheinen elektronenoptisch als äußerst schmale Spalten, die mit Gewebsflüssigkeit erfüllt sind. Ihre verhältnismäßig breite Darstellung im Lichtmikroskop ist eine Folge der Zellschrumpfung bei der Formolfixierung. Die Desmosomen sind ebenso wie die Halbdesmosomen (S. 12) lediglich dünne scheibenförmige Kontaktstellen, in deren Bereich die benachbarten Oberflächen fest aneinander „gekittet" sind. Sie werden bei der Präparation normaler histologischer Schnitte durch die Zellschrumpfung artefiziell verlängert, aber im Gegensatz zu älteren Hypothesen weder von fibrillären Strukturen noch von Plasma durchzogen.

δ) Im *Stratum lucidum,* das nur an den Palmae und Plantae ausgeprägt ist, verlieren die Keratinozyten ihre Kerne völlig und erscheinen nur noch als Lamellen. Sie bilden eine um 5 Zellagen breite, stark eosinophile, lichtmikroskopisch nahezu homogene Schichte an der Grenze zwischen Stratum granulosum und corneum. Erstaunlicherweise stimmt der elektronenoptische Aufbau des Stratum lucidum mit demjenigen des Stratum corneum überein. Es zeigt sich lediglich eine regelmäßig gerichtete Anordnung der keratinfilamenthältigen Zellen, durch die ein lichtoptischer Effekt erreicht wird, der im H.-E.-Präparat zur leuchtenden Rotfärbung führt. Die ältere Hypothese einer ursächlichen Durchtränkung mit „Elaidin" im Zuge des Verhornungsprozesses ist überholt.

ε) Im *Stratum corneum* sind die ausgereiften Keratinozyten schließlich nur noch mittelgradig eosinophile, kernlose, dünne Lamellen, deren Einzelkonturen mit dem Lichtmikroskop nur im Nativpräparat, nicht aber im gefärbten Schnitt erkennbar sind. Die Elektronenoptik zeigt, daß diese Zellen, die von regelmäßig ausgerichteten Keratinfilamenten erfüllt sind, dicke Wandmembranen besitzen. Sie hängen noch immer an den Kontaktstellen der Desmosomen über die kaum mehr sichtbaren Interzellularräume hinweg aneinander.

η) Erst im *Stratum disjunctum* (= Abschilferungszone; trennen lateinisch: disjungere) lösen sich die desmosomalen Verbindungen, so daß in den oberflächlichsten Schichten kleinste Zellverbände frei werden.

b) Das *pigmentbildende System* besteht aus den *Melanozyten*, die man nur im Stratum basale knapp über der Basalmembran findet. Sie stammen indirekt vom Ektoderm ab, da sie im Bereich der Neuralleiste gebildet werden und erst im 3.—4. Fötalmonat in die Epidermis einwandern. Bei der Färbung mit Hämatoxylin-Eosin treten sie als sogenannte „Klarzellen" kaum hervor. Histochemie und Elektronenoptik zeigen jedoch, daß Dendritenzellen vorliegen, deren zahlreiche Fortsätze zwischen die Keratinozyten des Stratum basale und der untersten Lagen des Stratum spinosum hineinziehen und mit ihnen in innigen Kontakt treten. Auf diese Weise bildet jeder Melanozyt gemeinsam mit einer variablen Zahl von Keratinozyten eine „Melanin-Einheit". Die Melanozyten enthalten große helle Kerne und im Plasma die ovoiden Melanosomen bzw. Melaninkörner, deren optische Dichte im Zuge des Melaninaufbaues langsam zunimmt.

c) Das *System der Langerhansschen Zellen* besteht ebenfalls aus Dendritenzellen, die nur histochemisch oder elektronenoptisch darzustellen sind. Sie kommen in allen Schichten der Epidermis verstreut vor und enthalten im Plasma eigenartige Ultrastrukturen, die einem Tennisschläger ähnlich sind. Ihre Abstammung ist ebenso ungeklärt wie ihre Funktion.

Anatomie und Histologie
der Anhangsgebilde der Epidermis

1. **Haare** wachsen an jeder Körperstelle mit Ausnahme der Handflächen und Fußsohlen. Man unterscheidet die feinen Körperhaare (Lanugines) der Frauen und Kinder, die kräftigen Körperhaare (Terminales) der Männer, die Langhaare des Kopfes (Capilli) und des Bartes (Barbae), die Borstenhaare der Wimpern (Ciliae), der Augenbrauen (Superciliae) und des Nasen- (Vibrissae) bzw. Ohreneinganges (Tragi) sowie die Kraushaare der Axillen (Hirci) und der Schamgegend (Pubes bzw. Crines).

Das Haar wird an der tiefsten Stelle des *Haarfollikels* gebildet. Der Haarfollikel ist eine röhrenförmige Einstülpung der Epidermis, die sich von der Oberfläche weg zunächst etwas verengt (*Follikeltrichter*) und dann variabel tief ins Corium bzw. in die Subcutis hinabreicht. Die Verbindung mit dem umgebenden membranös verdickten Bindegewebe ist durch die Fortsetzung der Basalmembran (sogenannte Glashaut) gewährleistet.

Die epitheliale Wand des Follikels, deren Dicke in der Tiefe abnimmt, umgibt als *äußere Wurzelscheide* die Haarwurzel mit der inneren Wurzelscheide. Sie ist lediglich aus Zellen des Stratum germinativum aufgebaut, da die epidermale Verhornung schon im Follikeltrichter aufhört. An der tiefsten Stelle umgreift der Follikel mit einer napfartig erweiterten Einstülpung einen zell- und gefäßreichen lockeren Bindegewebskegel, die sogenannte *Haarpapille.* Die darüber liegende epitheliale Zellfläche wird als *Matrix pili* bezeichnet, da ihre Zellen den untersten Teil der Haarwurzel, den leicht verdickten Haarbulbus bilden, aus dem das ganze Haar hervorgeht.

Die Basalschichte besteht auch hier aus Keratinozyten und mehr oder minder zahlreichen Melanozyten, die innerhalb ihrer jeweiligen Melanineinheiten (S. 15) für die Pigmentierung des Haares sorgen. Die Keratinozyten der nächsten Zellagen sind ebenfalls kernhaltig und mitoseaktiv. Erst etwas höher werden die Kerne pyknotisch, da hier die Verhornung einsetzt. Sie geht ohne Keratohyalinbildung, lediglich unter schließlichem Kernverlust vor sich und ist etwa in der Höhe des Follikeltrichters abgeschlossen. Die zylindrische Form des Haares wird aber schon knapp über dem Haarbulbus klar erkennbar.

Man bezeichnet den intrafollikulären Teil des Haares, an dem man das *Mark,* die *Rinde* und die einschichtige äußere *Rindenepidermicula* unterscheiden kann, als *Haarwurzel* (Radix pili). Sie ist überdies noch von einigen Zellagen unmittelbar umgeben, die vom Rand der Matrix bis zum Follikeltrichter am Haarschaft hochgezogen werden. Sie bilden die sogenannte *innere Wurzelscheide* mit der Scheidenepidermicula und der Huxleyschen bzw. Henleschen Schicht.

Im Gegensatz zur Radix besteht der frei über die Haut vorragende Teil des Haares, der *Scapus,* nur noch aus fest aneinander haftenden, kernlosen, mehr oder minder pigmenthaltigen Hornlamellen. Die Unterteilung in Mark, Rinde und Rindenepidermicula ist hier nicht mehr möglich.

Die Haarfollikel liegen schräg, so daß sie mit der deckenden Epidermis auf einer Seite einen spitzen, auf der anderen Seite einen stumpfen Winkel einschließen. Über diesen stumpfen Winkel erstreckt sich im umgebenden Bindegewebe des Stratum texticulare ein schmales Bündel glatter Muskelfasern, der sogenannten *M. arrector pili,* dessen Fasern im Bereich des Stratum papillare beginnen und gegen das unterste Drittel des Haarfollikels ausstrahlen. Seine Kontraktion führt dementsprechend zur Aufrichtung des Haares und zur Einziehung eines daneben liegenden Hautareales, wodurch die Erscheinung der *Cutis anseria* (= Gänsehaut) entsteht. Im dreieckigen Raum zwischen dem Follikel, der Epidermis und dem M. arrector pili befindet sich häufig eine *Talgdrüse,* die am Grunde des Follikeltrichters in den Haarfollikel mündet und wahrscheinlich auch durch die Kontraktionen des M. arrector pili in ihrer Sekretion gefördert wird.

2. Der **Nagel** wird knapp über dem Periost der Endphalanx in einer Epidermistasche gebildet, die nahezu oberflächenparallel verläuft und so asymmetrisch geformt ist, daß die Matrix nur auf der ventralen Seite liegt und mit ihrem distalen Teil, der sogenannten *Lunula* sichtbar wird. Man erkennt auch hier die Keratinozyten des Stratum germinativum, die nur wenige Zellagen bilden und ohne Stratum granulosum unter raschem Kernverlust zu großen, fest aneinander haftenden Lamellen verhornen. Die entstehende *Nagelplatte* wird fast parallel zur Oberfläche über das sogenannte *Nagelbett* nach distal vorgeschoben. Sie haftet dabei fest am unterliegenden Epithel, dem das Stratum granulosum ebenfalls fehlt. Die Nagelplatte bleibt unpigmentiert und weitgehend durchsichtig, weil im Stratum basale Melanozyten fehlen. Sie erscheint über der Lunula weißlich und über dem Nagelbett rosa, weil hier die Zellen der Matrix, dort aber die reichlichen Gefäße des eher straffen Bindegewebes über dem Periost durchschimmern. Die anatomisch bedingte Wölbung, die in der Längsrichtung schwach, im queren Durchmesser jedoch stark ausgeprägt ist, führt zu einer seitlichen Einfalzung der Nagelplatte in der sogenannten *lateralen Nagelfalte*, deren äußerer Wall auch *Perinychium* heißt.

Jener Hautwall, der etwa zwei Drittel der Nagelmatrix von außen bedeckt, wird als *proximale Nagelfalte* oder *Epinychium* bezeichnet. In diesem Bereich verhornt die Epidermis normal, wobei die dünne Schichte des Stratum corneum als sogenannte *Nagelcuticula* mit der Nagelplatte 1—2 mm weit über die Lunula vorgezogen wird. Der distalste Abschnitt der Nagelplatte, der dem Nagelbett nicht mehr aufliegt, ragt über das sogenannte *Hyponychium* vor, das man mit der Nagelfeile reinigt. Es endet schon nach wenigen Millimetern mit einer leichten Vertiefung, der sogenannten *Nagelrinne* und zeigt normal verhornendes Epithel.

3. Man unterscheidet 3 Arten von **Hautdrüsen:**

a) *Talgdrüsen* (= glandulae sebaceae) kommen am ganzen Körper vor, mit Ausnahme der Handflächen, Sohlen und Fußrücken. Ihre Zahl ist im Gesicht, am Kopf, an Brust und Rücken (sogenannte „seborrhoische Areale") sowie am Genitale besonders groß. Sie finden sich auch vereinzelt an der Schleimhaut der Wangen (Fordycesche Drüsen), der Lippen, des Genitales und der Lider (Meibaumsche Drüsen), wo sie als stecknadelkopfgroße, gelbliche Pünktchen durch die Oberfläche schimmern. Die Talgdrüsen liegen meist innerhalb jenes Dreiecks, das der M. arrector pili (S. 16) mit der Epidermis und dem Follikel einschließt. Ihr kurzer Ausführungsgang weist ein Stratum germinativum mit einer einreihigen Körnerschichte auf und mündet fast immer in einen erweiterten Follikeltrichter („Pore"), der ein Haar, verhornte Zellen sowie Talg und Bakterien (Corynebacterium acnes) bzw. Pilze (Pityrosporon ovale) enthält.

Die Talgdrüsen zeigen einen azinären und *uni-* oder *multilobulären* Bau. Ihr Sekretionstyp ist *holokrin*, d. h. die ganzen Zellen werden während ihres Vorrückens gegen den Ausführungsgang zum Sekret. Dementsprechend sehen auch die Basalzellen der Endstücke wie Keratinozyten aus; in den höheren Lagen werden die Kerne pyknotisch, bis sie schließlich schwinden. Im Plasma treten hingegen bis zu 50 Lipoidtröpfchen auf, die im Lichtmikroskop einen „schaumig-vakuolären" Aspekt hervorrufen.

b) Die *Schweißdrüsen* (= glandulae sudoriferae) sind ubiquitär, ihre Zahl, die insgesamt 2—3 Millionen erreicht, ist an den Handflächen und Sohlen, in den Axillen, am Kopf und in der Mitte der Brust bzw. des Rückens („vordere und hintere Schweißfurche") besonders groß.
Ihre Endstücke liegen an der Grenze von Corium und Subcutis, sie sind etwa doppelt so lange wie die Ausführungsgänge, die ein zweireihiges basophiles Epithel aufweisen und das Stratum texticulare in weiten, die Epidermis hingegen in engen spiraligen Windungen durchziehen.
Die Schweißdrüsen sind rein tubulär gebaut, wobei die über 1 mm langen Endstücke einen Knäuel bilden. Ihr Sekretionstyp ist *ekkrin*. Dieser ältere Begriff sagt lediglich, daß man den eigentlichen ultrastrukturellen Sekretionsvorgang mit dem Lichtmikroskop nicht wahrnehmen kann. Hier werden plötzlich größere Sekrettröpfchen über scheinbar unveränderten Zellen erkennbar. Nach den elektronenoptischen Befunden schnüren sich aber an den Oberflächen der sezernierenden Zellen laufend kleinste Plasmafortsätze (= Mikrovilli) ab, die immer wieder nachgebildet werden und erst im Lumen zusammenfließen. Die Endstücke zeigen 2 Typen sezernierender basophiler Zellen, die alle an der Basis aufsitzen, deren Kerne aber unterschiedlich hoch liegen, so daß der Eindruck einer Mehrschichtigkeit entstehen kann. Die sogenannten *hellen Zellen* dürften vorwiegend Wasser und NaCl ausscheiden, während die *dunklen Zellen* Sekrettröpfchen unbekannter Zusammensetzung enthalten. Darüber hinaus sind die Endstücke von den spiralig angeordneten, länglichen Muskelfasern ähnlichen *myoepithelialen Elementen* umgeben.

c) Die sogenannten *Duftdrüsen* (= große Schweißdrüsen = „apokrine" Schweißdrüsen) findet man nur in beschränkter Zahl in den Axillen, an den Brustwarzen, im Genital- bzw. Analbereich und in den äußeren Gehörgängen.
Ihre Endstücke liegen ebenfalls im Grenzbereich von Corium und Subcutis. Die Ausführungsgänge sind von 2 Reihen schwach eosinophiler Zellen ausgekleidet und münden in die Trichter von Haarfollikeln.
Die Endstücke zeigen einen *tubulären Bau mit Verzweigungen*. Sie sind größer und lockerer geknäuelt als diejenigen der Schweißdrüsen. Der Sekretionstyp wurde nach dem lichtmikroskopischen Erscheinungsbild als

„apokrin" angesprochen, weil hier der Eindruck entsteht, daß sich die sezernierenden Zellen in zyklischer Wiederholung vergrößern und dann einen Teil ihres Plasmas ins Lumen abstoßen. Nach den elektronenoptischen Befunden liegt aber in Wirklichkeit eine *ekkrine* Sekretion durch laufende Bildung und Abschnürung kleinster Mikrovilli vor, die derjenigen der Schweißdrüsen weitgehend gleicht. Wahrscheinlich kommt der lichtmikroskopische Fehleindruck durch einen präparationsbedingten Artefakt zustande. Die weiten Endstücke zeigen eine Reihe eosinophiler Zellen, deren Höhe im Lichtmikroskop sehr variabel, im Elektronenmikroskop jedoch ziemlich einheitlich erscheint. Im Plasma liegen mehr minder reichliche Sekrettröpfchen. Die Endstücke sind ebenfalls von myoepithelialen Elementen umgeben.

Physiologie der Haut

Die biologischen Aufgaben des Hautorganes sind mannigfaltig:
Die Haut trägt als äußere Decke durch ihre Spannung, Farbe und Behaarung sehr wesentlich zum Aussehen bei;
die Haut schützt den Gesamtorganismus gegen das Eindringen von schädlichen Strahlen, chemischen Einflüssen oder Parasiten;
die Haut trägt durch ihre rasche Quell- und Entquellbarkeit, ihre Depotfähigkeit und durch ihre Ausscheidungsfunktionen wesentlich zum Stoffwechsel und zur Wärmeregulation bei;
und die Haut vermittelt als perzipierendes Sinnesorgan den bewußten Kontakt mit der Umwelt.
Die einzelnen Schichten und Strukturen des Integuments dienen der Erfüllung dieser Aufgaben in sehr unterschiedlicher Weise.

1. Physiologie der Epidermis

Die Hauptaufgabe der Epidermis ist wohl im schützenden Abschluß nach außen zu sehen, der mit entsprechender Wahrnehmungs- und Regenerationsfähigkeit aufs engste verbunden ist.
Zur Erfüllung dieser Aufgabe werden zunächst die Keratinozyten kontinuierlich erneuert, von der Basalschichte im Laufe von etwa 4 Wochen („Turn over time") unter allmählicher Verhornung zur Oberfläche vorgeschoben und hier in kleinsten Partikelchen von wenigen zusammenhängenden Zellen abgeschilfert.
Nach neuester Forschung erfolgen die Teilungen zur Erneuerung der Keratinozyten ausschließlich im Stratum basale; jene Mitosen, die man

im Stratum spinosum sieht, sollen tatsächlich im Stratum basale über der nächsten Papille ablaufen und nur auf Grund einer zufälligen stellenweise flachen histologischen Schnittführung scheinbar in der Stachelzellschichte liegen. Versuche mit H^3-markierten Nukleosiden zeigen, daß der Teilungszyklus der Basalzellen mit einer prämitotischen Periode gesteigerter Desoxyribonukleinsäuresynthese beginnt, die etwa 16 Stunden dauert; nach einer Ruhepause von 8 Stunden folgt die Mitose, die rund 60 Minuten in Anspruch nimmt. Nach diesem Ereignis verstreichen 12—14 Tage ehe der nächste Teilungszyklus einsetzt.

Die Verhornung beginnt bereits im Stratum basale, wo die Zellen nicht nur lebensnotwendige Plasmaproteine, sondern auch spezifische Faserproteine, nämlich die Tonofilamente („Tonofibrillen"), produzieren, welche im weiteren Verlauf das Kernstück der Verhornung bilden. Nach der Teilung nimmt ihre Zahl während des Emporwanderns zur Oberfläche zu, wobei sie sich unter Bündelung mehr und mehr parallel an die Zellwand anlegen, so daß hier elektronenoptisch ein immer breiter werdendes Band erkennbar wird. Im Bereiche des Stratum granulosum, in welchem die Zellen noch Lebensfunktionen aufweisen, scheinen zusätzlich die dichten Keratohyalinkörnchen auf, die mit den Faserproteinbündeln in innigem Kontakt stehen und Proteine enthalten dürften, die gegen proteolytische Fermente resistent sind. Erst oberhalb des Stratum granulosum gehen die lebensnotwendigen Plasmaproteine und -strukturen rasch verloren, obwohl der desmosomale Zusammenhang erhalten bleibt. Die Zellmembran verdickt sich, die Zelle trocknet aus. Schließlich liegen die keratinisierten Faserproteine mit den verhärteten Zellwänden parallel zur Oberfläche und bilden hier die dichte Zone des Stratum corneum. Zahlreiche chemische Verbindungen, wie etwa Purine oder Pyrimidin, die im Zuge der Verhornung entstehen, werden in den oberen Epidermisschichten wieder rückresorbiert.

Parallel hiezu geht die Melaninbildung und die Pigmentversorgung der Keratinozyten vor sich. Die Bildung des Melanins der Haut erfolgt in den Melanozyten des Stratum basale, die zwischen den basalen Keratinozyten eingestreut liegen und mit ihren Dendritenfortsätzen zwischen zahlreiche Keratinozyten des Stratum basale und spinosum eindringen (sogenannte epidermale Melanineinheit). In ihrem Plasma finden sich spezifische Organellen, die sogenannten Melanosomen, an denen unter dem Einfluß der Tyrosinase aus Tyrosin und DOPA Melanin aufgebaut wird. Schließlich werden größere Melaninkomplexe als dunkle Granula ins Plasma abgestoßen. Sie gelangen über die Dendritenfortsätze an die Keratinozyten heran und werden in letztere aufgenommen, wobei es wahrscheinlich zu einer Art Phagozytose von Teilen des Dendritenfortsatzes durch die Keratinozyten kommt. Die aufgenommenen Melaninkörnchen bleiben in den verhornenden Zellen liegen und werden schließlich bei der Abschilferung an der Oberfläche mit diesen eliminiert. Die

Bestrahlung mit entsprechend stimulierenden Wellenlängen des ultravioletten Lichtes, die nach neuesten Forschungen zwischen 300 und 700 mμ liegen, regt nicht nur eine erhöhte Melaninsynthese und -versorgung der Keratinozyten bis ins Stratum spinosum an, sie führt auch zur Vermehrung der Zahl aktiver Melanozyten, zur Zunahme der dendritischen Aufzweigung dieser und zu einem beschleunigten Melanintransport an die Oberfläche infolge einer Verkürzung der „turn over time" der Keratinozyten.

2. Physiologie der Hautdrüsen

a) Talgdrüsen

Die physiologische Aufgabe der Talgdrüsen ist in der Produktion und Aufrechterhaltung des sogenannten Fettmantels der Haut zu sehen, d. h. einer dünnen Fettschicht an der Oberfläche, die einen Schutz gegen chemische und bakterielle Einflüsse von außen vermittelt und neben den Lipiden des Talges auch solche der Epidermiszellen selbst enthält. Das Oberflächenfett enthält neben freien Fettsäuren, Mono-, Di- und Triglyceride, Wachsester, Sterolester, Sterole, Squalene und sogar Paraffine. Der Funktionsmechanismus der Talgdrüsen ist holokrin, d. h. die ganzen Zellen werden unter allmählich zunehmender Einlagerung von Lipiden und Untergang der Lebensfunktionen bei der Wanderung zum Ausführungsgang zum Talg.

b) Schweißdrüsen

Die physiologischen Hauptaufgaben der Schweißdrüsen sind einerseits in der Regulation des Wasser- und Wärmehaushalts, andererseits in der Produktion und Aufrechterhaltung des sogenannten Säuremantels der Haut zu sehen, der mit dem Fettmantel gemeinsam als sogenannter Säure-Fett-Mantel eine dünne Schutzschichte an der Oberfläche bildet. Der Schweiß ist eine hypotone Lösung, in der vorwiegend Na, K, Chlorid, Lactat und Harnstoff enthalten sind. Die Sekretion ist ekkrin.

c) Apokrine Duftdrüsen

Man glaubt, daß ihre Aufgabe phylogenetisch erklärbar ist, da durch sie ein bestimmter Individualgeruch erzeugt wird, der im Tierreich eine wesentliche Rolle spielt. Das Sekret der apokrinen Drüsen ist milchig weiß und enthält organische Verbindungen; es ist bei der Sekretion geruchlos und wird erst durch die rasche bakterielle Zersetzung an der Oberfläche für den Geruchssinn wahrnehmbar. Die apokrinen Drüsen nehmen ihre Funktion erst zur Zeit der Pubertät auf und sezernieren „apokrin".

3. Physiologie des Haares

Die biologische Aufgabe des Haares dürfte in erster Linie phylogenetisch erklärbar und beim Menschen vorwiegend kosmetisch sein.

Die Produktionsaktivität der Haarfollikel läuft zyklisch ab, wobei die jeweilige Phase in einem gegebenen Zeitpunkt von Follikel zu Follikel differiert (deshalb läuft auch die Haarerneuerung kontinuierlich und nicht wellenweise ab, wie bei manchen Tieren). Die aktive Periode (*Anagen*) beginnt mit einem Tiefertreten des Follikelfundus, der dabei eine Papille umfaßt; sobald eine bestimmte Länge erreicht ist, setzt die Mitosetätigkeit in der Matrix ein; die innere Wurzelscheide keratinisiert rasch und führt das wachsende Haar zur Follikelöffnung empor. Nach gegebener Zeit, die bei den verschiedenen Haararten differiert und beim Langhaar am längsten ist, sistiert die Mitosetätigkeit in der Matrix plötzlich und es folgt eine Involutionsphase (*Catagen*); der Haarschaft keratinisiert völlig, die Zellen der Matrix und des Follikelfundus nehmen an Zahl ab bis nur noch wenige, scheinbar undifferenzierte Stränge sichtbar sind; die Papille verschwindet und der Follikel verkürzt sich, bis sein jetzt abgerundeter Fundus knapp unter der Talgdrüsenmündung steht. Es folgt nun eine Ruhepause (*Telogen*), während welcher der verhornte Haarschaft, dessen unteres Ende leicht verdickt ist (Keulenhaar) zunächst im restierenden Teil des Follikels liegt und auch solange hält, bis er entweder herausgezogen (Kämmen, Bürsten usw.) oder bei wieder beginnendem Produktionszyklus durch das nächste Haar herausgestoßen wird. Das Kopfhaar wächst während des Anagens um etwa $^1/_3$ mm pro Tag und kann bis zu 1 m lang werden (meist jedoch viel kürzer). Die Dauer der Produktionsphase beträgt hier im Durchschnitt etwa 3½ bis 4 Jahre. Die telogene Phase nimmt hingegen lediglich einen Zeitraum von rund 3 Monaten in Anspruch. Ein täglicher Ausfall von bis zu 70 Haaren liegt noch im Bereich des Physiologischen. Bei den Supercilien, Pubes, Terminalhaaren usw. ziehen sich Anagen und Telogen meist über kürzere Zeiträume hin, so daß ein rascherer Wechsel stattfindet. Ein erhöhter Haarausfall unmittelbar nach einer Schwangerschaft ist physiologisch, er dauert maximal 3 Monate.

4. Physiologie des Nagels

Die biologische Aufgabe des Nagels ist der Schutz der Fingerkuppe, durch den erst die Hand zum voll brauchbaren Werkzeug wird.

Das Wachstum der Nagelplatte geht ausschließlich durch die Zellteilung im Bereich der Matrix vor sich, doch legen sich die obersten Zellagen des Nagelbettes so dicht an die Nagelplatte an, daß letztere fest an der Unterlage fixiert wird. Fingernägel wachsen pro Tag um etwa 0,1 mm, wobei die Geschwindigkeit im 2. Lebensjahrzehnt am größten ist und dann mit fortschreitendem Alter absinkt. Nach einer Extraktion steigt die Wachstumsrate etwas an, so daß die komplette Erneuerung der Nagelplatte je nach Alter ungefähr 8—14 Monate in Anspruch nimmt.

5. Physiologie des Coriums

Die biologischen Aufgaben des Coriums sind einerseits im elastisch-beweglichen und schützenden Abschluß des Organismus nach außen mit entsprechender Regenerationsfähigkeit, andererseits in der vaskulären und nervösen Versorgung von Epidermis und Anhangsgebilden sowie in einem für die Differenzierung erforderlichen Einfluß auf das Epithel und schließlich in der Einbettung der Empfindungsorgane für Tasten, Wärme, Kälte usw. gegeben.

Das Corium verdankt seine Festigkeit den *kollagenen Fasern*, die zwar unelastisch sind und hoher Zugbelastung standhalten, deren Anordnung in haarlockenartigen Bündeln aber eine gewisse Dehnung zuläßt. Das Kollagen ist ein sehr großmolekulares Linear- oder Faserprotein, das seinerseits wieder aus den zahlreichen kleineren stabförmigen molekularen Einheiten des Tropokollagens durch Bündelung, Vernetzung und Torquierung aufgebaut ist. Die kollagenen Fasern zeigen bei elektronenoptischer Betrachtung eine sehr regelmäßige Querstreifung mit einer Periodizität von 700 Å, weil sich die Einheiten des Tropokollagens, die 2800 Å lang sind, im Kollagenmolekül jeweils zu einem Viertel überlappen. Es herrscht heute allgemein die Ansicht vor, daß das Kollagen bzw. Tropokollagen in den Fibroblasten produziert wird und daß die *argentaffinen Gitterfasern* junge bzw. noch weiter aufzubauende Kollagenmoleküle sind.

Die Elastizität des Coriums ist durch die *elastischen Fasern* bedingt, die sich wie Gummifäden verhalten und so zwischen den kollagenen Bündeln verstreut liegen, daß sie sich bei zunehmender Dehnung immer in der Richtung des Zuges parallel orientieren. Das Elastin, aus dem sie bestehen, ist ebenfalls ein großmolekulares Protein, in welchem ganz spezifische Aminosäuren, das Desmosin, das Isodesmosin und das Lysinonorleucin für die Verbindungen zwischen den aufbauenden Polypeptiden sorgen. Die elastischen Fasern zeigen keine elektronenoptische Periodizität oder geordnete Struktur. Man nimmt an, daß das Elastin ein dreidimensionales Netzwerk von zufällig verschlungenen Polypeptidketten ist, die durch Covalenzen verbunden sind. Es ist nicht geklärt, wo das Elastin gebildet wird.

Die Beweglichkeit dieser Faserelemente wird schließlich durch die *Grundsubstanz* ermöglicht, in der sie eingebettet liegen; sie ist strukturlos und aus sauren Mucopolysaccharid-Proteinkomplexen aufgebaut, wobei die Kohlenhydratkomponenten vorwiegend Hyaluronsäure sowie Chondroitinsulfat B und C sind. Außerdem besteht die Grundsubstanz aus

Wasser, Salzen und plasmaähnlichen Glycoproteinen. Die Grundsubstanz, deren Menge von Hautstelle zu Hautstelle, aber auch mit dem Alter schwankt, dürfte auf Grund ihrer polyanjonischen großmolekularen Mucopolysaccharidkomponenten auch für die Aufrechterhaltung des Wasser- und Salzhaushaltes sowie für den interzellulären Transport aller chemischen Verbindungen, die in den Gefäßen herankommen, verantwortlich sein. Sie wird nach heutiger Auffassung in den Fibroblasten gebildet.

6. Physiologie der Subcutis

Die biologische Funktion der Subcutis ist in der Speicherung von Fetten, in der Aufnahme von Flüssigkeitsmengen, im Wärmeschutz und in der Oberflächenmodellierung zu sehen.

3. Effloreszenzenlehre

Die Arten der Primäreffloreszenzen

Als Primäreffloreszenzen bezeichnet man jene Hauterscheinungen, die
in unmittelbarer Folge einer pathologischen Veränderung des Hautorganes an der Oberfläche sichtbar werden. Sie beruhen alle auf einer
Vermehrung (Flecke eventuell auch auf einer Verminderung) von
„Substanz" im Gewebe. Die Unterschiede sind durch die Quantität und
die „feste" oder „flüssige" Beschaffenheit dieser „Substanz"-änderungen
bedingt, so daß fließende Übergänge möglich sind. Man muß die makroskopisch beschreibenden Definitionen auswendig lernen, kann sich aber
die Begriffsinhalte durch histologische Überlegungen leicht verständlich
machen. Umgekehrt läßt sich aber auch aus der Art der Veränderung
auf das pathologisch-anatomische Substrat und somit auf die Pathogenese schließen — das ist der Grund, weshalb die *Primäreffloreszenzen
die Kardinalsymptome der Dermatologie* sind. Man unterscheidet
7 Arten:

1. *Die* **Macula** (= **der Fleck**) *ist eine umschriebene Farbveränderung im
Niveau der Haut.* Sie entsteht durch eine Vermehrung oder Verminderung von Bestandteilen des Gewebes, deren Ausmaß aber so gering ist,
daß makroskopisch lediglich eine Farbveränderung ohne Vorwölbung
oder Vertiefung erkennbar wird. Die Histologie kann verschiedene
Substrate zeigen, z. B.: bei den Lentigines (S. 456) eine Vermehrung, beim
Nävus depigmentosus (S. 444) hingegen eine Verminderung der Melaningranula, bei der Pityriasis rosea (S. 352) eine erhöhte Blutfüllung erwei-
terter Gefäße, bei der Purpura (S. 510) Erythrozytenextravasate, bei
einer Tätowierung (S. 264) eingestoßene Tuschepartikel, beim sklero-
dermiformen Basaliom (S. 424) eine tiefliegende Tumorzellinfiltration.
(Abb. 5, 9; vergleiche z. B. auch Abb. 80, 83, 111, 159, 160, 161, 179,
189, 199, 259, 281, 282, 291, 297 usw.)

2. *Die* **Papula** (= **das Knötchen**) *ist eine solid gebaute Erhabenheit der Haut;* die gleiche Definition gilt für die größeren Einheiten vom Tuberculum bis zum Tumor (siehe auch S. 33) sowie für den allgemeinen Begriff des Infiltrates. Auch die Papula entsteht durch eine Vermehrung von Bestandteilen des Gewebes, wobei aber diese Vermehrung ein Ausmaß erreicht, das nicht nur zu einer Farbänderung, sondern auch zu einer Vorwölbung führt. Die Histologie zeigt überwiegend zelluläre Infiltrate, die etwa beim Basaliom (S. 422) aus Tumorzellen, beim Ekzem (S. 329) oder beim Lupus vulgaris (S. 144) hingegen aus Entzündungs- bzw. spezifischen Granulationszellen aufgebaut sind; bei akut entzündlichen Knötchen, z. B. beim Erythema exsudativum multiforme (S. 379) tritt oft eine Vermehrung der Gewebsflüssigkeit durch Ödematisierung hinzu. (Abb. 6, 7, 10; vergleiche z. B. auch Abb. 14, 22, 23, 25, 39, 74, 92, 99, 127, 128, 165, 208, 268, 276, 287, 298, 305, 309, 331 usw.)

3. *Die* **Urtica** (= **die Quaddel**) *ist eine beetartige Erhabenheit der Haut, die juckt, flüchtig ist und durch ein Ödem des Papillarkörpers hervorgerufen wird.* Die Urtica entsteht also durch eine Vermehrung der Gewebsflüssigkeit, die sich zwischen den kollagenen Bündeln des Stratum papillare verteilt. Da dieses Ödem aber auf den Papillarkörper beschränkt bleibt, wird die Oberfläche lediglich beetartig flach empor gepreßt. Der Juckreiz ist eine direkte biologische Folge jener chemischen Verbindungen, die im Gewebe zur Quaddelbildung führen, indem sie die Permeabilität der Präkapillaren so erhöhen, daß Serum austritt. Die Urtica ist flüchtig, weil diese „H-Substanzen" nur kurzfristig wirken (siehe auch Urticaria, S. 318) und das Ödem daher rasch ohne Erneuerung abfließen kann. (Abb. 8, 193, 194, 195.)

4. *Die* **Vesicula** (= **das Bläschen**) *ist eine Erhabenheit der Haut infolge einer Ansammlung von Serum oder Blut in einem nicht präformierten Hohlraum;* die gleiche Definition gilt für die größere Vesica oder Bulla (siehe auch S. 33). Die Vesicula entsteht also auch durch eine Flüssigkeitsvermehrung, die aber an einer umschriebenen Stelle zwischen den Schichten oder unter der Epidermis gelagert ist (siehe auch S. 43) und die Oberfläche daher halbkugelig vorwölbt. Die Flüssigkeit erfüllt somit einen Hohlraum, der im Gegensatz zur Zyste nicht präformiert ist. Er entwickelt sich bei den sogenannten *Verdrängungsblasen* über die Vor-

---

Abb. 5. Macula entzündlicher Art bei Lupus erythematodes (lediglich Farb-, aber kein Niveauunterschied)

Abb. 6. Papula durch Papillomatose und Hyperkeratose bei Verrucae vulgares

Abb. 7. Papula von gestielter Form bei Granuloma teleangiectaticum

Abb. 8. Urtica = urticarieller Dermographismus bei Urticaria chronica nach passiver Tetanusimmunisierung

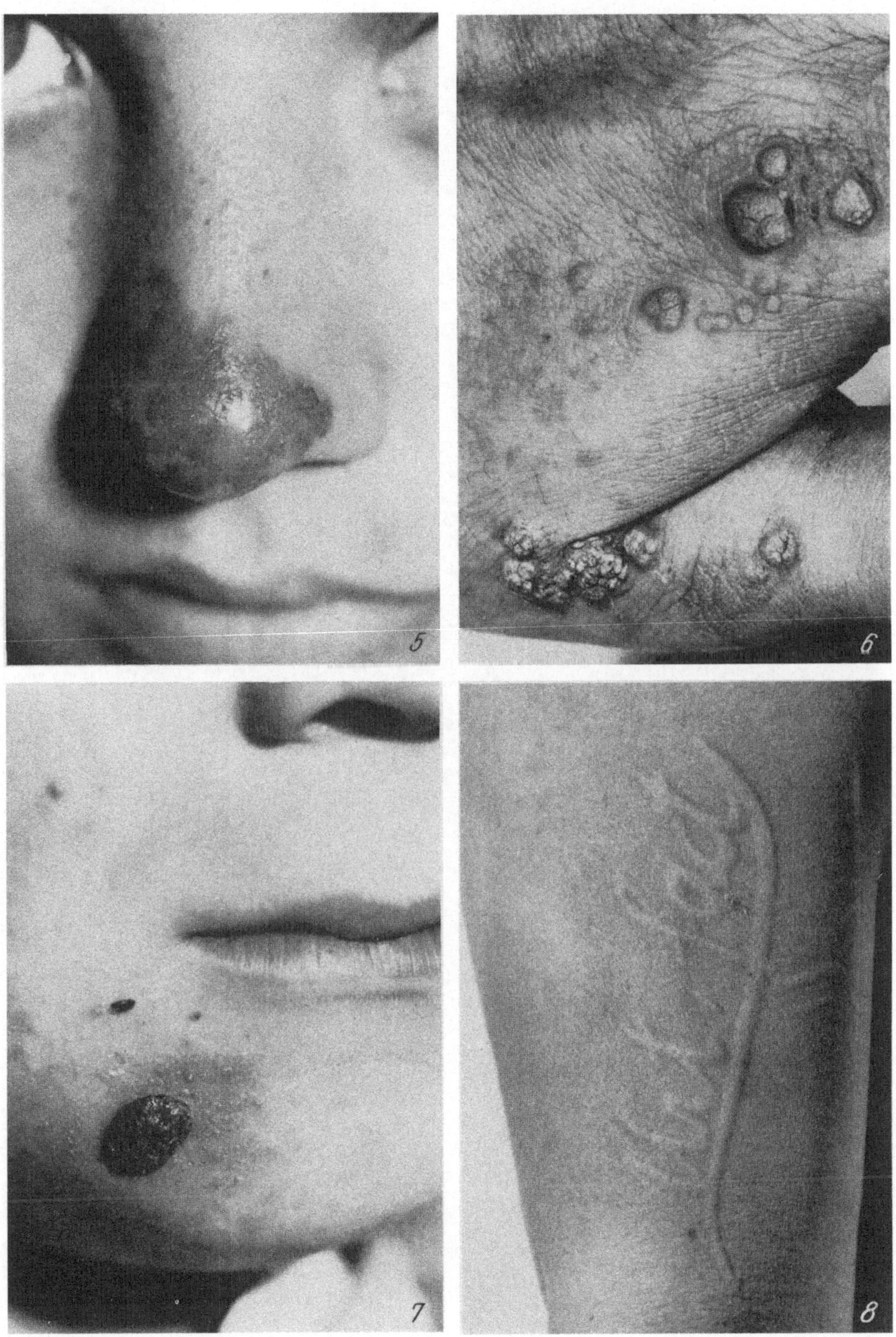

Abb. 5—8

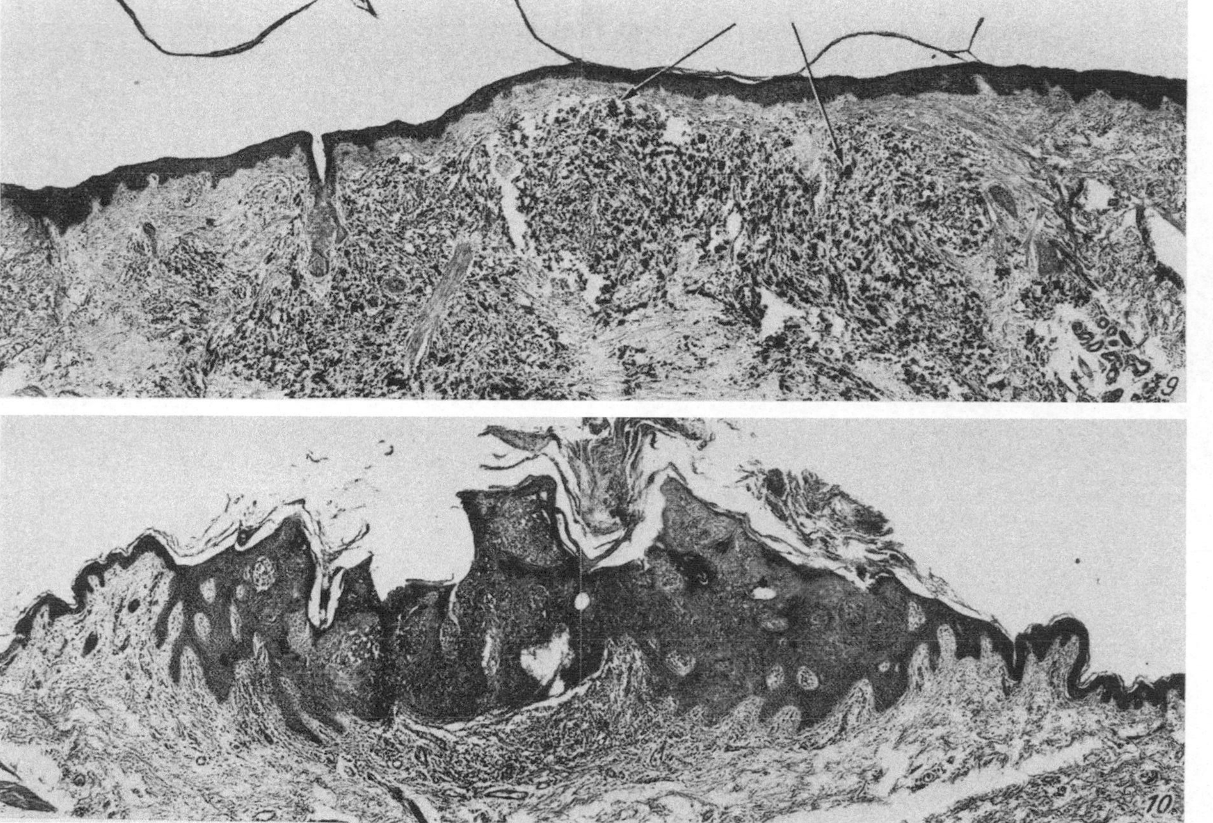

Abb. 9. Macula durch Pulvereinsprengung. Die dunklen Pulverpartikel liegen im Corium und bewirken eine Farbänderung, aber keine Vorwölbung der Oberfläche, da ihre Substanzquantität hiefür zu gering ist. Pulverpartikel bei den Pfeilen. (50fach)

Abb. 10. Papula (Verruca seborrhoica). Die Zellvermehrung in der Epidermis und die Hyperkeratose bewirken eine solide Vorwölbung der Oberfläche. (50fach)

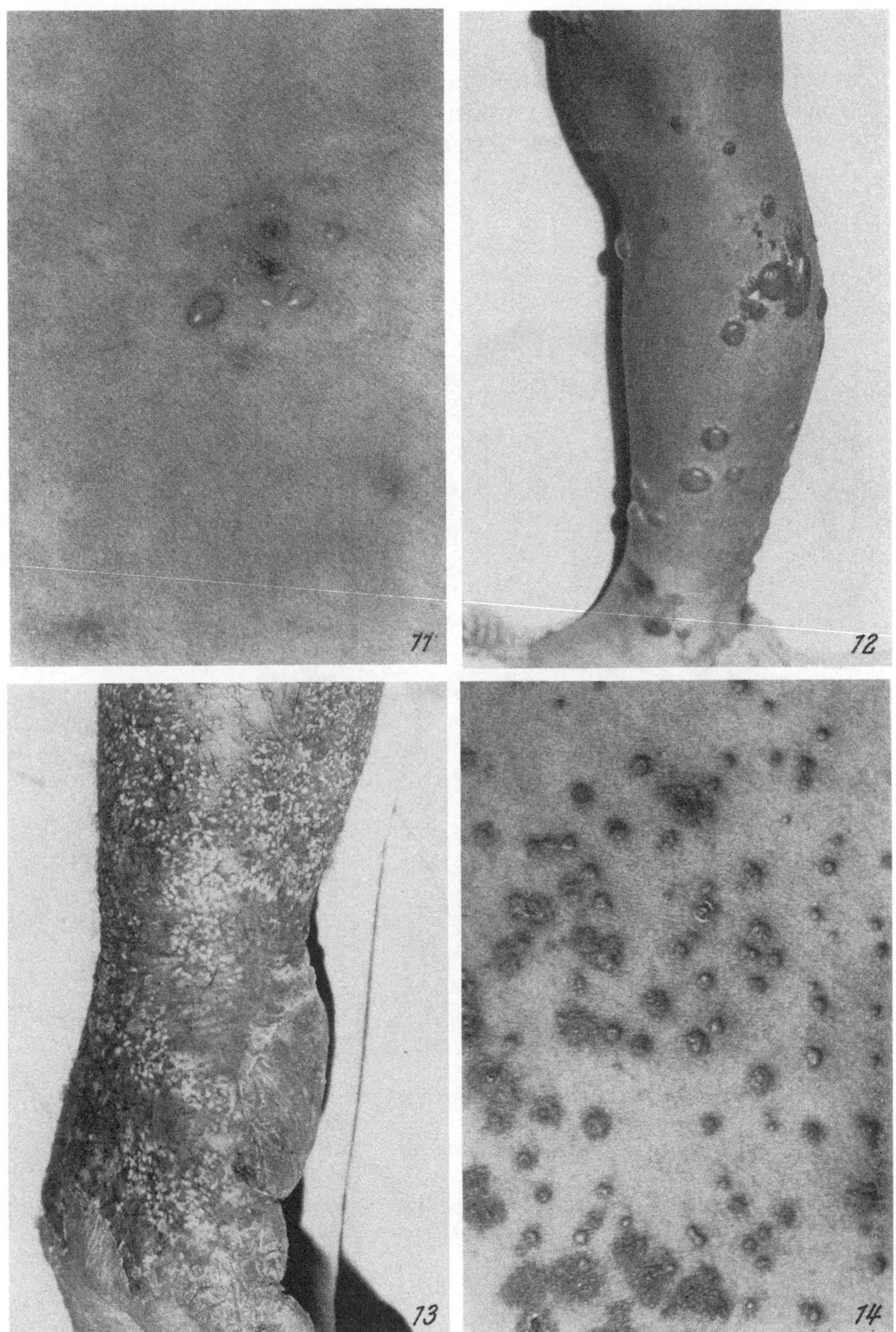

Abb. 11. Vesicula subepidermaler Art bei Dermatitis herpetiformis Duhring
Abb. 12. Vesiculae und Bullae subepidermaler Art nach Insektenstichen bei individuell erhöhter Reaktionsbereitschaft
Abb. 13. Pustulae: zahlreiche Pusteln subcornealer Art bei Psoriasis pustulosa (= große Munrosche Mikroabszesse)
Abb. 14. Polygonale Form der Knötchen bei Lichen ruber planus

stufen des interzellulären Ödems und der Spongiose (S. 58) (sogenannte spongiotische Blasenbildung), wobei offenbar der epitheliale Zellverband dem erhöhten Andruck der Gewebsflüssigkeit im Gefolge einer akut-exsudativen Entzündung (z. B. akutes Kontaktekzem) nicht mehr stand-

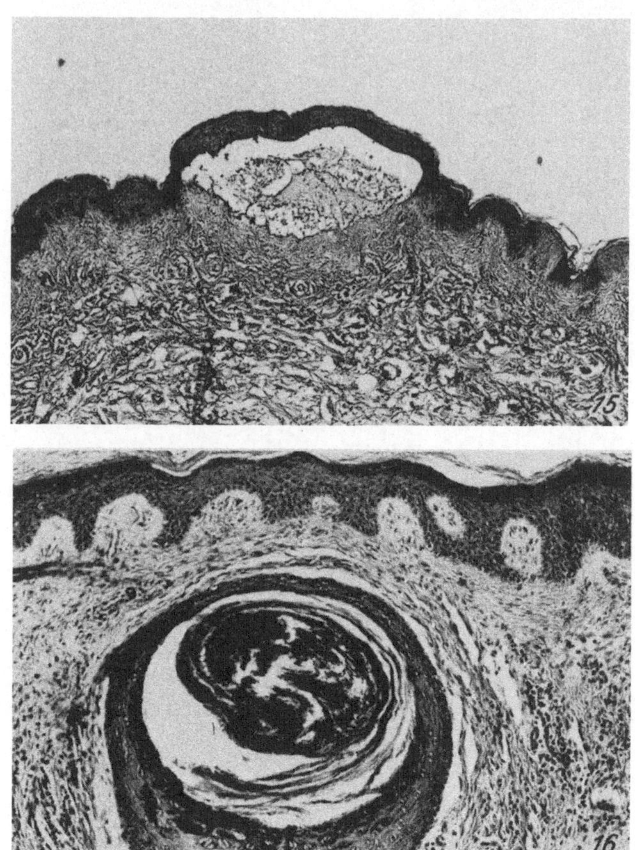

Abb. 15. Vesicula bei Dermatitis herpetiformis Duhring. Die subepidermale Flüssigkeitsansammlung in einem nicht prä-formierten Hohlraum bewirkt Vorwölbung der Oberfläche. (50fach)
Abb. 16. Zyste eines Miliums. Ansammlung von Hornmassen in einem präformierten, von Epithel ausgekleideten Hohlraum im Corium. (125fach)

halten kann; bei den sogenannten *Degenerationsblasen* strömt die Flüssigkeit hingegen in einen Hohlraum ein, der durch eine Degeneration der Zellen (sogenannte Blasenbildung durch Zelluntergang; siehe auch intrazell. Ödem, S. 56, z. B. beim Herpes zoster S. 226), der Desmosomen (sogenannte akantholytische Blasenbildung, z. B. beim Pemphigus,

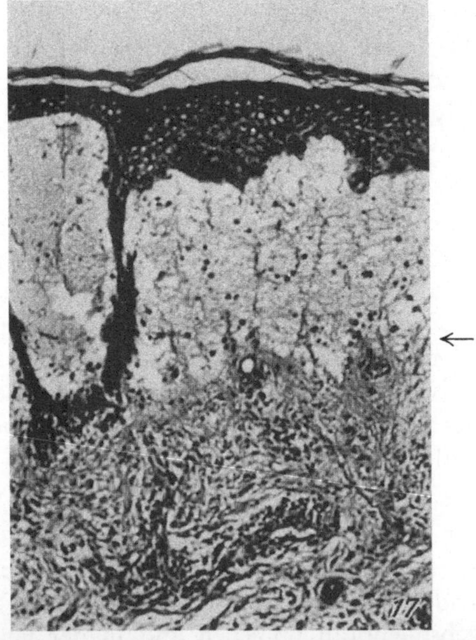

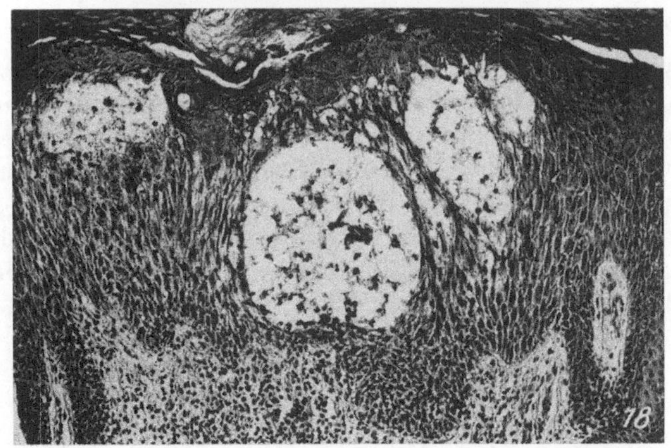

Abb. 17. Subepidermale Blase bei Pemphigoid. Sie enthält geronnenes Serum und Eosinophile. Den Blasengrund bildet das Corium beim Pfeil. (125fach)

Abb. 18. Intraepidermale Blasen bei Ekzema dyshidroticum. Sie enthalten geronnenes Serum, Detritus untergegangener Epithelzellen und Lymphozyten. Den Blasengrund bilden Epidermiszellen des Stratum basale bzw. spinosum. (125fach)

S. 396) oder der dermo-epidermalen Verbindung bzw. der Basalmembran (sogenannte Blasenbildung durch dermo-epidermale Separation, z. B. Dermatitis herpetiformis, S. 406), frei wird. Man unterscheidet an der Vesicula den *Blasengrund*, die *Blasendecke*, den *Blasenkragen* (= Blasendecke am Rande der Blase) und den *Blaseninhalt* (siehe auch S. 42). (Abb. 11, 12, 15, 17, 18, 21, 35, 51, 140, 144, 145, 196, 245, 251, 254 usw.)

5. *Die* **Pustula** (= **Pustel**) *zeigt den gleichen Aufbau wie die Vesicula, ist aber mit Eiter gefüllt.* Sie entsteht entweder primär durch eine umschriebene Leukozytenansammlung in der Epidermis (z. B. bei der Psoriasis pustulosa, S. 358, oder bei der Impetigo contagiosa S. 105) oder sekundär durch *Pustulation* infizierter Bläschen (kommt bei fast allen länger bestehenden Vesiculae vor) bzw. durch eitrige Einschmelzung von Knötchen (z. B. bei pustulösen Exanthemen der Lues II, S. 594). Als *Ekthyma* bezeichnet man eine Pustel, deren Grund nekrotisch wird (siehe auch S. 126). (Abb. 13.)

6. *Die* **Cystis** (= **Zyste**) *ist eine Erhabenheit der Haut infolge einer Ansammlung von Serum, Blut, Drüsensekret oder Detritus in einem präformierten Hohlraum.* Der Hohlraum kann dementsprechend von einem Epithel ausgekleidet sein (z. B. beim Atherom, S. 430). Er ist immer von einer Bindegewebsmembran umgeben und in der Cutis, eventuell auch in der Subcutis lokalisiert. (Abb. 16, 24, 274, 275, 276, 277.)

7. *Das* **Tyloma** (= **die Schwiele**) *ist eine Erhabenheit der Haut infolge einer umschriebenen Verdickung des Stratum corneum.* Es handelt sich dabei um eine Hyperkeratose (siehe S. 55), d. h. um eine vermehrte Bildung normal verhornter Zellen, die unter dem Einfluß eines immer wiederkehrenden mechanischen Reizes entsteht. Schwielen sind gelb, hart und meist an den Handflächen oder Fußsohlen bzw. in typischer Weise an Hautstellen lokalisiert, die durch eine berufliche Tätigkeit laufend mechanisch belastet werden (z. B. Knie bei Pflasterern). (Abb. 47.)

Die Qualitäten der Primäreffloreszenzen

Man beschreibt folgende 9 Eigenschaften der Primäreffloreszenzen, die weitere Schlußfolgerungen auf den Krankheitsprozeß erlauben:

a) Bei den Maculae, Papulae und Urticae insgesamt 6:

1. Größe, 2. Farbe, 3. Form, 4. Rand, 5. Konsistenz, 6. Oberfläche.

b) Bei den Vesiculae, Pustulae und Cystes insgesamt 5:

1. Größe, 3. Form, 7. Inhalt, 8. Lagerung, 9. Decke.

1. Die **Größe** ist eine Qualität aller Primäreffloreszenzen, die zwar keine wesentlichen pathologischen Aufschlüsse gibt, aber in vielen Fällen eine Aussage über die Dauer des ursächlichen Geschehens ermöglicht. Denn jeder pathologische Prozeß und somit auch jede Hauterscheinung beginnt in kleinen Dimensionen bzw. Zentren. Erst das Fortschreiten des krankhaften Geschehens führt mit unterschiedlicher Geschwindigkeit zum *peripheren Wachstum*, d. h. zur flächenhaften (bei den Papulae, Vesiculae und Pustulae auch zur räumlichen) Ausdehnung der Veränderungen. Schreitet dieses periphere Wachstum laufend fort, wie z. B. bei der Psoriasis vulgaris (S. 356), so stoßen die einzelnen Effloreszenzen schließlich zusammen und es tritt die sogenannte *Konfluenz durch peripheres Wachstum* ein. Endet hingegen das periphere Wachstum schon nach kurzer Zeit, wie etwa bei der Pityriasis rosea (S. 352), so bleiben auch nahe benachbarte Veränderungen durch eine erscheinungsfreie Zone getrennt. Lediglich dann, wenn so zahlreiche Effloreszenzen auftreten, daß zwischen ihnen kein Raum bleibt, kommt es auch hier zur flächenhaften Ausdehnung infolge der sogenannten *Konfluenz durch Apposition* (z. B. Lichen ruber planus, S. 364). Man beschreibt die Größe in Maßeinheiten oder anschaulicher durch Vergleiche mit allgemein bekannten Gegenständen. Bei den Maculae, den flach-scheibenartigen Formen der Papulae (z. B. Psoriasis vulgaris, S. 358) und bei den Urticae ist folgende Reihe angebracht: stecknadelspitz-, stecknadelkopf-, linsen-, münzen- und handtellergroß. Bei den erhabenen Papulae, Vesiculae und Pustulae spricht man besser von stecknadelspitz-, stecknadelkopf-, erbsen-, bohnen-, haselnuß-, pflaumen- und apfelgroß.
Solide Erhabenheiten, die der Papula-Definition entsprechen, unterteilt man nach ihrer Größe in bis erbsengroße *Papulae* mit der tiefliegenden, fast nur tastbaren Variante der *Noduli*, in um haselnußgroße *Tubera* mit den subcutanen Abarten der *Nodi* und in noch größere *Tumoren*, deren knollige Formen die sogenannten *Phymata* sind. Alle, insbesondere aber die größeren Einheiten unterstellen sich auch dem übergeordneten Begriff des *Infiltrates*.
Bei den flüssigkeitsgefüllten Hohlräumen der Vesicula-Definition unterscheidet man lediglich die bis haselnußgroßen *Vesiculae* von den größeren *Bullae oder Vesicae*.

2. Die **Farbe** ist eine Qualität der Maculae, Papulae und Urticae; bei den Vesiculae und Pustulae beschreibt man besser den Inhalt. Aus der Farbe können sehr wertvolle Schlußfolgerungen auf pathologische Histologie und Physiologie der vorliegenden Hauterscheinung gezogen werden.
Die *Mischfarbe der normalen Haut* ergibt sich aus dem *Weiß des gesunden Coriums* (eher statische Komponente), *dem Braun des Melanins* (langsam veränderliche Komponente) mit den rassisch bedingten quan-

Tabelle 1

Farbton	pathologisches Substrat	Diagnosebeispiel
weiß und weißrosa	Pigmentschwund	Vitiligo
weißgelb	Verminderte Durchblutung; Verdichtung oder Ödem im Corium	Nävus anämicus Sklerodermie Urtica porcellanea
gelb	Fettstoffeinlagerung Verdickung des Stratum corneum	Xanthelasma Schwiele
gelbrot	Gefäßerweiterung durch akute Entzündung und Ödem im Corium; oder Entzündung und Fettstoffeinlagerung	Pityriasis rosea Xanthome
rosa und hellrot	Gefäßerweiterung durch meist akute Entzündung fast ohne Ödem im Corium	Rubeolae Erysipel
dunkelrot und blaurot	Gefäßerweiterung durch chronische Entzündung mit Stase in tieferen Schichten; oder als Gefäßnävus persistierend; oder Erythrozytenextravasate	Erythema migrans Nävus flammeus Purpura

titativen Nuancen nach Schwarz und Gelb, und dem Rot des Kapillarblutes (rasch veränderliche Komponente); zudem wirkt die Epidermis wie eine *Milchglasscheibe*, weil das Keratohyalin im Stratum granulosum das Licht teilweise reflektiert, während die übrigen Schichten durchsichtig sind.

Das Kolorit der *pathologischen Hauterscheinungen ist ebenfalls eine Mischfarbe* und beruht auf einer qualitativen oder quantitativen Veränderung der genannten Farbkomponenten durch den Krankheitsprozeß in der farbgebenden Struktur.

So wird das Corium durch ein entzündliches Ödem (z. B. gelb-rote Nuance der Pityriasis rosea, S. 352), aber auch durch die Einlagerung von Lipiden (z. B. Xantelasmata, S. 504) *gelb,* durch eine Infiltration mit Entzündungszellen *hellbraun* (z. B. Lues II), durch eine solche mit Tumorzellen *hellgrau* (z. B. Basaliom, S. 422) oder bei pigmentierten Ge-

Tabelle 1 (Fortsetzung)

Farbton	pathologisches Substrat	Diagnosebeispiel
lila	Gefäßerweiterung durch chronische Entzündung und Verdickung des Stratum granulosum	Lichen ruber planus
braunrot	Gefäßerweiterung durch chronische Entzündung und zelluläre Infiltration spezifischer Art	Lupus vulgaris Lues
hellbraun und gelbbraun	Pigmentvermehrung im Stratum basale und papillare	Epheliden
dunkelbraun, schwarzbraun und schwarz	Pigmentvermehrung im Stratum basale und papillare oder in Tumorzellen	Nävus spilus Nävuszellnävus Melanom
dunkelblau und blauschwarz	Pigmenthältige Nävuszellen im tiefen Corium; oder Einlagerung von im Abbau befindlichem Hämoglobin; oder von exogenen Farbstoffen im Corium	Nävus caeruleus Hämatom Pediculosis pubis Argyrie
grün	Einlagerung von abgebautem Hämoglobin im Corium	Hämatom
grau	Ungenügend durchblutete Tumorzellinfiltration im Corium	nicht pigmentiertes Basaliom

schwülsten *braun bzw. schwarz* (z. B. Melanom, S. 470), durch Erythrozytenextravasate rot (z. B. Purpura, S. 510), durch Abbauprodukte des Hämoglobins *blau, grün oder hellbraun* (z. B. Hämatome, S. 510, Pediculosis pubis, S. 187) und durch Fremdkörpereinpressung *schwarz, grau oder rot* (z. B. Tätowierungen, S. 264).
Die *Vermehrung des Melanins* führt zu *hellbrauner bis schwarzer* Verfärbung (z. B. Epheliden, S. 416, Nävus spilus, S. 443), bei Lagerung im tiefen Corium auch zu einem blauen Kolorit infolge des „Lufthülle-vor-Weltraum-Effektes" der darüberliegenden Schichten. Die *Verminderung des Melanins* ruft *weiße oder weiß-rosa* Farbtöne hervor.
Die *Erweiterung der Blutgefäße* bewirkt rote Farbtöne, die bei akuten Entzündungen *rosa bis hellrot* erscheinen (z. B. Erysipel), aber um so stärker nach *Dunkelrot und Blaurot* tendieren, je tiefer im Integument der Prozeß abläuft (z. B. fixe Arzneimittelexantheme, S. 314) und je

langsamer die Zirkulation bei einer entzündlichen Stase (z. B. Psoriasis vulgaris, S. 356) oder bei erweitertem Stromgebiet (z. B. Hämangiome, S. 451) erfolgt. Die *Verminderung der Durchblutung* führt zu *weißen, weiß-rosa oder weiß-gelben* Farbnuancen (z. B. Nävus anämicus, S. 446). — Die vaskulär bedingte rote Farbkomponente kann durch das Auspressen der Gefäße mit dem Diaskop beseitigt werden. Man sieht dann durch das Instrument den verbleibenden Farbton, der von der Veränderung im Gewebe des Coriums und vom Melaningehalt abhängt. Rötungen durch Erythrozytenextravasate sowie gelbe braune oder andere Farbkomponenten, die auf ein Ödem bzw. eine entzündliche Infiltration des Coriums, auf eine Melaninvermehrung oder auf andere Einlagerungen zurückgehen, lassen sich nicht wegdrücken und treten unter dem Diaskop infolge der Anämisierung in der Umgebung sogar stärker hervor.

Schließlich führt die *Verdickung des Stratum granulosum* zu einer starken Reflexion des Lichtes, die sich auf den aus den tieferen Schichten kommenden Farbton einer Effloreszenz wie die Zumischung von *Deckweiß* oft mit einem *Stich ins Blaue* auswirkt. Auf diese Weise wird z. B. das an und für sich hellrote, durch die entzündliche Gefäßerweiterung bedingte Kolorit des Lichen ruber planus (S. 364) recht charakteristisch nach Violett verändert.

Da wir also bei allen Hauterscheinungen *Mischfarben* vor uns haben, ist eine exakte Einstufung des jeweiligen Farbtones von Effloreszenzen mit dem Auge und eine genaue Benennung unmöglich; nur wenige Künstler mit besonders differenziertem Farbsinn wären hiezu fähig. In der Praxis ist es am besten, wenn man lediglich die beiden Hauptkomponenten der Mischfarbe und die eventuelle Nuancierung in hell oder dunkel angibt. Diese Beschreibung genügt im allgemeinen zur Verständigung und zum Rückschluß auf die wichtigsten pathologischen Geschehnisse, die sich in der Effloreszenz abspielen. Man muß Angaben wie etwa „tiefdunkel-grau-rötlich-braun-gelblich-weiß" unbedingt vermeiden, da sie jede konkrete Vorstellung unmöglich machen, und hält sich am besten an die Farbtabelle auf S. 34 und 35.

3. Die **Form** (Abb. 14, 19—26) kann bei allen Effloreszenzen beschrieben werden und erlaubt eine Aussage über die Art des Wachstums und somit auch über die Pathogenese. Man muß die *„Form in der Fläche"*,

---

Abb. 19. Anuläre Form mit zentralen Rezidiven (irisartig) bei Trichomycosis acuta superficialis („Herpes tonsurans")
Abb. 20. Polyzyklische Form durch Konfluenz flach erhabener, rundlicher, angedeutet ringförmiger Scheiben bei symptomatischem Erythema exsudativum multiforme im Rahmen einer Tularämia cutis ulceroglandularis
Abb. 21. Serpiginöse Form durch Aufschießen neuer Bläschen am Rande bei Dermatitis herpetiformis Duhring
Abb. 22. Lichenoide, polygonale Knötchen bei Lichen ruber planus

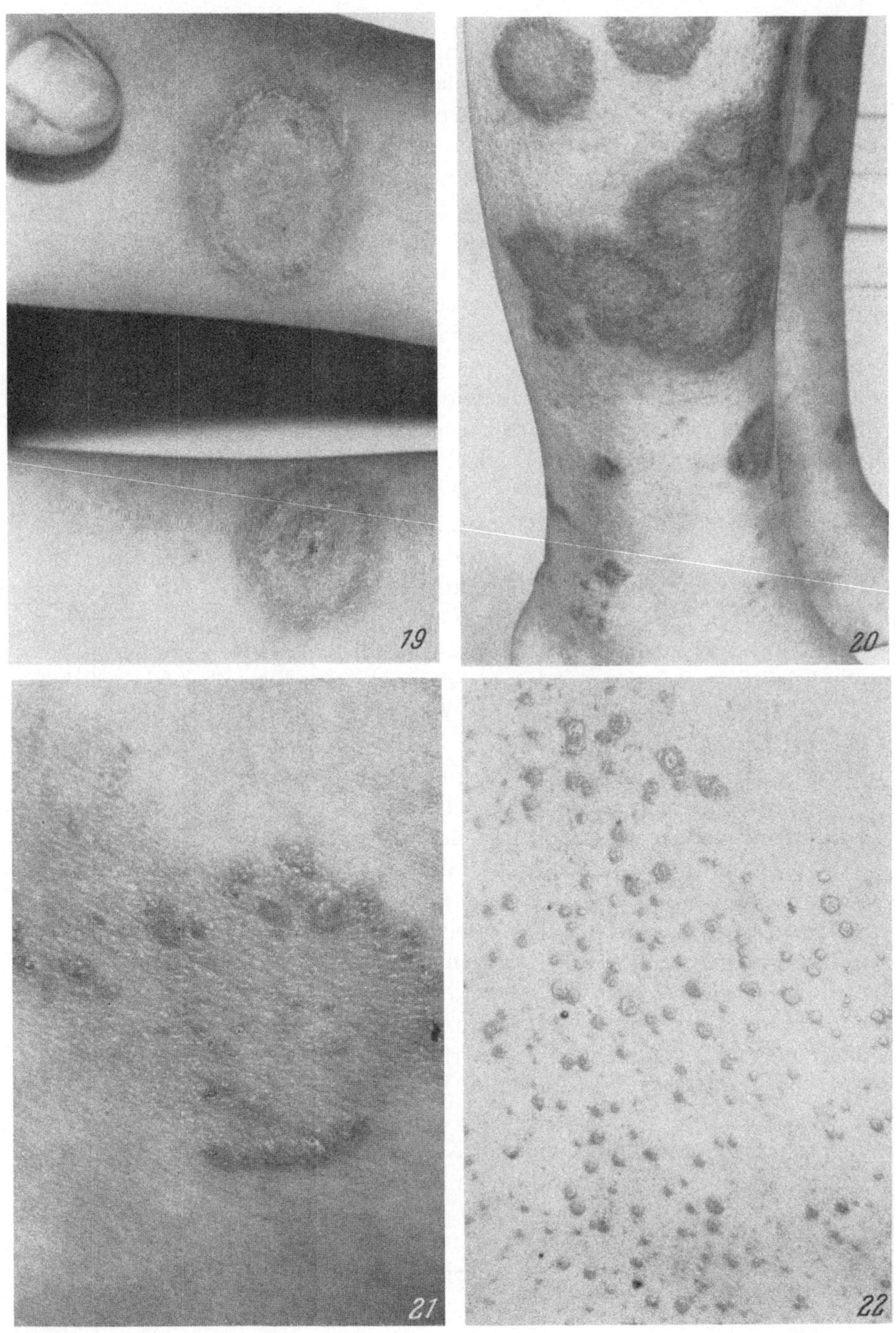

Abb. 19—22

die bei jeder Macula, aber auch an der Basis aller anderen Primäreffloreszenzen erkennbar ist, von der *„Form im Raum"* unterscheiden,
die man naturgemäß nur bei den erhabenen Papulae, Urticae, Vesiculae
und Pustulae definieren kann. Diverse Termini decken sich mit jenen,
die auch zur Schilderung der Anordnung gebraucht werden.

Die 7 wichtigsten *Formen in der Fläche* sind: die *runde Form,* die bei
einem nach allen Seiten gleich rasch ablaufenden peripheren Wachstum
entsteht (z. B. Psoriasis vulgaris, S. 356). Die *ovale (= elliptische) Form*
als Folge eines rascheren peripheren Wachstums in der Richtung des
einen von zwei aufeinander normalen Durchmessern (z. B. Pityriasis
rosea, S. 352). Die *polygonale (= vieleckige) Form* durch Begrenzung
innerhalb der vieleckigen Hautfelderung (z. B. Lichen ruber planus,
S. 364). Die *anuläre (= Ring-) Form,* die bei zentraler Abheilung aus
runden Formen hervorgeht (z. B. Erythema exsudativum multiforme,
S. 376). Die *polyzyklische (= vielbogige) Form* als Resultat der Konfluenz durch peripheres Wachstum runder Effloreszenzen (z. B. Pityriasis
versicolor, S. 176). Die *serpiginöse (= schlangenlinienartige) Form* infolge einer zentralen Abheilung polyzyklischer Areale (z. B. Psoriasis
serpiginosa, S. 358) und die *irreguläre Form* bei ungleichmäßig rascher
Ausbreitung in verschiedenen Richtungen (z. B. Erysipelas, S. 121).

Die 9 häufigsten Formen im Raum mit teilweise fließenden Übergängen
sind: Die *flach beetartig erhabene Form* der Quaddel als Folge eines
Ödems, das auf den Papillarkörper beschränkt ist und daher die Oberfläche eben emporpreßt. Die ähnliche, *flach erhabene Scheibenform*
(= *Plaque),* die in analoger Weise, aber als Folge einer entzündlich- oder
neoplastisch-zellulären Infiltration im Stratum papillare (z. B. Psoriasis
vulgaris, S. 356) oder in der Epidermis (z. B. Morbus Bowen, S. 480) entsteht, deren Ausmaß an „Substanzvermehrung" dasjenige einer Macula
knapp in Richtung Papula überschreitet und deren Größe diejenige einer
Münze erreicht; sind die Effloreszenzen dieses Typs kleiner und eventuell etwas stärker erhaben, so spricht man nicht von Scheiben, sondern
von *lichenoid geformten Knötchen* bzw. einfach von *Lichenknötchen,* die
dann in Abhängigkeit von ihrer runden oder polygonalen Basis als
Kegel- (z. B. Lichen scrofulosorum, S. 149) oder als Pyramidenstümpfe
(z. B. Lichen ruber planus, S. 364) erscheinen. Die *halbkugelige bzw.
ovoide Form* von Knötchen und Knoten beruht auf einer zellulären
Infiltration in den tieferen Schichten der Haut, die zu einer entsprechen-

---

Abb. 23. Halbkugeliges Knötchen mit Schuppe bei Dermatofibrom
Abb. 24. Teilweise knollige Formen durch dichte Apposition von syringealen Athe-
romen (Zysten) am Scrotum
Abb. 25. Gestielte Form: gestielt aufsitzende Knötchen bei einem Nävus papillo-
matosus
Abb. 26. Zentral gedellte Bläschen, teils schon verkrustet, bei Ekzema herpeticatum

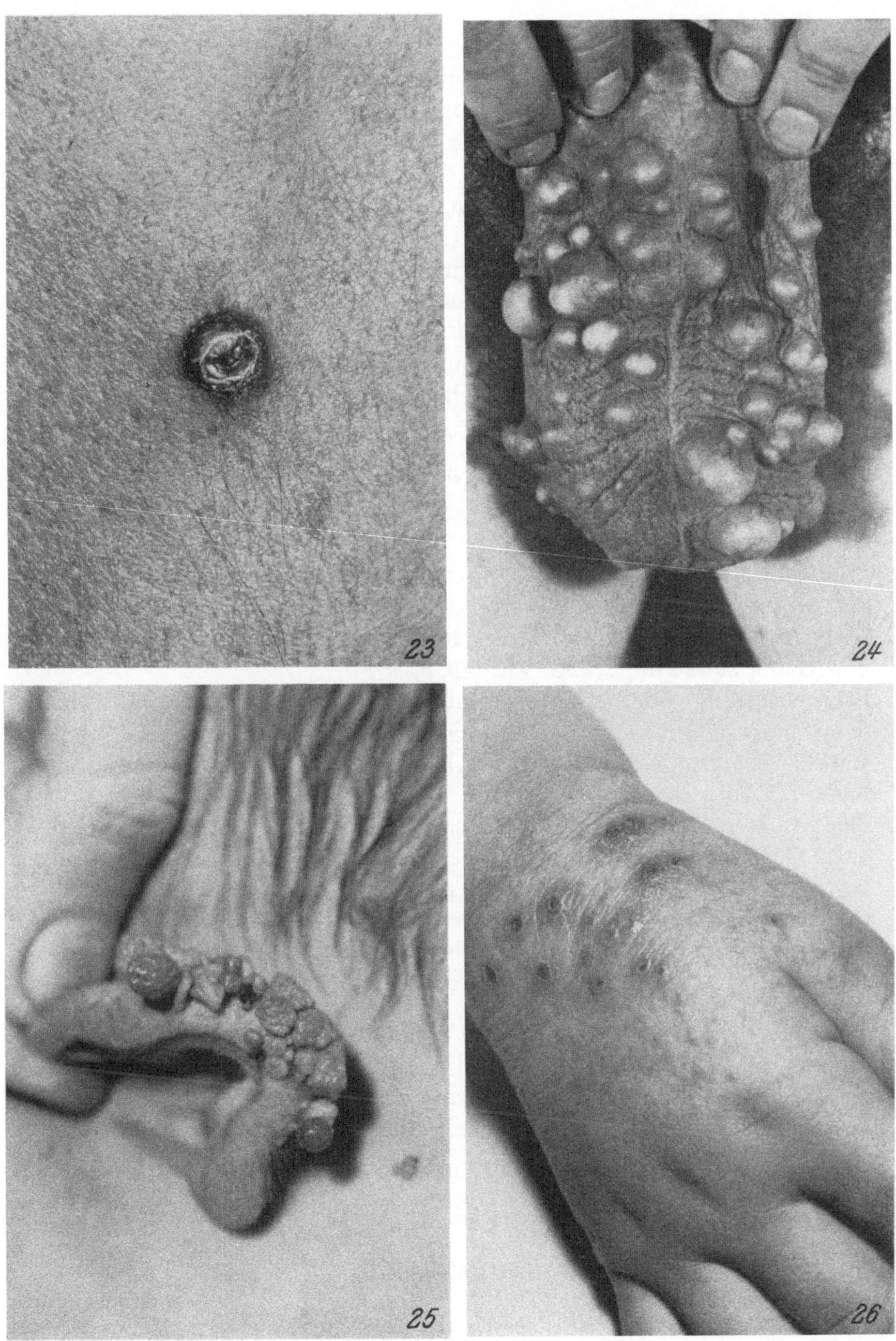

Abb. 23—26

den, scharf abgesetzten Vorwölbung der Oberfläche führt (z. B. Ekzemknötchen, S. 325). Die *kegelspitzartige* (z. B. Cornu cutaneum, S. 477)
und die *knollige Form* (z. B. Rhinophym, S. 523) entstehen als weitere
Varianten der lichenoiden oder der halbkugeligen Form. Die *gestielte
Form* mit eingeschnürter Basis und eventuellem Pendelphänomen ist die
Folge eines raschen zentralen Wachstums, das zur weiten Vorwölbung
und zum Zug nach außen führt (z. B. Granuloma teleangiectaticum,
S. 128). Vesiculae und Bullae sind im allgemeinen halbkugelig geformt,
weil die Flüssigkeit im Hohlraum nach allen Seiten gleichmäßig drückt.
Mitunter gibt es aber *zentral gedellte (= genabelte) Formen*, die dann
entstehen, wenn die Hohlraumbildung am Rande rascher vor sich geht
als im Zentrum der Effloreszenz (z. B. Impfpustel, S. 244).

4. Der **Rand** (Abb. 27, 29) einer Effloreszenz, dessen Beschreibung nur
bei den Maculae, Papulae und Urticae sinnvoll ist, weil flüssigkeits-
gefüllte Hohlräume immer scharf begrenzt sind, läßt Schlußfolgerungen
auf die Art der Ausbreitung zu.
Eine *scharf abgesetzte Begrenzung* zeigt, daß der pathologische Prozeß
auf ein bestimmtes Areal beschränkt ist und abrupt, d. h. in einem Bereich von wenigen Zehntel Millimetern Breite gegen die unveränderte
Umgebung zu abklingt (z. B. Vitiligo, S. 391).
Flach beetartig oder scheibenförmig erhabene Effloreszenzen weisen
dann meist eine Randstufe (z. B. Urtica, S. 318, oder Erysipel, S. 121),
stärker elevierte Knötchen und Knoten deutlich sicht- bzw. tastbare
Konturen auf.
Die *unscharfe Begrenzung* kommt dann zustande, wenn sich das krankhafte Geschehen allmählich, d. h. über mehrere Millimeter bis Zentimeter
gegen die gesunde Haut zu verliert (z. B. Kontaktekzem, S. 325). In
solchen Situationen, die vor allem bei manchen Entzündungen, aber auch
bei infiltrierend wachsenden Tumoren (z. B. Spinaliom, S. 485) gegeben
sind, läßt sich keine klare Randlinie oder -fläche festlegen.

5. Die **Konsistenz** ist eine wichtige Qualität, die bei manchen Maculae,
insbesondere aber bei Knötchen und Knoten weitgehende Aussagen über
das pathologisch-anatomische Substrat zuläßt. Sie wird durch die Be-
tastung mit der Fingerspitze ermittelt, und man sollte bei diesem Unter-

---

Abb. 27. Scharf begrenzter, polyzyklischer, angedeutet ring- und scheibenförmiger
Herd bei Lichen ruber anularis
Abb. 28. Oberfläche mit vergröberter Hautfelderung (= Lichenifikation) bei Erythro-
dermia ekzematosa
Abb. 29. Unscharfe Begrenzung bei beginnendem Carcinoma erysipelatodes meta-
staticum mammae
Abb. 30. Großlamellöse, „blättrige" Schuppung bei Arzneimittelexanthem nach
Applikation von kolloidalem Gold

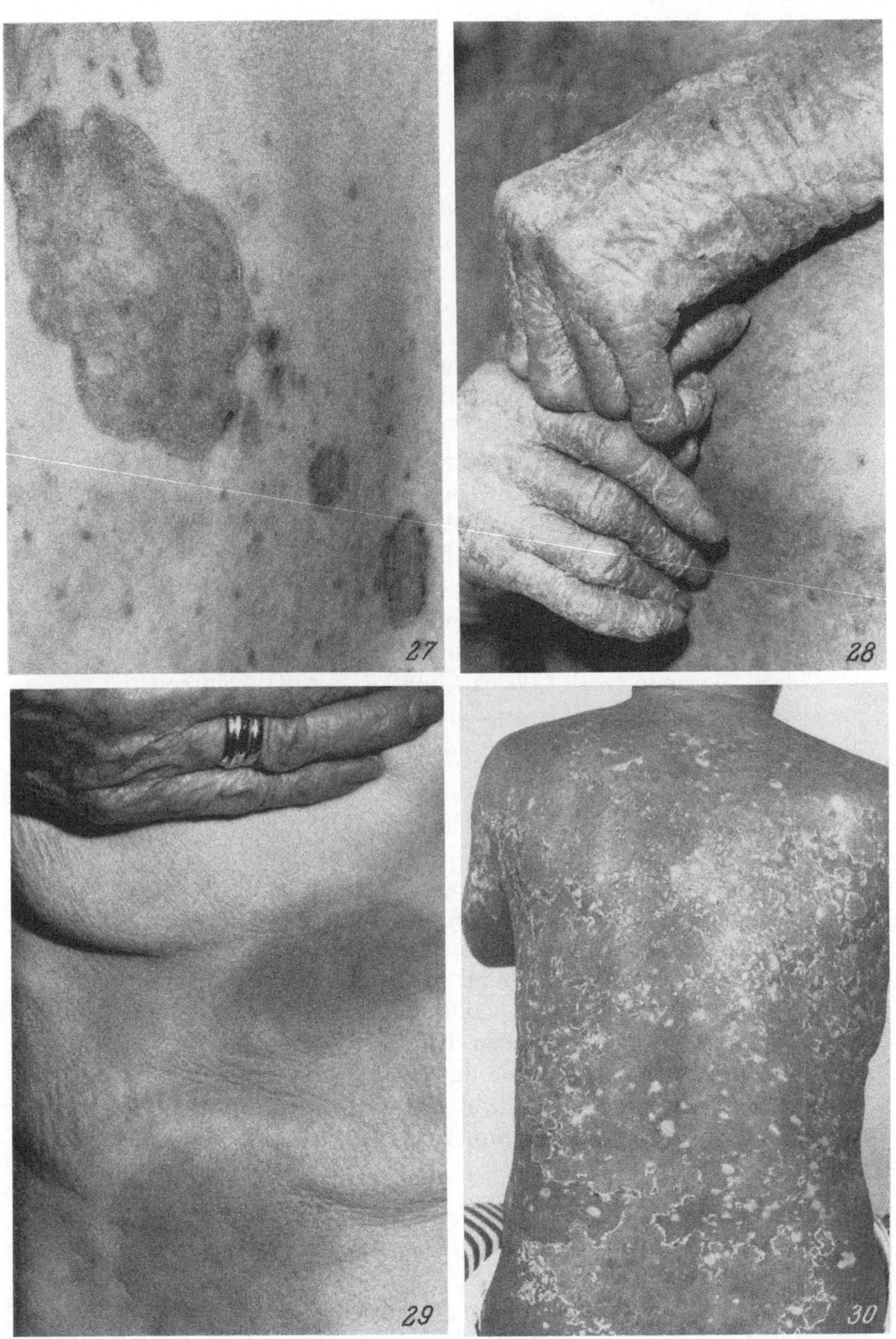

Abb. 27—30

suchungsschritt, der nur bei infektiösen Hauterscheinungen unterlassen werden darf, auch die eventuelle Tiefenausdehnung und Verschieblichkeit der Veränderung prüfen.

Eine im Vergleich zur unveränderten Haut *herabgesetzte (= verringerte, reduzierte) Konsistenz* ist die Folge einer Verminderung oder Zerstörung der kollagenen Fasern (z. B. Acrodermatitis atrophicans; S. 373). Im Gegensatz hiezu ist die *schlaffe, dehnbare Konsistenz* durch einen Untergang der Elastica bedingt (z. B. Cutis laxa; S. 60).

Die *erhöhte (= harte, derbe) Konsistenz mancher Flecke* kommt durch flächenhafte Entzündungsprozesse (z. B. Neurodermitis disseminata, S. 333), durch eine Faserverdichtung (z. B. Sklerodermie, S. 382) oder durch eine zur Oberfläche parallele Infiltration mit Tumorzellen (z. B. sklerodermiformes Basaliom, S. 424) zustande.

Die *harte oder weiche Konsistenz erhabener Effloreszenzen* hängt von der Art des zugrunde liegenden entzündlichen oder neoplastischen Geschehens ab. So führen z. B. der akut entzündliche Prozeß beim Erythema nodosum (S. 381) oder die Infiltration mit Basaliomzellen (S. 422) zu harten, die chronisch entzündliche Veränderung beim Lupus vulgaris (S. 143) oder die maligne Vermehrung der Nävuszellen beim Melanom (S. 470) zu weichen Knoten. Einer *prall-elastischen Konsistenz* liegt meist ein Ödem zugrunde (z. B. Ödema Quincke, S. 318), während die *kompressible Konsistenz* der Hämangiome (S. 451) durch die Auspreßbarkeit der Gefäße bedingt ist. Die *Fluktuation* ist ein typisches Symptom der Zysten und Abszesse.

6. Die **Oberfläche** (Abb. 28) von Primäreffloreszenzen kann bei manchen Maculae *unverändert* (z. B. Vitiligo, S. 391), bei Substanzvermehrungen *gespannt und glänzend* (z. B. Erysipelas, S. 121), bei Substanzverminderungen hingegen gefältelt (z. B. Acrodermatitis atrophicans, S. 373), durch eine umschriebene Verbreiterung des Stratum granulosum *fein gezeichnet* (z. B. Lichen ruber planus, S. 364) oder im Vergleich zur Umgebung stärker *behaart* (z. B. Nävus pilosus, S. 464) bzw. *kahl* (z. B. Alopecia areata, S. 532) erscheinen. Bei den meisten Dermatosen tritt sie aber nicht direkt zutage, weil sie durch die Sekundäreffloreszenzen verdeckt oder verändert ist. Sie bleibt nur bei jenen Hautkrankheiten als solche sichtbar, die nicht zur Stoffwechsel- und Funktionsstörung der Epidermis Anlaß geben.

7. Der **Inhalt** einer Vesicula kann *Serum* (z. B. Verbrennung II. Grades, S. 278), *Serum mit Blutbeimengungen* (z. B. Herpes zoster hämorrhagicus, S. 222) oder reines *Blut* (z. B. Spannungsblasen nach Verbrennungen, S. 268) sein. Man unterscheidet demgemäß die gelbbraunen, transparenten *serösen* von den dunkelroten *hämorrhagischen Blasen,* die nur dann auftreten können, wenn die Vesicula subepidermal gelagert ist und das Bindegewebe des Stratum papillare mit den Kapillarschlingen durch den

krankhaften Vorgang (z. B. Virusinfektion oder Trauma) arrodiert wird.

Enthält ein nicht präformierter Hohlraum der Vesicula-Definition *Eiter*, so spricht man von einer Pustel. Blasen gehen häufig durch sekundäre Infektion von außen nach kurzer Zeit in Pusteln über. Die Leukozyten sinken dann oft der Schwere nach ab und bilden ein Hypopyon-ähnliches Niveau, das durch die Blasendecke deutlich durchschimmert.

8. Die **Lagerung** (Abb. 17, 18) der Vesiculae oder Pustulae ist entweder *subepithelial (= subepidermal;* z. B. Dermatitis herpetiformis Duhring, S. 404) oder *intraepithelial (= intraepidermal;* z. B. Pemphigusgruppe, S. 395). Bei der subepithelialen Lagerung erfolgt die Hohlraumbildung unter dem Stratum basale der Epidermis, so daß die Basalmembran oder das unbedeckte Bindegewebe an der Oberfläche des Stratum papillare zum Blasengrund wird. Bei der intraepithelialen Lagerung kann die Hohlraumformation in verschiedenen Schichten der Epidermis stattfinden: die *suprabasale* Blase (z. B. Pemphigus vulgaris, S. 395) entsteht zwischen dem Stratum basale als Blasengrund und dem Stratum spinosum. Eine *subgranuläre* Flüssigkeitsansammlung in den oberen Schichten des Stratum spinosum findet man z. B. beim Pemphigus erythematosus (S. 400). Die *subcorneale* Bulla (z. B. Pemphigus foliaceus, S. 401) liegt schließlich knapp unter dem Stratum corneum, so daß das restliche Stratum granulosum mit allen tieferen Schichten der Epidermis den Blasengrund bildet.

9. Die **Decke** der Vesiculae und Pustulae ist je nach dem Füllungszustand und der Lagerung des Hohlraumes *gespannt oder schlaff.* Wird sie bei subcornealen Blasen nur von wenigen Zellen des Stratum corneum gebildet, so ist ihre Verletzlichkeit groß und die Bestanddauer der Blase nur sehr kurz, weil bereits die Scheuerung der Körper- oder Bettwäsche zum Zerreißen führt. Bei einer tiefen intra- bzw. subepidermalen Lagerung der Vesicula oder Bulla ist auch die Decke entsprechend dicker, fester und resistenter. Subepidermale Blasen können oft tagelang bestehen und schließlich sekundär infiziert werden, bevor die abgehobene Epidermis endlich einreißt und erschlafft.

Die Arten und Qualitäten der Sekundäreffloreszenzen

Als Sekundäreffloreszenzen bezeichnet man jene Veränderungen, die erst als Folge der Stoffwechsel- bzw. Funktionsstörung durch das primäre Krankheitsgeschehen entstehen und dementsprechend auf oder nach Primäreffloreszenzen sichtbar werden. Auch hier können die makroskopischen Definitionen aus der Histologie leicht verstanden und umgekehrt Schlußfolgerungen von der Art der Sekundäreffloreszenz auf das pathologisch-anatomische Substrat gezogen werden. Allerdings ergeben sich dabei lediglich Aufschlüsse über die Funktionsstörung, die der primäre Krankheitsprozeß auslöst, und nicht über diesen selbst. Deshalb ist auch der diagnostische Wert der Sekundäreffloreszenzen vieldeutiger und geringer, als derjenige der Primäreffloreszenzen. Man unterscheidet 10 Arten:

1. *Die* **Squama** (= **Schuppe**) *ist eine Auflagerung aus normal oder pathologisch verhornten Zellen, die in größeren Verbänden (= Lamellen) zusammenhängen* (Abb. 30, 31). Schon unter physiologischen Bedingungen erfolgt im Stratum disjunctum eine laufende Abschilferung, die man aber kaum sehen kann, weil die gebildeten Schüppchen nur aus einigen wenigen normal verhornten Zellen bestehen. Erst unter krankhaften Verhältnissen führt die sekundäre Funktionsstörung der Epidermis zur vermehrten Bildung von normal verhornten (sogenannte Hyperkeratose, S. 55) oder von unzureichend verhornten (sogenannte Parakeratose, S. 55) Zellen, die auch bei der Abstoßung an der Oberfläche noch zu Hunderten bzw. Tausenden zusammenhängen und als *hyperkeratotische* (z. B. Ichthyosis simplex, S. 420) oder als *parakeratotische* (z. B. Psoriasis vulgaris, S. 356) Schuppen sichtbar werden. Kleinere Verbände erscheinen dann dem freien Auge als *kleinlamellös* (= *feinlamellös*, kleieartig, pityriasiform; z. B. Pityriasis rosea, S. 352), große Konvolute hingegen als *großlamellös* (= *groblamellös, blättchenartig, psoriasiform;* Psoriasis vulgaris, S. 356), wobei Ausdehnungen bis Handschuhgröße erreicht werden können (z. B. medikamentös-toxische Exantheme, S. 312). Die Farbe der Schuppen ist an und für sich weiß bis grau, sie wird aber durch Verschmutzung braun bis schwarz (z. B. Ichthyosis simplex, S. 420), durch Lufteinschlüsse silberartig glänzend (z. B. Psoriasis vulgaris, S. 356) oder durch Talgbeimengungen weißgelb bis gelb (sogenannte seborrhoische Schuppen; z. B. Ekzema seborrhoicum, S. 346). Dringen Serum, Blut oder Eiter zwischen die Schuppen und verkrusten hier, so entsteht die *Crusta lamellosa* (= *Schuppenkruste*), z. B. beim Kontaktekzem (S. 325) (siehe auch Crusta).

2. *Die* **Crusta** (= **Kruste, Borke**) *ist eine Auflagerung von geronnenem bzw. eingetrocknetem Serum, Blut oder Eiter* (Abb. 32, 33). *Seröse Krusten* entstehen bei oberflächlichen Substanzverlusten (siehe auch Excoriatio, S. 46, und Erosio, S. 46, die bis zum Stratum spinosum reichen müssen, aber die Spitzen des Stratum papillare nicht überschreiten dürfen, so daß lediglich Serum aus den Interzellularräumen der Epidermis oder aus dem Bindegewebe der Papillen austritt (z. B. Kontaktekzem, S. 325); tiefergreifende Substanzverluste (siehe Vulnus, S. 46, aber auch Excoriatio, S. 46) führen durch Gefäßeröffnung bereits zur

Blutung und somit zur Entstehung *hämorrhagischer Krusten. Eiterkrusten* bilden sich aus dem Inhalt von Pusteln (z. B. Impetigo contagiosa, S. 105) oder aus den Absonderungen einer Fistel (z. B. Tuberculosis cutis colliquativa, S. 142). Seröse Krusten sind gelb bis gelbbraun und transpa-

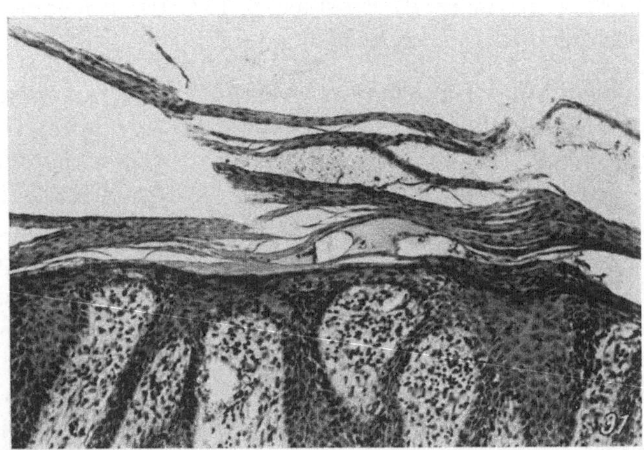

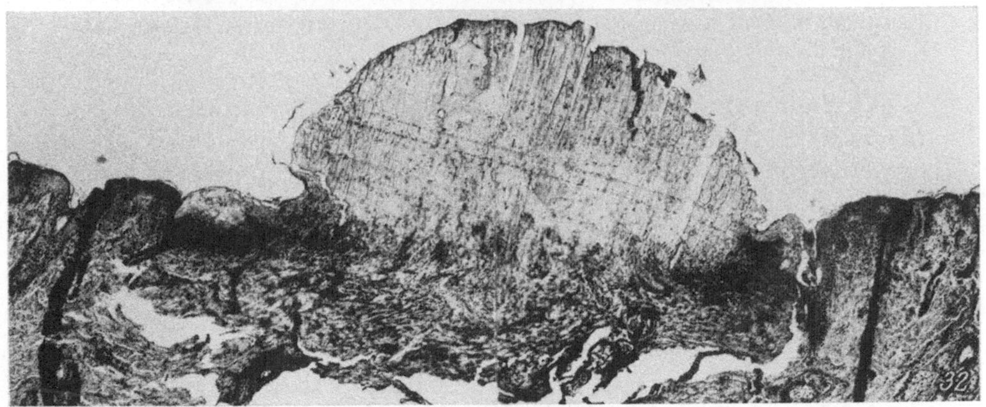

Abb. 31. Schuppen parakeratotischer Art bei Psoriasis vulgaris. Sie sind großlamellös, da große Konvolute parakeratotischer Zellen zusammenhängen. (125fach)
Abb. 32. Kruste auf einem Ulcus. Das eingetrocknete Serum bildet eine dicke, vorspringende Auflagerung, unter der das Epithel und die oberen Coriumteile fehlen. (50fach)

rent, Blutkrusten erscheinen braunrot bis schwarzbraun und Eiterkrusten zeigen weiße, gelbe, gelbbraune oder grüne Farbe. Besonders hohe, konzentrisch (= austernschalenartig) geschichtete Crustae heißen auch Rupiae (z. B. Psoriasis ostracea, S. 358).

3. *Die* **Rhagas (= Rhagade, Fissur, Schrunde)** *ist ein Einriß, der bei der Dehnung eines Hautareals entsteht, das durch eine krankhafte Ver-*

änderung unelastisch geworden ist. Die häufigste Ursache ist eine entzündliche Infiltration chronischer Art, die mit einer gewissen Verhärtung verbunden ist (z. B. Anguli infectiosi, S. 545). Rhagaden der Epidermis nässen lediglich, während solche, die das Corium erreichen, bluten, Schmerzen verursachen und als Eintrittspforte für Erreger pathogenetische Bedeutung haben (z. B. Erysipel, S. 121, bei Rhagaden zwischen den Zehen infolge Fußmykose, S. 154).

4. *Die* **Excoriatio (= Exkoriation, Abschürfung)** *ist ein mechanisch-traumatisch bedingter, oberflächlicher Substanz- bzw. Kontinuitätsverlust, der maximal bis an die Spitzen des Stratum papillare reicht* (Abb. 34). Wird nur das Epithel betroffen, so kommt es lediglich zum Nässen bzw. zur Bildung seröser Krusten, und die spätere Abheilung erfolgt mit Restitutio ad integrum und geringgradigen Restpigmentationen. Im Gegensatz hiezu führen Exkoriationen, die bis ins Stratum papillare reichen, bereits zu leichten Blutungen bzw. zu hämorrhagischen Krusten und zur Narbenbildung. Die häufigste Ursache einer Exkoriation ist das Kratzen bei juckenden Dermatosen. Solche *Kratzeffekte* können strich- oder punktförmig sein, je nachdem, ob die Nägel über größere Flächen gezogen werden (z. B. Urticaria, S. 318) oder nur die Kuppen von Knötchen aufreißen (z. B. Neurodermitis disseminata, S. 333).

5. *Das* **Vulnus (= die Wunde)** *ist ein mechanisch-traumatisch bedingter, tiefgreifender Substanz- oder Kontinuitätsverlust, der mindestens bis in das Bindegewebe des Stratum papillare reicht.* Hier kommt es naturgemäß immer zur Blutung und zur Abheilung mit Narbenbildung.

6. *Die* **Erosio (= Erosion)** *ist ein durch einen Krankheitsprozeß der Haut bedingter, oberflächlicher Substanzverlust, der maximal bis an die Spitzen des Stratum papillare reicht* (Abb. 35, 37, 246, 247). Die Erosion entsteht als Folge von Stoffwechselstörungen der Epidermis, die durch die primäre Erkrankung der Haut bedingt sind und zum Untergang, d. h. zur Nekrose bzw. zur Abstoßung der oberen oder auch aller Zellschichten des Epithels führen (z. B. Kontaktekzem, S. 325). Ihre Entwicklung wird durch Mazeration im feuchten Milieu (Intertrigostellen, Mundschleimhaut) und durch dauernde Reibung (Intertrigostellen) begünstigt (z. B. nässende Papeln der Lues II, S. 596). Erosionen nässen

---

Abb. 33. Serös-hämorrhagische Krusten bei abklingendem Erysipelas bullosum faciei
Abb. 34. Exkoriationen durch Kratzen (= „Kratzeffekte") bei akutem Kontaktekzem (= Dermatitis ab externis) durch Liegen im Gras
Abb. 35. Erosionen mit Schuppensäumen nach Platzen der Blasen beim Pemphigoid (daneben noch pralle und schon erschlaffte intakte Blasen)
Abb. 36. Ulcus cruris varicosum

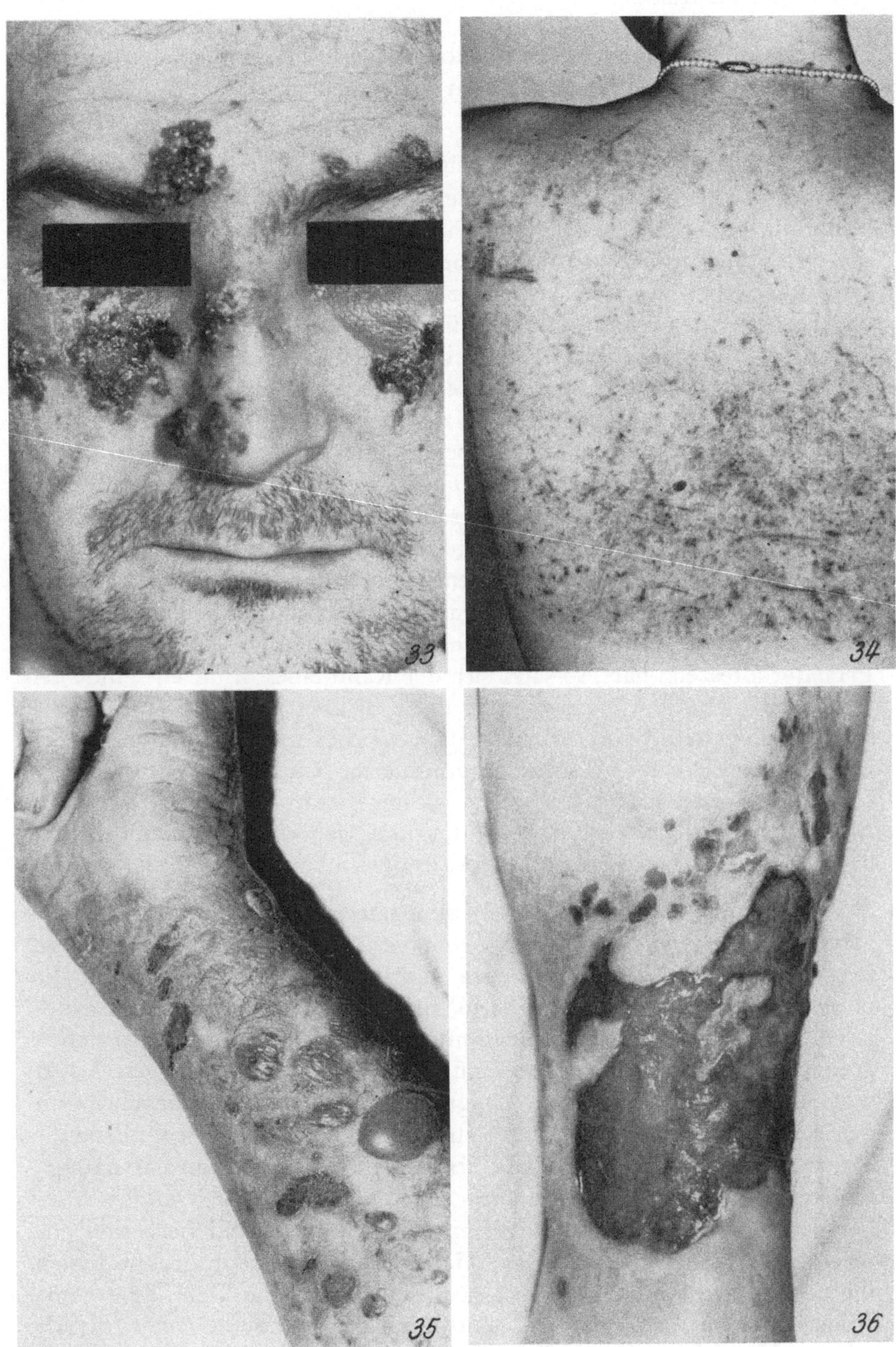

Abb. 33—36

naturgemäß, sind daher oft von serösen Krusten bedeckt und heilen mit Restitutio ad integrum oder geringen Restpigmentationen ab.

7. *Das* **Ulcus (= die Exulzeration, das Geschwür)** *ist ein durch einen Krankheitsprozeß in der Haut bedingter, tiefgreifender Substanzverlust, der mindestens bis in das Bindegewebe des Stratum papillare reicht* (Abb. 36, 38). Das Ulcus entsteht als Folge von Stoffwechselstörungen, die durch das primäre pathologische Geschehen bedingt sind und zum Untergang, d. h. zur Nekrose und zur Abstoßung des Epithels und des darunterliegenden Bindegewebes führen (z. B. Ulcus cruris, S. 306). Trotzdem bluten Ulcera selten, weil die Gefäße meist schon vor dem Zerfall obliterieren. Sie sondern aber immer serös-eitrige Flüssigkeit ab und können von entsprechenden Krusten bedeckt sein. Die Abheilung kann naturgemäß nur unter Narbenbildung erfolgen. Man beschreibt beim Ulcus folgende Qualitäten: Die *Größe*, die in Abhängigkeit vom Primärprozeß sehr unterschiedlich sein kann; die *Form*, die bei gleich raschem Zerfall in allen Richtungen rund, sonst aber irregulär ist; den *Rand*, der meist noch die Qualitäten der ursprünglichen Primäreffloreszenz erkennen läßt (z. B. graue Farbe, wallartig erhabene Form und harte Konsistenz beim Ulcus rodens des Basalioms, S. 422). War die Primäreffloreszenz hart, so setzt sich der Rand eines in ihr entstandenen Ulcus meist scharf, wie ausgestanzt ab (z. B. Lues I, S. 588). Im Gegensatz hiezu entsteht bei der Exulzeration weicher Infiltrate oft ein schlaff überhängender, eventuell sogar unterminierter Rand (z. B. Ulcus molle); und den *Grund*, der tiefer oder seichter, leicht verletzlich und zur Blutung neigend, braunrot gefärbt, glatt, gehöckert oder zerklüftet, schmierig belegt, von Krusten bedeckt usw. sein kann.

8. *Die* **Cicatrix (= Narbe)** *ist ein minderwertiger, bindegewebiger Ersatz für einen tiefgreifenden Substanzverlust, der mindestens bis ins Bindegewebe des Stratum papillare reicht* (Abb. 39, 40). Während die oberflächlichen Exkoriationen (S. 46) und Erosionen (S. 46) allein durch Reepithelisierung mit Restitutio ad integrum abheilen, können die tiefergreifenden Vulnera und Ulcera nur durch Narbengewebe geschlossen werden. Dieses geht aus dem Wundgranulationsgewebe hervor, über dem sich dann die Epidermis von den Seiten her schließt. Bei diesem „Ersatz"-Vorgang werden aber nicht alle Strukturen der Haut normal nachgebildet, so daß auch die *Hautnarbe im Vergleich zum gesunden Integument qualitativ minderwertig bleibt:* ihre kollagenen Fasern sind unregelmäßig verflochten, Elastica, Haarfollikel und Hautdrüsen fehlen ihr völlig, ihre Papillen sind rudimentär, so daß die Oberfläche keine Felderung zeigt, und ihr Pigmentsystem ist im Sinne einer Hypo- seltener Hyperfunktion gestört. Die Narbe stellt einen Endzustand dar, aus dem nur mit Zurückhaltung auf die ursächlichen Primärveränderungen geschlossen werden kann, die allerdings für die *Größe* und *Form* der

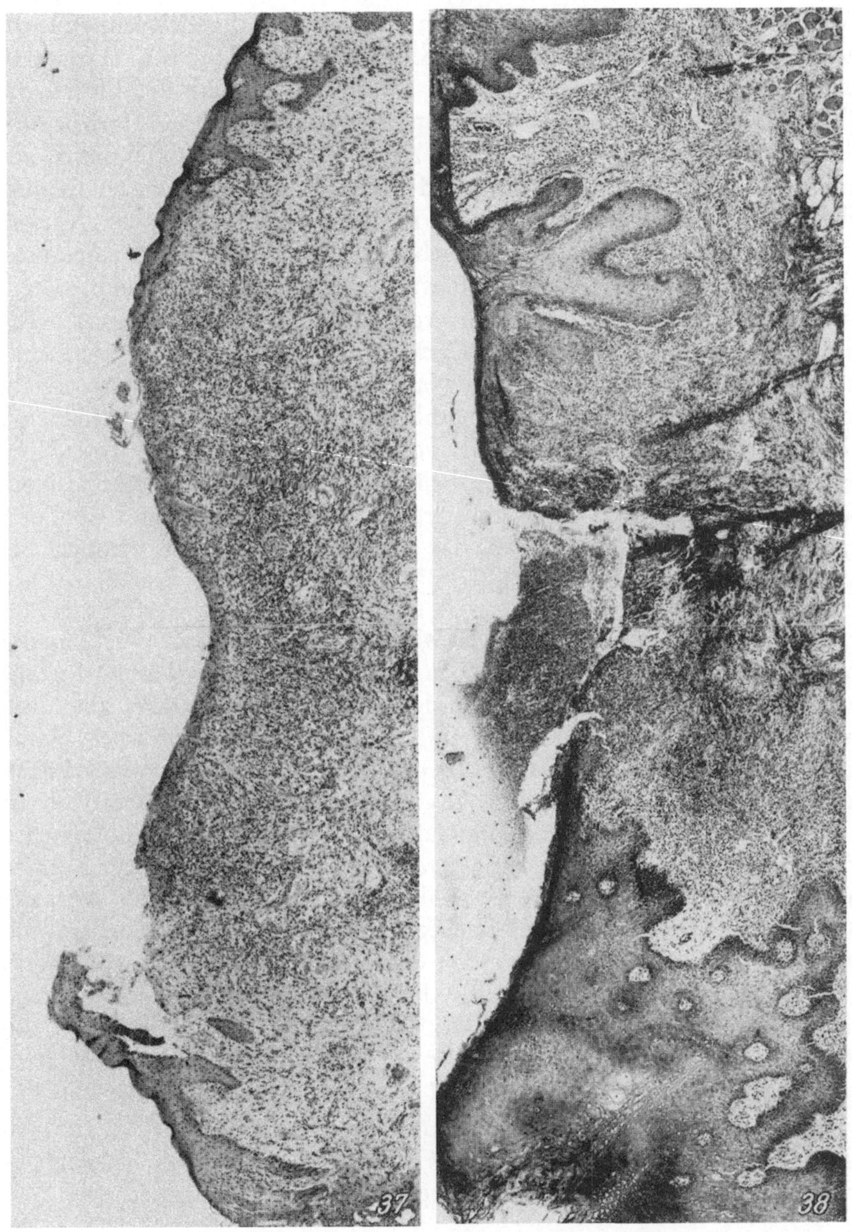

Abb. 37. Erosion bei Lues I. Das Epithel ist abgerissen. Die Oberfläche des Coriums, das entzündlich infiltriert ist, liegt unbedeckt vor. (50fach)
Abb. 38. Ulcus. Das Epithel ist unterbrochen, und es fehlen auch die oberen Anteile des Coriums, da sie durch den Krankheitsprozeß zerstört wurden. (50fach)

Narbe weitgehend verantwortlich sind. Das frische gefäßreiche Granulationsgewebe zeigt hell- bis braun-rote Farbe; es ist weich, blutet leicht und wuchert mitunter bis zur schließlichen Epithelisierung so stark, daß es als sogenanntes *Caro luxurians* (= wildes Fleisch) die Oberfläche überragt. Junge Narben sind dementsprechend rosa, ältere Narben hingegen weiß bis weiß-rosa, weil die Zahl der Gefäßchen allmählich abnimmt, das Bindegewebe fester wird und die Pigmentierung meist ausbleibt. Manchmal kommt es zur Bildung *hypertrophischer Narben* (= *Narbenkeloide*), die die umgebende Haut als straff gespannte, glänzende, harte Stränge oder Platten überragen (z. B. manche Verbrennungsnarben, S. 279). Bei anderen Prozessen entwickeln sich eventuell eingesunkene, dünne *atrophische Narben* (z. B. Lupus erythematodes, S. 408). Das Epithel junger Narben hebt sich bei Dehnung oft ab, so daß hämorrhagische Spannungsblasen (siehe S. 268) entstehen. In alten Narben können hingegen als Folge einer insuffizienten vaskulären und nervösen Versorgung schlecht heilende Narbenulcera auftreten. Narben nach Schädigungen durch jonisierende Strahlen zeigen ein besonderes „poikilodermiartiges" Aussehen, das bei der Radiodermitis chronica besprochen wird (siehe S. 295).

9. *Die* **Atrophia (= Atrophie, Gewebsschwund)** *ist eine Verdünnung der Haut durch krankheits- oder altersbedingte Rückbildungsvorgänge im Gewebe* (Abb. 40). Sie kann Epidermis und Corium allein, aber auch zusätzlich die Subcutis betreffen. Im Gegensatz zur atrophischen Narbe entwickelt sich die Atrophie nie auf dem Boden eines Substanzverlustes, sondern immer als allmähliche Involution intakten Gewebes. Sie ist durch eine Stoffwechselstörung im Gefolge eines primären pathologischen Vorganges (z. B. Akrodermatitis atrophicans, S. 373) oder durch einen Alterungsprozeß (sogenannte senile Atrophie) bedingt. An der Atrophie sind alle Strukturen beteiligt: Die Epidermis, das Corium und eventuell auch die Subcutis werden dünner, die Papillen, die Haarfollikel und die Hautdrüsen werden kleiner und ihre Zahl nimmt ebenso allmählich ab, wie diejenige der kollagenen und elastischen Fasern. *Im Vergleich zum gesunden Integument ergibt sich daher eine quantitative Minderwertigkeit* der atrophischen Haut. Die atropische Haut hat eine weiß-rosa Farbe; sie ist dünn, „zigarettenpapierartig" gefältet, trocken, glatt glänzend; oft zeichnen sich die Gefäße des Coriums wie Teleangiektasien, diejenigen der Subcutis als rote Stränge an der Oberfläche ab.

Abb. 39. Narbenkeloid an den Impfstellen
Abb. 40. Atrophische Narbe mit Teleangiektasien nach Röntgentherapie eines Morbus Bowen
Abb. 41. Restpigmentation nach Arzneimittelexanthem durch Phenolphthalein

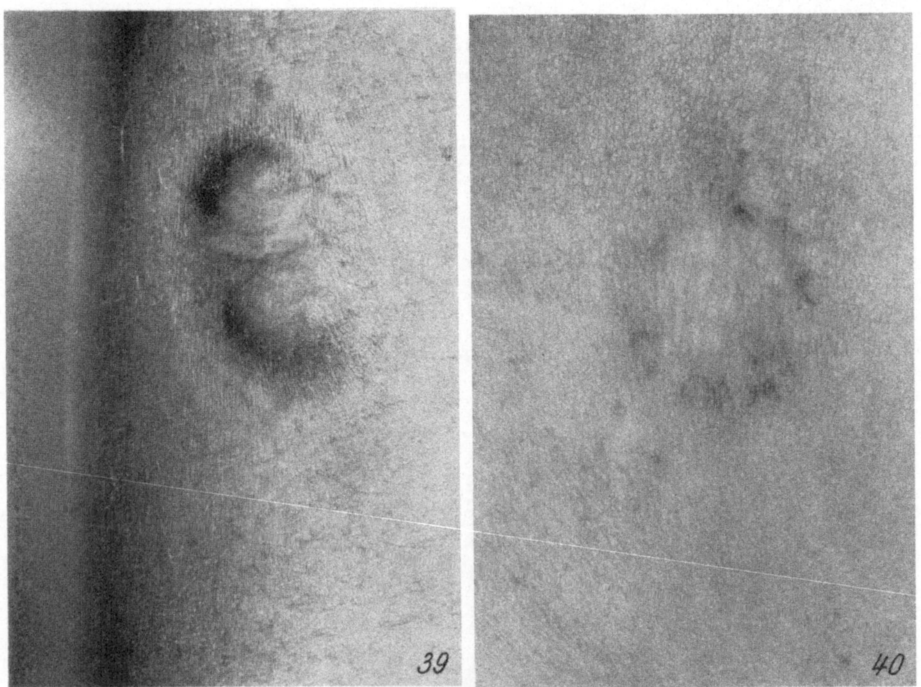

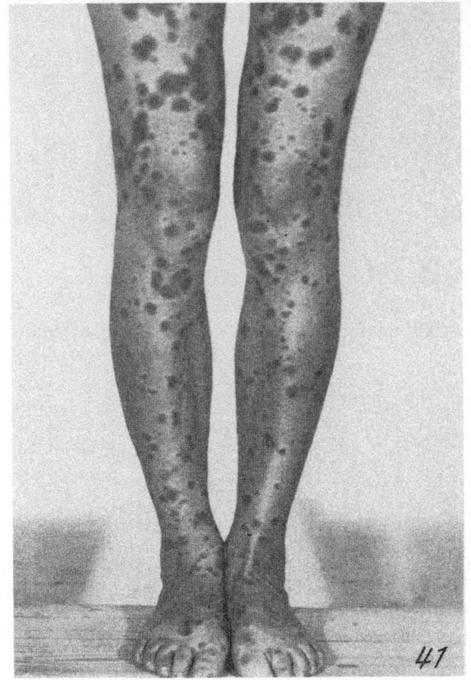

Abb. 39—41

4*

10. *Die* **Pigmentatio (= Pigmentierung)** *ist die Folge einer gesteigerten Aktivität der Melanin bildenden Zellen im Stratum basale (Abb. 41).* Sie kann in verschiedener Weise, z. B. durch die Einwirkung ultravioletter oder jonisierender Strahlen, durch chemische Agentien (z. B. Kölnischwasser-Dermatitis, S. 327) bzw. durch hormonelle Störungen (z. B. Mor-

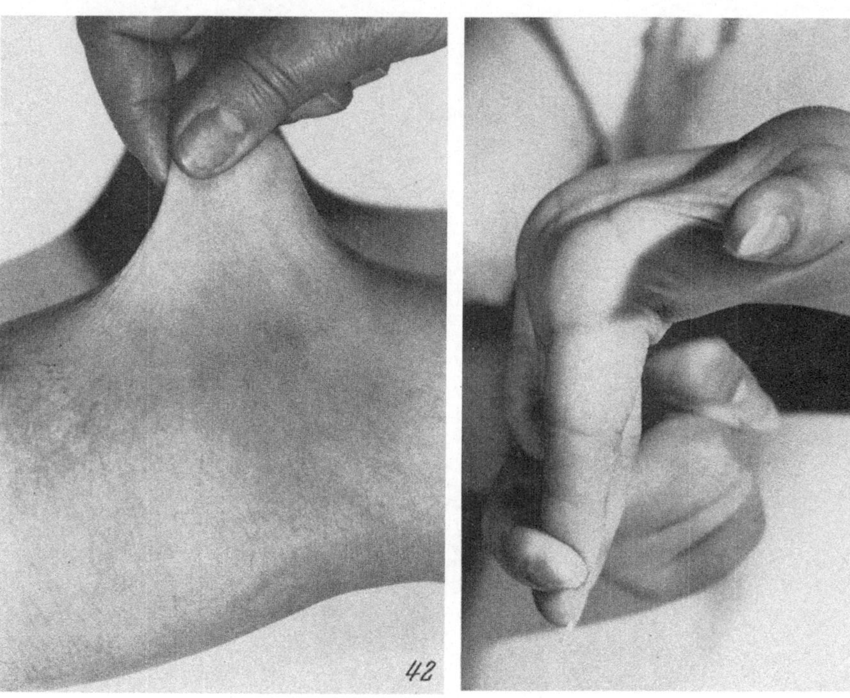

Abb. 42. Dehnbarkeit der Haut bei reduzierter kollagener Faserung im Rahmen des Ehlers-Danlos-Syndroms
Abb. 43. Übersteckbarkeit der Gelenke infolge Kollagenverringerung beim Ehlers-Danlos-Syndrom

bus Addison) angeregt werden. Auch chronisch entzündliche Hauterkrankungen (z. B. Lichen ruber planus, S. 364) verursachen häufig eine erhöhte Pigmentproduktion in den zuständigen Zellen des Stratum basale; in der Folge tropfen die Melaninkörnchen ins Stratum papillare ab und bleiben hier im Bindegewebe liegen — ein Vorgang, den man als *Incontinentia pigmenti* bezeichnet. Nach *Abheilung* der primären Dermatose sieht man solche Restpigmentationen als braune Flecke, die meist noch viele Monate bestehen bleiben.

4. Allgemeine Pathologie der Epidermis und des Coriums

Allgemeine Pathologie der Epidermis

Naturgemäß unterliegt auch die Epidermis, wie jedes andere Organ-„Parenchym", den Gesetzen der allgemeinen Pathologie: Ihre Zellen können regressiv verändert, insbesondere nekrotisch, nekrobiotisch oder atrophisch werden, Entzündungen machen sich durch ein Ödem bzw. durch die Einwanderung weißer Blutkörperchen bemerkbar und reaktive Proliferationen, benigne Neoplasien oder maligne Entartungen sind ebenso möglich, wie morphologische bzw. funktionelle Mißbildungen des Epithels. Darüber hinaus können aber in der Oberhaut unter dem Einfluß verschiedenartiger Störungen 9 charakteristische Veränderungen in variablen Kombinationen auftreten; ihre Eigenart im Sinne der speziellen Pathologie ist durch die besondere Struktur und Funktion der Epidermis bedingt.
Diese wichtigen Begriffe sind mikroskopisch beschreibend definiert, weil man sie ursprünglich in histologischen Studien entwickelt hat; sie haben aber im Laufe der Jahrzehnte auch einen pathologisch-physiologischen Inhalt bekommen, durch den nicht nur sie selbst, sondern auch all jene makroskopischen Hauterscheinungen funktionsdynamisch verständlich werden, denen sie bei vielen Dermatosen zugrunde liegen.

1. *Als* **Akanthose** *bezeichnet man eine Verbreiterung des Stratum spinosum infolge einer Vermehrung der hier vorhandenen Zellen* (Abb. 44, 45, 48); die Zahl der Mitosen und der Zellschichten ist erhöht; auch die Reteleisten sind durch die Massenzunahme verbreitert und verlängert; die zart-bindegewebigen Papillen werden dabei passiv gedehnt und erscheinen ebenfalls elongiert aber verschmälert. — Die Akanthose ist immer mit anderen pathologischen Veränderungen der Epidermis, am

häufigsten mit einer Hyper- oder Parakeratose *kombiniert.* — Das Wort Akanthose deutet auf einen Vorgang in der Stachelzellschichte (= Stratum spinosum oder acanthoticum) hin (Stachel griechisch: akantha). —

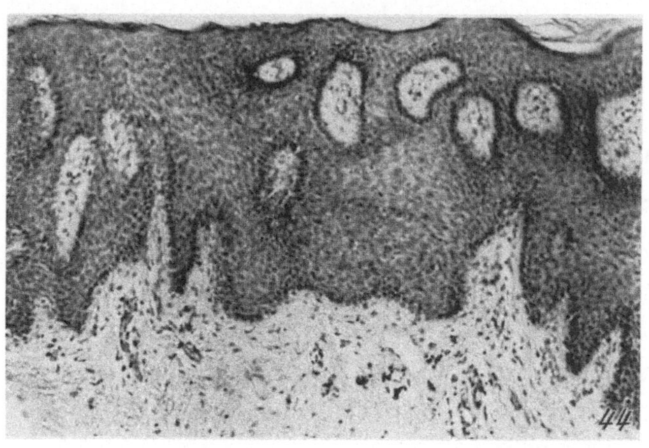

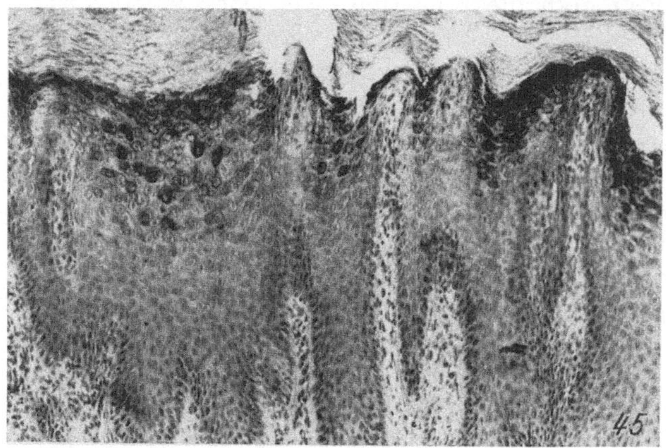

Abb. 44. Akanthose bei Psoriasis vulgaris. Die Epidermis ist infolge der beschleunigten Zellteilung stark verbreitert (vgl. Abb. 2). (125fach)
Abb. 45. Akanthose bei Verruca vulgaris. Daneben vakuolisierte Zellen im oberen Stratum spinosum und im Stratum granulosum, Hyperkeratose sowie Papillomatose

Die Ursache der Akanthose ist entweder eine *reaktive, gutartige Steigerung der Zellbildung* auf der Basis chronischer Entzündungen (z. B. Psoriasis vulgaris, S. 356) oder eine *Infiltration des Stratum spinosum durch maligen entartete Zellen* (z. B. Morbus Bowen, S. 480). — Die Akanthose tritt *makroskopisch* nicht direkt in Erscheinung, weil sie durch die gleichzeitige Entzündung oder durch die Verhornungsstörung, die sie selbst bedingt, verdeckt wird.

2. *Als* **Granulose** *bezeichnet man die Verbreiterung des Stratum granulosum bei gesteigerter Verhornung* (Abb. 46, 47); die Zahl der Schichten und der intrazellulären Keratohyalinkörner ist erhöht. — Die Granulose ist naturgemäß immer mit einer Akanthose und einer Hyperkeratose *kombiniert*, denn sie ist ja das Zwischenglied am Wege der gesteigerten Verhornung. — Die *Ursache* der Granulose ist eine vermehrte Zellbildung mit Proliferationshyperkeratose (S. 55) auf der Basis chronischer Entzündungen (z. B. Lichen ruber planus, S. 364, oder Traumatisierungen (z. B. Berufsschwiele, S. 32). — Die Granulose tritt *makroskopisch* durch eine Farbtrübung (siehe Farbe, S. 34/35, oder durch eine Streifenzeichnung an der Oberfläche der Effloreszenzen in Erscheinung, sofern sie nicht durch die überlagernde Hyperkeratose völlig verdeckt wird.

3. *Als* **Hyperkeratose** *bezeichnet man eine Verbreiterung des Stratum corneum infolge einer Vermehrung der scheinbar normal verhornten Zellen* (Abb. 47). Bei der sogenannten *Proliferationshyperkeratose* werden zu viele Hornzellen gebildet, während die Abschilferung normal vor sich geht; dementsprechend sieht man hier auch immer eine Akanthose und eine Granulose. Im Gegensatz hiezu bleibt die Verhornungsrate bei der sogenannten *Retentionshyperkeratose* in physiologischen Grenzen, aber die Abstoßung an der Oberfläche ist behindert; sie erfolgt diskontinuierlich in dicken Hornplatten, die man eventuell an Stelle des Stratum disjunctum erkennen kann. — Die *Ursachen* der Proliferationshyperkeratose sind chronische Entzündungen (z. B. Erythematodes chronicus, S. 408) oder immer wiederkehrende Traumatisierungen der Haut (z. B. Berufsschwiele), die eine reaktiv gesteigerte Zell- und Hornbildung anregen. Die Retentionshyperkeratose wird hingegen durch eine krankhafte Störung (z. B. angeborene Anomalie bei der Ichthyosis vulgaris, S. 420) hervorgerufen, die zu einem zu festen Zusammenhaften der Hornzellen mit pathologischer Abstoßung führt. — Die *makroskopische* Erscheinung der Proliferationshyperkeratose ist die Schwiele (S. 32); die Retentionshyperkeratose zeigt sich dem freien Auge als hyperkeratotische Schuppe (z. B. Ichthyosis vulgaris, S. 420) oder als fest haftende Hornauflagerung (z. B. Keratosis senilis, S. 477).

4. *Als* **Parakeratose** *bezeichnet man einen Ersatz des Stratum granulosum und des Stratum corneum durch mehr oder weniger viele Schichten kernhaltiger Zellen infolge einer qualitativ abwegigen Verhornung* (Abb. 48); die normale Bildung von Keratohyalin und Keratin bleibt aus; das Stratum granulosum und das Stratum corneum fehlen daher und die Zellen des Stratum spinosum rücken ohne Farbänderung und

ohne völligen Kernverlust lediglich unter Verschmälerung bis an die Oberfläche vor. — Die Parakeratose ist oft arealweise mit einer Hyperkeratose, vielfach auch mit einer *Akanthose* kombiniert. — Die Ursachen der Parakeratose sind chronische Entzündungen des oberen Coriums (typisches Beispiel: Psoriasis vulgaris, S. 356). — Die *makroskopische* Erscheinung der Parakeratose ist eine groß- oder kleinlamellöse Schuppung; dringt zwischen die obersten Schichten der Parakeratose, die nicht sehr fest zusammenhängen, Luft ein, so zeigen die Schuppen den charakteristischen „silber"-grauen Farbton der Psoriasis vulgaris.

5. *Als* **Dyskeratose** *bezeichnet man das Aufscheinen einzelner zu früh und abwegig verhornter Zellen im Stratum spinosum* (Abb. 49); sie sind vergrößert und zeigen einen dichten basophilen Kern im eosinophilen Plasma, das eventuell einige Keratohyalinkörner enthalten kann. — Die Dyskeratose ist fast immer mit einer Akanthose, Hyperkeratose oder Parakeratose *kombiniert*. — Die Ursache der Dyskeratose ist eine Stoffwechselstörung einzelner Stachelzellen, die bei der sogenannten *benignen Dyskeratose* durch eine angeborene Anomalie (z. B. Morbus Darier) oder Viren (z. B. Molluscum contagiosum, S. 212), bei der sogenannten *malignen Dyskeratose* (z. B. Morbus Bowen, S. 480, oder Carcinoma spinocellulare, S. 485) hingegen durch die neoplastische Entartung bedingt ist. Die Dyskeratose selbst tritt *makroskopisch* nicht in Erscheinung, da die Veränderung zu klein ist; es werden lediglich die begleitenden Störungen sichtbar.

6. *Als* **intrazelluläres Ödem** *bezeichnet man eine Schwellung einzelner Zellen des Stratum germinativum infolge eines gesteigerten Flüssigkeitsgehaltes* (Abb. 50, 51). Diese Störung führt in der Regel zum Untergang der betroffenen Zelle, an deren Stelle dann eine entsprechend kleine Vesicula, die sogenannte *Altération cavitaire* entsteht. Tritt das intrazelluläre Ödem bei allen Zellen eines größeren Areals auf, so spricht man, je nach der sichtbaren Änderung im Plasma von einer *ballonierenden oder reticulären Degeneration*, die nach dem Zelluntergang naturgemäß zu einer größeren Vesicula vom Typ der Degenerationsblase führt. — Das intrazelluläre Ödem ist häufig mit einem interzellulären Ödem und anderen pathologischen Veränderungen der Epidermis kombiniert. — Die häufigsten *Ursachen* des intrazellulären Ödems sind allergische Reaktionen (z. B. Kontaktekzem, S. 325) und Virusinfektionen (z. B. Herpes zoster, S. 222). — Während man das intrazelluläre Ödem selbst ebensowenig *makroskopisch* wahrnehmen kann, wie die einzelne Altération cavitaire, tritt die ballonierende Degeneration nach dem Untergang der betroffenen Zellen zunächst als intraepidermale, beim Fortschreiten der Veränderungen gegen die Basalmembran aber bereits als subepidermale Vesicula in Erscheinung.

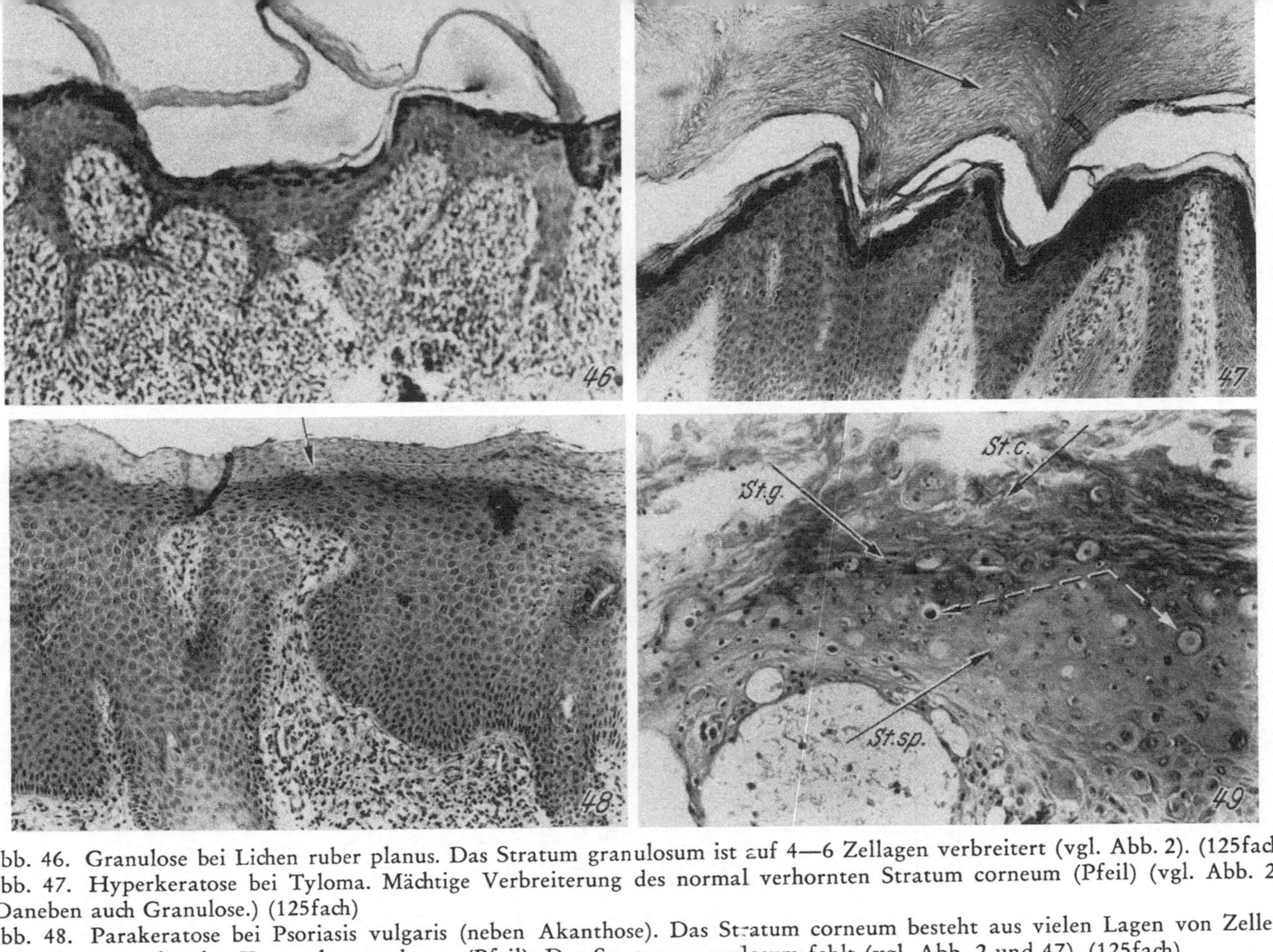

Abb. 46. Granulose bei Lichen ruber planus. Das Stratum granulosum ist auf 4—6 Zellagen verbreitert (vgl. Abb. 2). (125fach)
Abb. 47. Hyperkeratose bei Tyloma. Mächtige Verbreiterung des normal verhornten Stratum corneum (Pfeil) (vgl. Abb. 2). (Daneben auch Granulose.) (125fach)
Abb. 48. Parakeratose bei Psoriasis vulgaris (neben Akanthose). Das Stratum corneum besteht aus vielen Lagen von Zellen, die noch einen schmalen Kern erkennen lassen (Pfeil). Das Stratum granulosum fehlt (vgl. Abb. 2 und 47). (125fach)
Abb. 49. Dyskeratose einzelner Zellen im Stratum spinosum (strichlierte Pfeile) bei Morbus Bowen. Der geschrumpfte Kern ist vom hellen dyskeratotischen Plasmasaum umgeben. St. g. = Stratum granulosum, St. sp. = Stratum spinosum, St. c. = Stratum corneum. (320fach)

7. *Als* **interzelluläres Ödem** *(quantitativ weniger) oder als* **Spongiose** *(quantitativ mehr) bezeichnet man eine Auseinanderdrängung der Zellen des Stratum germinativum infolge einer Vermehrung der Gewebsflüssigkeit in den Interzellularräumen* (Abb. 50, 51). Nimmt diese Störung über die Spongiose hinaus zu, so kommt es zum passiven Zerreißen der maximal beanspruchten Desmosomen, zum Untergang der betroffenen Zellen und zur Bildung einer Vesicula vom Typ der Verdrängungsblase. — Das interzelluläre Ödem ist meist mit einem intrazellulären Ödem und anderen pathologischen Veränderungen der Epidermis *kombiniert.* — Das Wort *Spongiose* deutet darauf hin, daß das interzelluläre Ödem der Epidermis ein „schwammartig" aufgequollenes Aussehen verleiht (Schwamm lateinisch: spongium). — Die *Ursachen* des interzellulären Ödems sind exsudativ entzündliche Prozesse vorwiegend allergischer Natur (z. B. akutes Kontaktekzem, S. 325). — Das interzelluläre Ödem tritt an und für sich *makroskopisch* kaum in Erscheinung, erst die folgende Blasenbildung oder Erosion der Oberfläche wird mit freiem Auge erkennbar.

8. *Als* **Akantholyse** *bezeichnet man eine Auflösung des epidermalen Zellverbandes im Stratum germinativum oder granulosum infolge einer Degeneration der Desmosomen = Interzellularbrücken* (Abb. 52, 250). Sobald die Desmosomen ihre normale Festigkeit verlieren, bewirkt bereits der physiologische Andruck der interzellulären Gewebsflüssigkeit ihre Zerreißung mit breiter Spaltbildung zwischen den Zellen. In den entstehenden intraepidermalen Vesiculae vom Typ der akantholytischen Degenerationsblase schwimmen die vom Rande abgetrennten sogenannten *akantholytischen Zellen,* die schon nach kurzer Zeit die Reste der zerbrochenen Interzellularbrücken (die „Stacheln") verlieren und sich unter Wandverdichtung abrunden. Das Wort *Akantholyse* deutet auf die Degeneration der Interzellularbrücken hin, deren Reste an isolierten Zellen des Stratum germinativum ja wie Stacheln erscheinen (Stachel griechisch: akantha, lösen griechisch: lysein). — Die *Ursache* der Akantholyse ist ein immunologischer Vorgang im Sinne einer Autoaggression durch Antikörperbildung gegen die körpereigene Kittsubstanz im Bereiche der interzellulären Desmosomen der Epidermis. Die Akantholyse liegt in charakteristischer Weise bei den Erkrankungen der Pemphigusgruppe (S. 395) vor. Die Akantholyse wird *makroskopisch* durch intraepidermale Vesiculae und durch die positiven Nikolskiphänomene augenfällig.

9. *Als* **dermo-epidermale Separation** *bezeichnet man eine Ablösung der Epidermis vom Corium bzw. von der Basalmembran* (Abb. 15, 17, 53). Sie kann entstehen durch eine Ablösung der Basalmembran vom Stratum papillare (z. B. Erythema exsudativum multiforme, S. 376), durch eine Degeneration der Basalmembran (z. B. Dermatitis herpetiformis

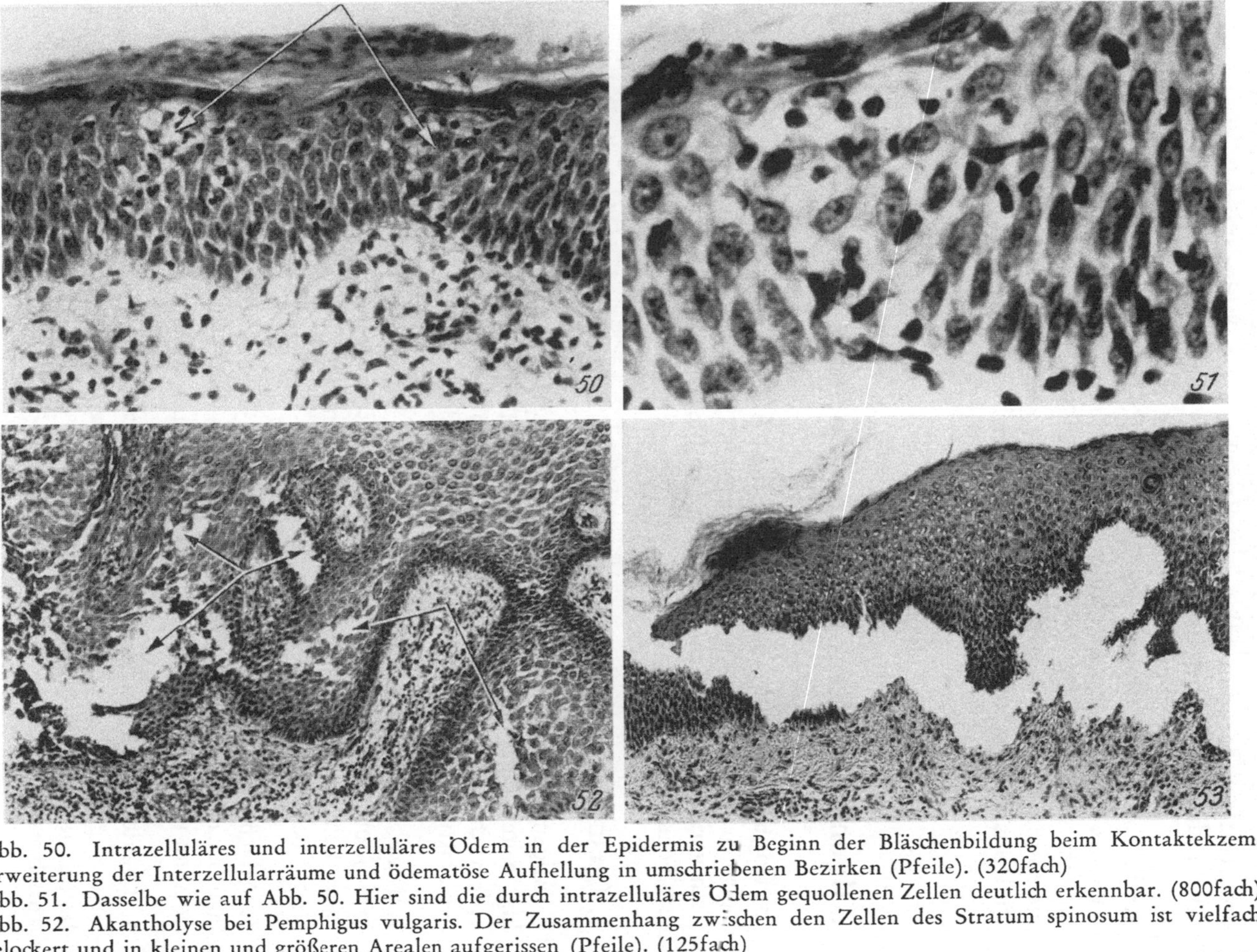

Abb. 50. Intrazelluläres und interzelluläres Ödem in der Epidermis zu Beginn der Bläschenbildung beim Kontaktekzem. Erweiterung der Interzellularräume und ödematöse Aufhellung in umschriebenen Bezirken (Pfeile). (320fach)
Abb. 51. Dasselbe wie auf Abb. 50. Hier sind die durch intrazelluläres Ödem gequollenen Zellen deutlich erkennbar. (800fach)
Abb. 52. Akantholyse bei Pemphigus vulgaris. Der Zusammenhang zwischen den Zellen des Stratum spinosum ist vielfach gelockert und in kleinen und größeren Arealen aufgerissen (Pfeile). (125fach)
Abb. 53. Dermoepidermale Separation beim Pemphigoid. Die Epidermis ist vom Stratum papillare abgelöst (und links zerrissen). Es entsteht eine subepidermale Blase. (125fach)

Duhring, S. 404) oder als „Pseudoseparation" durch eine Degeneration der Basalzellen (z. B. Epidermolysis bullosa simplex, S. 418). Die dermo-epidermale Separation führt in jedem Falle zur Bildung einer echten oder „scheinbar" subepidermalen Blase. — Die *Ursache* der Degeneration der Basalmembran ist wahrscheinlich eine Autoaggression durch Antikörperbildung gegen die körpereigenen Polysaccharidstrukturen, diejenige der Pseudoseparation durch Basalzelldegeneration ein angeborener Fermenteffekt. Die *Ursache* der Lösung unterhalb der Basalmembran ist völlig ungeklärt. — Die *makroskopische* Folge der dermo-epidermalen Separation ist eine subepidermale Blase.

Allgemeine Pathologie des Coriums

Im Corium können — dem histologischen Aufbau gemäß — alle pathologischen Veränderungen des Bindegewebes auftreten. Sie sind histologisch verifizierbar und manifestieren sich makroskopisch jeweils mit entsprechenden Veränderungen.

1. Quantitative Veränderungen der Bauelemente

1. Allgemeine Reduktion der *kollagenen* Fasern auf angeborener Grundlage beim Ehlers-Danlos-Syndrom (Abb. 42, 43). Manifestation: Außerordentliche Zartheit und Dehnungsvulnerabilität der Haut bei erhaltener Elastizität.

2. Lokale Reduktion der *kollagenen* Fasern auf angeborener Grundlage beim Morbus Recklingshausen im Bereiche kutaner Fibrome. Manifestation: beim Betasten fühlt man eine Lücke im Corium, sogenanntes Knopflochphänomen.

3. Allgemeine Reduktion der *elastischen* Fasern auf angeborener Grundlage bei der Cutis laxa. Manifestation: Die Elastizität der Haut fehlt, sie kann in breit hängenden Falten angehoben werden.

4. Lokale Reduktion der *elastischen* Fasern zumeist auf angeborener Grundlage bei den verschiedenen Syndromen der Anetodermie. Manifestation: Kalottenförmige Vorwölbung der unelastischen Haut an umschriebener Stelle durch den Gewebsdruck aus der Tiefe.

5. Allgemeine Reduktion der *elastischen* Fasern auf erworbener Grundlage, z. B. bei der Altershaut. Manifestation: Verringerte Elastizität der Haut alter Menschen, insbesondere bei reichlicher Sonnenbestrahlung

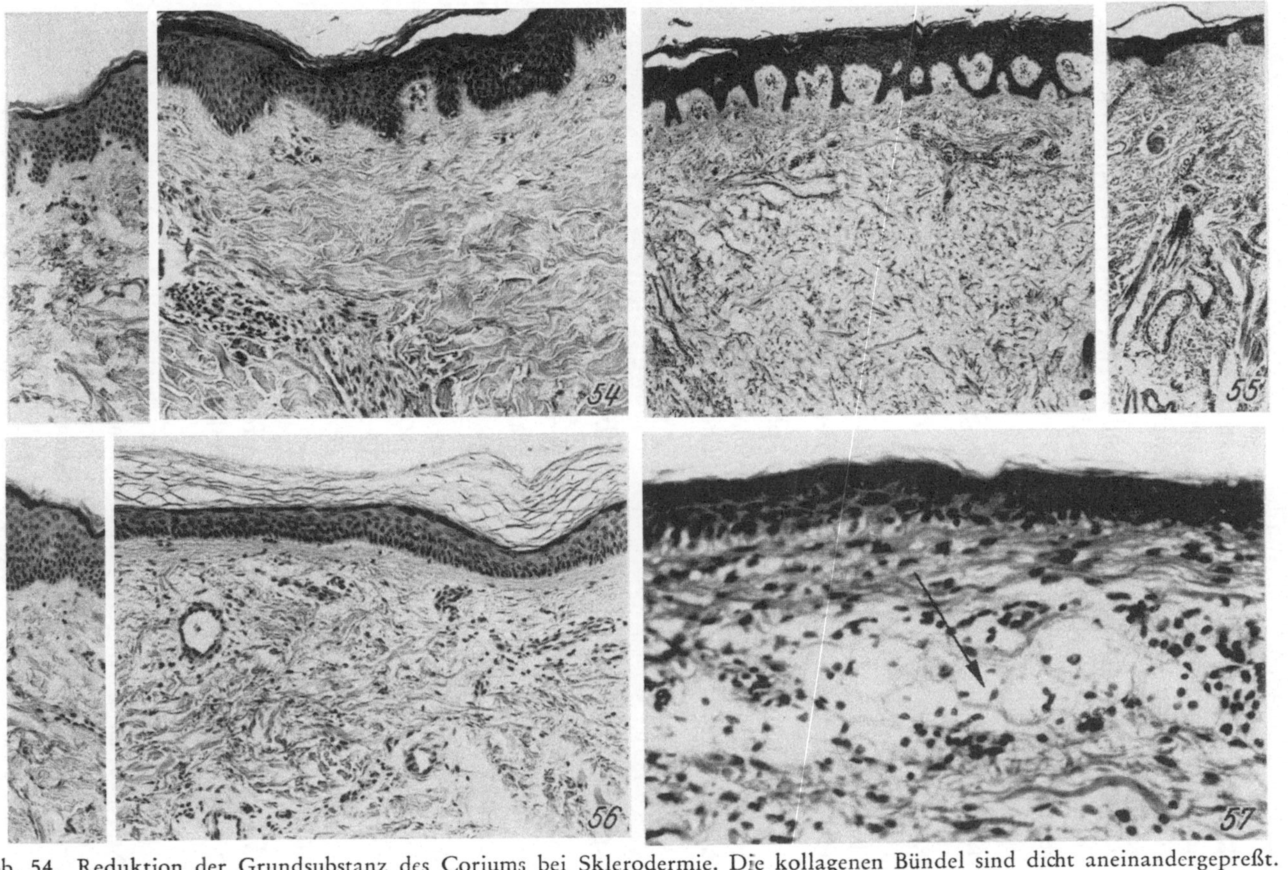

Abb. 54. Reduktion der Grundsubstanz des Coriums bei Sklerodermie. Die kollagenen Bündel sind dicht aneinandergepreßt. Zum Vergleich links normale Haut. (125fach)

Abb. 55. Vermehrung der Grundsubstanz des Coriums bei Myxödema prätibiale symmetricum. Die kollagenen Bündel sind auseinandergedrängt. Zum Vergleich rechts normale Haut. (50fach)

Abb. 56. Atrophia cutis senilis. Alle Schichten sind verdünnt. Das Rete Malpighii ist geschwunden, die Epidermisunterseite ist glatt. Zum Vergleich links normale Haut. (125fach)

Abb. 57. Lipideinlagerung im Corium in Schaumzellen (Pfeil) bei Xanthomatose. (125fach)

während des Lebens, weil die ultraviolette Strahlung auf lange Sicht die elastischen Fasern schädigt (Seemannshaut).

6. Reduktion der *Grundsubstanz* an umschriebenen Stellen oder weit ausgedehnten Körperflächen bei der Sklerodermia circumscripta und diffusa. Manifestation: Verhärtung der Haut (Abb. 54).

7. Vermehrung der *Grundsubstanz* eventuell mit qualitativer Änderung bei den Formen des Ödems bzw. des Myxödems. Manifestation: Eindrückbare oder prall-elastische ödematöse Schwellungen (Abb. 55).

2. Einlagerung von körpereigenen Substanzen

1. Einlagerung von *Amyloid, Hyalin, Lipiden* (Abb. 57), *Kalk* (Abb. 58), *Uraten* oder *Ochronosepigment* bei den entsprechenden, sehr seltenen Krankheiten. Manifestation: Knotige oder plattenartige, mehr minder harte Infiltrate. Bei der Ochronose Verfärbungen.

2. Einlagerung von *Melanin* über das physiologische Maß hinaus, z. B. allgemein beim Morbus Addison, Melanomen, lokal beim blauen Nävus. Manifestation: Graubraune, großflächige bzw. blaue umschriebene Verfärbungen.

3. Einlagerungen von exogenen Substanzen

1. Einlagerung von *Farbstoffen* oder färbenden Substanzen bei Tätowierungen und Pulvereinsprengungen. Manifestation: Entsprechende Verfärbungen.

2. Allgemeine Einlagerung von *färbenden Substanzen,* die aus dem Darm oder anderweitig resorbiert wurden, z. B. bei der Argyrie. Manifestation: Graue großflächige oder universelle Verfärbung.

4. Degenerative Veränderungen

1. *Atrophie* aller Strukturelemente. Manifestation: Verdünnung der Haut mit zigarettenpapierartiger Fältelung der Oberfläche (Abb. 56).

Abb. 58. Nekrobiose im Corium (Pfeil) bei Granuloma anulare. Die kollagenen Strukturen sind zwischen den Kerntrümmern (kleine, dunkle Partikel) „schattenhaft" erkennbar. Im Gegensatz zur Nekrose fehlt eine leukozytäre Infiltration. (320fach)
Abb. 59. Kalkeinlagerung (Pfeil) im Corium bei Calcinose. (50fach)
Abb. 60. Zelluläre Infiltration vorwiegend aus Leukozyten aufgebaut bei abszedierender Entzündung im Bereich einer Pyodermie. An der Oberfläche beginnende Exulzeration (Pfeil). (50fach)
Abb. 61. Erythrozytenextravasate (Pfeil) im Corium bei Purpura. Die Erythrozyten liegen in der Umgebung kleiner Gefäße. (320fach)

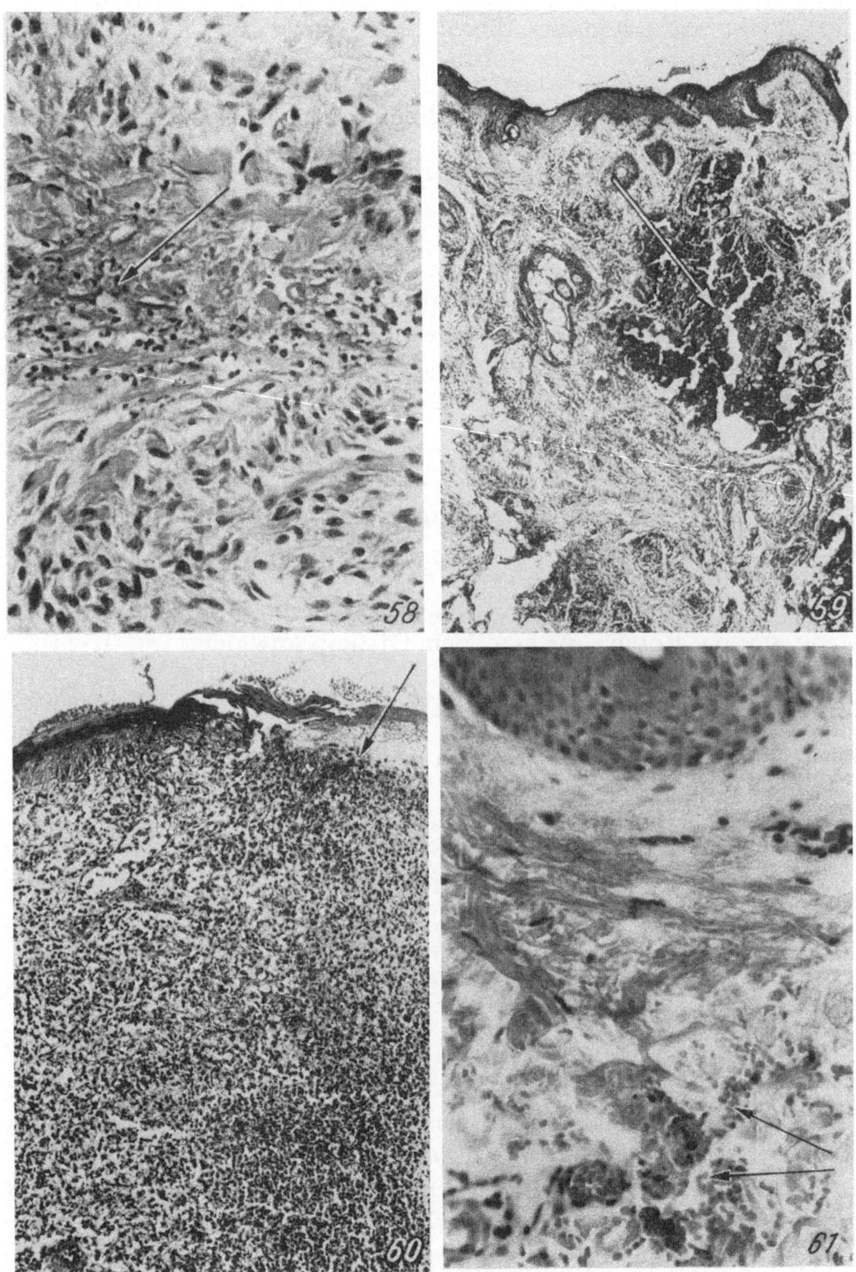

Abb. 58—61

2. *Nekrobiose* in umschriebenen Arealen; tritt bei manchen Dermatosen auf (Granuloma anulare, Nekrobiosis lipoidica) und manifestiert sich nicht direkt makroskopisch (Abb. 59).

3. *Nekrose* in umschriebenen Arealen kommt bei vielen Hauterkrankungen vor und führt bei oberflächlicher Lage zur Exulzeration (z. B. Ulcus cruris, Lues I), bei tieferer Lage eventuell zur Abszedierung (z. B. Furunkel, tiefe Trichomykose). Manifestation: Makroskopisch durch Bildung eines Ulcus oder Abszesses.

4. *Vakatwucherung des Fettgewebes:* Geht das Bindegewebe des Stratum texticulare in kleinsten Arealen an der Grenze zur Subcutis durch Nekrobiose oder Nekrose zugrunde, so kann es mitunter zur Resorption kommen, wobei das entstehende „Vakuum" von einwucherndem Fettgewebe ausgefüllt wird (z. B. noduläres Tuberkulid). Keine direkte Manifestation an der Oberfläche.

5. Erweiterung und Verengung der Gefäße

1. *Temporäre Erweiterung* der Gefäßplexus des Coriums passiver oder aktiver Art bei Entzündungen bzw. bei vasomotorischen Reaktionen. Manifestation: Rötung, die unter dem Diaskop schwindet.

2. *Permanente Erweiterung* einzelner Äste des oberflächlichen venösen Plexus (z. B. bei der Akne rosacea, Nävus stellatus, Gefäßreiserchen an den Oberschenkeln mancher Frauen usw.). Manifestation in Form von Teleangiektasien.

3. *Temporäre Kontraktion* der kleinen Arterien des Coriums durch vasomotorische Reaktionen (z. B. beim Morbus Raynaud). Manifestation: Vorübergehende Abblassung.

6. Zelluläre Infiltrationen

1. Durch *Leukozyten, Lymphozyten, Plasmazellen, Histiozyten und deren Abkömmlinge* bei der akut oder chronisch entzündlichen, bei der granulomatösen und bei der ekzematösen Infiltration. Manifestation durch Rötungen und Knötchen- bzw. Knotenbildung. Unter dem Diaskop tritt der gelbe oder braunrote Farbton des zellulären Infiltrates mehr minder deutlich hervor (Abb. 60).

2. Durch *Erythrozytenextravasate* (Abb. 61) bei den verschiedenen Formen der Hämorrhagien und der Purpura. Manifestation: Dunkel — bis braunrote, später blaue, grüne und gelbe (Abbau des Blutfarbstoffes) Verfärbungen, die unter dem Diaskop bestehen bleiben. Man unter-

scheidet Petechien (= punktförmige Blutungen unter 3 mm $\emptyset$), Ekchymosen (= Blutungen über 3 mm $\emptyset$), Suffusionen, Sugillationen (= größere Blutungen in der Haut), Hämatome (= große fluktuierende Extravasate mit bindegewebiger Abkapselung), Vibices (= Striemen) und Purpura (= exanthemartig disseminierte Petechien oder Ekchymosen).

3. Durch *Nävuszellen* und *Tumorzellen*. Manifestation: In Form der entsprechenden Dermatosen.

7. Die Verlängerung der Papillen, die sogenannte Papillomatose

Sie ist fast immer mit einer Akanthose (S. 53) der Epidermis verbunden (z. B. Verrucae vulgares, Tuberculosis verrucosa usw.). Manifestation: Verruköser Knoten.

5. Die speziellen Laboruntersuchungen des Dermato-Venerologen

1. Probeexzision = Biopsie

Zur histologischen Untersuchung eignen sich jüngere oder vollentwikkelte Effloreszenzen, die noch nicht sekundär verändert sind und daher das feingewebliche Substrat der vorliegenden Dermatose unverschleiert erkennen lassen. Jede Biopsie soll überdies einen schmalen Saum angrenzender normaler Haut miterfassen, so daß der Übergang vom pathologisch veränderten Gewebe zum gesunden Gewebe beurteilt werden kann. An größeren Herden erreicht man dies durch entsprechende Anlage der Probeexzision über den Rand hinweg.

Die Entnahme wird am besten unter den *sterilen Bedingungen der kleinen Chirurgie in Lokalanästhesie mit dem Messer und primärer Naht* vorgenommen. Das Lokalanästheticum sollte kein Adrenalin enthalten, da dieses auch den Vaskularisierungszustand des Exzisates beeinflußt. Schnittführung und -länge richten sich nach den Gegebenheiten, wobei die Spaltrichtung der Haut nach Möglichkeit zu berücksichtigen ist; das Exzisat sollte aber in keinem Falle kürzer als 1 cm sein, da sonst die Beurteilung und somit das Ziel der Untersuchung in Frage gestellt werden. Man legt 2 bogenförmige Schnitte an, die sich konkav gegenüberliegen, an beiden Enden spitzwinkelig treffen und unbedingt bis in die Subcutis vordringen müssen. Das umschnittene bikonvexe „Zweieck" soll etwa 3mal so lang wie sein breitester Querdurchmesser sein, damit ein faltenloser Verschluß mit 1—3 Hautnähten möglich ist. Die Nahtentfernung erfolgt nach 8—14 Tagen. Im Gegensatz zur Biopsie mit dem Messer sind „Stanzungen" mit geschliffenen Hohlzylindern aus Stahl, die bei Anwendung höhertouriger Rotoren sogar ohne lokale Betäubung durchführbar wären, abzulehnen, da sie das Material in vielen Fällen zerreißen und unbrauchbar machen.

Unter Routineverhältnissen wird das Exzisat unmittelbar nach der kleinen Operation in Formalin fixiert, später in Paraffin eingebettet, geschnitten und schließlich mit Hämatoxylin-Eosin gefärbt. Besondere Färbungen oder immunohistologische bzw. elektronenoptische Studien erfordern andere Vorbereitungsmethoden.

2. Pilzbefund
zur Feststellung einer Infektion mit Hauptpilzen (S. 151)

Untersucht werden *Epidermisstückchen*, die man mit der Meißelsonde oder Lanzette von der erkrankten Hautoberfläche bzw. von den Kuppen vorhandener Knötchen abkratzt, *Haare*, die man mit der Pinzette aus entzündeten Follikeln zieht, oder kleinste *Nagelspäne*, die man von der befallenen Nagelplatte abfeilt oder abkratzt. (In Schuppenkrusten, im Inhalt von Bläschen und in subungualen Bröckeln findet man keine Pilzfäden! — Solche Angaben in älteren Skripten usw. sind falsch!)
Man bringt das Material auf einen Objektträger, legt ein Deckglas darüber, unter welches man vom Rande her, durch die Kapillarwirkung tropfenweise *30%ige Kalilauge* zufließen läßt, und *schließt das Präparat auf*, indem man es 6mal erhitzt (je 5mal langsam durch die Flamme ziehen ohne Aufkochen), das Deckglas nach jeder Erhitzung mit dem Stäbchen eines Stieltupfers niederpreßt und überschüssige KOH am Rande mit der Watte des Tupfers absaugt (Cave! Kochen oder Übertreten der KOH auf das Deckglas führt zur Kristallbildung mit Sichtbehinderung.). Es folgt Betrachtung im Lichtmikroskop mit dem starken Trockensystem bei geschlossener Blende (wie bei allen Nativpräparaten).
Im positiven Falle (Abb. 62) werden die *Pilzhyphen* als astähnliche, dichotom aufgezweigte, septierte, stark lichtbrechende und daher bei hoher Einstellung hell aufleuchtende, doppelt konturierte, bei tiefer Einstellung grüne Fäden zwischen den Zellen erkennbar. Ungeübte können die Zellgrenzen (sogenanntes „Pseudomycel") mit den Pilzhyphen verwechseln. Die *Sporen* erscheinen als stark lichtbrechende Kügelchen von wenigen μ ⌀ und müssen von den noch kleineren, intrazellulären Keratohyalinkörnchen differenziert werden. Sie können bei Haarmykosen in der („endotrich") oder um die („ektotrich") Haarwurzel liegen. Weder die Betrachtung der Pilzfäden noch die allfällige Lagerung von Sporen am Haar erlauben im Nativpräparat eine sichere Klassifizierung des vorliegenden Pilzstammes.

3. Pilzkultur
zur exakten Klassifizierung der vorliegenden Pilzart (S. 151)

Das Untersuchungsmaterial ist dasselbe und wird in der gleichen Weise abgenommen wie beim Pilzbefund; die Entnahmestelle ist allerdings vorher mit Alkohol zu reinigen, um die Sekundärflora zu verringern.

Die Teilchen werden auf Spezialnährböden, die Pepton und Glukose enthalten müssen, aufgelegt; dabei ist steriles Hantieren nötig, um Verunreinigungen mit „Anflugkeimen", insbesondere mit Candida albicans, zu vermeiden. Die folgende Bebrütung führt im positiven Falle zum Wachstum der Pilze, das aber nur langsam vor sich geht. Die entstehende Kulturscheibe wird erst im Laufe von 10—30 Tagen so groß, daß man den vorliegenden Pilzstamm nach ihrer Farbe, Form usw. exakt klassifizieren kann (z. B. Trichophyton gypseum, violaceum, mentagrophytes, Mikrosporum canis, Epidermophyton floccosum usw.) (Abb. 63).

4. Milbenbefund
bei der Scabies (S. 195)

Man sucht eine Effloreszenz auf, die das Aussehen eines Milbenganges zeigt (am besten zwischen den Fingern oder am Handgelenk), kratzt das ganze Gebilde mit der Lanzette ab, bringt das Material auf einen Objektträger unter ein Deckglas und betrachtet es ohne weitere Zusätze nativ bei geschlossener Kondensorblende mit dem schwachen Trockensystem. Gegebenen Falles sind die sich bewegenden Milben, seltener Milbeneier zu erkennen.

5. Intrakutantest mit bakteriellen Antigenen
(ATK, Lepromin, Luetin, Trichophytin, Tularämin usw.)

Man injiziert mit einer auf 0,01 ml graduierten ATK- oder Insulinspritze 5 Teilstriche (= 0,05 ml) (!) des jeweiligen von der Industrie hergestellten Extraktes aus Erregerkulturen in der Mitte der Beugeseite des linken Unterarmes intrakutan, so daß eine kleine orangenschalenartig aussehende Erhebung resultiert. Bei der Tuberkulinprobe mit ATK liegt der Extrakt in mehreren Verdünnungen (10^{-7}—10^{-3}) vor; man beginnt mit der schwächsten Konzentration, um eine eventuelle Herdreaktion nach der Probe zu vermeiden und kann bei negativen Ergebnissen stufenweise steigern. Bei den anderen Extrakten ist so große Vorsicht nicht erforderlich. Da allen Testlösungen zur Verbesserung der Haltbarkeit geringe Mengen von Phenol beigefügt sind, das seinerseits die Haut reizen und eine positive Reaktion vortäuschen kann, injiziert man zur Kontrolle immer am anderen Unterarm gleichzeitig mit dem Bakterienextrakt 0,05 ml einer 0,25%igen Phenollösung. Im positiven Falle stellt sich nach 24—72 Stunden an der Injektionsstelle der Testlösung ein entzündliches Infiltrat in Form einer kleinen Papel ein, deren Durchmesser 5—10 mm erreicht, während die Phenolkontrolle negativ bleibt (Abb. 64, 65, 391). Fällt auch sie positiv aus, so ist das Testergebnis nicht verwertbar.

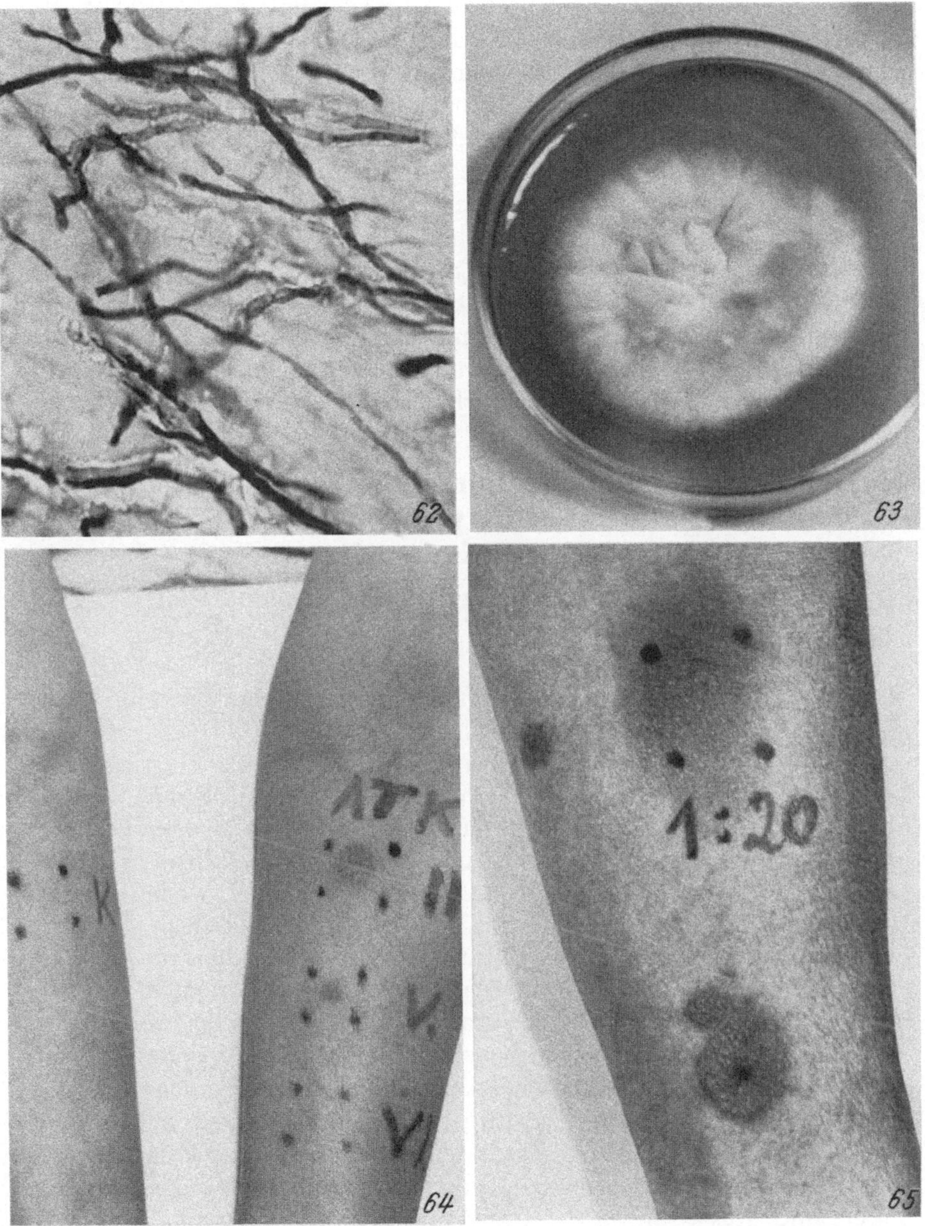

Abb. 62. Pilzbefund; Dichotom verzweigte Hyphen in der Nagelplatte
Abb. 63. Riesenkultur eines Mikrosporon Audouini
Abb. 64. Positiver Intrakutantest mit ATK IV (Tuberkulinprobe in der Konzentration 10^{-4}) nach 24 Stunden; Verdünnungen 10^{-5} und 10^{-6} sowie ¼% Phenolkontrolle negativ
Abb. 65. Positiver Intrakutantest mit Tularämin 1 : 20 nach 48 Stunden

Man fahndet mit diesen Intrakutantests nach einer Sensibilisierung vom Spättyp, d. h. nach dem Vorhandensein von sensibilisierten Zellen, die bei manchen Infektionskrankheiten neben den Immunglobulinen schon sehr bald (z. B. Tularämie), bei anderen hingegen erst viele Jahre nach der Infektion (z. B. Syphilis) gegen die Proteine der eingedrungenen Erreger in höchst spezifischer Weise gebildet werden. Existieren sie im Organismus, so treten sie mit dem injizierten Bakterienextrakt in Antigen-Antikörper-Reaktion, die sich klinisch durch das papulöse Infiltrat manifestiert. Der positive Ausfall beweist, daß eine entsprechende Infektion vorliegt, oder doch einmal im Leben vorgelegen hat.

Man kann diese Untersuchung auch mit Kokken, Bakterien und Candida machen, erhält aber hier weniger verläßliche Ergebnisse.

6. Der Pricktest und der Intrakutantest mit Extrakten bzw. Extraktgemischen aus potentiellen Inhalations-, Nahrungsmittel- oder Arzneimittelallergenen

(z. B.: Hausstaub, Federn, Katzenhaare, Pollen, Eier, Früchte, Fische)

Der Pricktest dient als ungefährlicher Vortest für eine geplante Intrakutantestung, da er nie zum anaphylaktischen Schock führt, aber weniger empfindlich ist als letzterer. Nur bei der Testung von Pollenserien reicht er allein hin. Da er kaum schmerzhaft empfunden wird, kann er auch Kindern zugemutet werden. Der Intrakutantest ist viel empfindlicher, aber wesentlich unangenehmer und überdies mit der Gefahr des anaphylaktischen Schocks belastet. Man kann diese ausschalten, wenn man ihn nur nach einer vorangegangenen Pricktestung mit derselben Testserie vornimmt und dabei alle jene Extrakte wegläßt, die schon im Pricktest auf Grund einer höhergradigen Sensibilisierung des Patienten zu positiven Reaktionen führten. Eine exakte Testung beinhaltet also immer einen informativen Prick- und einen nachfolgenden Intrakutantest mit denselben Antigenen. Die entsprechenden Extrakte werden von der Industrie in Serien (Testkasten) hergestellt und jeweils auch in Mischungen von 4—6 verschiedenen Extrakten gruppenweise zusammengefaßt, wobei die Prickextrakte unsteril, die Intrakutanchargen hingegen sterilisiert sind. Aus Gründen der Ökonomie für Patienten und Arzt testet man zuerst mit einer Standardserie von Gemischen und splittert nur jene Gruppen in Einzelantigene auf, die zu positiven Ergebnissen führten. Lösungen von Arzneimitteln in Wasser oder physiologischer NaCl muß man sich selbst herstellen. Hier ist vor allem bei Penicillin größte Vorsicht am Platz, da die Gefahr anaphylaktischer Zwischenfälle besteht. Diese Testungen erfolgen vorteilhafterweise am Rücken, wo man in einer Sitzung 25—30 Tests (also eine ganze Standardserie) in

mehreren Reihen unterbringen kann. Wenn in weiteren Sitzungen aufgesplittert werden muß, so sind Intervalle von wenigstens 3 Tagen erforderlich. Beim *Pricktest* bringt man je 1 Tropfen der Testlösungen auf die Haut und sticht durch diesen mit einer Lanzette flach und oberflächlich in die Epidermis ein, wobei man naturgemäß vor jedem Prick eine andere gereinigte Lanzette nehmen muß. Beim *Intrakutantest* injiziert man mit einer auf 0,01 ml graduierten ATK- oder Insulinspritze jeweils 5 Teilstriche (= 0,05 ml) (!) der Testlösung intrakutan, wobei ebenfalls Spritze und Nadel bei jedem Extrakt zu wechseln sind. Zur Kontrolle dienen eine wäßrige Histaminlösung in der Verdünnung 10^{-4}, nach der ein positives, sowie physiologische NaCl und leeres Extraktlösungsmittel, nach denen ein negatives Resultat auftreten muß. Fallen die Kontrollen anders aus, so ist die Testung nicht diagnostisch verwertbar. Die Ablesung erfolgt nach 15—20 Minuten. Im positiven Falle entwickeln sich im Bereich der Stichstelle eine bis zu 10 mm im Durchmesser große Quaddel, die eventuell pseudopodienartige Ausläufer zeigt, und/oder ein bis zu 4 cm im Durchmesser großer hellroter, unscharf begrenzter Fleck; meist werden auch Juckreiz oder geringes Brennen empfunden. Die Reaktionen klingen im Laufe einer Stunde ab.
Beim Prick- und Intrakutantest fahndet man nach der Anwesenheit von IgE-Globulinen, d. h. nach den hautsessilen „allergischen" Antikörpern, die für das Auftreten des Heuschnupfens, des echten allergischen Asthma bronchiale, der Urticaria und wahrscheinlich auch des konstitutionellen Ekzems und mancher Arzneimittelexantheme verantwortlich sind. Sind sie im Integument vorhanden, so treten sie unmittelbar mit den Proteinen des eingestochenen Extraktes in Antigen-Antikörper-Reaktion. Durch diese wird die Freisetzung von Histamin und H-Substanzen im Gewebe ausgelöst, deren pharmakologische Wirkungen die klinische Manifestation vom Soforttyp, d. h. die Bildung einer Quaddel und einer Rötung durch Gefäßerweiterung und Stase bedingen.
Der Nachweis einer derartigen Sensibilisierung im Prick- und Intrakutantest besagt naturgemäß noch keineswegs zwingend, daß auch das Krankheitsbild, das zur Testung veranlaßte, gerade durch die festgestellte Überempfindlichkeit hervorgerufen wird. Immerhin lassen sich aber auf diese Weise Hinweise in ätiologischer Richtung, vor allem aber die Grundlagen für eine spezifische Desensibilisierungsbehandlung (S. 94) gewinnen.

7. Epikutantest

Als Testsubstanzen dienen hier die verschiedenartigsten Naturprodukte, Chemikalien oder Arzneimittel, die je nach Situation konzentriert bzw. entsprechend verdünnt in wäßrigen, alkoholischen und öligen Lösungen oder in Salben eingerieben vorliegen. Man verwendet Standardserien mit den häufigsten Ekzematogenen überhaupt, Spezialserien für bestimmte Berufszweige und manchmal auch ad hoc vom Patienten mitgebrachte Chemikalien usw., die als Ursache eines Kontaktekzems in Frage kommen (S. 330).

Die Testsubstanzen werden auf 1 × 1 cm große Leinwandläppchen aufgebracht, die man auf die Haut des Rückens auflegt, mit einem Stück Plastik bedeckt und mit Heftpflaster fixiert. In einer Sitzung können 20—30 Proben getestet werden. Die Abnahme und Ablesung erfolgt nach 24 Stunden. Im positiven Falle tritt im Bereich des Testläppchens eine mehr minder ausgeprägte ekzematöse Reaktion mit Rötung und/oder Bläschen und/oder Knötchen auf. Rein toxische Resultate manifestieren sich mit größeren subepidermalen Blasen. Heftpflasterreizungen sind nicht selten und stören die Ablesung. Mit dem Epikutantest fahndet man nach einer Sensibilisierung vom Ekzem-Spättyp, d. h. nach der Existenz sensibilisierter Zellen, die für die Entstehung eines Kontaktekzems verantwortlich sind. Sind sie vorhanden oder werden sie unter dem Einfluß der Läppchenprobe in den immunologisch kompetenten Zentren rasch nachgebildet, so wandern sie zu jener Stelle, an der das aufgelegte kleinmolekulare Hapten eingedrungen und durch Konjugation mit Hautproteinen zum Vollantigen geworden ist, hin, treten mit diesem in Antigen-Antikörper-Reaktion und rufen so die ekzematöse Reaktion hervor.

8. Perthessche Probe

zur Prüfung der tiefen Venen und Rr. communicantes

Man legt am stehenden Patienten knapp unter dem Knie einen Kompressionsschlauch zur Stauung der oberflächlichen Venen an und läßt den Patienten 5 Minuten lang herumgehen.

Sind die Klappen der tiefen Unterschenkelvenen und der Rr. communicantes intakt, so entleeren sich die oberflächlichen Varizen, weil das Blut nach der Tiefe „gesaugt" werden und abströmen kann.

9. Lintonsche Probe

zur Prüfung der tiefen Venen und Rr. communicantes

Man legt am stehenden Patienten in der Mitte des Oberschenkels einen Kompressionsschlauch zur Stauung der oberflächlichen Venen des Saphena magna-Gebietes an und läßt den Patienten niederlegen.

Sind die Klappen der tiefen Venen und der Rr. communicantes intakt, so entleeren sich die subkutanen Varizen, weil das Blut nach der Tiefe abströmen und hier normal abtransportiert werden kann.

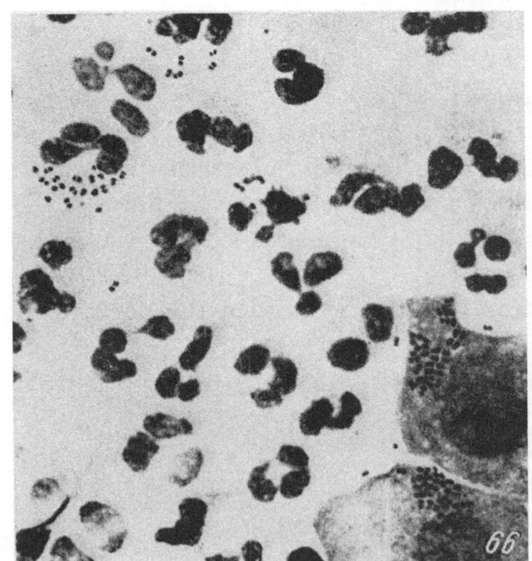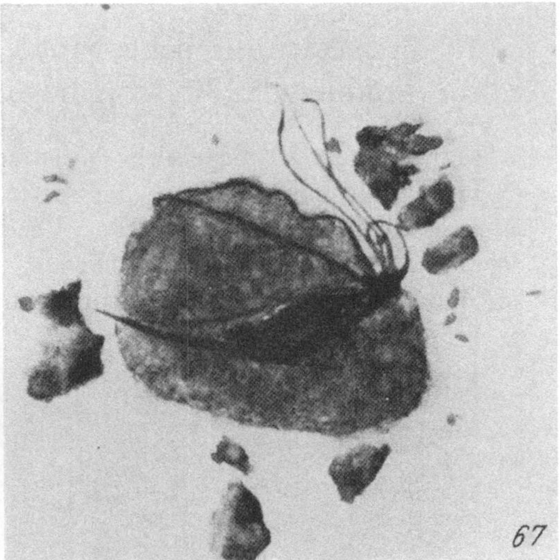

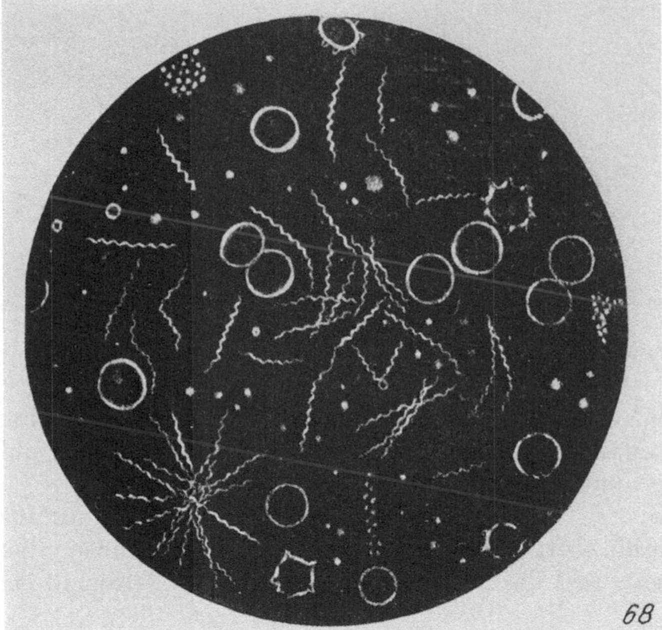

Abb. 66. Gonokokken im Abstrich (Methylenblau). Typische Lagerung in Leukozyten, rasenartig auf Epithelien und vereinzelt auch extrazellulär (aus Jadassohn, J., in: Handbuch der Haut- und Geschlechtskrankheiten [Jadassohn, J.], Bd. XX/1, Abb. 1, S. 4. Berlin: Springer. 1930). (1600fach)

Abb. 67. Trichomonas vaginalis (Giemsa) (aus Memmesheimer, A., in: Handbuch der Haut- und Geschlechtskrankheiten [Jadassohn, J.], Ergänzungswerk, Bd. VI/1, Abb. 2, S. 880. Berlin-Göttingen-Heidelberg-New York: Springer. 1964). (1600fach)

Abb. 68. Treponema pallidum im Dunkelfeld (aus Hoffmann, E., in: Handbuch der Haut- und Geschlechtskrankheiten [Jadassohn, J.], Bd. XV/1, Abb. 6, S. 16. Berlin: Springer. 1929). (1600fach)

10. Trendelenburgsche Probe
zur Prüfung der Rr. communicantes

Man entleert am liegenden Patienten die oberflächlichen Varizen durch Heben des Beines, legt in der Mitte des Oberschenkels einen Kompressionsschlauch zur Stauung der Venen des Saphena magna-Gebietes an und läßt den Patienten aufstehen.
Sind die Klappen der Rr. communicantes intakt, so bleiben die ober-

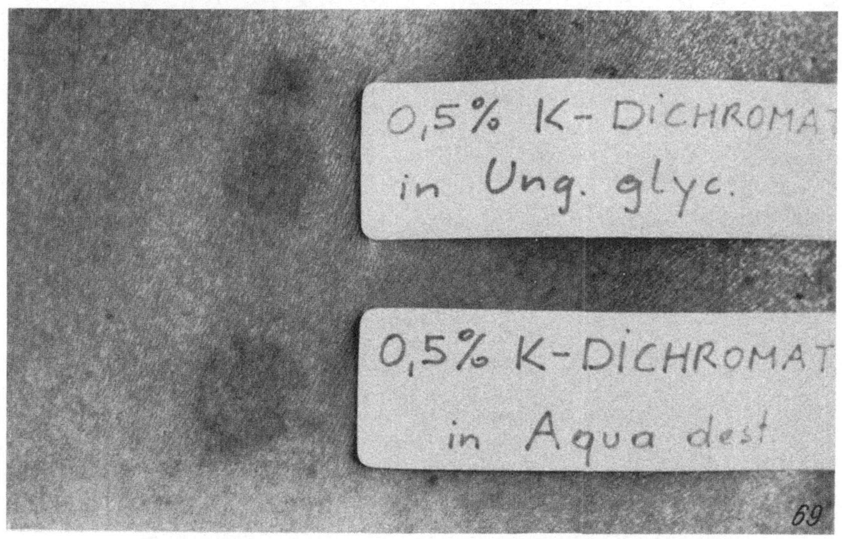

Abb. 69. Positiver Epikutantest nach 24 Stunden bei Chromatallergie

flächlichen Varizen leer, sie füllen sich erst im Augenblick der Entfernung des Stauschlauches von oben nach unten, sobald das Blut auf Grund der Klappeninsuffizienz an der Oberfläche einströmt.
Sind aber auch die Klappen der Rr. communicantes insuffizient, so füllen sich die oberflächlichen Varizen bereits bei liegendem Stauschlauch langsam auf, weil das Blut aus den tiefen Venen retrograd einströmen kann.

11. Sekretuntersuchung bei Gonorrhoe und unspezifischer Urethritis (S. 574 und S. 568)

A. Materialgewinnung

Beim Mann:

a) Urethralsekret: Der Patient soll 2—3 Stunden vor der Untersuchung nicht urinieren. Man glüht die Platinöse vor den Augen des Patienten aus, läßt sie 30 Sekunden auskühlen und führt sie in die Urethra etwa 2—3 cm tief ein. Man hält die Öse wie eine Schreibfeder, aber locker. Der Patient soll dabei stehen und das Glied nicht zusammenpressen. Beim Zurückziehen der Sonde streift man mit leichtem Druck über die Urethralwand, um Epithelien ins Präparat zu bekommen. Das Material an der Öse wird auf einem Objektträger in parallelen Zügen dünn verteilt, die Öse selbst danach sofort wieder ausgeglüht.

b) Prostatasekret: Der Patient muß urinieren, damit die Urethra ausgespült wird. Danach geht man mit dem behandschuhten eingefetteten Zeigefinger ins Rectum des Patienten ein, der dabei am besten leicht vorgebeugt steht und die gestreckten Arme auf dem Untersuchungsbett aufstützt. Man tastet die Prostata und massiert das Organ mit der Spitze des Zeigefingers leicht drückend durch 1—2 Minuten. Vielfach spüren die Patienten, daß im Laufe dieser Prozedur ein Sekrettropfen durch die Urethra fließt und am Orificium urethrae externum erscheint. Nach Beendigung der Prostatamassage, die durchaus nicht immer zur gewünschten Absonderung führt, nimmt man das Sekret wie unter a) geschildert aus der Urethra ab. Man hat nur dann Prostatasekret vor sich, wenn man bei der folgenden mikroskopischen Untersuchung (siehe unten) im Präparat die sogenannten Corpora amylacea, d. h. rundliche, zellkerngroße, eosinophile Schleimpartikel findet.

Bei der Frau:

c) Hier erfolgt die Sekretabnahme aus dem Cervixkanal und aus der Urethra, wozu die Patientin am gynäkologischen Untersuchungsstuhl liegen und der Arzt Vaginalspekula einsetzen muß. Sofern man eine Hilfsperson zur Verfügung hat, kann man zweiblättrige Spekula verwenden. Im Einmannbetrieb bewährt sich ein Entenschnabelspekulum, dessen Blätter aneinanderhängen und nach dem Einführen durch Stellschrauben auseinandergepreßt werden. Die Spekula und die hier verwendete Doppelöse (zentraler Griff mit einer Schlinge an jedem Ende) müssen sterilisiert sein (man darf die Doppelösen nicht ausglühen, da sie verchromt sind!). Die Spekula werden unter fließendem warmem Wasser kurz auf Körpertemperatur vorgewärmt. Nach sorgfältiger Inspektion des äußeren Genitales führt man das hochkant gehaltene hintere Blatt (oder das geschlossene Entenschnabelspekulum) in die Vagina ein und dreht erst dann waagrecht; bei Benützung zweiblättriger Spekula wird nun das vordere Blatt ebenfalls hochkant eingeführt und gedreht. Nach Darstellung und Inspektion der Portio folgt die Sekretentnahme aus dem Cervixkanal, bei der etwa 5 mm einzugehen und unbedingt Material des Schleimpfropfs zu gewinnen ist. Nach dem Ausstreichen des Sekrets auf einem Objektträger zieht man das vordere Blatt (oder das ganze Entenschnabelspekulum) langsam zurück, bis die Urethralmündung unter den Resten des Hymens sichtbar wird und entnimmt hier aus 1 cm Tiefe mit der inzwischen umgedrehten Öse ebenfalls Sekret, das am anderen Ende des Objektträgers ausgestrichen wird. (Verwechslungen sind unmöglich, da der Cervikalschleim ein charakteristisches Aussehen hat.)

B. Färbung der Ausstriche

Die Ausstriche werden mit Hitze fixiert, indem man sie 3mal durch die Flamme zieht. Anschließend entweder

a) Methylenblaufärbung: Alkalische Löfflersche Methylenblaulösung wird aufgetropft und bereits nach 20 Sekunden mit Aqua destillata abgespült. Trocknung mit Filterpapier, Betrachtung im normalen Lichtmikroskop mit der Immersion. Alle Strukturen sind kräftig blau gefärbt. Die Methylenblaufärbung ist ein rasches und einfaches Verfahren, das sich bei der Diagnose akuter gonorrhoischer Infektionen vorzüglich und ausreichend bewährt.

b) Gramfärbung: Man tropft zunächst den Gramfarbstoff (eine Lösung, die Gentianaviolett und Phenol enthält) auf das Präparat und läßt ihn je nach Komposition 3 bis 30 Minuten einwirken, gießt ab und gibt ohne Zwischenspülung Lugolsche Jodlösung zu, die 1½ Minuten auf dem Präparat verbleiben muß. Es bildet sich ad hoc eine dunkelblauviolette Pararosanilinverbindung, die sich an die Eiweißstrukturen des Präparates verschieden fest anlagert. Nun setzt man 5—6mal absoluten Alkohol hinzu, bis das Präparat keine Farbschlieren mehr abgibt. Jene Eiweißstrukturen, die keine besondere Affinität zum Gramfarbstoff hatten, werden durch diese Prozedur wieder entfärbt, sie sind gram-negativ. Im Gegensatz hiezu behalten andere Proteine die dunkelblauviolette Farbe, da sie mit dem Gramfarbstoff in feste chemische Verbindung kamen, sie sind gram-positiv. Um die gram-negativen Strukturen wieder sichtbar zu machen, führt man schließlich eine rote Gegenfärbung mit 5fach verdünnter Carbolfuchsinlösung durch, die man nach 1—2 Minuten abspült. Gonokokken und diverse Bakterien sind gram-negativ (also rot), während Zellkerne, zahlreiche andere Keime sowie differentialdiagnostisch wichtige Diplokokken und Staphylokokken gram-positiv (also blauviolett) erscheinen. Die Grammethode eignet sich zur Differentialdiagnose, insbesondere bei chronischen auf Gonorrhoe verdächtigen Infektionen.

c) Methylgrünpyroninfärbung nach Unna-Pappenheim. Sie ist im Prinzip der Gramfärbung analog, führt jedoch zu einer roten Darstellung von Gonokokken und Zellkernen, bei grüner Gegenfärbung der übrigen Strukturen.

C. Der Sekretbefund

Im Abstrich kann man folgende 5 Elemente finden: Gonokokken, Leukozyten, Epithelzellen, andere Bakterien und Schleim. Die Anfangsbuchstaben dieser Worte ergeben das Merkwort GLEBS, nach dessen Buchstabenfolge man international normiert den Sekretbefund angibt. Zur Festlegung der Quantität, in der die einzelnen Elemente im Präparat vorkommen, verwendet man dabei die Zeichen —, +, ++, +++; — bedeutet nicht vorhanden; + bedeutet nur in jedem 3., 4. Gesichtsfeld oder noch spärlicher vorhanden; ++ bedeutet in jedem oder fast in jedem Gesichtsfeld vereinzelt vorhanden; +++ bedeutet in jedem Gesichtsfeld reichlich vorhanden. Die Gonokokken sind als kaffeebohnenähnliche und in ganz charakteristischer Weise durchwegs gleichgroße gram-negative Diplokokken von kaum 0,5 µ ϕ zu erkennen. Sie finden sich in ganz frühen Stadien reichlichst extrazellulär. Ab dem 2. Tag nach der Manifestation der Infektion liegen sie jedoch vorwiegend intraleukozytär, während sie im weiteren Verlauf eine rasenartige Ausbreitung auf Epithelien bevorzugen. Bei der Untersuchung des Cervikalsekrets ist darauf zu achten, daß tatsächlich breitflächige Massen des Schleimpfropfs im Präparat vorhanden sind, denn nur die Keime in jenen Leukozyten, die in diesen Formationen liegen, dürfen diagnostisch verwertet werden (außerhalb befindliche Strukturen können auch aus der Vagina stammen). In chronischen Fällen ist es suspekt, wenn neben zahlreichen Leukozyten in den Schleimmassen vereinzelte Diplokokken aufscheinen. In solchen Situationen ist weiterzusuchen, bis man Leukozyten findet, die in typischer Weise von Gonokokken erfüllt sind.

D. DD der Gonokokken

In frischen Fällen gibt schon die Methylenblaufärbung so typische Resultate, daß eine Differenzierung kaum zur Diskussion steht. In chronischen Situationen und bei zweifelhaften Rezidiven kann die DD allerdings Schwierigkeiten bereiten und mitunter erst durch die Kultur gesichert werden.

a) Der Meningococcus, der sich vom Gonococcus weder morphologisch noch durch die Gramfärbung unterscheiden ließe, kommt im Genitalbereich nicht vor.

b) Andere Neisserien können mitunter dem Gonoccocus in allen Qualitäten gleichen, dürften aber nur in extrem seltenen Fällen entsprechende klinische Erkrankungen hervorrufen. Die Unterscheidung ist im Abstrich unmöglich und sogar mit Hilfe der Kultur außerordentlich schwierig.

c) Der Diplococcus crassus und der Diplococcus catarrhalis, die sogenannten „Pseudogonokokken", spielen vorwiegend in der Diagnostik bei der Frau eine Rolle. Obwohl sie sich auch gram-negativ, oder zumindest gram-labil verhalten, können sie von Geübten auf Grund ihrer Größe und ihrer Größenunterschiede morphologisch differenziert werden.

d) In jenen seltenen Fällen, in denen die morphologische DD wirklich einmal versagt, muß man eine Klärung durch die Kultur anstreben. Hin und wieder wird man auch einmal Antibiotika ohne sichere Diagnose einsetzen, muß sich aber peinlich davor hüten, ein derartiges Vorgehen zur Regel werden zu lassen!

E. Bewertung des Sekretbefundes

Die Feststellung von Gonokokken im Abstrich ist für die Diagnose beweisend. Im negativen oder Zweifelsfall muß die Untersuchung an einigen Tagen wiederholt und eventuell durch das Kulturverfahren (siehe unten) ergänzt werden. Gelegentlich wird man auch eine Provokation mit 5%/o $CuSO_4$ durchführen (siehe unten) und 24 Stunden später neuerliche Sekretabnahmen vornehmen.

12. Gonokokkenkultur
zur Verifizierung der Infektion im Zweifelsfalle

Das Untersuchungsmaterial ist dasselbe und wird in der gleichen Weise abgenommen wie für die Sekretuntersuchung bei Gonorrhoe. Das Sekret wird auf Spezialnährboden, die schwach alkalisch und proteinhältig sind (Aszites-, Kochblut- oder Blutwasseragar), ausgestrichen. Die Kulturschalen müssen auf 37 Grad vorgewärmt sein und unmittelbar nach der Beschickung in den Brutschrank kommen, da der Gonococcus so temperaturempfindlich ist, daß seine Wachstumsfähigkeit bereits geschädigt wird, wenn der Kulturansatz nach der Abnahme im Winter offen über einen Hof getragen wird. Die Kulturen entwickeln sich in Form von grauweißen, durchscheinenden, gelatineartigen kleinen Kolonien. Zur Differenzierung von Meningokokken und Micrococcus catarrhalis kann mitunter das Vergärungsvermögen der Keime gegenüber Dextrose, Maltose und Lävulose auf Zuckerlackmus — Aszitesagar nach Lingelsheim herangezogen werden.

13. Zweigläserprobe

Der Patient uriniert nacheinander in 2 Spitzgläser je 50 ml Harn. Liegt eine akute Entzündung der vorderen Harnröhre vor, so ist nur die erste Portion trüb, die zweite jedoch klar, weil der trübende Eiter aus der Urethra in die erste Portion ausgespült wurde und der nachfolgende

Harn klar war (sogenanntes negatives Resultat). Liegt hingegen eine Entzündung der hinteren Harnröhrenpartie vor, so sind beide Portionen trüb, weil der gesamte Harn in der Blase schon von vornherein durch retrogrades Eindringen kleiner Eitermengen aus der Urethra posterior getrübt war (sogenanntes positives Resultat).

14. Provokation mit 5%igem CuSO₄

Männliche Patienten sollen zunächst urinieren und sich mit fest geschlossenen Beinen zum Spülbecken stellen. Man weist sie an, den Schließmuskel fest anzuspannen und instilliert dann mit der Tripperspritze 5—10 ml einer 5%oigen wäßrigen Kupfersulfatlösung, wobei man die Mündung des Instrumentes fest in das Orificium Urethrae externum preßt, und der Patient die Urethra beim Halten des Gliedes nicht abklemmen darf. Unmittelbar vor dem Absetzen der Spritze muß der Kranke das distalste Stück der Urethra mit den Fingern zusammenpressen, damit die Lösung nicht nach außen abrinnen, sondern 30 Sekunden einwirken kann. Erst dann ist die Urethralöffnung freizugeben, damit das Kupfersulfat abfließt.
Bei Frauen kann man eine Portioprovokation versuchen, indem man mit einem in 5%oige CuSO₄-Lösung getauchten Stieltupfer vorsichtig in den Cervixkanal wischt.
Cave! Die hellblaue Kupfersulfatlösung macht auf der Unterwäsche Flecken, in deren Bereich die Fasern beim nächsten Kochen zerfallen können.

15. Treponemenbefund im Dunkelfeld
(= Spirochätenbefund, „Spiro") (S. 587, 608)

A. Materialgewinnung

a) Aus suspekten Effloreszenzen: erodierte und exulzerierte Veränderungen (z. B. Ulcus durum) werden mit Stieltupfern mehrfach abgewischt, um die im Dunkelfeld störende Sekundärflora zu verringern. Geschlossene Veränderungen (z. B. Papeln papulöser Exantheme) werden mit einer Injektionsnadel skarifiziert. Man wartet einige Minuten unter mehrfachem Abtupfen bis die Blutung wieder steht, weil zu viele Erythrozyten im Dunkelfeld stören. Die gereinigte bzw. fast blutungsfreie Effloreszenz wird zwischen zwei Holzspateln gequetscht bis Gewebsflüssigkeit (sogenanntes Reizserum) austritt. Die Prozedur kann an der Glans sehr schmerzhaft sein. Die Gewebsflüssigkeit wird auf einen neuen, kratzerlosen Objektträger gebracht (Kratzer stören im Dunkelfeld). Das kann durch Abklatschen geschehen, besser hält man aber die Spitze einer Glaskapillare in die Gewebsflüssigkeit, so daß einige Tropfen durch die Kapillarwirkung aufgesogen werden, die man dann mit dem Mund vorsichtig auf den Objektträger ausbläst (Kapillare anschließend abglühen).

b) Aus Lymphknoten mit der Lymphknotenpunktion: Wird angewendet, wenn der Treponemennachweis in wirklich suspekten Läsionen versagt (insbesondere am Genitale nach lokaler antibiotischer Vorbehandlung, die einen häufigen Kunstfehler darstellt, und bei Effloreszenzen an der Mundschleimhaut). Nach 3maliger antiseptischer Waschung fixiert man den vergrößerten regionären Ln. zwischen zwei Fingern der linken Hand und sticht mit einer 2 mm starken Injektionsnadel, die auf einer wirklich dicht ziehenden 5 ml-Spritze sitzt, 2 cm neben dem Lnn. durch die Haut (nicht direkt einstechen wegen der eventuellen Fistelbildungsgefahr!). Man führt die Nadel subkutan an den Lnn. heran und in diesen so hinein, daß die Spitze möglichst marginal im Sinus liegt. Durch mehrmaliges Aufziehen des Spritzenstempels kommt etwas Gewebsmaterial und Lymphe in die Nadel, die man nun herausnimmt und auf einen neuen kratzerfreien Objektträger (siehe oben) ausspritzt. Auf das „Operationsgebiet" kommt ein leichter Druckverband für 24 Stunden.

B. Die Dunkelfelduntersuchung

Das Material am Objektträger wird sofort mit einem Deckglas bedeckt, das man niederpreßt bis Newtonsche Farbringe entstehen, weil die dünnere Schichte einen besseren Überblick ermöglicht. Vor dem Auflegen des Präparates gibt man einen Tropfen Aqua destillata auf die Frontlinse des Dunkelfeldkondensors, um ein optisch homogenes System zu schaffen. Anschließend wird das Präparat mit dem starken Trockensystem (!) bei geöffneter Trichterblende betrachtet.

C. Das Aussehen des Treponema pallidum

Im positiven Falle leuchten die Treponemata pallida zwischen den hellen Ringen der Erythrozyten, den grauweißen gekörnten Leukozyten, eventuellen anderen Keimen, kleinstem Detritus mit Braunscher Molekularbewegung und Lymphozyten (die vor allem in richtig abgenommenen Lnn.-Punktaten reichlich vorhanden sind!) als bis 20 µ lange, zarte regelmäßig korkenzieherartig gewundene Organismen mit 8—20 Windungen und spitzen Enden auf. Aktive Positionsveränderungen fehlen, d. h. die Treponemen bleiben an Ort und Stelle liegen. Sie werden aber in praxi oft durch Strömungen im Präparat passiv weitergetrieben! Hingegen sind die 3 charakteristischen Eigenbewegungen in loco deutlich erkennbar: **ziehharmonikaartige Verkürzungen, taschenmesserartige Knickungen und Längsrotation.**

D. DD des Treponema pallidum

a) Die Erreger der Frambösie (Treponema pertenue) und der Pinta (Treponema carateum) sind im Dunkelfeld vom Treponema pallidum nicht zu unterscheiden. Die beiden nicht venerischen Treponematosen kommen aber nur in den Tropen vor.

b) In der Gewebsflüssigkeit von Genitalläsionen können mitunter die harmlose Spirochäta balanitidis und die saprophytäre Spirochäta celerrima vorkommen, die weniger starr erscheinen als das Treponema pallidum und bei einiger Übung leicht zu differenzieren sind.

c) In der Gewebsflüssigkeit von Mundschleimhautveränderungen scheinen hingegen oft die Spirochäta dentium, die Spirochäta buccalis oder die Spirochäta media oris auf, die Saprophyten und vom Treponema pallidum im Dunkelfeld nicht immer sicher abzugrenzen sind. In solchen Fällen macht man eben von der Lnn.-Punktion Gebrauch, weil

d) im Lnn.-Punktat nur das Treponema pallidum (und die unter D a genannten tropischen Treponemen) aber keine saprophytären Spirochäten vorkommen!

e) Leicht abzugrenzen ist hingegen die Spirochäta refringens, da sie eine viel gröbere Wellung aufweist und sich rasch fortbewegen kann.

E. Bewertung des Treponemenbefundes im Dunkelfeld

Zunächst kann der Treponemenbefund nur bei den treponemenreichen Effloreszenzen der Lues positiv ausfallen. Es sind dies lediglich der Primäraffekt sowie im Sekundärstadium die Erscheinungen papulöser und pustulöser Exantheme, lokalisierte Papeln und Mundschleimhautveränderungen. In der Tertiärperiode kann man praktisch keine Treponemen nachweisen. Findet man das Treponema pallidum im Dunkelfeld, so ist das Vorliegen einer Syphilis erwiesen. Führt die Untersuchung hingegen zu einem negativen Resultat, so ist sie bei suspekten Effloreszenzen zu wiederholen und eventuell durch die Lnn.-Punktion zu ergänzen. Bleibt der Befund negativ, so muß er an den folgenden Tagen wiederholt werden. Der Patient soll während dieser Zeit einen eventuell fraglichen Primäraffekt lediglich 3mal täglich mit physiologischer NaCl-Lösung (1 Messerspitze gewöhnlichen Kochsalzes auf ein Glas lauwarmen Wassers) reinigen, aber *keinesfalls* lokal Antibiotica aufbringen (Kunstfehler!).

16. Das Dunkelfeldmikroskop

Hier mikroskopiert man unter Verwendung von gebeugtem Licht im indirekten Strahlengang. Zur Erzielung des letzteren dienen der *Paraboloidkondensor* und die *Zentralblende*. Beide liegen unter dem Präparat! Der Paraboloidkondensor ist ein Paraboloidstumpf-förmiges Stück Glas, dessen gekrümmte Wandfläche versilbert ist. Die Zentralblende hat die Größe der oberen (kleineren) Kreisfläche des Paraboloidstumpfes, unter dem sie so zentral angebracht ist, daß alle zentralen Strahlen der Lichtquelle, die durch den Paraboloidkondensor gerade durchziehen würden, ausgeblendet werden. Nur die Randstrahlen können in letzteren eintreten. Sie werden von der versilberten Wandfläche schräg nach oben zum Fokus des Paraboloids gebrochen, in welchem sich das Präparat befindet. Enthält das Präparat keine Partikel, so ziehen diese Lichtstrahlen unter der Frontlinse des Objektives schräg vorbei — das Gesichtsfeld bleibt dunkel. Befinden sich im Präparat korpuskuläre Elemente, so werden die schrägen Lichtstrahlen an ihnen gebeugt. Ein Teil von ihnen fällt auch in die Frontlinse des Objektivs — die Partikel scheinen im Gesichtsfeld als hell leuchtende Strukturen auf schwarzem Hintergrund auf. Um ein optisch homogenes System zu schaffen, muß zwischen die Frontlinse des Kondensors und das Glas des Objektträgers Wasser aufgebracht werden. Sofern sich der Kondensor bei modernen Geräten nicht durch eine entsprechende Vorrichtung anheben und senken läßt, muß der Objektträger eine auf 1 mm festgelegte Dicke haben, da sonst die Ebene des Präparates nicht exakt im Focus des Paraboloidstumpfes liegt. In guten Objektiven sind Iris- oder Trichterblenden eingebaut, die die Randstrahlung des gebeugten Lichtes ausschalten und das Bild auf diese Weise deutlicher machen. Sie haben mit der Entstehung des indirekten Strahlenganges und der Beugung nichts zu tun, sie verbessern lediglich das Endresultat.

17. Standard-Sero-Reaktionen und Nelsontest

Man entnimmt jeweils 10 ml Blut aus der Cubitalvene, läßt es im Röhrchen sedimentieren, zentrifugiert und führt das klare Serum, das keine hämolytischen Beimengungen enthalten darf, den unten erwähnten Untersuchungsverfahren zu, die nur in großen Speziallaboratorien verläßlich durchgeführt werden können.
Die immunologischen Abwehrzentren des Organismus beantworten das Eindringen des Treponema pallidum mit der Produktion eines Spektrums von zirkulierenden spezifischen Antikörpern gegen verschiedenartigste Proteine, Glykoproteine und Lipoproteine der lebenden bzw. abgetöteten Erreger oder ihrer Stoffwechselprodukte. Obwohl die Bildung dieser Immunglobuline schon viel früher einsetzt, erreicht ihre Quantität im Serum erst in der 5.—10. Woche post infectionem ein mit heutigen Labormethoden erfaßbares Ausmaß, das für kürzere oder längere Zeit bis zur endgültigen Heilung der syphilitischen Erkrankung auch nach dem Schwinden klinischer Manifestationen bestehen bleibt. Die empirische Erfahrung zeigte, daß manche Treponemenantigene mit

verschiedenartigen anderweitigen Eiweißstrukturen, insbesondere mit Lipoidextrakten aus Rinderherzen und offenbar auch mit Proteinen, die während einer Gravidität, einer Hepatits, einer Infektionskrankheit usw. im Körper gebildet werden, Antigengemeinschaft haben. Auf dieser Basis wurde eine große Zahl von Laboruntersuchungen entwickelt, bei denen das Cardiolipin, d. h. der Lipoidextrakt aus Rinderherzen an Stelle der Treponemen als Antigen benützt und mit dem Serum zusammengebracht wird. Stammt letzteres von einem Luetiker, kann die eintretende Antigen-Antikörper-Reaktion, je nach Technik, durch Flockungen, Klärungen, Präzipitationen oder Komplementablenkungen direkt oder über Umwege sichtbar gemacht werden. Beispiele für einschlägige, häufig angewandte bzw. bekanntere Standardreaktionen wären die Meinickesche Klärungsreaktion, die Kahnsche Reaktion oder der VDRL- (= Venereal Disease Research Test)-Test. Die berühmte Wassermann-Reaktion, die primär entwickelt wurde und der ganzen Gruppe den Sammelnamen SWR (Serum-Wassermann-Reaktion) eingetragen hat, ist eine sogenannte Komplementablenkungsreaktion, die heute wegen ihres Aufwandes und wegen ihrer geringen Spezifität kaum mehr angewendet wird. Der Vorteil all dieser Standard-Sero-Reaktionen liegt in der Tatsache, daß sie verhältnismäßig billig sind. Ihr Nachteil ist darin gegeben, daß sie nicht völlig spezifisch erscheinen, weil, wie oben erwähnt, nicht nur die syphilitische Infektion, sondern auch andere Vorgänge im Organismus zur Bildung von Antikörpern führen können, die bei diesen Reaktionen erfaßt werden. Die „unspezifisch" positiven Resultate werden allerdings auf eine verschwindend kleine Zahl reduziert, wenn man in einem Laboratorium 3—4 verschiedene Modifikationen der Standard-Sero-Reaktionen zur Anwendung bringt. Zeigt sich dann mit allen Verfahren ein positives Resultat, so ist an der Diagnose einer Syphilis kaum zu zweifeln. Im umgedrehten Sinne sind diese Verfahren aber auch nicht 100%ig sicher, weil hin und wieder ein negatives Resultat aufscheinen kann, obwohl noch immer Treponemen im Organismus vorhanden sind.

Neben den bisher erwähnten Antikörpern werden als Immunantwort auf das Eindringen des Treponema pallidum auch noch weitere Antikörper gebildet, die eine Immobilisierung der Mikroorganismen bewirken. Sie werden als immobilisierende oder nach ihrem Entdecker als Nelson-Antikörper bezeichnet. Diese Immobilisine sind wesentlich spezifischer gerichtet als die Antikörper der Standard-Sero-Reaktionen. Man weist ihre Existenz im sogenannten TPI (= Treponema pallidum-Immobilisierungs)- oder Nelsontest nach, indem man das Serum des Patienten mit virulenten Treponemen eines experimentell mit Syphilis infizierten Kaninchens auf einem geheizten und bei 37 °C gehaltenen Objektträger zusammenbringt. Sind im Serum Nelson-Antikörper vorhanden, so verlieren die Treponemen schon nach wenigen Stunden ihre Beweglichkeit, die im gegenteiligen Falle 18—24 Stunden lang erhalten bleibt. Ein positiver Ausfall beweist fast 100%ig, daß der Patient an einer Lues erkrankt ist oder war. Ein negatives Ergebnis dieses Tests schließt hingegen eine syphilitische Infektion, die älter als 8 Wochen ist, nahezu sicher aus und wird bei Nachkontrollen heute als der sichere Beweis einer endgültigen Ausheilung gewertet.

Schließlich kann man Antikörper gegen das Treponema pallidum im Serum mit fluoreszenzhistologischen Methoden nachweisen, indem man entsprechende Treponemen auf Objektträgern mit Patientenserum zusammenbringt und dann nach ausreichender Waschung eventuell durch die Antigen-Antikörper-Reaktion fixierte Human-Gammaglobuline mit fluoreszenzmarkierten Antihumangammaglobulinen von Kaninchen sichtbar macht. Auch diese Verfahren sind in hohem Maße spezifisch und werden heute unter der Bezeichnung FTA (= Fluoreszenz-Treponemen-Antikörper-Test) in vielen Laboratorien angewendet.

18. Liquorgewinnung

Die Liquorpunktion muß unter völlig sterilen Verhältnissen nach entsprechender aseptischer Waschung des Einstichgebietes und der Hände des Arztes vorgenommen werden! Man führt sie mit der Hohlnadel nach Quincke oder Dattner, die 1—1,5 mm stark und mit Mandrin versehen ist, durch, wobei 2 Methoden möglich sind:

A. Die *Lumbalpunktion* wird optimal am sitzenden Patienten vorgenommen, der seinen Rücken katzenbuckelartig vorkrümmen soll. Man tastet mit den Spitzen beider Mittelfinger die Cristae ilicae und verbindet nun die Daumen in einer annähernd waagrechten Linie zur Mitte, wonach man sich automatisch mit den Daumenspitzen über dem 3. oder 4. lumbalen Intervertebralraum befindet, den man nun unschwer austasten kann. Hier wird die Nadel nahezu waagrecht genau in der Richtung der Medianebene vorsichtig tastend eingestochen. Man durchsetzt die Haut, die Subcutis, das Ligamentum supraspinale, das Ligamentum interspinale, das Ligamentum longitudinale dorsale, den Epiduralraum, die Dura mater, den Subduralraum und die Arachnoides. Stößt man auf knöchernen Widerstand, so muß man die Nadel zurückziehen und die Richtung entsprechend ändern. Beim Durchsetzen der Dura läßt der Gegendruck deutlich nach, woraus man auf die richtige Lage der Nadelspitze schließen kann.

B. Die *Suboccipitalpunktion* wird in Seitenlage durchgeführt mit einem Polster zwischen Kopf, Schulter und Tisch. Die Nase des Patienten muß unbedingt in der Medianebene liegen (!). Man tastet zunächst die Protuberantia occipitalis externa und sticht am tiefsten einpreßbaren Punkt unter dieser und über dem Atlas ein. Die Nadel wird dabei genau in der Medianebene gehalten. Ihre Spitze soll leicht schräg nach kranial zeigen. Man durchsetzt Haut, Subcutis sowie das Ligamentum nuchae und nimmt mit der Squama occipitalis Knochenfühlung auf. Nun zieht man etwas zurück, senkt die Spitze der Nadel und tastet sich unter eventueller Wiederholung dieser Prozedur langsam an den unteren Rand des os occipitale heran; schließlich durchsticht man die Membrana atlanto-occipitalis und die Dura mater, den Subduralraum und die Arachnoides. Man erkennt das Durchsetzen der Membrana atlanto-occipitalis daran, daß der Widerstand abrupt nachläßt und die Nadel nicht mehr schwankt; minimales Vorschieben um 1 oder 2 mm genügt dann schon, um die Nadelspitze in den Subarachnoidalraum der Cisterna cerebellomedullaris zu bringen.

Man entfernt nun bei beiden Methoden den Mandrin und läßt je nach der Zahl geplanter Untersuchungen 3—6 ml Liquor langsam abtropfen. Zu brüske Entleerung ist mit dem Mandrin zu bremsen. Der Liquor muß wasserklar und blutfrei sein. Schließlich entfernt man die Nadel durch rasches Herausziehen. Nach der Lumbalpunktion sollen die Patienten womöglich 24 Stunden in Bauchlage bei erhöhtem Fußende des Bettes verbringen, da sonst lästige Nachbeschwerden im Sinne eines Meningismus auftreten können (infolge Austretens von Liquor in den Epiduralraum?). Nach der Suboccipitalpunktion ist Liegen unnötig. Die Patienten können herumgehen, sitzen usw., müssen aber tieferes Hinunterbeugen des Kopfes und Anstrengungen vermeiden. Die Suboccipitalpunktion ist die gefährlichere Methode (man befindet sich mit der Nadel unmittelbar über der Medulla oblongata!), sie führt aber fast nie zu Nachbeschwerden.

19. Die Liquoruntersuchung

Zur Abklärung eventueller neurologischer Komplikationen der Lues dienen folgende Liquoruntersuchungen:

A. Zellzählung. 10 Tropfen Liquor werden mit 1 Tropfen Gentianaviolett-Essigsäure versetzt. Anschließend Zählung in der Fuchs-Rosenthalschen Zählkammer, die 3 mm³ Rauminhalt hat. Man dividiert das Resultat nicht aus, um auf den Zellgehalt von 1 mm³ zu kommen, sondern gibt das Ergebnis einfach als „Drittelzellen" an. Normal sind im suboccipitalen Liquor maximal 10, im lumbalen Liquor 15 Drittelzellen enthalten. Erhöhungen sind pathologisch. Wobei man bei der Lues fast durchwegs Lymphozyten findet.

B. Reaktionen zur Erfassung einer Globulinvermehrung: nach Pàndy (1 ccm Phenollösung und 4 Tropfen Liquor) oder nach Nonne-Appelt

(0,5 ml Liquor mit 0,5 ml Ammoniumsulfat unterschichten). Globulin-
erhöhung zeigt sich durch Trübung bzw. Trübungsring an.

C. Serologische Standardreaktionen und Nelsontest (je 2 ml Liquor erforderlich).

D. Die Goldsol- und Mastix-Kolloidreaktionen, die Schlüsse auf das
Albumin-Globulin-Verhältnis des Liquors zulassen (1—2 ml Liquor erforderlich).

20. Abstriche von Ulzerationen
zur bakteriologischen Untersuchung

Man kratzt mit einer Meißel-Sonde unter leichtem Druck über den
Grund des Ulcus, so daß auch kleine Bröckel des Belages bzw. des Gewebes mitgerissen werden. Diese Manipulation ist mitunter recht
schmerzhaft aber notwendig, da die tiefer liegenden Erreger, z. B. bei
tuberkulösen Geschwüren oder beim Ulcus molle, durch bloßes Ab-
wischen mit dem Stieltupfer nicht erfaßt werden. Man streicht das Material auf einem Objektträger in parallelen Zügen dünn aus, zieht das
Präparat zur Fixierung mit der beschickten Seite 3mal durch die Flamme,
färbt je nach Sachlage mit Methylenblau (z. B. Anthrax), nach Gram
(z. B. Ulcus molle) oder nach Ziehl-Neelsen (z. B. Tbc) und untersucht
im Lichtmikroskop bei geöffneter Blende mit der Immersion.
Zur Erregerkultur bringt man das Untersuchungsmaterial unter sterilen
Bedingungen auf oder in das entsprechende Nährmedium ein und ver-
fährt weiter nach den Richtlinien der Bakteriologie.

21. Autoinokulation beim Ulcus molle (S. 615)

Nach dreifacher Desinfektion mit Alkohol skarifiziert man die Haut an
der Innenseite des Oberschenkels, indem man mit einer scharfen Injektionsnadel oder Lanzette kreuz und quer übereinander je drei 15 mm
lange Ritzer in Abständen von 5 mm setzt. Sie sollen die Spitzen des
Stratum papillare knapp erreichen und dürfen daher kaum bluten. Nun
kratzt man wie beim Abstrich für die bakteriologische Untersuchung mit
der Meißel-Sonde über den Grund des suspekten Ulcus, so daß kleine
Bröckel des nekrotischen Gewebes mitgerissen werden und streicht dieses
Material auf die Skarifikationswunden. Anschließend wird ein sterili-
siertes Uhrglas über die Autoinokulationsstelle gelegt und mit breiten
Heftpflasterstreifen an die Haut geklebt (feuchte Kammer).
Im positiven Falle entwickelt sich während der folgenden 72 Stunden
an der Inokulationsstelle ein kleines Ulcus molle, auf dessen Grund mit
Hilfe des bakteriologischen Abstriches neuerlich Ducrey-Bazillen nach-

zuweisen sind. Erst dieses mikroskopische Resultat ist beweisend, weil in den Skarifikationswunden häufig kleine Pyodermien entstehen, die ebenfalls als Exulzerationen imponieren können, aber lediglich durch inokulierte banbale Eitererreger bedingt sind.

22. Trichomonadenbefund im Dunkelfeld (S. 571)

Bei der Frau bringt man einen Tropfen jenes Vaginalsekretes, das bei der Untersuchung mit den Spekula am dorsalen Spekulum haften bleibt, auf einen entsprechenden Objektträger, legt ein Deckglas auf und läßt vom Rande her durch die Kapillarwirkung einen Tropfen Wasser zur Auflockerung zufließen. Beim Mann wird Morgenharn abzentrifugiert und der letzte Rückstand im Spitzröhrchen nach dem Abgießen auf einen Objektträger unter ein Deckglas gebracht. Die Betrachtung erfolgt im Dunkelfeldmikroskop, mit dem starken Trockensystem, wobei man vor dem Auflegen des Präparates auf die Frontlinse des Kondensors einen Tropfen Aqua destillata bringen muß, damit das optische System zwischen den Gläsern homogen wird.
Im positiven Falle erscheinen die Trichomonaden zwischen den mehr minder zahlreichen Leukozyten, Epithelien und Detrituspartikeln als angedeutet ovale Organismen von der Größe eines Lymphozyten, deren vier hell aufleuchtende, aber außerordentlich feine Geißeln sich an einer Seite deutlich bewegen.

6. Die wichtigsten Behandlungsverfahren in der Dermato-Venerologie

A. Allgemeintherapie

Hier werden lediglich einige Verfahren mit breiterer Indikation zusammenfassend herausgegriffen, um dem Leser einen rascheren Überblick zu ermöglichen.

1. *Penicillin* kommt in folgenden Indikationen zur Anwendung:

a) Als Antibiotikum zur Bekämpfung pyogener und anderweitiger Infektionen der Haut (Erysipel, ausgedehntere Pyodermien, Karbunkel, Furunkulose, infizierte Insektenstiche, inzipiente phlegmonöse Infiltrate, Erysipeloid, Anthrax, Diphtherie) bzw. der Schleimhaut (Angina Plaut-Vincent, Balanitis ulcerosa).

b) Als Antibiotikum zur Bekämpfung der Syphilis und Gonorrhoe.

c) Als Antibiotikum zur Verhütung sekundärer Infekte bei Verbrennungen, Erfrierungen und gefäßbedingten Gangränen, bei den blasenbildenden Dermatosen, beim Ekzema herpeticatum und vaccinatum sowie bei der Variola.

d) Als Antibiotikum zur Sanierung ursächlicher Fokalinfekte beim Erythema exsudativum multiforme und nodosum.

e) Als ein auf Grund empirischer Erfahrung effektvolles Pharmakon mit ungeklärtem Wirkungsmechanismus beim Erythema migrans, bei der Sklerodermie, bei der Akrodermatitis chronica atrophicans und beim Lymphocytom.
Als Grundprinzip gilt in jedem Falle, daß der Penicillinspiegel im Blut bzw. im Gewebe während eines bestimmten Zeitraumes ununterbrochen ausreichend hoch zu halten ist.

Zu diesem Zwecke wendet man vorwiegend mittelfristige Depotpräparate mit einer Dosis von 1—4 Mega an, die den erforderlichen Spiegel für 48—72 Stunden garantieren und intramuskulär injiziert werden. Trotz des längeren Depoteffektes wird täglich eine Ampulle injiziert, um einen weiteren Sicherheitsfaktor einzubauen. Bei hoch fiebernden Erysipelen usw. können auch zweimal täglich 5 oder 10 Mega wäßrigen Penicillins in 250 ml Dextrose-NaCl-Lösung während einer halben Stunde intravenös infundiert werden. Die orale Anwendung ist abzulehnen, da sie dem Unsicherheitsfaktor einer Resorptionsstörung unterliegt.

Die Behandlungsdauer hängt von der Indikation ab. Bei den genannten Infekten genügen meist 7—10 Tage. Bei der Syphilis sind 21tägige Zyklen erforderlich. Die akute Gonorrhoe wird beim Mann 3 Tage, bei der Frau 5 Tage lang behandelt; bei verschleppten und komplizierten Fällen appliziert man das Penicillin durch 2—3 Wochen. Zur Verhütung von Sekundärinfekten auf der Basis von Verletzungen und anderen Krankheiten der Haut muß das Antibiotikum oft wochenlang verabreicht werden. Bei der Fokussanierung kommt man meist mit 14 Tagen aus. Das Erythema migrans heilt nach einer Medikationsdauer von 7—10 Tagen ab, während man bei der Sklerodermie, der Akrodermatitis chronica atrophicans und beim Lymphocytom mehrere Zyklen zu je 14 Tagen durchführen muß.

Eine absolute Kontraindikation ist das Vorliegen einer Penicillinallergie. Dabei ist zu beachten, daß die Überempfindlichkeit lebenslänglich bestehen bleibt, weil die ursächliche immunologische Information zellgenetisch verankert wird und nie mehr schwindet.

Die Komplikationen sind vor allem allergische Reaktionen, deren Variationsbreite von akuten und chronischen urticariellen Eruptionen über scarlatiniforme bzw. makulöse Exantheme und Bronchospasmen bis zum Glottisödem und zum tödlichen anaphylaktischen Schock reicht. Als harmlosere Nebenerscheinung können Pilzerkrankungen exazerbieren und -id-Reaktionen auftreten.

2. *Andere Antibiotika* werden zum Ersatz des Penicillins bzw. auf Grund eines Antibiogramms und in einigen bestimmten Indikationen gezielt eingesetzt. So dient z. B. das *Isoxazolyl-Penicillin* zur Bekämpfung penicillinasebildender Staphylokokken (4mal täglich 0,25 p.o. durch 7—14 Tage). Das *Streptomycin* findet vorwiegend Anwendung in der Therapie der Hauttuberkulose, der Tularämie und der Leishmaniose (1mal täglich 0,5—1,0 i.m. durch 2—4 Wochen). Die Lymphopathia venerea spricht auf *Tetrazykline* an (4mal täglich 0,25 p.o. durch 14 Tage). In der Syphilistherapie steht bei Penicillinallergikern als Ausweichmöglichkeit das hervorragend wirksame *Vibramycin*® zur Verfügung (1mal täglich 0,2 p.o. durch 21 Tage; eventuell mehrere Zyklen).

Die Akne rosacea und manche perioralen Dermatosen werden durch *Chloramphenicol* (2mal täglich 0,5 p.o. durch 14—21 Tage; dazu täglich 1mal ein Fläschchen Joghurt trinken) günstig beeinflußt; der Wirkungsmechanismus ist nicht völlig geklärt und vielleicht in einer Beeinflussung der Darmbakterienflora zu suchen.

3. Das *Griseofulvin* ist ein aus Penicillium griseofulvum gewonnenes Antibiotikum, das spezifisch gegen Dermatophyten wirkt, aber bei allen anderen Pilzinfektionen, insbesondere bei der Candida versagt. (Die Krankenkassen verlangen aus diesem Grunde vor der Bewilligung des teuren Präparates die Verifizierung der Diagnose durch die Pilzkultur!) Da das Griseofulvin nur fungistatisch und nicht fungizid wirkt, muß die Therapie zur Vermeidung von Rezidiven so lange fortgesetzt werden, bis die von den Pilzen befallenen Strukturen restlos abgestoßen sind. Dieser Vorgang nimmt bei Epidermomykosen 6—8 Wochen, bei Trichomykosen 3 Monate und bei Onychomykosen 1—1½ Jahre in Anspruch. Während der genannten Zeiträume ist das Medikament in einer Dosierung von 4mal täglich 0,125 oder 2mal täglich 0,25 p.o. zu verabreichen. Es treten fast nie Unverträglichkeitserscheinungen auf.

4. *Sulfonamide* finden heute nur als Depotpräparate beim Ulcus molle und mitunter auch bei Pyodermien Anwendung (1mal täglich 1,0 p.o. durch 8—14 Tage). Die Dermatitis herpetiformis Duhring (S. 404) spricht zwar aus ungeklärter Ursache auf Sulfapyridin an, während andere Sulfonamide versagen (initial 2—3mal täglich 1,0, später 0,5—1,0 p.o. durch Jahre), doch wird das Präparat nicht mehr erzeugt; man kann es durch das gleichartig wirksame *Diamino-diphenyl-sulfon* (Lepratherapie) ersetzen, das aber jeweils ad hoc aus den USA importiert werden muß (initial 3mal täglich 0,1 p.o., nach einigen Wochen Reduktion auf 2mal täglich 0,1 p.o., später auf 1mal täglich 0,1 bis 0,05 p.o. durch Monate und Jahre). Als Nebenwirkungen können Übelkeit, Juckreiz, Exantheme, Purpura, Sulfhämoglobinämie sowie Schädigung von Leber und Blutbildung auftreten. Entsprechende Kontrollen sind daher laufend erforderlich.

5. Die *Corticosteroide* unterdrücken entzündliche oder immunologisch bedingte Hautkrankheiten und bremsen bestimmte Proliferationen des RHS. Ihre Anwendung stellt einen bedeutenden Eingriff dar und unterliegt daher einer strengen Indikationsstellung in folgenden Richtungen:

a) Zur raschen Unterdrückung zeitlich begrenzter Hautreaktionen in Form des sogenannten Kurzzeitstoßes: aus vitaler Indikation bei schweren Arzneimittelexanthemen, insbesondere bei der Lyellschen Dermatose und bei bedrohlichen anaphylaktischen Reaktionen.
Aus nicht vitaler Indikation bei major-Formen des Erythema exsudativum multiforme sowie bei akuten Ekzemen und akuter Urticaria nur

dann, wenn das ursächliche Antigen bekannt und leicht eliminierbar ist.

b) Zur Beherrschung einiger chronischer Dermatosen sowie zur Bremsung von Proliferationen des RHS in Form des Initialstoßes mit folgender Langzeittherapie:

Aus vitaler Indikation bei den Dermatosen der Pemphigusgruppe, bei manchen, sonst nicht beherrschbaren Erythrodermien, beim subakuten und akuten Erythematodes, bei der Dermatomyositis sowie bei Hautretikulosen und Mycosis fungoides.

Aus nicht vitaler Indikation ausnahmsweise beim Lichen ruber generalisatus.

Da die Cortisonabkömmlinge verschiedene Wirkungskraft haben, dosiert man am besten in *Cortisonäquivalenten* (Corticosteroideinheiten): 1 Cortisonäquivalent ist jene Menge eines Corticosteroides, welche die gleiche Wirkung entfaltet wie 0,025 Cortison (z. B. 0,005 Prednisolon, 0,004 Triamcinolon oder Methylprednisolon und 0,0005 Betamethason). Eine Tablette handelsüblicher Präparate enthält jeweils eine cortisonäquivalente Dosis; (Cave! Es gibt auch Chargen, die pro Tablette nur einen Teil oder ein Vielfaches eines Cortisonäquivalentes enthalten!). Die Wahl des Präparates ist in der Dermatologie unwesentlich und hängt von der Erfahrung des Arztes bzw. möglichen Nebenwirkungen ab.

Beim *Kurzzeitstoß* setzt man mit einer Dosis von 4—5mal täglich 1 Cortisonäquivalent p. o. ein und reduziert in der Folge am 4., 7., 10. und eventuell am 13. Tag der Behandlung um je 1 Tablette, so daß die Behandlung nach 12 oder 15 Tagen abgeschlossen ist. Während dieser Zeit muß die unterdrückte Dermatose abgeklungen sein, sonst treten Rezidive auf. Die Lyellsche Dermatose erfordert mitunter eine wesentlich höhere Initialdosis bis zu 100 und mehr Cortisonäquivalenten. Bedrohliche anaphylaktische Reaktionen bremst man initial mit 10—20 Cortisonäquivalenten in Form eines löslichen Corticosteroides i.v. bzw. i.m.

Beim *Initialstoß mit folgender Langzeittherapie* beginnt man mit 10—20 Cortisonäquivalenten, die während des Tages gleichmäßig verteilt werden und reduziert nach Beherrschung des Krankheitsbildes zunächst jeden 3.—4. Tag, später jede Woche bzw. alle 14 Tage um 1 Tablette. Man nähert sich so der *Erhaltungsdosis*, d. h. jener kleinsten täglichen Corticosteroidmenge, die den Patienten gerade noch rezidivfrei hält. Sie liegt meist zwischen 2—4 Cortisonäquivalenten und muß nun Tag für Tag durch Monate und Jahre appliziert werden. Dabei soll man immer wieder kleine Reduktionen versuchen, die vielfach auch nach längeren Intervallen toleriert werden. Treten jedoch Nachschübe auf, so muß ein neuer Initialstoß mit Abbau zur Erhaltungsdosis durchgeführt werden.

Die modernen Corticosteroide entfalten weniger Nebenwirkungen als Cortison oder Hydrocortison. Trotzdem können sie verschiedene Leiden stimulieren. Aus diesem Grunde gelten folgende Krankheiten als *Kontraindikationen bzw. als Komplikationen:* Diabetes mellitus, Ulcus ventriculi aut duodeni, Organtuberkulosen, pyogene Infekte, Osteoporose und Psychosen. Sie sind auch beim Kurzzeitstoß als Kontraindikationen zu berücksichtigen, obwohl sie vor allem unter dem Einfluß der Langzeittherapie gefährlich werden. Bei vitalen Indikationen muß man ein derartiges Risiko mitunter in Kauf nehmen und vorbeugende Gegenmaßnahmen ergreifen, indem man den Diabetes auf höhere Insulindosen umstellt, prophylaktisch Antibiotika oder Tuberkulostatika verabreicht bzw. Corticosteroidpräparate anwendet, die erst im Darm gelöst werden, so daß die Lokalwirkung auf die ulcusgefährdete Magenwand wegfällt. Überdies sind bei jeder Langzeitbehandlung entsprechende Kontrollen laufend durchzuführen (Visite und Blutzuckerbestimmung 1mal im Monat, Blutbild, Thorax- und Wirbelsäulenröntgen alle 4—6 Monate). Der Osteoporose wirkt man mit Anabolika (z. B. 1mal monatlich 0,05—0,1 Deca-Durabolin® i.m. laufend) entgegen.

6. *Zytostatika* werden vom Dermatologen nur gelegentlich angewendet, zumal ihr Wert bei Tumoren der Haut, insbesondere beim malignen Melanom gering ist. Im gegebenen Falle erfolgt die Dosierung in Abhängigkeit vom gewählten Präparat nach den Richtlinien der inneren Medizin.

In besonderer Weise wird lediglich das *Methotrexate®* eingesetzt. Bei der Mycosis fungoides und bei Retikulosen appliziert man 1mal wöchentlich 0,0375—0,07 p.o. oder 1mal täglich 0,0025—0,01 p.o. durch Wochen.

Bei der Psoriasis ist die Indikation nur bei älteren Personen mit ausgedehnten, fast universellen Veränderungen gegeben, die jeder Lokaltherapie trotzen. (Bei jüngeren Personen ist Methotrexate kontraindiziert, da es zur Schädigung der Keimzellen mit entsprechenden teratogenen Auswirkungen führen könnte!) Das Methotrexate wird bei der Psoriasis monatelang in Intervallen von 5, 6 oder 7 Tagen verabreicht, wobei jeweils 3mal in Abständen von 12 Stunden 0,005—0,0075—0,01 p.o. zur Applikation kommen. Mit diesem Schema trifft man die in überstürzter Teilung befindlichen Zellen des Stratum spinosum während der Mitosephasen, so daß die Psoriasis jeweils für eine Woche gebessert wird. Nach dem Absetzen treten aber Rezidive auf.

Manche Schulen setzen das Methotrexate auch zur Unterstützung der Corticosteroid-Langzeitbehandlung bei blasenbildenden Dermatosen ein, um eine Reduktion der Erhaltungsdosis möglich zu machen. Man sollte jedoch zu diesem Zweck das weniger toxische Imurel bevorzugen.

Die schädigenden Nebenwirkungen des Methotrexate betreffen in erster

Linie die Blutbildung sowie die Funktionen von Leber und Nieren. Sie machen entsprechende Voruntersuchungen und laufende Kontrollen nötig.

7. Das *Immunosuppressivum Imurel*® kommt vorwiegend zur Unterstützung der Corticosteroid-Langzeittherapie bei blasenbildenden Dermatosen zur Anwendung und ermöglicht hier eine Reduktion der Erhaltungsdosis. Bei der Dermatitis herpetiformis Duhring und beim Pemphigoid kann es unter Umständen allein zur Heilung führen. Der therapeutische Effekt tritt allerdings erst nach einer Anlaufzeit von mehreren Wochen ein. Die Dosierung beträgt anfänglich 2mal täglich 0,1 p.o., wird aber nach einigen Wochen über 3- und 2mal täglich 0,05 p.o. auf 1mal täglich 0,05 reduziert und in dieser Höhe monate- bis jahrelang neben dem Corticosteroid oder auch allein weiter verabreicht. Auch hier können Nebeneffekte durch Schädigung der Blutbildung bzw. der Leber- und Nierenfunktion auftreten, so daß entsprechende Voruntersuchungen und laufende Kontrollen erforderlich sind.

8. Das *Calcium gluconicum* wird in 10%iger Lösung zur Behandlung der verschiedenen Ekzemformen, der Urticaria und der Stiche größerer Insekten usw. angewendet (1mal täglich 10 ml i.v. je nach Krankheitssituation durch 8—14 Tage). Obwohl der pharmakologische Mechanismus nicht geklärt ist, kann der entzündungslindernde und transsudationsvermindernde („gefäßabdichtende") Effekt in der Praxis nicht übersehen werden. Die Injektionen sollten exakt i.v. erfolgen, da paravenöse Applikation Schmerzen verursacht (auch die tief intramuskuläre Verabreichung ist schmerzhaft, aber immerhin möglich. Per os wirken Kalziumsalze stark obstipierend). Die intravenösen Injektionen müssen langsam erfolgen, da sonst ein intensives, kurzfristiges Hitzegefühl, Bradykardie und sogar Kollaps (Cave! Patienten mit Stenokardien!) auftreten können. Sind dem Calcium gluconicum Antihistaminika zugesetzt, was bei den Chargen der Industrie vielfach üblich ist, so stellen sich nach der Applikation oft kurzfristiges Schwindelgefühl und länger andauernde Müdigkeit ein. Man muß die Patienten darauf aufmerksam machen, um Verkehrsunfällen und beruflichen Schwierigkeiten vorzubeugen.

9. *Antihistaminika* werden bei den verschiedensten Dermatosen mit ganz gutem Erfolg zur Juckreizstillung per os oder per injectionem angewendet. Die Dosierung richtet sich nach dem jeweiligen Präparat. Eine echte Antihistaminwirkung durch Blockierung von H-Substanzen, die im Gefolge von Antigen-Antikörper-Reaktionen unter Beteiligung von Reaginen frei werden, ist allerdings nur bei der Urticaria und bei der Neurodermitis disseminata denkbar. Bei allen anderen Dermatosen kann die Juckreizstillung lediglich durch die dämpfenden Nebeneffekte der Antihistaminika bedingt sein.

10. Die *Entwässerung* zur Verringerung der Transsudationsbereitschaft bei schweren, nässenden, ekzematösen Reaktionen führt man am besten kombiniert durch, indem man 1—2 Milchtage (Ernährung lediglich mit 1 l Milch, die über den Tag verteilt getrunken, eventuell auch bei einer Mahlzeit mit Grieß oder Reis verkocht werden kann; zusätzlich nur 1—2 Semmeln — sonst nichts) oder Obsttage (Ernährung lediglich mit rohem Obst und Kompotten) durchführen läßt und gleichzeitig ein modernes Diuretikum verabreicht.

11. Die *spezifische Desensibilisierungstherapie* hat nur bei jenen allergischen Erkrankungen Sinn, die durch Antigen-Antikörper-Reaktionen unter Beteiligung von Antikörpern des Reagintyps (= IgE-Globuline) bedingt sind, so wie dies in der Dermatologie lediglich bei der Neurodermitis disseminata und eventuell bei manchen Formen der Arzneimittelexantheme und der Urticaria, in anderen Fächern bei der Rhinitis pollinosa und beim echten exogen-allergischen Asthma der Fall ist. Sie ruht immer auf den Ergebnissen einer möglichst ausgedehnten Hauttestung mit dem Prick- und Intrakutanverfahren (S. 70). Die positiven Resultate werden der Erzeugerfirma der Antigen-Test-Extrakte mitgeteilt, die dann auf dieser Basis eine für den Patienten aus allen positiven Textextrakten gemischte, individuelle, sterilisierte Desensibilisierungsvaccine anfertigt. Mit dieser Lösung baut man die Desensibilisierung zunächst auf, indem man sie 2mal wöchentlich in langsam steigender Dosierung s.c. injiziert. Nach 18 Injektionen hat man die oberste Dosis erreicht, die im folgenden laufend 1mal pro Monat s.c. durch 3 Jahre appliziert werden muß. Unmittelbar nach jeder Injektion wird der Patient 30 Minuten überwacht, da gelegentlich anaphylaktische Erscheinungen auftreten können, die den sofortigen Einsatz von Corticosteroiden, NoR-Adrenalin und Calcium erforderlich machen und darüber hinaus zur Beendigung der Therapie zwingen. Leichtere Reaktionen im Sinne einer vorübergehenden Verschlechterung der Dermatose oder einer Lokalinfiltration an der Injektionsstelle sind von untergeordneter Bedeutung. Die erzielte Besserung setzt erst nach mehreren Monaten ein. Sie kann heutzutage durch den Nachweis, daß die IgE-Globuline im Serum langsam absinken, experimentell untermauert werden. Die spezifische Desensibilisierung ist aufwendig, teuer und nur in Einzelfällen indiziert, aber durchaus wirksam. Versager gehen darauf zurück, daß die Behandlung infolge ungenügender Information des Arztes zu früh abgebrochen oder das de facto ursächliche Antigen im Rahmen der Testung überhaupt nicht erfaßt wurde.

12. Naturgemäß werden auch in der Dermatologie *zahlreiche weitere allgemeintherapeutische Verfahren,* wie etwa die Verabreichung von Wismut, von Vitaminen, von Hormonen, von gefäßerweiternden oder venotonisierenden Medikamenten usw., angewendet. Ihre Indikation ist

aber jeweils auf die eine oder andere Erkrankung beschränkt, so daß die Besprechung besser ad hoc erfolgt.

13. Die Allgemeinanwendung von *Arsenpräparaten* gilt heute als *streng kontraindiziert,* weil Arsen tardiv cancerogen wirkt und vor allem die Entwicklung spinozellulärer Carcinome an der Haut, einige Jahrzehnte nach der Medikation, fördert.

B. Lokaltherapie

Bei der Lokalbehandlung werden verschiedenartige *Wirkstoffe,* als „Remedia cardinalia" von außen auf die Haut gebracht, um Funktionen bzw. Funktionsstörungen der Epidermis oder des kutanen Gefäß-Bindegewebsapparates zu beeinflussen. Man mischt sie meist in sogenannte *Vehikel oder Grundlagen* und erzielt auf diese Weise eine bessere Verteilung bzw. Haftung an der Oberfläche, eine optimale Verdünnung oder eine beschleunigte Penetration und Resorption.

1. Die Vehikel

Die *leeren (= „blanden")* Vehikel entfalten keine oder nur sehr geringe spezifische pharmakologische Effekte, obwohl auch sie vorwiegend auf Grund ihrer physikalischen Eigenschaften gewisse Wirkungen haben. Die wichtigsten Vehikel sind:

a) *Wasser* (Aqua destillata bzw. fontis) ist die Grundlage aller medizinischen Bäder und Abkochungen (Tees usw.) sowie zahlreicher Lösungen, die direkt aufgetragen oder als Umschläge usw. verwendet werden; es bildet überdies einen wichtigen Bestandteil einiger anderer Vehikel. Als Temperaturvermittler regt es in warmer Form die Durchblutung bzw. Entzündung an, während es kühl antiphlogistisch wirkt.

b) *Alkohol* (Spiritus vini dilutus bzw. absolutus — 70% oder 96% = Äthanolum dilutum bzw. absolutum) dient als Basis zahlreicher Lösungen insbesondere dann, wenn die Wirkstoffe wasserunlöslich sind. Er desinfiziert (vor allem in 30—50%iger Konzentration!), entfettet, adstringiert leicht, dehydriert und verursacht bei defektem Epithel starkes Brennen.

c) *Öle* (Oleum Olivarum, Sesami, Lini, Arachidis usw.) sind bei Zimmertemperatur flüssige pflanzliche Fette mit hohem Gehalt an ungesättigten Fettsäuren. Sie werden vorwiegend zur Aufweichung von Krusten bzw. als Vehikel zur Applikation von Wirkstoffen an der Kopfhaut verwendet, weil sie das Langhaar nicht verkleben.

d) *Puder* sind feinst zermahlene anorganische (Zincum oxydatum, Talcum venetum, Bolus alba oder rubra) oder organische (Amylum Oryzae, Triticae usw.) Substanzen; erstere haben den Vorteil, auch bei langfristiger Aufbewahrung keiner Zersetzung zu unterliegen. Sie dienen vor allem der Ausschaltung von Scheuereffekten, bilden überdies wichtige Bestandteile anderer Vehikel und wirken austrocknend, da an der insgesamt großen Oberfläche ihrer winzigen Partikel Wasser oder Schweiß zur Adsorption und zum Verdunsten kommen.

e) *Schüttelmixturen* (= Trockenpinselungen, „Flüssiger Puder") sind Aufschwemmungen von Pudern oder Pulvern in Wasser und Alkohol, eventuell auch in Ölen. Sie müssen vor dem Gebrauch geschüttelt werden, weil die Teilchen, die weder gelöst noch emulgiert sind, beim Stehen zu Boden sinken. Eine optimale Standardrezeptur wäre: Rp./ Talci veneti, Zinci oxydati āā 10,0—25,0 (variabel je nach zugesetztem Wirkstoff und gewünschter Dickflüssigkeit), Spiriti vini diluti, Aquae destillatae āā ad 100,0; will man einen hautähnlichen rosa Farbton erzielen, so setzt man noch Bolus rubrae 5,0 zu. Trockenpinselungen führen zu einer feinen, aber ungleichmäßigen Verteilung auf der Haut. In blander Form wirken sie wie die trockenen Puder kühlend und austrocknend. Sie sind nur bei intakter Oberfläche empfehlenswert, da sie mit Serum, Blut oder Eiter zu Krusten verbacken.

f) *Lotionen* (= „Milch") sind dünnflüssige Öl-in-Wasser-Emulsionen, d. h. Zweiphasensysteme, in denen Fette oder fettähnliche Polymerisate auf Grund molekularer und elektrostatischer Kräfte dauernd als feinst verteilte Kügelchen in Wasser schweben. Sie eignen sich besonders als Vehikel für die Aufbringung von Wirkstoffen an der Kopfhaut und im Gesicht, da sie rasch in die Haut einziehen und weder fettigen Glanz noch klebriges Gefühl verursachen. Überdies kann man in ihnen wasser- und fettlösliche Wirkstoffe applizieren. Sie kommen fast ausschließlich in bestimmten Spezialitäten zur Anwendung.

g) *Salben* (Unguenta) sind plastische Gele, die bei Zimmertemperatur streichbare Konsistenz haben. Sie können aus den natürlichen Grundlagen der Kohlenwasserstoffreihe (Paraffinum liquidum, solidum, Vaselinum flavum, album) bzw. der Fette und Wachse (Adeps suillus, Sebum ovile, Olea, Cera lana alba, Cetaceum, Lanalcolum, Ungentum Lanalcoli, Unguentum simplex) oder aus den synthetischen Grundlagen der Polyäthylenglykole (Ung. Polyäthylenglycoli) und der Silikonreihe bestehen bzw. gemischt werden. Salben sind heutzutage die gebräuchlichsten Vehikel zur Aufbringung der Wirkstoffe und haben dabei je nach Auswahl vorwiegend deckende (z. B. Kohlenwasserstoffreihe, Silikone) oder penetrations- und resorptionsfördernde bzw. -vermittelnde (natürliche tierische Fette, Lanalcol, aber auch die meisten Polyäthylenglykole) Qualitäten.

h) *Kühlsalben* sind Pseudo-Wasser-in-Öl-Emulsionen, deren wäßrige Komponente in die Salbengrundlage lediglich eingerieben wurde, so daß es schon beim Aufstreichen auf der Haut zur Entmischung kommt. Die folgende Abdunstung wirkt kühlend. Eine optimale Rezeptur wäre: Rp./ Sol. acidi borici 3%, Vaselini albi, Eucerini anhydrici āā ad 100,0.

i) *Pasten* sind Mischungen von unlöslichen Pulvern mit Salben. Sie haben zähe Konsistenz und dienen vor allem zur Abdeckung von Wundrändern usw. Die Pasta Zinci besteht aus Zincum oxydatum, Talcum venetum und Vaselinum flavum. Die Lebertranzinkpaste (Pasta Zinci cum Oleo Jecoris aselli) ist eine Mischung von 20% Lebertran mit Pasta Zinci.

2. Die Wirkstoffe

a) Die *Corticosteroide* stellen heute den gebräuchlichsten und aktivsten Wirkstoff zur Lokalbehandlung entzündlicher Dermatosen, insbesondere ekzematöser Veränderungen dar. Die modernen Abkömmlinge, vor allem die Ester des Fluocortolons, Triamciolons, Dexamethasons und Betamethasons sind dabei viel effektvoller als Prednisolon, Hydrocortison oder das lokal am Integument fast wirkungslose Cortison. Sie kommen in synthetischen oder halbsynthetischen Salben- bzw. Lotionsgrundlagen entsprechend konzentriert als Spezialitäten in den Handel. Oft bewährt sich aber eine weitere Verdünnung dieser Fertigpräparate auf 10—30% mit magistraliter verschreibbaren Kühlsalbengrundlagen, z. B.: Rp./ Name der corticosteroidhältigen Salbenspezialität I OP, Sol. acidi borici 3%, Unguenti Lanalcoli āā ad 100,0. Überdies ist bei der Anwendung solcher Spezialitäten immer zu bedenken, daß in einer handelsüblichen 10- oder 15-Gramm-Tube je nach Produkt eine Corticosteroiddosis von 10—30 Cortisonäquivalenten !! (S. 90) enthalten ist und daher auch bei mäßiger Resorption durch die Haut (vor allem unter Okklusivverbänden) mit einer Allgemeinwirkung zu rechnen ist! Die Anwendung sollte aus diesem Grunde nur wirklich indiziert erfolgen. Vorwiegend kosmetische bzw. zur Alltagspflege der Haut bestimmte Salben dürfen keine Corticosteroide enthalten, insbesondere dann, wenn sie im Gesicht appliziert werden, da sie hier bei längerfristiger Lokalapplikation eine periorale Dermatose (S. 526) hervorrufen können.

b) *Antibiotika* werden vielfach lokal in Form von Salben und Pudern bei infektbedingten oder sekundär infizierten Hautveränderungen appliziert. Dabei beugt man einer möglichen Resistenzentwicklung oder Sensibilisierung gegen wichtige Antibiotika der Allgemeintherapie vor, indem man Präparate wählt, die keine interne Anwendung finden. Hier bewähren sich im besonderen Bacitracin und Neomycin, obwohl man naturgemäß auch Tetrazykline, Rifamycin, Refobacin usw. sowie bei Coliinfekten Polymyxin lokal einsetzen kann. Als *Kunstfehler* (!) zu werten ist hingegen die örtliche Anwendung von Penicillin, da sie in besonders hohem Prozentsatz zur Sensibilisierung mit allergischen Reaktionen aller Art führt und auf diese Weise eine eventuell erforderliche Allgemeinmedikation dieses wichtigen Therapeuticums im weiteren Leben des Patienten unmöglich macht.

c) *Sulfonamide* sollte man heutzutage nicht mehr lokal anwenden, da sie auf Grund ihrer Paragruppenkonfiguration sehr häufig zu allergischen Sensibilisierungen bzw. Reaktionen führen und überdies entbehrlich sind.

d) Die Zahl der lokalen *Antimykotika* ist groß. Zur Behandlung der Dermatophytien dienen verschiedenartigste chemische Verbindungen, die als Spezialitäten in Form von Lösungen, Pudern und Salben gehandelt werden. Der erzielbare therapeutische Effekt hängt in erster Linie von der konsequenten wochen- bis monatelangen Anwendung durch den Patienten ab. Man verwendet sie heute vorwiegend zur Unterstützung der Allgemeinbehandlung mit Griseofulvin, das lokal unwirksam ist. Im Gegensatz hiezu bewährt sich das Nystatin in Salbenform bei der Behandlung der Candidiasis ausgezeichnet.

e) Die lokale Anwendung von antihistaminhältigen Salben oder Gelees gegen Juckreiz hat sich nicht bewährt. Sie kann sogar zu allergischen Sensibilisierungen führen (insbesondere Phenothiazine).

f) In *Tees* (vor allem Kamille und Eichenrinde) und im *Weizenkleiesud*, die für kühle Umschläge bzw. als Zusatz zu Vollbädern Verwendung finden, entfalten offenbar adstringierende Verbindungen, ätherische Öle, Schleimsubstanzen und andere Inhaltsstoffe den pharmakologischen Effekt; sie werden jeweils ad hoc in nicht genau erfaßter Qualität und Quantität extrahiert, was aber den Wert dieser alten „Hausmittel" keineswegs schmälert.

Beim *Kamillentee* (Flores chamomillae) dürften Azulene antiphlogistisch wirken. Er wird für kühle Umschläge verwendet, wobei die Abkochung sehr licht sein muß: Man bringt 1 l Wasser zum Kochen, setzt dann gerade so viel Kamillenblütentee zu, als man zwischen den Fingerspitzen einer Hand fassen kann, läßt noch 3 Minuten weiterwallen, seiht die Lösung durch ein Tuch und wartet bis das klare hellgelbe Filtrat auf Zimmertemperatur abgekühlt ist.

Die *Weizenkleie* enthält Schleimstoffe, die eine ausgezeichnete juckreizstillende und leicht entzündungslindernde Wirkung haben. Man extrahiert sie durch längeres Kochen und setzt dann den Absud einem lauwarmen (etwa 35 °C) Vollbad zu: Die Patienten kaufen ½—1 kg Weizenkleiemehl (ein gelbbraunes, leichtes Pulver), geben hievon 2 Handvoll in 1—1½ l kochenden Wassers, lassen 15 Minuten weiterkochen und seihen den entstehenden Dekokt durch ein Tuch ins Vollbad. Nach dem Bad, das ohne Gebrauch von Seife erfolgen und 15 Minuten dauern soll, darf nicht geduscht werden, da der Kleieschleim auf der Haut bleiben muß.

g) Auch *Borsäure* (Acidum boricum) eignet sich für kühle Umschlaglösungen: Rp./ Acidi borici 10,0, dentur tal. dos. No. V., S. „In 1 l heißen Wassers auflösen, auskühlen lassen, für kühle Umschläge verwenden." Überdies setzt man den Kühlsalben vielfach eine 3%ige Borsäurelösung zu, die sich besser bewährt als Aqua (S. 96). Schließlich stellt die Borsäure ebenso wie der *Borax* (Natrium boracicum) ein gutes Mittel gegen die Soormykose dar, wobei die Anwendung 10- bzw. 20%ig in Glycerin erfolgt: Rp./ Acidi borici 3,0, Glycerini ad 30,0 oder Natrii boracici 6,0, Glycerini ad 30,0; S. „4mal täglich aufpinseln". Borax alkalisiert leicht und gibt ein weiches Gefühl, weshalb er auch 1%ig Gesichtswässern beigemengt wird: Rp./ Natrii boracici 2,5, Glycerini 5,0, Spir. vini conc. 80,0, Aquae dest. ad 250,0. Bei Kindern ist allerdings die Anwendung Borsäure-hältiger Salben auf großen Körperflächen kontraindiziert, da die Gefahr besteht, daß bei entsprechender perkutaner Resorption eine letale Borsäurevergiftung zustande kommt!

h) *Schwefel* (Sulfur praecipitatus, Flores sulfuris) wirkt verhornungsnormalisierend, höher konzentriert auch keratolytisch. Überdies hat er eine antiseborrhoische sowie eine antiparasitäre, insbesondere akarizide (= gegen Milben gerichtete) Wirkung. Man verwendet ihn in Salben z. B. bei der Psoriasis: Rp./ Sulfuris präcipitati, Acidi salicylici āā 10,0 Vaselini ad 100,0. Oder bei Verdacht auf Tiermilbenbefall (wäre bei der Scabies zu schwach) als Trockenpinselung: Rp./ Sulfuris präcipitati 5,0, Talci veneti, Zinci oxydati āā 20,0, Spir. vini dil., Aquae dest. āā ad 100,0. Bei der Scabies bewährt sich besser das konzentrierte *Thiotal*, eine organische Schwefelverbindung in Disulfidform von öliger Konsistenz, die auch 10—20%ig in Trockenpinselung einzumischen ist: Rp./ Thiotali 10,0, Zinci oxydati, Talci veneti āā 15,0, Spir. vini dil., Aquae dest. ad 100,0.

i) *Salicylsäure* (Acidum salicylicum) hat stark keratolytische Eigenschaften. Sie wurde früher vorwiegend als Antiekzematosum angewendet, hat diese Bedeutung aber in der Corticosteroidära verloren. Immerhin kann sie auch heute noch bei der Behandlung mancher dyshydrotischer, palmarer und plantarer Ekzeme in Mischung mit Corticosteroiden in Salbenform eingesetzt werden. Entsprechende Spezialitäten sind im Handel. Sonst wendet man sie wohl nur noch zur Behandlung von Schwielen oder Hyperkeratosen nutzbringend an, z. B. Rp./ Acidi salicylici 2,0, Lanolini, Vaselini āā ad 100,0; oder Acidi salicylici 10,0, Unguenti Diachylon Hebrae sine oleo Lavandulae ad 100,0.

7*

Großflächige Anwendung von Salicylsäure-hältigen Salben bei psoriatischer Erythrodermie kann zu Intoxikationen führen!

j) *Ichthyol und Tumenol* (Ammonium sulfo-ichthyolicum und Tumenolammonium) sind zähe schwarze Flüssigkeiten, die bei der Destillation von Ölschiefern gewonnen werden und teerähnliche sowie schwefelhältige Verbindungen enthalten. Sie wirken leicht entzündungswidrig, antipruriginös und antiparasitär. Man verwendet sie z. B. in Salbenform zum Verbinden reifender Furunkel (Ichthyolsalben, 10—30%ig im Handel als Spezialitäten) oder entfärbt in der Leukichtansalbe® bei der Akne rosacea. Ferner mischt man Tumenol in 3—5%iger Konzentration in Trockenpinselungen, z. B. zur Juckreizstillung bei Insektenstichen: Rp./ Tumenolammonii 3,0, Zinci oxydati, Talci veneti āā 20,0, Spir. vini dil., Aquae dest. āā ad 100,0. Schließlich kann man Tumenol in 1—2%iger Konzentration zu Schüttelmixturen zusetzen, um deren weißen Farbton demjenigen der Haut besser anzupassen (Schminke).

k) *Teere* werden bei der Destillation von Steinkohle (Pix lithanthracis) oder von Holzarten (Birke: Oleum rusci aut betulae; Buche: Oleum fagi; Nadelhölzer: Pix liquida) gewonnen. Sie sind schwarz, zähflüssig, haben typischen Teergeruch und enthalten hauptsächlich Phenole und Kohlenwasserstoffe. Während der Steinkohlenteer eine gute antiekzematöse Wirkung hat und auf chronischen Ekzemen desensibilisierend wirkt, sind den Holzteeren eher irritierende Eigenschaften eigen, so daß sie sich mitunter bei der Behandlung der Psoriasis bewähren. Teere können, sofern sie auf größeren Körperflächen Anwendung finden, infolge Resorption zu Nierenreizungen führen. Sie eignen sich daher kaum zur ambulanten Behandlung, da man laufende Harnkontrollen mindestens zweimal pro Woche vornehmen muß. In manchen Fällen bewähren sich in der Ekzemtherapie Mischungen von Corticosteroiden und Teer in Salbenform. Entsprechende Spezialitäten sind im Handel. Eine nur schwach braun gefärbte Lösung von Steinkohlenteer in Quillajatinktur ist der *Liquor carbonis detergens,* der antiseborrhoischen Haarwässern zugesetzt werden kann; z. B. Rp./ Pilocarpini muriatici 0,5, Liquoris carbonis detergentis, Chloroformii āā 5,0, Spir. vini dil. ad 100,0; S. „Einmal täglich zur Kopfhautmassage". Diese Verschreibung bewährt sich gut, sofern sie regelmäßig angewendet wird. Viele Patienten können dies jedoch nicht durchführen, da der Teerzusatz riecht, was im täglichen Leben oft als störend empfunden wird.

l) *Resorzin* (Resorcinum) wirkt keratolytisch, austrocknend und leicht schälend. In der Schwefel-Salicyl-Resorzin-Zinkpaste wird es bei der Akne, eventuell auch bei juvenilen Warzen zur milden Schälung verwendet: Rp./ Sulfuris präcipitati 5,0, Acidi salicylici, Resorcini 2,0, Pastae Zinci ad 100,0.

m) β-*Naphthol* wirkt stark schälend und irritiert milde. Es darf nur auf kleineren Flächen angewendet werden, da es bei größerer Resorptionsquote giftig ist. Man gebraucht es als Schälmittel bei der Akne vulgaris bzw. conglobata: Rp./ β-Naphtholi 10,0, Vaselini flavi 25,0, Sulfuris depurati 40,0, Saponis kalini ad 100,0.

n) *Cignolin,* das heute als *1,8-Dihydroxy-anthranolum* rezeptiert werden muß, wirkt in stärkeren Konzentrationen irritierend und ist ein ausgezeichnetes Lokaltherapeuticum der Psoriasis. Es findet hier in steigenden Dosen von 0,1% über 0,25%, 0,5%, 1% und 2% in Vaselinum flavum Verwendung; z. B. Rp./ 1,8-Dihydroxy-Anthranoli 0,1, Vaselini flavi ad 100,0. Es darf nicht in die Augen geschmiert werden, da es hier zu einer heftigen Conjunctivitis führt. Auch die Applikation an Intertrigostellen bewirkt übermäßige Irritation mit Brennen. Die Anwendung an der Kopfhaut ist unzulässig, weil sich die Haare grünlich verfärben. Dem Cignolin wird nachgesagt, daß es bei laufender Applikation und Resorption zu Nierenreizungen Veranlassung geben kann. Man sollte daher während dieser Behandlung vorsichtshalber 2mal pro Woche Harnkontrollen vornehmen, obwohl ein entsprechender Zwischenfall an der I. Universitäts-Hautklinik in Wien trotz reichlichster Anwendung seit Jahrzehnten noch nie beobachtet wurde.

3. Die Applikationsformen

a) *Nicht irritierende Lösungen, Trockenpinselungen, Salben* usw. werden am besten mit den vorher gereinigten Fingern oder Handflächen 2mal am Tage auf die Haut gestrichen.

b) *Irritierende Salben,* insbesondere Cignolin-Vaseline (S. 101), sind nur 1mal täglich aufzupinseln. Bei der Cignolinbehandlung der Psoriasis (S. 362) läßt man die Auftragung jeweils nach einem Bad durchführen, in welchem die Schuppen abgebürstet wurden. Es tritt eine Irritation auf, doch läßt die Reizwirkung des Cignolins nach einigen Tagen gewöhnlich nach, so daß man die Konzentration steigern muß.

c) *Schälpasten* streicht man mit einer Spachtel auf, läßt sie eine gewisse Zeit einwirken und schabt sie dann wieder mit einer Spachtel ab. Es folgt eine Reinigung mit Seife. Bei der β-Naphthol-Schälbehandlung (S. 101) der Akne (S. 517) beginnt man mit 15 Minuten und steigert bei jeder weiteren Applikation um 5—10 Minuten, sofern die Irritation nicht zu stark ist. Eine leichte Rötung während der der Auftragung folgenden Stunden ist erwünscht, Brennen und stärkere Entzündungen dürfen jedoch nicht auftreten. Man macht insgesamt 10—12 Schälbehandlungen und führt sie 2mal wöchentlich durch.

d) Vor allem in der Ekzembehandlung (S. 332) sind vielfach *Verbände* erforderlich, um Krusten zu entfernen oder exsudative Phasen unter Kontrolle zu bringen. Hiezu streicht man die Salben messerrückendick auf ein entsprechend großes und zugeschnittenes Leinwandstück (die Patienten machen das am besten mit einem reinen Messer — wie bei einem Butterbrot), welches dann aufgelegt und mit einigen Touren einer Mullbinde oder auch mit einem Stück „Schlauchverband" fixiert wird.

e) Die Technik des *Okklusivverbandes* bewährt sich bei der Psoriasis vulgaris (S. 362) und bei manchen chronischen Ekzemen (S. 332), wobei corticosteroidhältige Salben (S. 97) Anwendung finden. Man trägt die Salbe auf die Hautveränderungen auf und bedeckt das Areal anschließend mit Plastikfolie, die am Rande mit Heftpflaster angeklebt wird, so daß fast völliger Luftabschluß resultiert. Für Hände und Finger eignen sich Handschuhe, für die Extremitäten Schläuche und für den Kopf Hauben aus Plastikfolie, die im Handel sind. Okklusivverbände bleiben 3—5 Tage unverändert liegen. Sie führen zu einer Intensivierung der lokalen Corticosteroidwirkung, obwohl unter ihnen naturgemäß eine Zersetzung von Schweiß und eventuell Sekret eintritt, die sich durch üblen Geruch bei der Abnahme bemerkbar macht. Unter Okklusivverbänden mit Corticosteroidsalben etabliert sich mitunter eine Soormykose, die sich zwar mit Nystatin-hältigen Salben leicht koupieren läßt, aber eine Fortsetzung der Okklusivverbände unmöglich macht.

f) *Bäder* kommen vielfach zur Anwendung: So dienen sie z. B.: in der Ekzemtherapie (S. 332) mit Weizenkleiezusätzen (S. 98) der Juckreizstillung; bei Kindern, die an Neurodermitis leiden (S. 333), mit Kamillentee (S. 98) der Reinigung; oder bei Psoriatikern (S. 362) unter Anwendung von Seife der Schuppenentfernung. Alle derartigen Bäder sollten etwa körperwarm durchgeführt werden (35 bis 38 Grad Celsius) und nicht länger als 15 Minuten dauern.

g) *Umschläge* mit lichtem Kamillentee (S. 98) oder 1%iger Borsäurelösung (S. 99) stellten früher ein wichtiges Requisit der Ekzemtherapie (S. 332) dar, haben aber heute ihre Bedeutung verloren. Man muß sie kühl auflegen, da sie sonst zur Verschlechterung des Ekzems führen: die abgekühlte Umschlaglösung wird in eine Schale gegeben; man taucht ein reines Taschentuch ein, preßt es aus und legt es auf die Hautstelle auf. Nach 3 Minuten (nicht länger, sonst tritt Erwärmung des Umschlages mit Reizwirkung ein) muß das Tuch neuerlich eingetaucht, ausgepreßt und aufgelegt werden. Man setzt dies eine halbe Stunde lang fort, wiederholt also den Wechsel etwa 10mal und führt die ganze Prozedur 2- oder 3mal am Tage durch.

C. Physikalische und klein-chirurgische Behandlungsverfahren

1. Oberflächliche *Wärmeapplikation* mit Hilfe warmer Umschläge oder eines Thermophors findet in der Dermatologie eigentlich nur zur Beschleunigung der Einschmelzung von Furunkeln (S. 113) Anwendung.

2. Hingegen macht man von der Gewebserwärmung durch *Kurzwellen* oder *Diathermie* nicht nur in dieser Indikation, sondern auch zur Behandlung von Zosterneuralgien Gebrauch.

3. Zur Erzeugung *intensiver Kältewirkung* wendet man heute überwiegend flüssigen Stickstoff an; er wird in Spezialbehältern aufbewahrt, die einmal pro Woche in der Fabrik nachzufüllen sind. Man taucht lange Stieltupfer in den flüssigen Stickstoff, zieht sie unter Dampfentwicklung heraus und preßt sie sofort auf die zu behandelnde Stelle, die sich unter geringer Schmerzempfindung weißlich verfärbt und verhärtet. Man wiederholt dies je nach Hautdicke 3—10mal, bis das Corium in seiner ganzen Dicke spürbar durchgefroren ist. Während des folgenden Auftauens treten meist heftige Schmerzen auf, die einige Stunden dauern können. Im Laufe von 24 Stunden kommt es infolge der gesetzten lokalen Erfrierung zur blasigen Abhebung der Epidermis. Die Blase wird nach 24—48 Stunden geschlitzt, später abgetragen. Die folgende Wundheilung nimmt etwa 14 Tage in Anspruch. Die Behandlung mit flüssigem Stickstoff dient vorwiegend zur Entfernung der Verrucae plantares (S. 204), mancher seniler Keratosen (S. 477) und der Lentigo maligna (S. 458). Sie ist technisch einfach, aber für den Patienten unangenehm.

4. Mit Hilfe der *Diathermie* kann man das Gewebe auch kauterisieren, sofern eine kleinflächige bzw. nadelförmige Elektrode benützt wird; tritt die elektrische Energie in einem so kleinen Raum zusammengedrängt über, so entsteht soviel Joulesche Wärme, daß bereits Zellzerstörung erfolgt. Man macht von dieser sogenannten „Kaltkaustik" bei der Entfernung von Warzen (S. 203), Condylomata acuminata (S. 207), Papillomen, bindegewebigen Nävi (S. 464) und einigen anderen Hautveränderungen reichlich Gebrauch. Die Durchführung ist denkbar einfach, da man nur mit der Nadelelektrode einstechen und den Stromkreis kaum sekundenlang schließen muß, um eine kleine Koagulation im Umkreis von 2—3 mm zu erzielen. Steriles Vorwaschen ist unnötig, da die Kauterisation selbstverständlich zur Sterilität des verbrannten Areals führt. Meist erübrigt sich bei kleinen Effloreszenzen auch eine Lokalanästhesie, da die Einstiche und die Momente des Stromschlusses nur als geringer Schmerz empfunden werden, sofern man sie nicht bei größeren Veränderungen allzuoft wiederholen muß. Bei guter Technik tritt keine Blutung auf. Die entstehenden kleinen Koagulationsnekrosen werden

belassen. Sie trocknen am besten unter Anwendung antibiotischen Puders (S. 97) mehrmals täglich im Laufe von 8—14 Tagen ein und werden dann abgestoßen, wobei der Grund meist schon wieder epithelisiert ist.

5. Die *Exkochleation mit dem scharfen Löffel* bewährt sich zur Entfernung von Verrucae vulgares (S. 203) und darf hier bei einwandfreier Technik als eine elegante, rasche und auch rezidivarme Methode gelten. Man vereist zur Schmerzausschaltung mit Chloräthyl, das man etwa ½ Minute lang unter gleichzeitigem Blasen aus 30 cm Entfernung auf das Areal spritzt. Eine weiße Verfärbung der besprayten Stelle zeigt den Eintritt der Anästhesie an, die etwa 3 Minuten lang anhält. Nun nimmt man den scharfen Löffel in die volle Faust, so daß sein Löffelende zwischen Daumen und Zeigefinger vorschaut, setzt ihn am Rande der Warze an und schneidet (!) die Warze mit dem scharfen Rand des Löffels unter Gegendruck mit dem Daumen und kleinen ziehenden Bewegungen in der Schicht des Stratum papillare herunter. Anschließend wird die kleine Wundfläche mit dem Lapisstift fest abgerieben, um einer Virusverschleppung vorzubeugen und die nach dem Auftauen einsetzenden punktförmigen Blutungen aus den Papillenspitzen zu stillen. Man legt einen Verband mit einem antibiotischen Puder, bei stärkerer Blutung eventuell auch einen Druckverband mit Stryphnongaze® an. Die Stelle soll trocken gehalten werden. Erster Verbandwechsel nach einigen Tagen. Der schwarze Lapisschorf stößt sich im Laufe einer Woche ab, wonach rasche Reepithelisierung mit kaum sichtbaren Narben folgt.

6. Die *ultravioletten Strahlen* werden z. B. bei der Akne vulgaris (S. 517) oder beim Erythema migrans (S. 371) zur Schälung, bei der Alopecia areata (S. 535) zur Durchblutungsförderung benützt, wobei Erythemdosen erforderlich sind, aber keine allzustarke Dermatitis entstehen darf. Man bestrahlt insgesamt 10—15mal in Abständen von einigen Tagen, wobei man die Dosis, die hier in Minuten angegeben wird, langsam steigert. Bei gewöhnlichen U.V.-Lampen beginnt man mit ½ Minute und steigert viertelminutenweise. Steht eine Kromayerlampe zur Verfügung, deren Ausbeute an U.V.-Strahlen besonders hoch ist, so beginnt man mit 10 Sekunden und erhöht jeweils um 5 Sekunden.

7. *Radioaktive Strahlen*, die früher in Form der Radium- und Röntgentherapie auch in der Dermatologie vielfach Verwendung fanden, kommen heute nur noch in ausgewählten Fällen, insbesondere bei der Behandlung maligner Tumoren, zur Anwendung. Ihr Einsatz sollte Spezialabteilungen bzw. dem röntgenologisch ausgebildeten Dermatologen überlassen werden.

7. Kokkeninfektionen der Haut und ihrer Anhangsgebilde

Die Variationsbreite dieser Veränderungen ist nur zum Teil dadurch bedingt, daß verschiedene Stämme von Staphylo- und Streptokokken die Erreger sind. In der Hauptsache kommt sie aber durch das unterschiedlich tiefe Eindringen der Keime in die Epidermis, ins Corium, in die Follikel und in die Hautdrüsen zustande.

Impetigo contagiosa und Pyodermien
Grindflechte

(sehr häufig)

Abb. 70, 72

> Diese akute Staphylo- oder Streptokokkeninfektion der Epidermis ist durch bis bohnengroße Blasen bzw. Pusteln und Erosionen mit rasch folgenden Eiterkrusten vorwiegend im Gesicht bei Kindern charakterisiert.

I. Hauterscheinungen

1. Primäreffloreszenzen

Bläschen und Blasen auf entzündlich gerötetem Grund.

Größe: stecknadelkopf- bis über bohnengroß.
Inhalt: zunächst klar serös; es folgt aber eine rasche Pustelbildung.
Form: flach halbkugelig; durch Erregerverschleppung und Konfluenz entstehen schlangenartige, bei peripherem Wachstum mit zentraler Abheilung Ringformen (**Impetigo circinata bzw. anularis**).
Lagerung: intraepidermal — variabel von subcorneal bis suprabasal.
Decke: je nach Lagerung in der Epidermis mehr minder zart.

2. Sekundäreffloreszenzen

Pusteln, die rasch platzen, es folgen Erosionen, eitrige Krusten (diese sieht man am häufigsten) und temporäre Restpigmentationen.

3. Phänomene — Keine.

4. Zahl

Variabel zwischen einer einzigen Impetigo und Dutzenden.

5. Lokalisation

Vorzugsweise im Gesicht und an den Händen; bei Kindern (zarte Haut) werden auch Stamm und Extremitäten oft betroffen.

6. Anordnung

Unregelmäßig disseminiert. Bei Verschleppung in unmittelbarer Umgebung folgen Apposition und Konfluenz.

7. Sonderformen

a) **Kutane Pyodermien** (selten): Sie entstehen, wenn die Kokken auch in das obere Corium vordringen und zeigen neben den oberflächlichen Veränderungen eine entzündliche Infiltration, zu der eventuell auch eine Lymphangitis und Lymphadenitis hinzukommen können.

b) **Dermatitis exfoliativa Ritter von Rittershain** (= „Pemphigus neonatorum") junger Säuglinge (sehr selten) mit Bildung von bis apfelgroßen, suprabasalen Blasen, die rasch pustulieren bzw. platzen, so daß Erosionen mit Schuppensäumen (= Blasenkrägen) und Krusten folgen; die meist symmetrisch disseminierten Veränderungen treten vorwiegend am Stamm auf. Bei sehr dichter Aussaat (Selbstinfektion durch Verschmieren) und Konfluenz entsteht in schwersten Fällen das Bild einer Erythrodermie.

II. Sonstige Symptomatik

1. Sichtbare Schleimhäute — Frei.

2. Lnn.

Eventuell bei Kindern vergrößert.

3. Subjektive Symptome

Initial oft Juckreiz.

4. Allgemeinsymptome

Bei gewöhnlicher Impetigo keine.

III. Verlauf und Prognose

1. Altersdisposition

Vorwiegend Kinder (zarte Haut).

2., 3. Inkubation, Prodrome

24—48 Stunden; keine Prodrome.

4. Beginn und Verlauf

Die Entwicklung von den Blasen über Pusteln und Erosionen bis zu Krusten dauert 24—48 Stunden. Nach einigen Tagen erfolgt spontane Reepithelisierung mit Restpigmentationen. Das Verschmieren führt aber zur weiteren Ausbreitung, so daß sich die Erkrankung meist über Wochen hinzieht.

5. Prognose

Gut. Septische Komplikationen sind extrem selten. Bei richtiger Therapie Heilung in wenigen Tagen.

6. Sonderform

Die Dermatitis exfoliativa (siehe oben I/7) betrifft Säuglinge bis zu 8 Wochen post partum. Verschmieren führt zur schubweisen Ausbreitung. In leichteren Fällen tritt nach 2—6 Wochen Heilung ein. Bei ausgedehntestem, erythrodermischem Befall (Abwehrschwäche infolge Fehlens diaplacentarer mütterlicher Antikörper) folgen nach wenigen Tagen hohes Fieber, Erbrechen, Koma und Exitus letalis (Prognose auch heute dubiös).

IV. Histologie

Sie zeigt umschriebene intraepidermale Ansammlungen von Erregern mit Lockerung des Zellverbandes bzw. Bildung von Spalten, Blasen und Pusteln. Minimale entzündliche Reaktion im Corium.

V. Diagnose und DD

Die Diagnose ergibt sich aus den typischen Krusten, insbesondere bei Kindern im Gesicht. In DD kommen alle Dermatosen mit Krustenbildung (z. B. Basaliom, S. 422, Lupus vulgaris, S. 143, usw.). Bei der Dermatitis exfoliativa der Säuglinge ist auch eine Lues congenita (S. 613) abzugrenzen!

VI. Ätiologie und Pathogenese

Es liegt eine oberflächliche Infektion der Epidermis mit Staphylo- oder Streptokokken durch kleinste Einrisse im Stratum corneum oder durch

Einmassieren vor. Die Impetigo contagiosa kann eine selbständige Erkrankung mit hoher Kontagiosität (Befall aller Geschwister, „Epidemien" in Schulen, Heimen) sein, oder sekundär auf der Basis einer jukkenden Dermatose (Kontaktekzem, Scabies, Pediculose usw.) als sogenannte Impetiginisierung auftreten.

VII. Therapie

1. Allgemeintherapie

Nur bei gefährdeten Kindern (Dermatitis exfoliativa) mit oralen *Antibiotika* — sonst nicht erforderlich.

2. Lokaltherapie

a) Eventuell Abmazerieren von Krusten mit Diachylonverbänden (S. 102).

b) Verbände und Einfetten mit antibiotischen Salben (S. 97).

3. Schul- bzw. Heimverbot bis zur Abheilung

Absonderung Neugeborener von Müttern mit Pyodermien. Säuglingsschwestern mit Pyodermien außer Dienst stellen!

4. Desinfektion der Wäsche gegen Reinfektionen

Folliculitis
Haarbalgentzündung   (häufig)
Abb. 71, 73

Diese akuten Staphylokokkeninfektionen der oberen und mittleren Partien der Haarfollikel sind durch stecknadelkopfgroße, follikulär angeordnete Pusteln mit zentralem Haar und rotem Hof sowie durch chronisch rezidivierenden Verlauf charakterisiert.

I. Hauterscheinungen

1. Primäreffloreszenzen

Follikuläre Pusteln mit hellrotem *Hof.*
   Größe: um stecknadelkopfgroß.
   Inhalt: Eiter.
   Form: rund; halbkugelig erhaben.
   Lagerung: im Epithel und Lumen des Haarfollikels.

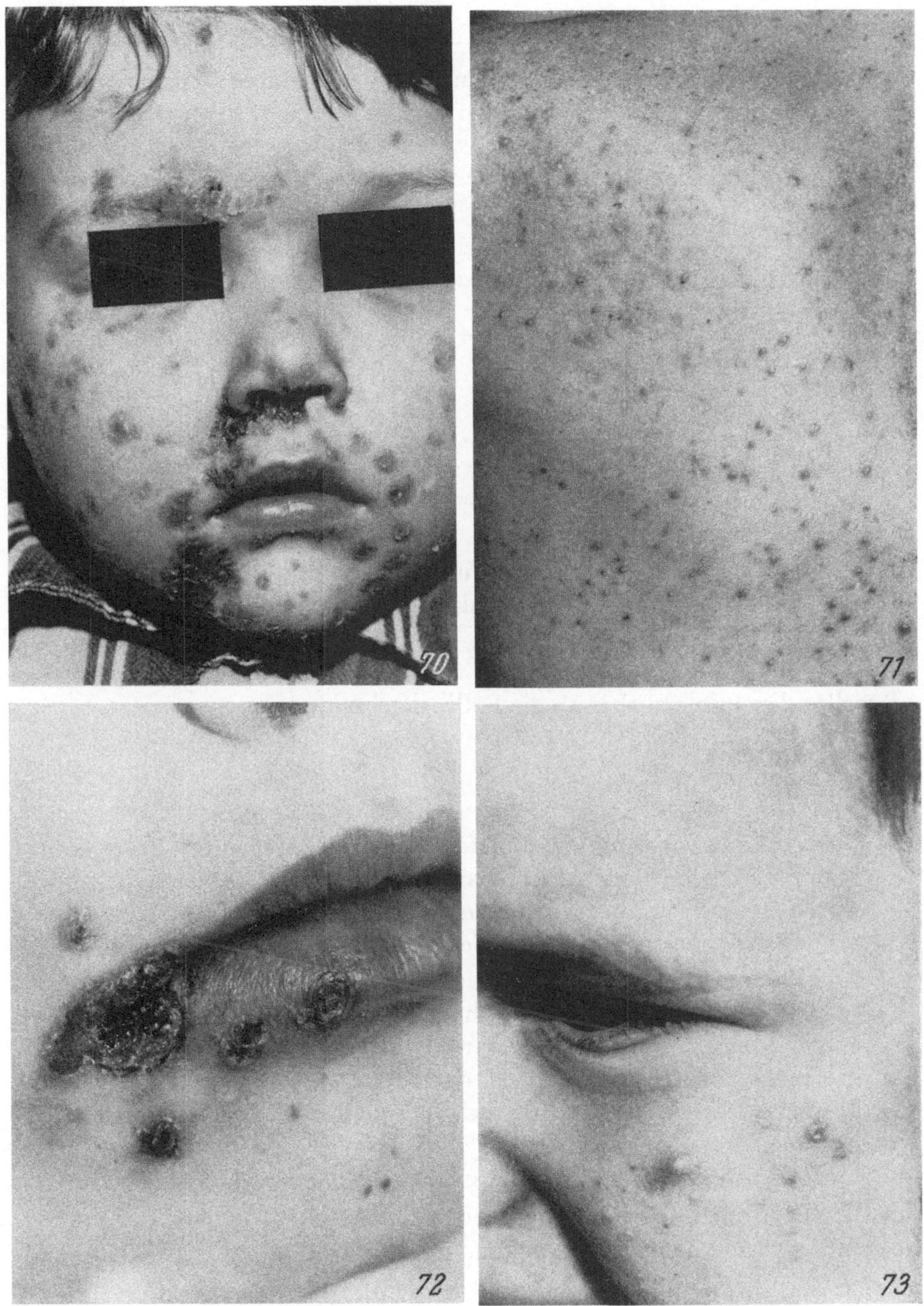

Abb. 70. Impetigo contagiosa, verkrustete, teils polyzyklisch konfluierte Herde
Abb. 71. Follikulitis durch ölverschmutzte Kleidung
Abb. 72. Impetigo contagiosa
Abb. 73. Follikulitis

Oberfläche: gespannt; oft zentral von einem Haar durchbohrt, das meist leicht auszuziehen und von Keimrasen umscheidet ist. Dringt die Infektion tiefer in den Follikel vor, so entsteht primär ein bis stecknadelkopfgroßes, hellrotes Knötchen, auf dem sich durch Eitereinschmelzung die follikuläre Pustel bildet.

2. Sekundäreffloreszenzen

Den Pusteln können kleinste *Eiterkrusten*, bei tiefem Follikelbefall eventuell auch *Närbchen* folgen.

3. Phänomene — Keine.

4. Zahl

Sehr variabel von einigen bis zu sehr zahlreichen.

5. Lokalisation

Prinzipiell ist jede möglich. Bevorzugt werden die großen Flächen von Rücken, Brust, Gesäß und Oberschenkeln.

6. Anordnung

Regellos disseminiert, aber an die Follikel gebunden.

7. Sonderformen

(Nur bei Männern!):

a) Bei der **Sycosis simplex** (= staphylogene Bartflechte; heute sehr selten) treten im Bereiche des Bartes, insbesondere an der Oberlippe (im Gegensatz zur pilzbedingten Sycosis parasitaria am Kinn) besonders hartnäckig rezidivierende mitteltiefe Follikulitiden auf.

b) Die **Folliculitis nuchae scleroticans** (= Acne keloidea nuchae; sehr selten) ist eine außerordentlich hartnäckig rezidivierende Haarbalgentzündung im Nacken, die mit kleinen Keloiden abheilt, so daß die Haare schräg nachwachsen oder retiniert werden und Fremdkörperreaktionen auslösen. Nach jahrelangem Verlauf führt die Konfluenz zu einem großen Keloidwulst, der von erweiterten Follikelöffnungen wurmstichartig durchsetzt ist.

c) Die **Perifolliculitis capitis abscedens** (sehr selten) ist eine der Folliculitis nuchae analoge Erkrankung an der Kopfhaut.

II. Sonstige Symptomatik

1., 3., 4. Sichtbare Schleimhäute, Lnn., Allgemeinsymptome

Unbeteiligt bzw. keine.

2. Subjektive Symptome

Mehr minder leichte Schmerzen.

III. Verlauf und Prognose

1. Altersdisposition

Die Folliculitis kann bei beiden Geschlechtern in jedem Alter auftreten. Sonderformen betreffen Männer.

2., 3. Inkubation, Prodrome

Um 24 Stunden; keine.

4. Beginn und Verlauf

Die einzelne Folliculitis entwickelt sich in 24—72 Stunden und klingt nach dem Platzen der Pustel rasch ab, wobei nur tiefere Formen zu Närbchen und hin und wieder zu bleibendem Haarverlust führen. In der Umgebung treten aber chronisch rezidivierend neue Veränderungen auf.

5. Prognose

Dementsprechend zieht sich die an sich harmlose Erkrankung ohne Therapie oft über Wochen und Monate hin; richtige Behandlung führt aber zu rascher Heilung.

6. Komplikationen

Die Sonderformen (siehe oben I/7) klingen auch bei korrekter Behandlung nur langsam ab und belästigen die Patienten oft jahrelang.

IV. Histologie

Sie zeigt eine akute entzündliche Infiltration mit Einschmelzung in der Wand des Follikels.

V. Diagnose und DD

Die einfache Diagnose ergibt sich aus den follikulären Pusteln und dem rezidivierenden Verlauf. Eventuelle DD wären:

a) Akne vulgaris (S. 517; zusätzlich Komedonen, Akneknötchen, Lokalisation).

b) Sycosis parasitaria (S. 161; ausgedehnter, chronisch entzündlicher Prozeß, positiver Pilzbefund; die Ausziehbarkeit der Haare ist kein brauchbares differentialdiagnostisches Kriterium!).

VI. Ätiologie und Pathogenese

Meist liegt eine Staphylokokkeninfektion der Follikel durch Einschmieren von außen (insbesondere bei den sekundären Formen auf dem Boden von Scabies, Pediculose, Ekzem usw.), in seltenen Fällen auch eine hämatogene Keimstreuung aus Herden vor; für den rezidivierenden Verlauf wird eine individuelle Abwehrschwäche verantwortlich gemacht. — Mitunter entstehen abakterielle Follikulitiden durch chemische Reize von außen (Kontakt mit Teer, Sublimatspiritus) oder von innen (Medikamente, Halogene).

VII. Therapie

1. Allgemeintherapie

mit Antibiotika oder Sulfonamiden ist unnötig.

2. Lokaltherapie

Trägt das Hauptgewicht:

a) *Desinfizierende alkoholische Lösungen* (z. B. Rp./ Natrii boracici 2,5, Glycerini 5,0, Spir. vini conc. 80,0, Aquae dest. ad 250,0; oder Rivanoli 0,25, Spir. vini dil. ad 100,0, färbt stark gelb).

b) Zusätzlich *antibiotische Salben* (S. 97); besser solche, die Bacitracin, Neomycin, Rifamycin oder Refobacin enthalten.

3. Pflegetechnische Maßnahmen

(Sehr wichtig!):

a) *Auskochen der Unterwäsche* gegen neuerliche Schmier-Reinfektion.

b) Bei der Sycosis simplex Übergehen auf *Elektrorasur* (Propagation durch kleine Verletzungen mit der Rasierklinge bzw. durch Keimbesiedlung des Rasierpinsels!).

c) Bei der Folliculitis nuchae Vermeidung des direkten Kontaktes von harten Krägen (Uniformträger) mit der Haut.

4. Bei Sycosis simplex auch *mechanisches Epilieren* (Röntgenepilation ist ein Kunstfehler, da sie zur Radiodermitis führen kann).

5. Bei der Folliculitis nuchae eventuell Röntgenbestrahlungen (100 r bei 100 kV, 4mal in Abständen von je 14 Tagen).

Furunkel und Karbunkel
Blutschwär   (Furunkel: sehr häufig; Karbunkel: selten)
Abb. 74—76

|| Diese akuten Staphylokokkeninfektionen der tiefen Partien des Haarfollikels sind durch entzündliche, schmerzhafte Knoten mit zentraler Eiterpfropfbildung charakterisiert.

I. Hauterscheinungen

1. Primäreffloreszenzen

Initial eine follikuläre, stecknadelkopfgroße *Pustel*, später ein entzündlicher *Knoten:*
> Größe: haselnuß- bis handtellergroß.
> Farbe: akut entzündliches Hellrot, seltener dunkelrot.
> Form: flach vorgewölbt; oft starkes Kollateralödem (Lider!).
> Rand: unscharf begrenzt, verliert sich in der Umgebung.
> Konsistenz: erhöht.
> Oberfläche: gespannt.

2. Sekundäreffloreszenzen

Zentrale Demarkationsnekrose mit Bildung des typischen zentralen gelben *Eiterpfropfes*, folgender Abstoßung, kraterförmiger *Exulzeration* und *narbiger* Heilung.

3. Phänomene — Keine.

4. Zahl

Meist solitär, seltener multipel bei Eiterverschmierung.

5. Lokalisation

Jede Hautstelle mit Haarfollikeln ist möglich.

6. Anordnung

Multiple Furunkel stehen meist getrennt, können aber gelegentlich zum sogenannten **Furunculus compositus** konfluieren.

7. Sonderformen

a) **Gesichtsfurunkel,** vor allem solche an der *Oberlippe, Nase* und *periorbital* können zu lebensgefährlichen Komplikationen führen (siehe III/6).

b) Beim **Karbunkel** schreitet die Infektion in der Tiefe von einem Follikel zum anderen fort, so daß handgroße, entzündliche, harte Infiltrate mit Eiterentleerung aus zahlreichen Follikeln entstehen. Karbunkel sind fast immer im Nacken lokalisiert.

II. Sonstige Symptomatik

1. Sichtbare Schleimhäute

Lippenfurunkel brechen oft nach der Schleimhautseite durch. Sonst keine Schleimhautbeteiligung.

2. Subjektive Symptome

Starke Schmerzhaftigkeit.

3. Lnn.

Die regionären Lnn. sind oft vergrößert.

4. Allgemeinsymptome

Fieber usw. nur bei schweren Formen.

III. Verlauf und Prognose

1. Altersdisposition

Keine, kann in jedem Alter auftreten.

2., 3. Inkubation, Prodrome

Einige Tage; keine.

4. Beginn und Verlauf

Vom ersten Symptom der Empfindlichkeit im Bereich des Follikels bis zur Reifung und Pfropfbildung mit Abstoßung vergeht etwa eine Woche. Die folgende Granulation und Vernarbung dauert bei großen Furunkeln bis zu 14 Tagen.

5. Prognose

„Gewöhnliche" Furunkel sind harmlos. Nicht so selten entwickeln sich aber in Abständen von Tagen und Wochen immer wieder neue Furunkel; eine derartige **Furunkulose** ist ein äußerst lästiges Leiden, kann sich monatelang hinziehen und deutet oft auf einen Diabetes mellitus hin, der die Furunkelbildung begünstigt.

6. Komplikationen und Sonderformen

a) Bei Gesichtsfurunkeln an der Oberlippe, an der Nase und periorbital kann es über die Vena angularis, die dann als harter schmerzhafter Strang an der Nasenwurzel zu tasten ist, oder über die Orbitalvenen zur Keimverschleppung ins Schädelinnere mit Sinusthrombosen kommen. Diese lebensgefährlichen Komplikationen führten in der vorantibiotischen Zeit oft zum Tode.

b) *Karbunkel* verlaufen langwierig und treten fast nur bei Männern, insbesondere bei Diabetikern auf; hier ist die Prognose auch heute noch dubiös, da der Diabetes die Eiterung begünstigt, die ihrerseits wieder im circulus vitiosus zur Entgleisung des Diabetes mellitus beiträgt.

IV. Histologie

Sie zeigt eine akute, abszedierende Entzündung bzw. eine zentrale Nekrose mit Zerstörung von Haarmatrix und Follikel.

V. Diagnose und DD

Die Diagnose ergibt sich aus dem perifollikulären, akuten, schmerzhaften Entzündungsprozeß und der charakteristischen Propfbildung. In DD kommt eventuell eine Phlegmone (nicht follikulär, eventuell sichtbare Eintrittspforte, zentrale Einschmelzung, Fluktuation, Fieber usw.).

VI. Ätiologie und Pathogenese

Der Furunkel entsteht durch Staphylokokkeninfektion der tiefen Teile des Haarfollikels mit folgender Demarkationsnekrose. Die Infektion erfolgt meist exogen durch Einreibung, seltener hämatogen durch Streuung aus einem Fokus. Unreinlichkeit, Diabetes und Resistenzschwäche (z. B. Leukämie) begünstigen die Entstehung von Furunkeln.

VII. Therapie

Alle Patienten mit *Gesichtsfurunkeln und Nackenkarbunkeln* sowie alle *Diabetiker mit Furunkeln* sind in das *Spital einzuweisen!*

1. Allgemeintherapie

a) Erübrigt sich bei Einzelfurunkeln.

b) In sehr frühen Stadien führen *Antibiotika* eventuell zur Unterdrückung.

c) Bei *Gesichtsfurunkeln, Karbunkeln und Diabetes unbedingt Antibiotika* geben! (S. 88/89.) 1 Mega mittelfristigen Depotpenicillins

1mal täglich i.m. oder 5—10 Mega wäßrigen Penicillins G 1- oder 2mal täglich als Infusion i.v. durch 8—10 Tage. Bei Furunkulosen Fortsetzung durch 3 Wochen oder Anwendung anderer (Tetrazykline) eventuell weniger gebräuchlicher (Erythromycin, Rifamycin) Breitbandantibiotika.

d) Klingen Furunkulosen trotz gezielter Therapie und Reinlichkeit nicht ab, so muß nach einem eventuellen Fokus gesucht werden.

2. Lokaltherapie

a) Zunächst Verbände mit *ziehenden Salben* (Unguentum Diachylon, ichthyolhältige Salben usw., S. 100).

b) Später Verbände mit *antibiotischen* Salben.

c) Eventuell Kurzwellenbestrahlungen zur Einschmelzung (1mal täglich 10 Minuten).

d) Gegebenenfalls Eröffnung durch Inzision.

e) Entleerung mit einer *Saugglocke*. (*Drücken* ist wegen der Gefahr einer Einpressung von Keimen in Gefäße, insbesondere bei *Gesichtsfurunkeln* streng verboten!!)

f) Karbunkel sind breit zu eröffnen und auszuräumen. Vor allem bei Diabetikern sollte diese chirurgische Intervention schon frühzeitig erfolgen, wobei man oft bis zur nuchalen Faszie vordringen muß. Scheinbar geringgradige klinische Erscheinungen können bei Nackenkarbunkeln in täuschendem Gegensatz zur tatsächlichen Ausdehnung des Prozesses stehen!

3. Bei Furunkulosen ist größte Reinlichkeit erforderlich, um Reinfekte durch Verschmieren des Eiters zu vermeiden. Die Unterwäsche muß ordentlich ausgekocht werden (Waschmaschinen garantieren eine derartige Sterilisierung nicht immer!).

4. Bei jedem einschlägigen Patienten ist nach einem Diabetes zu fahnden. Diabetiker müssen eventuell temporär von Tabletten auf Insulin umgestellt werden.

Abb. 74. Oberlippenfurunkel
Abb. 75. Furunkulose
Abb. 76. Karbunkel
Abb. 77. Hidrosadenitis axillaris

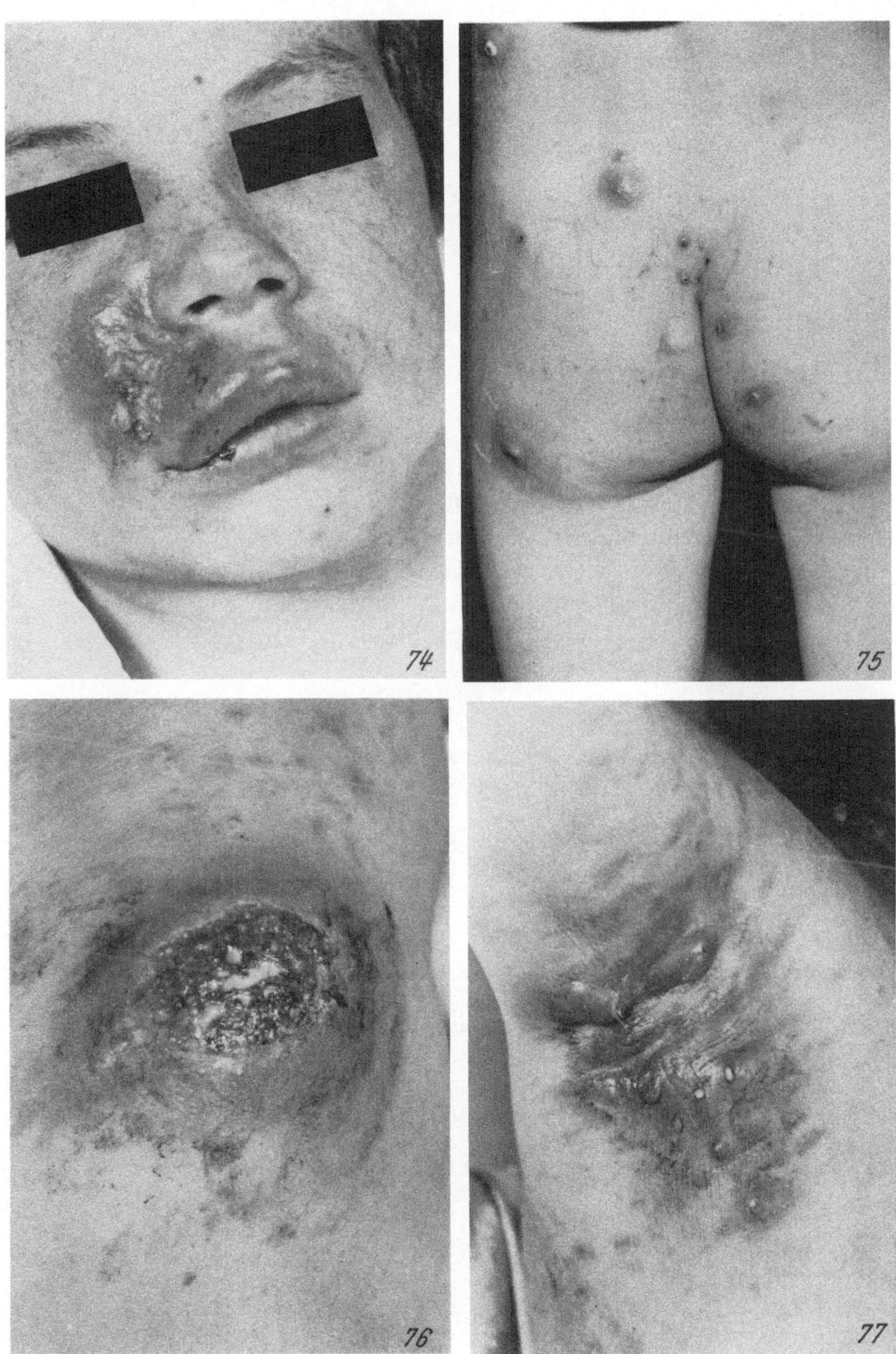

Abb. 74—77

Hidrosadenitis axillaris
Schweißdrüsenabszesse (häufig)
Abb. 77

Diese akuten Staphylokokkeninfektionen der apokrinen Schweißdrüsen in den Axillen sind durch entzündliche Infiltrate bzw.
Abszesse und meist chronisch rezidivierenden Verlauf charakterisiert.

I. Hauterscheinungen

1. Primäreffloreszenzen

Entzündliche *Knötchen und Knoten*.

    Größe: bohnen- bis pflaumengroß.
    Farbe: akut entzündliches Hellrot.
    Form: rundlich oder flach erhaben.
    Rand: unscharf begrenzt.
    Konsistenz: leicht erhöht.
    Oberfläche: gespannt.

2. Sekundäreffloreszenzen

Nach dem Durchbruch folgen Eiterentleerung, *Mazeration, Ulcus-* bzw.
Abszeßhöhlen- und *Narben*bildung.

3. Phänomene — keine.

4. Zahl

Solitär oder zwei oder einige.

5. Lokalisation

Axillen; meist einseitig, seltener beidseitig.

6. Anordnung

Bei dichtem Nebeneinanderliegen erfolgt eventuell Konfluenz.

7. Sonderformen — keine.

II. Sonstige Symptomatik

1., 3., 4. Sichtbare Schleimhäute, Lnn., Allgemeinerscheinungen — frei.

2. Subjektive Symptome

Starke Schmerzen mit Bewegungsbehinderung.

III. Verlauf und Prognose

1. Altersdisposition

Auftreten erst nach der Pubertät, da die apokrinen Schweißdrüsen vorher nicht voll entwickelt sind.

2., 3. Inkubation, Prodrome

Einige Tage; keine.

4. Beginn und Verlauf

Der Patient bemerkt zuerst einen leichten Schmerz und eventuell ein kleines Infiltrat. Danach folgen rasche Vergrößerung und im Laufe von 3—8 Tagen Einschmelzung, Fluktuation, Durchbruch sowie Entleerung mit anschließender Vernarbung in etwa einer Woche. Es besteht aber große Neigung zu „Rezidiven", d. h. richtiger zum weiteren Befall anderer Schweißdrüsen in der Nachbarschaft.

5. Prognose

Die Erkrankung ist harmlos, kann aber sehr lästig werden, wenn in Abständen von Wochen oder Monaten immer wieder neue Abszesse auftreten.

6. Sonderformen — keine.

IV. Histologie

Sie zeigt typische akute leukozytäre Infiltrate mit zentraler Abszeßbildung um Schweißdrüsenendstücke.

V. Diagnose und DD

Die Diagnose ergibt sich aus der akuten Abszeßbildung mit Lokalisation in den Axillen. Im Gegensatz zum Furunkel führt die Hidrosadenitis nicht zu einer pfropfförmigen zentralen Nekrose mit Demarkation, sondern zur richtigen Abszeßbildung. In sehr seltenen Fällen ist auch eine Differenzierung von einer Tbc colliquativa (S. 142) erforderlich (chronischer Prozeß, Tuberkelbazillen im Eiter, Histologie).

VI. Ätiologie und Pathogenese

Es liegt eine Staphylokokkeninfektion der Schweißdrüsenendstücke in den Axillen vor, deren Entwicklung durch die schweißbedingte Mazeration begünstigt wird. Die Einnistung der Keime dürfte auch bei „Rezidiven" überwiegend durch lokale Einreibung zustande kommen, obwohl hin und wieder eine hämatogene Einstreuung aus Herden möglich zu sein scheint.

VII. Therapie

1. Allgemeintherapie

Mit Antibiotika, wie beim Furunkel (S. 88/89).

2. Lokalbehandlung

Ebenfalls wie beim Furunkel (S. 116). Hier ist Reinhaltung und Auskochen der Unterwäsche besonders wichtig. Mitunter sind kleinere Inzisionen oder auch größere Exzisionen angezeigt.

3. Eine besondere Disposition von Diabetikern ist hier nicht gegeben.

Periporitis suppurativa
Schweißdrüsenabszesse der Säuglinge   (sehr selten)

> Diese akute Staphylokokkeninfektion der Schweißdrüsen bei Säuglingen ist durch entzündliche Knötchen und Abszesse am Gesäß und Hinterkopf charakterisiert.

I. Sie werden bis haselnußgroß, sind hellrot, halbkugelig erhaben und an den Schweißdrüsenausführungsgängen lokalisiert. Nach zentraler Einschmelzung und Eiterentleerung folgen Krusten und kleinste Närbchen. Die Zahl der Effloreszenzen kann einige Dutzend erreichen. Sie sind vorwiegend am Gesäß, Rücken, Nacken und Hinterhaupt lokalisiert (Auflagestellen der Säuglinge) und disseminiert angeordnet.

II. Die verursachten Schmerzen scheinen gering zu sein. Fieber tritt nur bei ungünstigstem Verlauf auf.

III. Die Erkrankung setzt vor allem in der heißen Jahreszeit bei schlechter Säuglingspflege ein und verläuft über längere Zeit, weil immer wieder neue Abszesse nachkommen. Die Prognose ist nur bei sehr schwachen Kindern ungünstig, sonst tritt nach einigen Wochen spontane Beruhigung ein.

IV., V. Keine Bemerkung.

VI. Es liegt eine Infektion der Schweißdrüsenausführungsgänge mit Staphylokokken, offenbar durch Einreiben von außen bei schlechter Pflege vor.

VII. Einweisung ins Spital nur bei ausgedehntem Befall. Die Therapie besteht in guter Pflege unter Aufbringung von antibiotischen Pudern und Salben (S. 97) und Verwendung desinfizierender Bäder (z. B. $KMnO_4$, einige Kristalle auf ein Waschbecken, die Lösung muß hell lila sein!). Antibiotika nur in seltenen, schweren Fällen. Eventuell Inzision größerer Abszesse.

Erysipelas, Erysipel
Rotlauf   (sehr häufig)
Abb. 33, 78—80

Diese akute Streptokokkeninfektion der Lymphspalten im Corium ist durch flächenhafte Rötung, Schüttelfrost und Fieber charakterisiert.

I. Hauterscheinungen

1. Primäreffloreszenzen

Makulös-flächenhafte Rötung mit Schwellung.

Größe: kleinhandteller- bis mehrere Handflächen-groß.
Farbe: akut hellrot, doch kommen auch dunkelrote Farbtöne vor.
Form: unregelmäßig je nach Lokalisation; an Stellen mit lockerem Gewebe können wulstige Schwellungen entstehen.
Rand: mehr minder scharf; eventuell stufenförmig mit kleinen Ausläufern.
Konsistenz: erhöht infolge der Schwellung.
Oberfläche: gespannt, glänzend; fühlt sich heiß an.

2. Sekundäreffloreszenzen

Schuppung während der Abheilung.

3. Phänomene — keine.

4. Zahl

Das Erysipel tritt solitär auf.

5. Lokalisation

Jede Lokalisation ist möglich. Bevorzugt werden jedoch das Gesicht um Nase und Augen, die Ohrmuscheln und die Unterschenkel (weil die Eintrittspforten oft Rhagaden in der Nase, den Tränenwegen oder den

Gehörgängen bzw. zwischen den Zehen — Fußmykose! — sind; in letzterem Fall manifestiert sich das Erysipel am Unterschenkel!).

6. Anordnung — keine Bemerkung.

7. Sonderformen

Alle mehr minder selten bis sehr selten:

a) Beim **Erysipelas bullosum** treten in der Rötung seröse oder hämorrhagische, bis apfelgroße, subepidermale Blasen auf.

b) Beim **Erysipelas gangränosum aut necroticans** entwickelt sich im erysipelatösen Areal eine Nekrose mit allen Folgen.

c) Beim **Erysipelas hämorrhagicum** treten in der Rötung Blutungen auf.

d) Beim **Erysipelas phlegmonosum** entsteht zusätzlich eine Phlegmone.

II. Sonstige Symptomatik

1. Sichtbare Schleimhäute

Erysipele können auch hier auftreten.

2. Subjektive Symptome

Geringe Schmerzen und Spannungsgefühl.

3. Lnn.

Mitunter Vergrößerung der regionären Lnn.

4. Allgemeinsymptome

Fast immer charakteristischer initialer Schüttelfrost mit Fieberanstieg bis 40°, dann Kontinua um 39°. Abgeschlagenheit, Kopfschmerzen, Leukozytose mit Linksverschiebung.

III. Verlauf und Prognose

1. Altersdisposition — Keine.

2., 3. Inkubation und Prodrome

24—48 Stunden; eventuell Müdigkeitsgefühl.

4. Beginn und Verlauf

Meist plötzliches Einsetzen mit Schüttelfrost, folgendem Fieberanstieg bis 40° und Entwicklung der Hauterscheinungen. Weiterhin Kontinua um 39° und peripheres Fortschreiten.

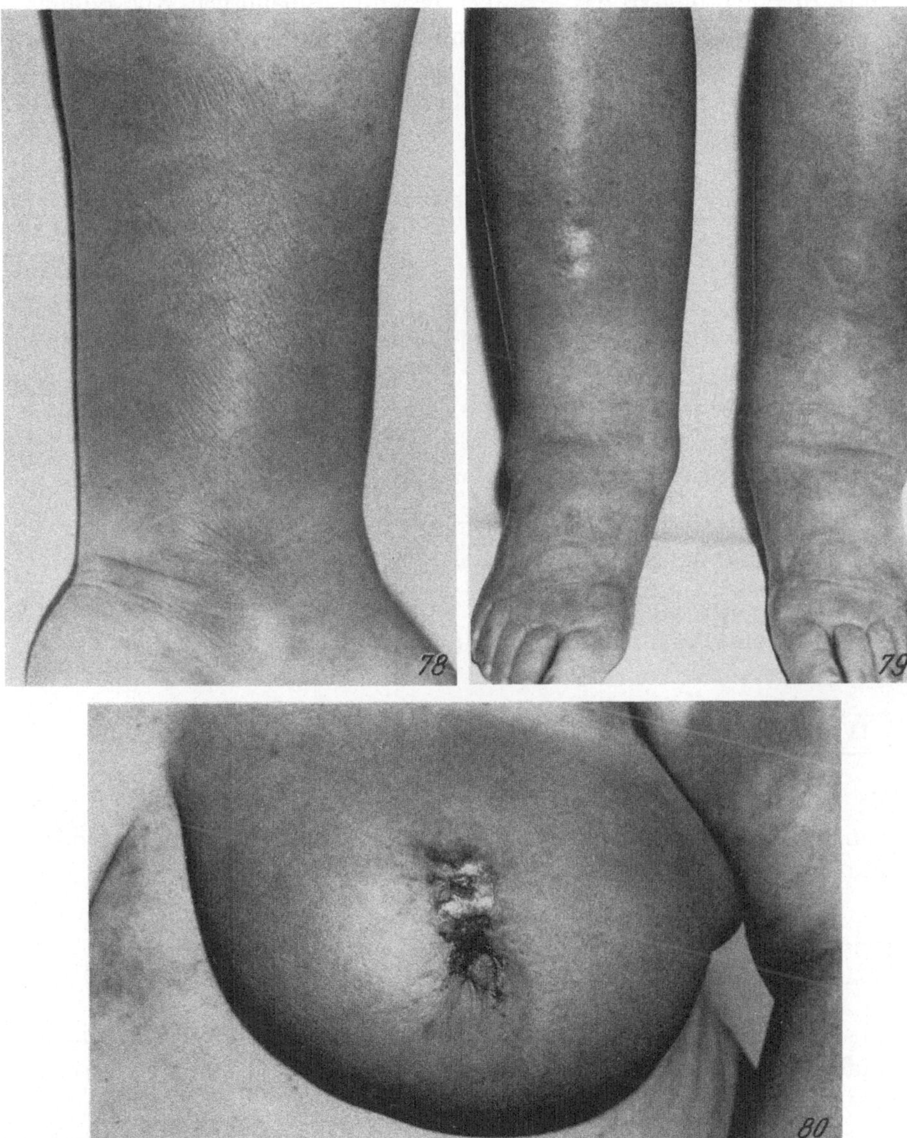

Abb. 78. Erysipel am linken Unterschenkel, ausgehend von Rhagaden zwischen den Zehen auf Basis einer Fußmykose

Abb. 79. Beginnende Elephantiasis nostras bei rezidivierendem Erysipel an beiden Unterschenkeln, ausgehend von Rhagaden zwischen den Zehen auf Basis einer Fußmykose

Abb. 80. Erysipel der linken Mamma nach Probeexzision wegen Verdacht auf Carcinom

5. Prognose

Sine therapia dauert das Erysipel bis zur allmählichen Rückbildung 8—14 Tage an, wobei septische Komplikationen mit letalem Ende häufig sind. Heute tritt unter Antibiotika in wenigen Tagen Heilung ein, so daß nur in seltensten Fällen alte Leute und junge Säuglinge (Nabelerysipel) gefährdet sind.

6. Komplikationen und besondere Verlaufsformen

(Siehe auch I/7)

a) Beim **Erysipelas recidivans** (häufig) treten in kürzeren oder längeren Intervallen (Monate bis Jahre) an der gleichen Stelle Rezidive auf. (Infolge Neuinfektion bei fehlender Sanierung der Eintrittspforte oder infolge Aufflackerns liegengebliebener Erreger.) Mit zunehmender Zahl der Rezidive (8—10mal und öfter ist möglich) werden die Erscheinungen geringer; es kann aber eine

b) **Elephantiasis nostras** durch die resultierenden Lymphbahnverschlüsse auftreten (vor allem an den Beinen und am Genitale).

c) Das Erysipel, insbesondere das der Kopfhaut, kann wie jede akute Infektionskrankheit zu temporärem diffusem Haarausfall führen.

IV. Histologie

Sie zeigt Streptokokken in den Lymphspalten und im Gewebe des Coriums, nebst Ödem, Erweiterung von Kapillaren bzw. Lymphgefäßen und leukozytärer Infiltration.

V. Diagnose und DD

Die Diagnose ist im typischen Fall mit hell- bis dunkelroter Schwellung, Schüttelfrost und Fieber leicht. Sonst kann sie recht schwierig werden. DD wären:

a) Phlegmone (unscharfe Grenze, starke Schwellung, Fluktuation, starke Schmerzen, kein Schüttelfrost).

b) Erysipeloid (blaurot, an Fingern, kein Schmerz oder Fieber; S. 129).

c) Dermatitis (Bläschen usw. in der Rötung, Jucken, kein Fieber; S. 325).

d) Erythematodes acutus und subacutus (S. 408).

e) Erysipelas carcinomatosum (chronischer Prozeß, S. 494).

VI. Ätiologie und Pathogenese

Es liegt eine akute Streptokokkeninfektion (keine spezifische Strepto-
kokkenart!) vor. Eintrittspforten sind kleinste oder größere Verletzungen, insbesondere Rhagaden zwischen den Zehen auf Basis einer Fußmykose, wobei sich das Erysipel am Unterschenkel entwickelt. Die Ausbreitung erfolgt parallel zur Oberfläche in den Lymphspalten des
Coriums (Unterschied zur Phlegmone!). Die Infektiosität ist sehr
gering.

VII. Therapie

Einweisung ins Spital in schwereren Fällen angezeigt.

1. Allgemeintherapie

(trägt heute das Hauptgewicht):

a) *Antibiotika.* Es eignet sich jedes Antibiotikum, in erster Linie Penicillin, sofern der Spiegel 10 Tage lang ausreichend gehalten wird.
(1mal täglich 1 Mega eines mittelfristigen Depotpenicillins i.m. oder
2mal täglich 5—10 Mega wäßrigen Penicillins als Infusion i.v.
[S. 88]). Die Hochdosierung ist z. B. bei Diabetikern angezeigt.
Bei Penicillinüberempfindlichkeit eventuell auch

b) *Sulfonamide:* 1mal täglich 1,0 eines Depotsulfonamids durch 10
Tage.

2. Lokaltherapie lediglich mit *blanden Salben oder Umschlägen* (S. 102).

3. *Bettruhe* in den ersten Tagen bei hohem Fieber.

4. *Sanierung der Eintrittspforten!* Insbesondere Fußmykosen (S. 154)
bei Unterschenkelerysipelen. Beim Gesichtserysipel sind Ophthalmologen
bzw. Laryngologen wegen eventueller Eintrittspforten in den entsprechenden Bereichen zu konsultieren.

5. Bei *rezidivierenden Erysipelen* ist neben exaktester Sanierung der
Eintrittspforten eine *verlängerte antibiotische Therapie* durch 3 Wochen
durchzuführen und eventuell ein ausgefalleneres Antibiotikum zu verwenden (z. B. Erythromycin, 4mal täglich 0,25 p.o.).

6. Isolierung der Patienten und Aufstellung von Sublimatschalen usw.
erübrigen sich heute, sofern sich das Personal nach jedem Kontakt die
Hände normal wäscht. Trennung von frisch aseptisch Operierten ist
allerdings angezeigt.

Ekthyma
Grindgeschwür   (sehr selten)
Abb. 81

> Diese subchronische Infektion der Haut mit Alpha-Streptokokken oder Bacillus pyocyaneus ist durch mehr minder tief kutan-subkutan reichende, bis über bohnengroße, unregelmäßig zackige, schmierig belegte, weiche Ulcera charakterisiert.

I. Sie entwickeln sich auf dem Boden einer primären bis haselnußgroßen Blase oder Pustel durch Nekrose des Grundes (S. 32) und sind zunächst mit braunen Krusten bedeckt.

II. Die Veränderungen sind nahezu schmerzlos.

III. Ekthymata bestehen nach kurzfristiger Entwicklung wochenlang fort, bis es gegebenenfalls zur Abheilung mit pigmentierten Narben kommt.

IV. Die Histologie ist unspezifisch.

V. In DD kommt eventuell das papulonekrotische Tuberkulid (S. 146).

VI. Man unterscheidet:

1. Das **Ekthyma simplex streptogenes,** das durch exogene Einreibung von Alpha-Streptokokken auf dem Boden von Insektenstichen, Kratzern oder staphylogenen Pyodermien zustande kommt, meist einige Effloreszenzen an den Unterschenkeln zeigt, überwiegend Kinder betrifft, aber harmlos ist, durch Unreinlichkeit bzw. Tragen von Wasserstiefeln begünstigt wird (Deicharbeiter usw.) und mit dem papulonekrotischen Tuberkulid in (S. 146) DD steht.

2. Das **Ekthyma gangränosum,** das durch hämatogene Streuung von Bacillus pyocyaneus im Rahmen einer Pyocyaneusseptikämie bedingt ist, an jeder Hautstelle auftreten kann und ausschließlich schwerkranke Säuglinge mit darniederliegendem Allgemeinzustand bei entsprechend dubiöser Prognose betrifft.

VII. Einweisung ins Spital vielfach erforderlich. Zur Allgemeintherapie sind Antibiotika mit geeignetem Spektrum anzuwenden; der Bacillus pyocyaneus ist nur schwer zu beeinflussen, wobei Penicillin in sehr hohen Dosen, gram-negativ wirksame Penicillinabkömmlinge, Chloromycetin und Polymyxin in Frage kommen. Die Lokalbehandlung erfolgt mit analogen antibiotischen Salben bzw. mit leicht desinfizierenden Maßnahmen. Reinlichkeit ist wichtig.

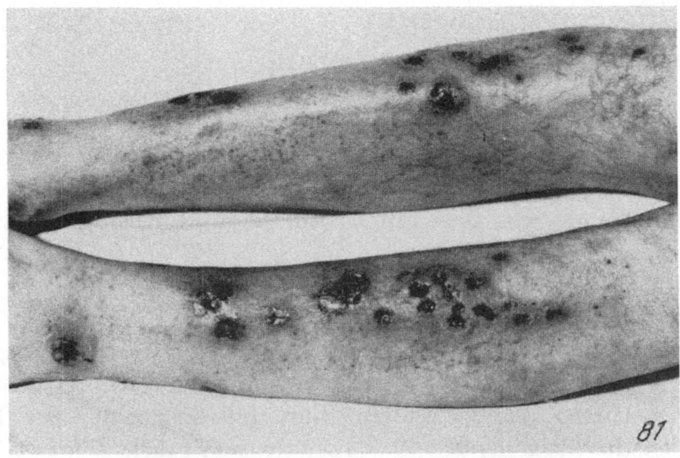

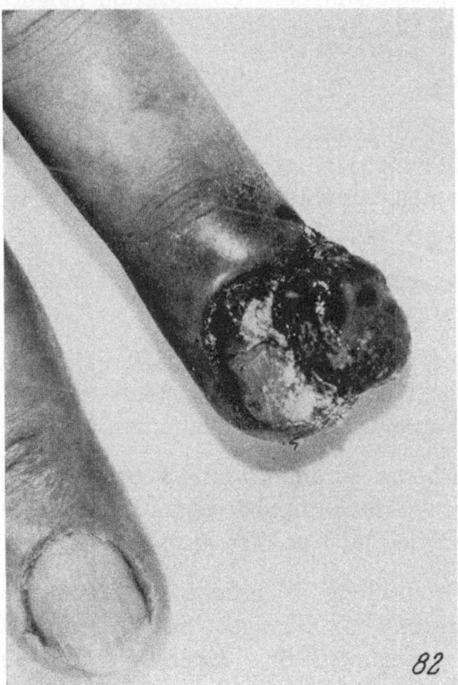

Abb. 81. Ekthymata gangränosa an beiden Unterschenkeln auf Basis einer Streptokokkeninfektion bei Fleischhauern unter Gummistiefeln
Abb. 82. Granuloma teleangiectaticum auf dem Boden einer Paronychie

Granuloma teleangiectaticum
Granuloma pyogenicum
Granulationsgewebswucherung   (selten)

Abb. 7, 82

> Diese äußerst chronische Veränderung im Gefolge pyogener Infektionen kleiner Verletzungen ist durch dunkelrote, oft gestielt aufsitzende Knötchen mit besonderer Blutungsneigung charakterisiert.

I. Das solitäre, stecknadelkopf- bis bohnengroße, dunkel- oder braunrote, halbkugelig erhabene, oft gestielt aufsitzende, scharf begrenzte, weiche Knötchen zeigt eine glänzende, eventuell angedeutet gehöckerte, glasige Oberfläche und besondere Blutungsneigung, die zur Bildung hämorrhagischer, brauner bis schwarzer Krusten führt. Zentrale Ulzerationen kommen vor. Obwohl jede Lokalisation möglich ist, bevorzugen pyogene Granulome Gesicht und Finger.

II. Keine Bemerkung.

III. Granulomata teleangiectatica können in jedem Lebensalter im Gefolge kleiner Verletzungen auftreten. Sie entwickeln sich rasch, bleiben unbehandelt lange Zeit bestehen und neigen bei insuffizienter Therapie zum Rezidiv.

IV. Die Histologie zeigt Granulationsgewebe mit zahlreichen, teilweise erweiterten Kapillaren sowie Epitheldefekte.

V. Die Diagnose ergibt sich aus dem klinischen Bild des rötlichen, meist gestielt aufsitzenden Knötchens, das besonders leicht blutet. Bei starker Blutverkrustung kann eventuell ein Melanom in DD kommen (S. 470).

VI. Diese umschriebenen Granulationsgewebswucherungen im Bereiche kleiner Verletzungen werden offenbar durch die Ansiedlung von Staphylokokken auf Basis einer individuellen Disposition stimuliert.

VII. Ambulante Behandlung. Konservative Maßnahmen versagen. Es kommen nur Zerstörung mit flüssigem Stickstoff (S. 103) oder mit der Kaustik (S. 103; am sichersten) bzw. Exzision in toto in Frage. Abkratzung mit dem scharfen Löffel ist insuffizient. Manchmal bilden sich Granulomata teleangiectatica unter Röntgenbestrahlungen zurück (bei Kleinkindern angezeigt).

8. Bazillen- und Protozoeninfektionen der Haut

Erysipeloid
Schweinerotlauf (selten)

Abb. 83

Diese subakute Bazilleninfektion der Haut auf dem Boden kleiner Verletzungen ist durch einen lividroten Plaque an den Händen, fehlende schwere Allgemeinsymptome und die Verletzungsanamnese beim Schweinefleischkontakt charakterisiert.

I. Man findet einen bis kleinhandflächengroßen (peripheres Wachstum), blauroten, rundlichen oder der Lokalisation angepaßten, ziemlich scharf begrenzten Fleck oder geringgradig erhöhten Plaque, dessen Konsistenz fast normal und dessen Oberfläche leicht gespannt ist. Das Erysipeloid tritt immer solitär und fast ausnahmslos an den Händen (gemäß Infektionsmodus) auf.

II. Gelegentlich besteht geringer Juckreiz oder Spannungsgefühl. Sonstige Symptome fehlen.

III. Keine Altersdisposition; einige Tage Inkubationszeit. Die flächenhafte Rötung beginnt meist unbemerkt und breitet sich 10—14 Tage lang peripher langsam aus, während im Zentrum Rückbildung einsetzt. Nach 3—5 Wochen kommt es zur spontanen Heilung mit Restitutio ad integrum. Die Prognose ist dementsprechend gut. (Letale Septikämien sollen als extreme Raritäten vorkommen, wurden aber an der I. Universitäts-Hautklinik in Wien seit 60 Jahren nicht beobachtet.)

IV. Die Histologie zeigt nur ein uncharakteristisches Ödem mit leukozytärer Infiltration im Corium.

V. Die Diagnose ist im Hinblick auf die eingangs zusammengefaßte Symptomatik einfach. In DD kommt fast nur das Erysipel (akut-hell-

rote Farbe, andere Prädilektionsstellen, Schmerzen, schwere Allgemeinsymptome; S. 121).

VI. Der Bacillus murisepticus (= Erysipelothrix insidiosa) kann nur
durch Verletzungen in die Haut eindringen, wo er sich in den Lymphspalten des Coriums ausbreitet (Analogie zum Erysipel). Er ruft bei
Schweinen den dort meist letalen Schweinerotlauf hervor und wird mitunter von kranken Tieren oder deren Fleisch auf den Menschen übertragen (meist Tierärzte, Fleischhauer, Köche, Hausfrauen). Vielleicht
sind auch Fische Träger des Erregers.

VII. Ambulante Behandlung. Man appliziert allgemein 1mal täglich
1 Mega eines mittelfristigen Depotpenicillins i.m. (S. 88) oder 1,0 eines
Depotsulfonamides p.o. (S. 90) durch 6 Tage. Lokal eventuell Höhensonne.

Tularämia cutis ulcero-glandularis
Hasenpest der Haut   (sehr selten)
Abb. 65, 84

|| Diese subakute Bazilleninfektion der Haut (Mundschleimhaut)
|| ist durch ein Knötchen oder Ulcus am Eintrittsort des Erregers
|| mit schmerzhafter regionärer Lymphadenitis charakterisiert.

I. Das Primärknötchen ist bis haselnußgroß, braunrot und mäßig derb;
es exulzeriert bald und tritt überwiegend solitär an den Fingern auf.

II. Es kommt fast immer zu einer sehr schmerzhaften regionären
Lymphadenitis, die oft abszediert. Es bestehen subfebrile Temperaturen
und grippeartige Allgemeinsymptome. Die Erregerkultur gelingt aus
dem Initialgeschwür und Lymphknoteneiter. Die Agglutination im
Serum und der intrakutane Tularämintest (analog ATK; S. 69,
Abb. 65) werden ab der 2. Woche ansteigend positiv.

III. Inkubationszeit 2—14 Tage. Das Knötchen entsteht und zerfällt
rasch; regionäre Lymphadenitis und Allgemeinsymptome folgen unmittelbar. Die Primärpapel vernarbt oft schon nach wenigen Wochen spon-

---

Abb. 83. Erysipeloid
Abb. 84. Tularämia cutis ulcero-glandularis: Eintrittstelle mit regionärer Lnn.-
Schwellung
Abb. 85. Anthrax cutis; typische hämorrhagische Entzündung

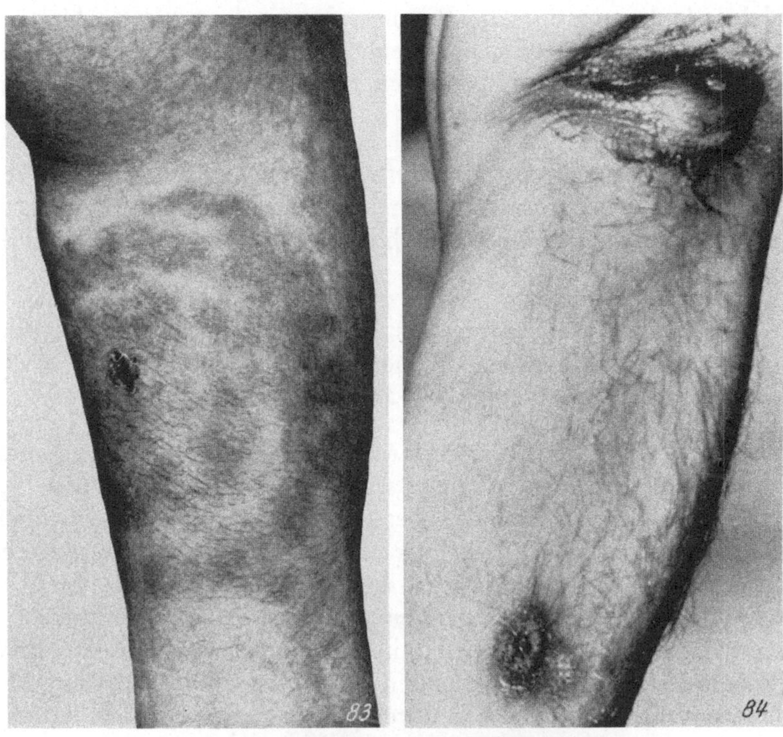

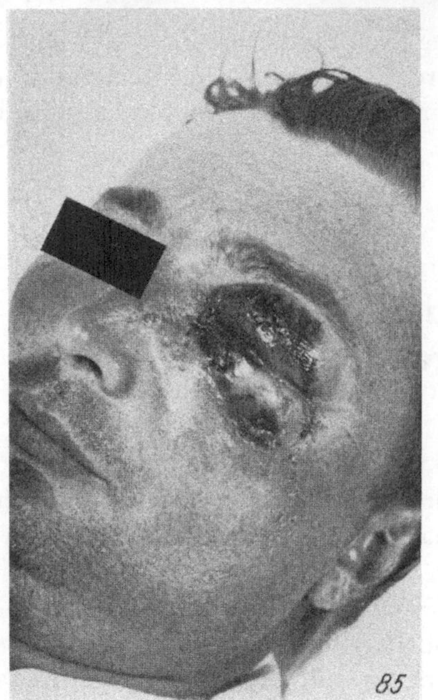

Abb. 83—85

9*

tan; die Lymphadenitis klingt aber erst nach Monaten ab. Es restiert bleibende Immunität. Die Prognose ist gut, nur wenige Unbehandelte kommen durch hämatogene Streuungen ad exitum. Gelegentlich treten harmlose, Erythema exsudativum multiforme — ähnliche Exantheme auf (sogenannte Tularämide).

IV. Die Histologie zeigt im tiefen Corium ein Infiltrat mit zentraler Verkäsung, einer mittleren lymphozytär-epitheloidzelligen „tuberkuloiden" und einer äußeren lymphozytär-plasmazellulären „syphiloiden" Zone.

V. Die Diagnose ergibt sich aus Morphologie, schmerzhafter Lymphadenitis, Erregerkultur und Laborproben. Eventuelle DD wären der tuberkulöse Primärkomplex (S. 137) und die Lues I (S. 588).

VI. Die Pasteurella tularensis ruft bei Nagern, insbesondere Hasen, schwere Epidemien hervor. Die seltene Übertragung auf den Menschen durch Kontakt mit kranken Tieren bzw. deren Fleisch, eventuell auch durch Insektenstiche, betrifft vor allem Landwirte, Förster, Köche usw. Die Erreger dringen meist durch kleine Verletzungen ein. In Abhängigkeit von der Infektionspforte entwickelt sich dann die kutane ulceroglanduläre oder eine mucoglanduläre, eine oculoglanduläre bzw. eine typhöse Form. An der Haut können die Pasteurellen allerdings auch bei intakter Oberfläche eingerieben werden.

VII. Einweisung ins Spital erforderlich. Therapie mit Streptomycin (1,0 täglich durch 2 Wochen), eventuell auch mit Aureomycin (4mal täglich 0,25 durch 3 Wochen). Spaltung von Lnn.-Abszessen. Meldepflicht.

Anthrax cutis
Hautmilzbrand   (sehr selten)
Abb. 85

|| Diese akute Bazilleninfektion der Haut auf dem Boden von Epitheldefekten ist durch eine von Blasen kranzartig umgebene hämorrhagische Nekrose in blauroter Schwellung charakterisiert.

I. Beim „*Milzbrandkarbunkel*" entsteht eine bis bohnengroße, seröse, aber bald hämorrhagische, subepidermale Blase (**„Pustula maligna"**) mit nekrotischem Grund, die einem braunschwarzen hämorrhagischen Schorf Platz macht. Am Rande treten kranzartig weitere 3—20 Blasen auf; durch Konfluenz wird der Gesamtherd bis über münzengroß. Die Umgebung wird dunkelrot und schwillt an. Nach Abstoßung des Schorfes bleibt ein Ulcus zurück, das narbig heilt. Die Lokalisation erfolgt fast immer an Handrücken, Unterarmen oder im Gesicht. Das *„Milzbrandödem"* an lockeren Hautstellen (vor allem im Gesicht) zeigt lediglich eine blaurote Schwellung mit Hämorrhagien, Pusteln und Krusten, aber keine Schorfe.

II. Die regionären Lnn. sind schmerzhaft geschwollen. Das Allgemeinbefinden ist trotz febriler Temperaturen wenig beeinträchtigt; nur bei einer Septikämie liegen die Patienten darnieder. Der Erregernachweis gelingt in Abstrich und Kultur. Das Material muß *vor Beginn* der Antibiotika-Therapie vom Grund einer Blase oder vom Rand eines Schorfes abgekratzt werden (Methylenblaufärbung).

III. Es erkranken meist Erwachsene. 2—8 Tage Inkubationszeit. Die erste Blase bildet sich rasch und wandelt sich in 2 Tagen zum Schorf um. Gleichzeitig treten Schwellung, entzündliche Infiltration und düsterrote Verfärbung hinzu. Im Laufe einer Woche folgen die weiteren Blasen am Rande; Abstoßung und Heilung dauern 1—3 Wochen. Eine allfällige hämatogene Generalisation erfolgt um den 5. Tag und endet meist am 8.—10. Tag letal. Sie trat früher bei 25% der Fälle ein; heute bringt man aber die Kranken mit Antibiotika in der Regel durch. Der Anthrax hinterläßt keine Immunität!

IV. Unspezifische Histologie.

V. Die Diagnose ergibt sich aus dem hämorrhagischen Charakter von Schwellung bzw. Schorf und der kranzartigen Anordnung neuer Milzbrandpusteln mit dem Erregernachweis. In DD kommen andere hämorrhagische Entzündungen, aber auch manche Furunkel (S. 113).

VI. Der Bacillus anthracis dringt nur durch Verletzungen in die Haut ein. Er wird von erkrankten Tieren über Felle, Tiermehl, Streu, Erde usw. auf den Menschen (meist Fellhändler, Landwirte, Tierärzte usw.) übertragen. Der Anthrax ist heute in Europa sehr selten, aber in Ost- und Vorderasien nach wie vor häufig.

VII. Einweisung ins Spital erforderlich. Man verabreicht allgemein 1mal täglich 4 Mega eines mittelfristigen Depotpenicillins i.m. oder 2mal täglich 5 Mega wäßrigen Penicillins i.v. (S. 88) durch 14 Tage, kann aber auch Tetrazykline (z. B. 4mal täglich 0,25 Terramycin per os) einsetzen. Spricht die Erkrankung nicht sofort an, so ist auf die einmalige passive Immunisierung mit 20—50 ml Milzbrand-Rinderserum i.m. zurückzugreifen. Lokaltherapie mit antibiotischen Salben. Meldepflicht!

Diphtheria cutis
Hautbräune (in Europa heute extrem selten)

Diese subakute bakterielle Infektion der Haut auf dem Boden von Epitheldefekten ist durch bis münzengroße, rundliche, flache, scharf begrenzte, torpide Ulcera mit überhängenden Rändern und grauweißen pseudomembranösen, keimreichen Belägen charakterisiert.

I. Sie treten solitär oder in einer Gruppe auf und sind fast immer an den Prädilektionsstellen (Retroaurikularfurche, Nabel, Interdigitalräume, Ano-Genital-Region) lokalisiert, wobei Abklatschphänomene vorkommen. Manche Varianten manifestieren sich wie eine Impetigo, ein Ekzem, ein Ekthyma oder eine Phlegmone.

II. Diphtherische Ulcera können auch an Schleimhäuten entstehen. Sie schmerzen kaum und verursachen lediglich lokale Lnn.-Schwellungen mit subfebrilen Temperaturen, aber keine toxischen Folgen.

III. Sie treten eher bei Kleinkindern auf, entwickeln sich in wenigen Tagen unter peripherer Vergrößerung aus einem geröteten Fleck über eine Pustel und verlaufen dann torpide mit spontaner Heilung erst nach 6—12 Wochen. Die Prognose ist gut, doch entsteht keine Immunität.

IV. Die Histologie ist unspezifisch.

V. Die Diagnose, die bei sporadischen Fällen sehr schwierig ist, muß durch den kulturellen Erregernachweis im Abstrich gesichert werden. In DD kommen Ulcera verschiedener Genese.

VI. Das Corynebacterium diphtheriae dringt nur durch Epitheldefekte in die Haut ein. In gemäßigten Zonen tritt die Diphtheria cutis nur in Epidemiezeiten durch Autoinokulation bzw. Übertragung von Keimträgern auf. In den Tropen siedeln sich Diphtherieerreger häufig sekundär auf Wunden an. Es ist fraglich, ob Patienten mit Hautdiphtherie als Infektionsquelle für eine Nasen-Rachen-Diphtherie in Frage kommen.

VII. Einweisung ins Spital erforderlich. Man verabreicht allgemein 1mal täglich 1 Mega eines mittelfristigen Depotpenicillins (S. 88) i.m. durch 14 Tage und 1mal 20 000—50 000 Antitoxineinheiten i.m. Lokalbehandlung mit antibiotischen Salben (S. 97). Meldepflicht!

Leishmaniosis cutis
Orientbeule, Aleppobeule   (in Europa sehr selten)

Diese chronische Protozoeninfektion der Haut ist durch braun-rote, exulzerierte Infiltrate, typische Narbenbildung, fehlende Allgemeinerscheinungen und monatelangen Verlauf charakterisiert. (Die Südamerikanische Leishmaniose manifestiert sich etwas anders und wird hier nicht besprochen.)

I. Aus dem meist solitären, bis über münzengroßen, braunroten rundlich oder unregelmäßig flach erhabenen, unscharf begrenzten, derben, leicht gehöckerten und schuppenden Primärknötchen bzw. -infiltrat geht ein verkrustetes Ulcus mit wallartigem Rand hervor. Nach Abheilung restiert eine typische, flach eingesunkene, oft kosmetisch störende Narbe. Lokalisation vorwiegend im Gesicht bzw. an freigetragenen Körperstellen (dem Infektionsmodus entsprechend). — Seltene atypische Varianten imitieren verschiedenartige andere Dermatosen (siehe V., DD).

II. Die Erreger können im Gewebssaft der Veränderungen dargestellt werden.

III. Keine Altersdisposition. In Abhängigkeit von der Zahl inokulierter Erreger 3—6 Wochen Inkubationszeit. Das Primärknötchen entsteht rasch, vergrößert sich während einiger Monate und exulzeriert schließlich. Spontanheilung erst nach etwa einem Jahr. Die harmlose Krankheit hinterläßt nur bei langwierigem Verlauf bleibende Immunität; nach früher Heilung können Reinfektionen auftreten.

IV. Die Histologie ähnelt derjenigen des Lupus vulgaris.

V. Die Diagnose sporadischer Fälle ist nur möglich, wenn man durch die anamnestische Angabe einer entsprechenden Reise aufmerksam gemacht wird. Man verifiziert sie durch den Erregernachweis. Eventuelle DD wären: die Sporotrichose, die tiefe Trichomykose (S. 161), Hauttuberkulose (S. 143), manche Ekzemformen (S. 325) und chronische Pyodermien.

VI. Die Leishmania tropica ist ein den Trypanosomen nahestehender Flagellat aus der Gruppe der Protozoen. Sie benötigt Mückenarten aus der Gattung Phlebotomus als Zwischenwirt, bei deren Stich sie in die Haut inokuliert wird. Den Verbreitungsgebieten dieser Phlebotomusarten entsprechend kommt die Orientbeule in Teilen Asiens und Afrikas sowie im Mittelmeerraum mehr minder häufig, im übrigen Europa aber nur sporadisch, von Reisenden mitgebracht, vor.

VII. Ambulante Behandlung zulässig. Die Therapie mit Streptomycin (1mal täglich 1,0 i.m.) führt in 1—3 Wochen zur Heilung.

9. Tuberkulose der Haut

Das Mycobacterium tuberculosis ist ein säurefestes Stäbchen von 1—4 µ Länge und 0,3—0,4 µ Breite, das am besten mit der Spezialfärbung nach Ziehl-Neelsen (deutsch aussprechen!) dargestellt wird. Die Kultur gelingt auf Eiernährböden. Zum Tierversuch, der 6 Wochen in Anspruch nimmt, eignet sich das Meerschweinchen. Man unterscheidet 3 Typen, den Typus humanus, den Typus bovinus und den Typus gallinaceus. Hauttuberkulosen werden fast ausschließlich durch den Typus humanus hervorgerufen. Das Eindringen der Erreger löst immunologische Abwehrvorgänge aus, die schon frühzeitig zur Bildung sensibilisierter Zellen führen und den Ablauf der Erstinfektion und aller späteren Reinfektionen entscheidend beeinflussen. Man kann diese Änderung der Abwehrlage mit Hilfe eines Intrakutantests unter Verwendung von Tuberkelbakterienextrakten (ATK-Reaktion, S. 68, Abb. 64) prüfen und verifizieren.

Die Infektionen der Haut kommen entweder *exogen* durch Eindringen von Mycobacterium tuberculosis im Bereiche kleinster Epitheldefekte (Einreibung allein dürfte nicht genügen) oder *hämatogen* durch Einstreuung der Keime aus einem im Organismus selbst befindlichen Herd zustande. Mit dem allgemeinen Rückgang der Tuberkulose in Europa haben auch die einschlägigen Hauterkrankungen während der letzten 25 Jahre ihre früher große Bedeutung weitgehend verloren.

Die Variationsbreite der Veränderungen ist dadurch bedingt, daß in Abhängigkeit von der „norm-", „an-" oder „hyperergen" immunologischen Reaktionslage *und* von der exogenen oder hämatogenen Infektion der Haut verschiedenartige Dermatosen resultieren (siehe Tabelle S. 137).

Beim papulonekrotischen und nodulären Tuberkulid nimmt man heute an, daß die Erkrankungen nur in einem Teil der Fälle auf einer Tuberkulo-Allergie, in der Mehrzahl jedoch auf einer Allergie gegen andere Proteine bakterieller Genese beruhen. Die Zugehörigkeit des lichenoiden Tuberkulids zum Formenkreis der Tuberkulose wird überhaupt angezweifelt.

Reaktionslage	Infektionsweg	
	exogen	hämatogen
normerg	Tuberculosis primaria cutis	—
anerg	Tuberculosis ulcerosa mucosae oris et cutis	Tuberculosis miliaris cutis
hypererg	Tuberculosis verrucosa cutis Tuberculosis colliquativa cutis	Tuberculosis luposa cutis Papulonekrotisches Tuberkulid Noduläres Tuberkulid Lichenoides Tuberkulid (?)

Tuberculosis primaria cutis
Tuberkulöser Primärkomplex an der Haut (sehr selten)

Abb. 86

I. Der tuberkulöse Primärkomplex an der Haut ist durch ein bis haselnußgroßes, weiches Knötchen mit zentraler schmierig belegter Exulzeration, meist solitär an den Fingern, und regionärer verkäsender, fistulierender Lymphadenitis charakterisiert.

II. Die Erreger sind in Abstrichen leicht nachweisbar.

III. Die Erkrankung betrifft fast nur Kinder, da ältere Menschen die tuberkulöse Erstinfektion meist schon hinter sich haben. Nach 3—4 Wochen Inkubationszeit kommt es unter mäßigem Fieber zur raschen Entwicklung von Primärknötchen und Lymphadentis mit folgendem Zerfall. Die Änderung der Immunitätslage von „normerg" zu „hypererg" führt nach 4—12 Wochen zur Spontanheilung.

IV. Die Histologie zeigt erst mit Änderung der Reaktionslage ab der 2—3 Woche tuberkulöses Granulationsgewebe.

V. In DD kommen eventuell die kutane Tularämie (S. 130), die Tuberculosis luposa (S. 143) oder colliquativa (S. 142), Neoplasien (S. 422, 485) und Gummen (S. 601).

VI. Der tuberkulöse Primärkomplex an der Haut ist die Folge einer Erstinfektion mit dem Tuberkelbazillus durch kleine Epitheldefekte bei normerger Reaktionslage (negative ATK-Reaktion). Er betrifft überwiegend Kinder, die mit offen Tuberkulosen zusammenleben. Bei der BCG-Schutzimpfung provoziert man absichtlich eine solche Tuberculosis cutis primaria, um die Reaktionslage zu ändern.

VII. Einweisung ins Spital erforderlich. Bei kräftigen Kindern und stationärer Überwachung sind lediglich Schutzverbände erforderlich.

Tuberculosis ulcerosa mucosae et cutis
Tuberkulöse Schleimhautgeschwüre   (sehr selten)

> Diese Form der Hauttuberkulose ist durch bis münzengroße, flach ausgezackte Ulcera mit rötlichem, überhängendem, scharfem, weichem Rand und schmierigem Grund charakterisiert.

I., II. Die Geschwüre (meist 2—6) sind immer an den sichtbaren Schleimhäuten und der angrenzenden Haut, vorwiegend im Mund, lokalisiert, sehr schmerzhaft und erregerreich. (Zum Nachweis Abstrich, gefärbt nach Ziehl-Neelsen.)

III. Betroffen werden meist Männer mit offenen Organtuberkulosen im 4. Lebensjahrzehnt. Es entstehen zunächst rötlichgelbe Knötchen, die rasch zerfallen; die Ulcera wachsen dann an der Oberfläche langsam per continuitatem weiter; narbige Abheilung ist möglich, wenn die ursächliche Lungen-, Darm-, Nieren- oder Genitaltuberkulose beherrschbar ist.

IV. Die Histologie zeigt eine unspezifische Entzündung mit vereinzelten Epitheloid- und Riesenzellen.

V. Die Diagnose ist leicht, wenn das Vorliegen der Organtuberkulose bekannt ist; sie muß aber bei jedem Ulcus an den Schleimhautöffnungen

Abb. 86. Tbc primaria cutis
Abb. 87. Tbc verrucosa cutis mit starker Schuppenbildung
Abb. 88. Tbc colliquativa cutis, Fisteln und typische Narben am Hals
Abb. 89. Carcinoma in lupo am Ohr nach 30jährigem Bestand des Lupus

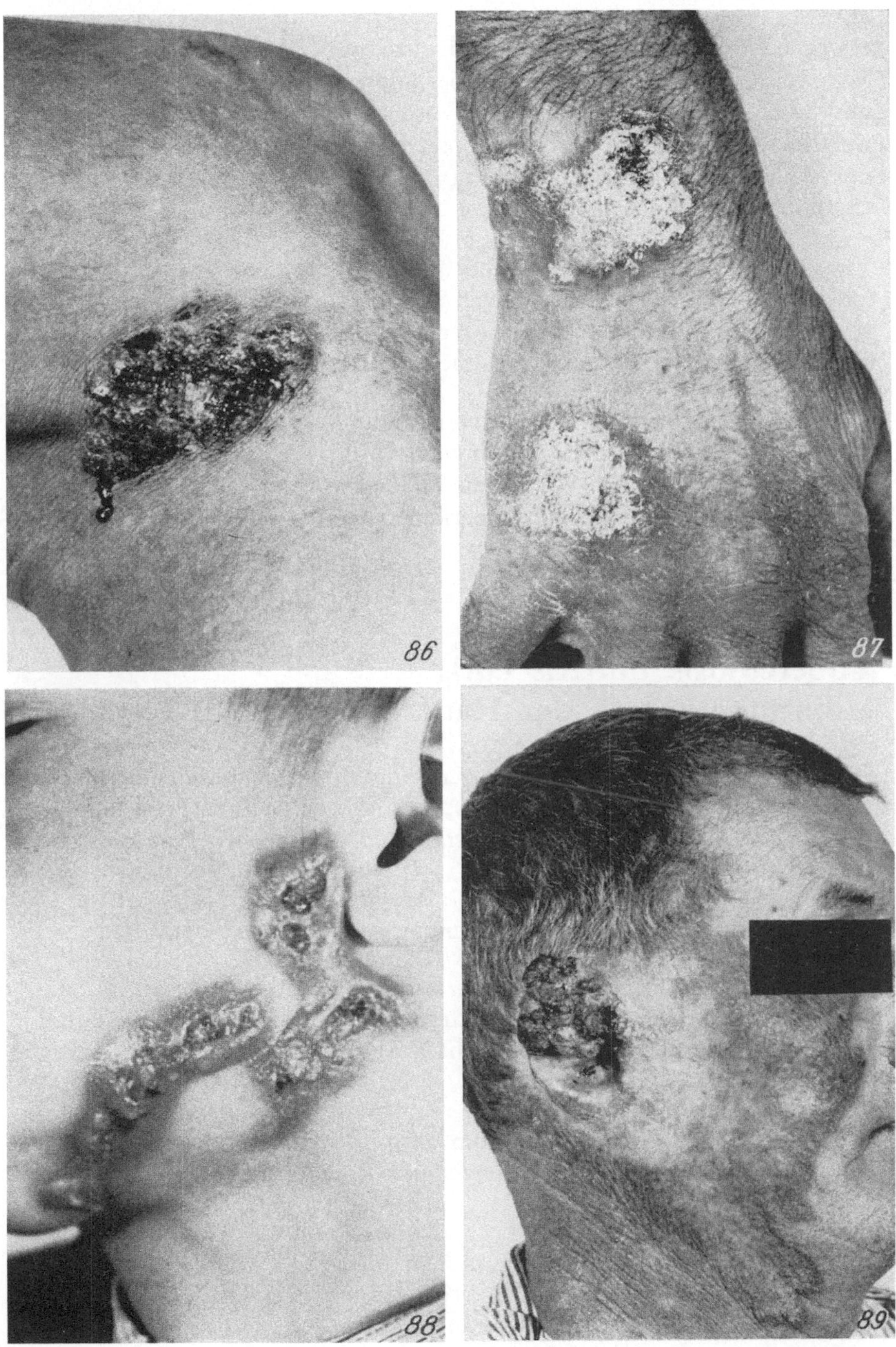

Abb. 86—89

erwogen werden, weil diese Geschwüre auch das erste augenfällige Symptom einer schweren Organtuberkulose sein können! Morphologie und Schmerzhaftigkeit wecken den Verdacht, der mühelose Erregernachweis im Abstrich sichert die Diagnose. DD wären eventuell Geschwüre der Syphilis (S. 588), Ulcera mollia (S. 615), große Aphthen (S. 550) und Carcinome.

VI. Die Tuberculosis ulcerosa mucosae ist Folge einer lokalen Autoinokulation ausgehusteter bzw. verschluckter usw. Tuberkelbazillen bei geschwächten Patienten mit darniederliegender immunologischer Abwehr (nahezu „anerge" Reaktionslage, meist mit negativer ATK-Reaktion).

VII. Einweisung ins Spital selbstverständlich erforderlich. Die Allgemeintherapie erfolgt mit Streptomycin, INH, PAS usw. Lokale Maßnahmen dienen lediglich der Schmerzlinderung und dem Schutz gegen die Verbreitung der virulenten Tuberkelbazillen.

Tuberculosis miliaris cutis
Miliartuberkulose der Haut (sehr selten)

I. Dieses dermatologische Teilsymptom einer Miliartuberkulose ist durch ein Exanthem bzw. Enanthem, das aus mehr minder dicht disseminierten, hirsekorngroßen, bräunlichen Papeln aufgebaut ist, charakterisiert.

II. Es bestehen die Allgemeinerscheinungen der Miliartuberkulose.

III. Die Veränderungen treten fast nur bei Kleinkindern mit Miliartuberkulose auf, entwickeln sich rasch in einem Schub und heilen, sofern die schwere interne Erkrankung nicht letal endet, mit Pigmentfleckchen ab.

IV. Die Histologie zeigt im Corium unspezifische oder auch spezifische tuberkulöse Entzündungserscheinungen mit Tuberkelbazillen.

V. Man wird an diese Diagnose denken, wenn im Rahmen einer Miliartuberkulose plötzlich ein Exanthem auftritt. In DD kommen eventuell der Lichen scrofulosorum (S. 149), Arzneimittelexantheme (S. 311) und die Abt-Letterer-Siwesche Erkrankung.

VI. Die Miliartuberkulose folgt einer massiven hämatogenen Erregerausstreuung bei geschwächten Personen mit völlig darniederliegender immunologischer Abwehr („anerge" Reaktionslage mit negativer ATK-Reaktion).

VII. Einweisung ins Spital naturgemäß erforderlich. Therapie erfolgt mit Streptomycin, INH usw.

Tuberculosis verrucosa cutis
Verruca necrogenica, Leichentuberkel

(heute in Europa sehr selten)

Abb. 87

> **I., II.** Diese Form der Hauttuberkulose ist durch einen etwa münzengroßen lividroten derben, flachen Knoten mit warzenartigen Wucherungen und vorzugsweiser Lokalisation an den Händen charakterisiert.

III. Betroffen werden meist Männer. Einige Wochen nach der Infektion entsteht ein Knötchen, das verrukös wird, langsam wächst und chronisch fortbesteht. Die Prognose ist gut, da es nie zur Streuung kommt.

IV. Die Histologie zeigt im Corium eine tuberkulide Infiltration mit Tuberkelbazillen sowie eine mächtige Akanthose, Hyperkeratose und Papillomatose.

V. Die Diagnose ergibt sich aus der Morphologie, dem chronischen Verlauf, dem Alter und Beruf des Patienten und der Histologie. In DD kommen eventuell verruköse Formen des Lupus vulgaris (S. 143), der Lichen ruber verrucosus (S. 366), chronisch vegetierende Pyodermien (S. 106), Spinaliome (S. 485), tiefe Mykosen (S. 161) und die Lues III (S. 601).

VI. Die Tuberculosis verrucosa cutis entsteht nach Schmierinfektion mit Tuberkelbazillen durch kleine Epitheldefekte bei Personen mit guter immunologischer Abwehr („hypererge" Reaktionslage mit positiver ATK-Reaktion). Sie war früher eine Berufskrankheit bei Pathologen, Tierärzten usw., kommt aber heute in Europa kaum mehr vor.

VII. Ambulante Behandlung. Zur Therapie dienen Streptomycin und INH, eventuell mit zusätzlicher Exzision kleiner Herde. Auch Röntgenbestrahlungen sind wirkungsvoll.

Tuberculosis colliquativa cutis
Scrofuloderm   (heute in Europa sehr selten)

Abb. 88

> Diese Form der Hauttuberkulose ist durch bis um münzen-
> große, blaurote, weiche, plattenartige Infiltrate, die unter Fistel-
> bildung exulzerieren und zu eingezogenen Narben führen, charak-
> terisiert.

I. Sie sind meist solitär über hautnahen Lnn. (vorzugsweise Hals),
Knochen oder Gelenken lokalisiert.

II. Die Ulcera und der graugrüne bröcklige Fistelleiter enthalten reichlich Tuberkelbazillen.

III. Früher betraf die Erkrankung meist Jugendliche mit einer Lnn.-
Tuberkulose am Hals, heute tritt sie eher bei alten geschwächten Leuten
auf. Sie beginnt allmählich und verläuft chronisch unter zentraler Verkäsung mit Exulzeration und Fistelbildung. Erst nach Monaten tritt
spontane Vernarbung ein, doch bilden sich bis dahin meist schon neue
Infiltrate an anderen Stellen, so daß sich die gesamte Erkrankung über
Jahre hinzieht. Die Prognose ist deshalb und wegen der Kombination
mit anderen Organtuberkulosen bei schlechter Immunabwehr im unbehandelten Falle mit Vorsicht zu beurteilen.

IV. Die Histologie zeigt in der Cutis und Subcutis typisches tuberkulöses Granulationsgewebe mit Verkäsung.

V. Die Diagnose ergibt sich aus der Morphologie, dem Erregernachweis
und der Histologie. In DD kommen eventuell fistelnde unspezifische
Lymphadenitiden, fistelnde Prozesse der Sporotrichose oder der Aktinomykose und die Lues III (S. 601).

VI. Die Tuberculosis colliquativa entsteht per continuitatem von einer
verkäsenden Tuberkulose der Lymphknoten, Knochen, Gelenke, Neben-
hoden usw. bei Personen mit reduzierter immunologischer Abwehr
(„hyperge" Reaktionslage, meist mit negativer ATK-Reaktion).

VII. Einweisung ins Spital angezeigt. Zur Therapie dienen Streptomycin, INH, Pas nach den Richtlinien der inneren Medizin, eventuell
zusätzlich zur chirurgischen Beseitigung der ursächlichen Organtuberkulose.

Tuberculosis luposa cutis
Lupus vulgaris   (heute in Europa sehr selten)
Abb. 89, 90, 91, 94 a, b

> Diese eminent chronische Form der Hauttuberkulose ist durch die stecknadelkopfgroßen, braunroten, brüchig-weichen „Lupusknötchen", die größere Infiltrate bilden und auf den Knorpel übergreifen können, vorwiegende Lokalisation im Gesicht und typische Histologie charakterisiert.

I. Die typischen *Lupusknötchen* (eigentlich sieht man Lupusfleckchen) sind stecknadelkopf- bis linsengroß (peripheres Wachstum), braunrot-transparent, unter dem Diaskop apfelgelee-braun und rund oder oval. Sie liegen im Niveau der Haut (**Lupus vulgaris maculosus**), zeigen ziemlich scharfe Grenzen und brüchig-weiche Konsistenz. Durch Wachstum und Konfluenz der Lupusknötchen entstehen allmählich die um münzengroßen oder größeren, flachen (**Lupus vulgaris planus**) oder knotig (**Lupus vulgaris tuberosus**) erhabenen Lupusinfiltrate. Sie können schuppen (**Lupus vulgaris exfoliativus**), Ulcera (**Lupus vulgaris exulcerans**) variabler Größe und Form mit scharfem Rand und schmierigem Belag (Folge der Vulnerabilität) sowie Krusten (**Lupus vulgaris crustosus**) zeigen. Die zentralen Knötchen heilen oft mit atrophischen Narben ab (**Lupus vulgaris cicatricans**), in denen aber häufig Rezidive auftreten. Der Lupus vulgaris zeigt die *„positive Sondenprobe"*: Man bricht mit der Knopfsonde schon bei mäßigem Druck auf ein Lupusknötchen in die Cutis durch, weil das weiche Lupusinfiltrat im Corium das deckende Epithel nicht genügend stützt. Die Zahl der Lupusknötchen ist variabel. Sie konfluieren meist zu einem Infiltrat oder auch zu einigen Herden. Jede Lokalisation ist möglich, doch sind das Gesicht, vor allem aber Nase, Wangen und Ohren *Prädilektionsstellen*. Als Sonderformen wären anzuführen: der seltene **Lupus vulgaris verrucosus** mit warzigen Wucherungen; der **Lupus vulgaris profundus** mit Ausbreitung von Lupusknötchen in die Subcutis bzw. ins darunter liegende Knorpelgewebe (im Gegensatz zur Lues III erfaßt der Lupus Knorpel, aber nie Knochen) und der **Lupus vulgaris mutilans,** der bei ausgedehnter Gewebszerstörung aus dem Lupus profundus hervorgeht (z. B. Verlust der Nasenspitze).

II. Auch sichtbare Schleimhäute können an Lupus vulgaris erkranken. Es bestehen keine besonderen Schmerzen.

III. Der Lupus vulgaris beginnt meist in der Jugend und verläuft ungemein chronisch. Zunächst entsteht ein Lupusknötchen, das anfangs meist übersehen wird. Es vergrößert sich langsam, während in der Umgebung weitere Knötchen auftreten, die ebenfalls wachsen, bis schließlich Konfluenz zu einem größeren Infiltrat eintritt. Dieses dehnt sich seinerseits wieder durch Bildung und Einbeziehung neuer Knötchen am Rande aus, wobei nicht nur plane, sondern auch tuberöse und profunde Formen entstehen und mehrere Infiltrate zu großen polyzyklischen Arealen zusammenfließen können. Sekundäreffloreszenzen treten auf und letzten Endes auch jene Ulcera, deren langsamer Zerfall zu den entstellenden Mutilationen führen kann. Häßliche atrophische, vielfach von Rezidivknötchen durchsetzte Narben entstehen, die schrumpfen und so zum Lidektropium oder Mikrostoma führen können. Die Verunstaltung macht die Patienten nach jahrelangem Verlauf für das Gemeinschaftsleben untauglich und erzwingt ihre Isolierung. Die Prognose ist ohne Behandlung quoad sanationem infaust, quoad vitam aber gut, sofern kein Carcinom in lupo auftritt. Als besondere Verlaufsformen und Komplikationen sind zu erwähnen: der **Lupus postexanthematicus**, bei dem 10—20 am ganzen Körper symmetrisch disseminierte Lupusinfiltrate auftreten. Er entsteht durch hämatogene Streuung bei Kindern nach einer akuten exanthematischen Infektionskrankheit, z. B. Masern usw. (deshalb der Name). Das **Lupuscarcinom**: Auf dem Boden eines Lupus vulgaris (fakultative Präcancerose!) (S. 476) entsteht im höheren Alter oft ein unreifes Spinaliom.

IV. Die Histologie zeigt im Corium, bei profunden Formen auch subkutan bzw. im Knorpel gelagerte, typische tuberkulöse Infiltrate („Lupusknötchen") mit Epitheloid- und Riesenzellen, Lymphozyten, Verkäsung und Tuberkelbazillen. Die Epidermis ist den jeweiligen Sekundäreffloreszenzen entsprechend verändert.

V. Die Diagnose ergibt sich aus den Lupusknötchen, der positiven Sondenprobe und der Histologie. DD wären: Chronische Pyodermien (S. 106), Ulceroserpiginöse Syphilide (S. 601), Carcinoma spinocellulare (S. 485), tiefe Pilzinfektionen (S. 161), Rosacea faciei (S. 522), Psoriasis (S. 356) und Lepra.

VI. Die Tuberculosis luposa cutis entsteht durch hämatogene Einstreuung oder durch lokale Inokulation (meist Kinder) von Tuberkelbazillen ins Corium bei guter immunologischer Abwehr („hypererge" Reaktionslage, positive ATK-Reaktion). Eine vegetative Minderdurchblutung der Haut (Personen mit kalten Händen, Cutis marmorata usw.) dürfte prädisponierend wirken. Seit 20 Jahren ist der Lupus vulgaris in Europa selten geworden, dem allgemeinen Rückgang der Tuberkulose entsprechend.

VII. Einweisung ins Spital angezeigt. Zur Allgemeintherapie dienen INH, eventuell kombiniert mit Streptomycin oder PAS durch 1 Jahr

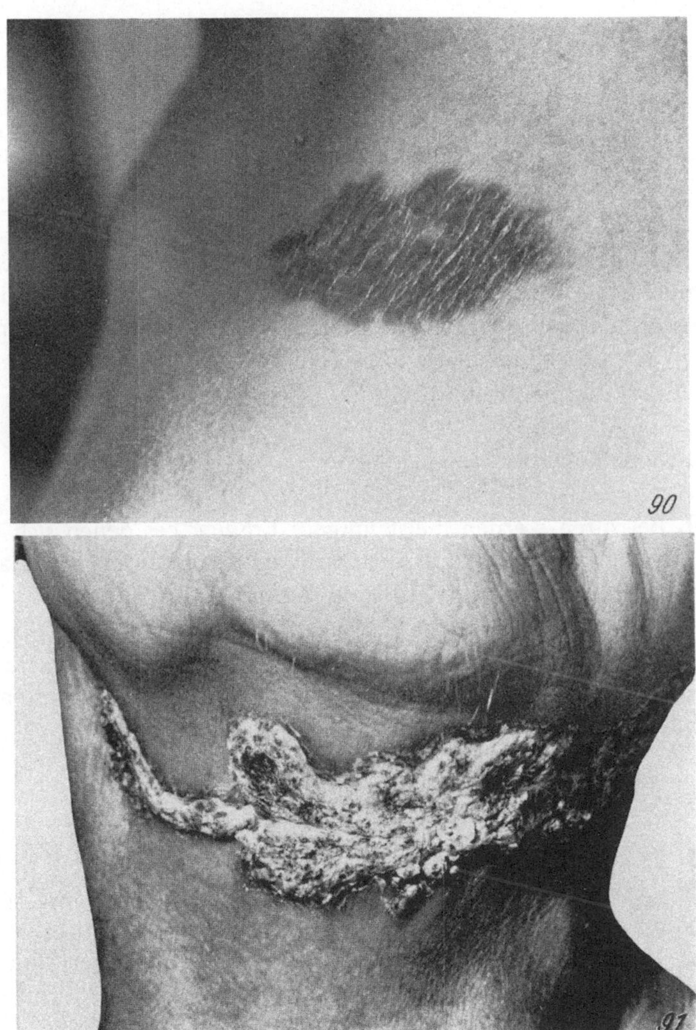

Abb. 90. Tbc luposa cutis plana
Abb. 91. Tbc luposa cutis tuberosa et exfoliativa

(fast immer Dauerheilung). — Die alten Methoden mit Ätzung (insbesondere mit Pyrogallol), Vereisung, Ultraviolettbestrahlung (Finsenlampe), hochdosiertem Vitamin D sind ebenso überholt wie die Isolierung der Patienten in Lupusheilstätten.

10 Wodniansky, Dermatologie

Papulonekrotisches Tuberkulid
Tuberculosis cutis papulonecrotica (sehr selten)
Abb. 92

I. Diese chronisch rezidivierende Dermatose, der nur in manchen Fällen tatsächlich eine Tuberkulose zugrunde liegt, ist durch das schubweise Auftreten von mehr minder zahlreichen, disseminierten, bohnengroßen, braunroten, kutanen Knötchen an den Streckseiten der Beine, seltener der Arme, charakterisiert.

Die Knötchen nekrotisieren zentral, exulzerieren, verkrusten und heilen schließlich unter teilweiser Pigmentation mit Narben ab. Durch das Nebeneinander dieser Entwicklungsstadien entsteht ein typisches „buntes Bild". Großknotige und tiefere Formen leiten schon zum nodulären Tuberkulid (S. 148) über.

II. Keine Bemerkung.

III. Betroffen werden meist jüngere Frauen, bei denen sich die gutartige Krankheit in rezidivierenden Schüben monate- bis jahrelang hinzieht, ehe sie zum endgültigen Stillstand kommt.

IV. Die Histologie zeigt ein chronisch entzündliches Infiltrat im Corium mit tuberkuloidem Einschlag und dem jeweiligen Stadium entsprechender zentraler Nekrose bzw. Ulzeration.

V. In DD kommt eventuell das Ekthyma (S. 126).

VI. Es handelt sich um eine allergische Vaskulitis auf der Basis einer Sensibilisierung gegen bakterielle Antigene; im Gegensatz zur alten Auffassung scheint aber der Tuberkelbazillus nur in einzelnen Fällen für die Immunreaktion verantwortlich zu sein („Tuberkulid"), während sonst andere Keime die ursächliche Rolle spielen („Bakteriid").

VII. Einweisung ins Spital angezeigt. In der Therapie führen Antituberkulotika und Antibiotika (S. 89) nicht immer zum Erfolg. Mitunter bewähren sich Corticosteroide (S. 90). Maßnahmen zur Besserung des Allgemeinzustandes (gute Ernährung, Ruhe usw.) sind gegebenenfalls angezeigt.

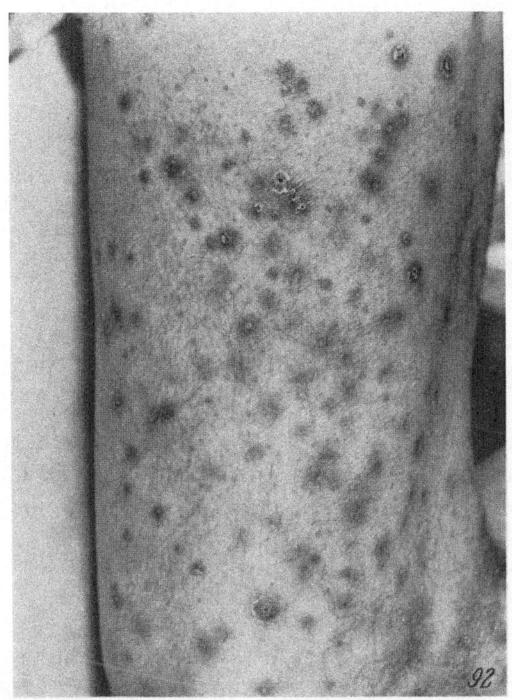

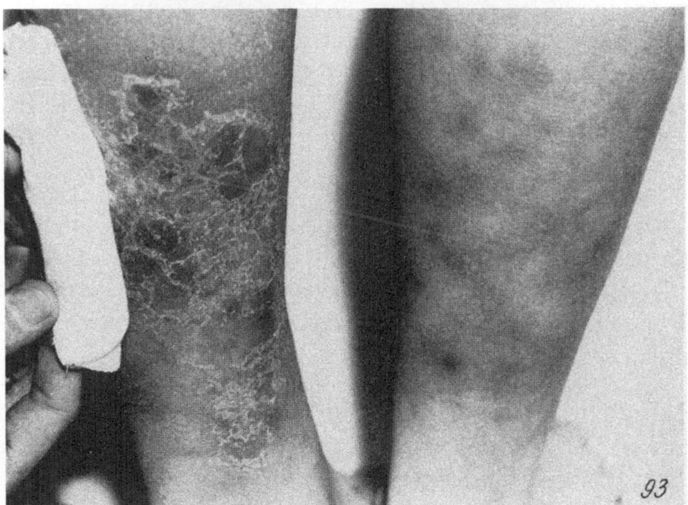

Abb. 92. Papulonekrotisches Tuberkulid
Abb. 93. Noduläres Tuberkulid, Waden mit Knotenbildung und teilweiser Einschmelzung. Schuppung und Verkrustung bei 35jähriger Frau

Noduläres Tuberkulid
Erythema induratum Bazin, Sarkoid Darier-Roussy

(sehr selten)

Abb. 93

> Diese Dermatose, die nur in manchen Fällen tatsächlich mit der Tuberkulose zusammenhängt, ist durch bis pflaumengroße, knotige oder plattenartige, mäßig derbe und druckschmerzhafte, tief an der Grenze der Subcutis gelegene Infiltrate, vorwiegend an den Waden, charakterisiert.

I. Die Haut darüber ist unverändert oder blaurot gefärbt. Es können münzengroße, seichte, scharf begrenzte und schmierig belegte oder verkrustete, torpide Ulcera entstehen. Die Zahl der Infiltrate variiert zwischen einem und einigen. Sie sind vorwiegend an den Beugeseiten der Unterschenkel lokalisiert, stehen getrennt, konfluieren selten, sind oft symmetrisch verteilt und verursachen fast keine Schmerzen.

II. Andere Symptome fehlen. — Kleinknotige oberflächliche Formen leiten zum papulonekrotischen Tuberkulid über (S. 146).

III. Das noduläre Tuberkulid betrifft meist junge pastöse Frauen, verläuft chronisch rezidivierend durch Jahre, oft mit Verschlechterungen im Frühjahr und Herbst. Die Knoten können jeweils nach einigen Wochen resorbiert werden oder unter Einbeziehung der Oberhaut exulzerieren. Die Ulcera zeigen geringe Granulationstendenz und vernarben erst nach vielen Monaten. Darüber hinaus ist aber die Erkrankung gutartig.

IV. Die Histologie zeigt eine thrombosierende Vasculitis im tiefen Corium bzw. in der oberen Subcutis, wobei das entzündliche Infiltrat nur einzelne Epitheloid- und Riesenzellen, aber nie Tuberkelbazillen aufweist. Entstehen Nekrosen, so können im Fettgewebe sogenannte Ölzysten, im Corium Vakatwucherungen des Fettgewebes (S. 64) auftreten.

V. Die Diagnose ergibt sich morphologisch, die DD ist nicht immer einfach. In DD kommen die sogenannten „knotigen Erkrankungen der Unterschenkel", insbesondere das Erythema nodosum (S. 381) und das Gumma (S. 601), sowie tiefe Vaskulitiden anderer Genese, die Thrombophlebitis saltans und die Panniculitis non suppurativa.

VI., VII. Hinsichtlich der Ätiologie und Pathogenese sowie der Therapie gelten auch hier jene Richtlinien, die im Abschnitt über das papulonekrotische Tuberkulid angeführt wurden (S. 146).

Lichenoides Tuberkulid
Lichen scrofulosorum   (sehr selten)

I., II. Diese Dermatose, deren Zusammenhang mit der Tuberkulose heute sehr fraglich erscheint, ist durch stecknadelkopfgroße,
bräunliche, polygonale, lichenoide Knötchen, die in variabler
Zahl am ganzen Körper disseminiert im Bereich der Follikel auftreten, charakterisiert.

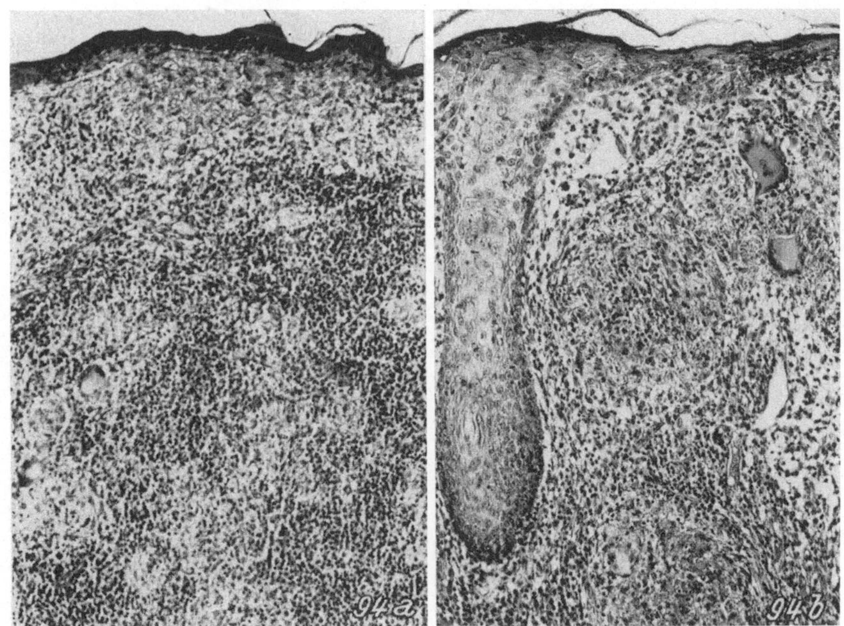

Abb. 94 a, b. Lupus vulgaris. Tuberkulöses Granulationsgewebe mit Epitheloidzell-
herden (hellere Areale), einzelnen Riesen- und zahlreichen Rundzellen. [a) 60fach
bzw. b) 125fach]

III. Die Erkrankung betrifft fast ausschließlich Kinder, entwickelt sich
langsam und verläuft in Schüben. Sie heilt nach Monaten spontan und
narbenlos mit Restpigmentationen ab. Die Prognose ist in jeder Hinsicht
gut.

IV. Die Histologie zeigt im oberen Corium umschriebene tuberkuloid
aufgebaute Infiltrate.

V. Eventuelle DD wären: der Lichen ruber planus (S. 364), lichenoide
Arzneimittelexantheme (S. 311) und der Lichen syphiliticus (S. 594).

VI. Ätiologie und Pathogenese sind eigentlich ungeklärt. Die ältere Annahme, daß eine Form der Hauttuberkulose im Sinne eines Tuberkulids (S. 136) vorliegt, ruht lediglich auf dem histologischen Substrat und ist anfechtbar, da tuberkuloide Infiltrate auch anderweitig bedingt sein können; überdies hat man hier bislang weder Tuberkelbazillen noch Erfolge einer tuberkulostatischen Therapie nachweisen können.

VII. Ambulante Behandlung möglich. Lediglich Lokaltherapie mit blanden oder corticosteroidhältigen Salben.

10. Pilzinfektionen der Haut, der Follikel, der Haare und der Nägel

Pilze (= Myceten) sind pflanzliche Krankheitserreger. Sie produzieren außerordentlich resistente Sporen, aus denen unter günstigen Lebensbedingungen fadenartige Gebilde, die sogenannten Hyphen, auswachsen, die ihrerseits ein Geflecht, das sogenannte Mycel, bilden. Die weitere Vermehrung erfolgt teils durch bestimmte Fruktifikationsorgane, teils durch Sprossung. Auf Grund dieser und anderer Kriterien hat man die Myceten in einer nach botanischen Gesichtspunkten willkürlichen, nach medizinischen Erwägungen aber recht brauchbaren Weise in Dermatophyten, Hefen, Schimmelpilze und Strahlenpilze unterteilt.

1. Bei den *Dermatophyten* (= Hyphomyceten, Fadenpilze) werden heute nur noch drei Gruppen differenziert, nämlich die Trichophyten, die Mikrosporumarten und die Epidermophyten, von denen es wieder zahlreiche Stämme gibt (z. B. Trichophyton rubrum, interdigitale, mentagrophytes, violaceum, verrucosum, tonsurans usw.; Mikrosporum gypseum, canis; Epidermophyton floccosum; sie rufen an der Haut die verschiedenen Krankheitsformen der **Dermatophytien** hervor.

2. Unter den *Hefen* kommt nur der Malassezia furfur, dem Erreger der **Pityriasis versicolor,** und den Candidaarten, die zur **Candidiasis** (= Moniliasis, Oidiomykose, Soormykose) führen, größere medizinische Bedeutung zu.

3. Die *Schimmelpilze* spielen in der Dermatologie kaum eine Rolle.

4. Zu den *Strahlenpilzen* zählen neben dem seltenen Actinomyces israelii, der die **Aktinomykose** verursacht, auch der eine Symbiont der **Erythrasma**-Erreger, nämlich die Nocardia minutissima.

Die Pilze werden überwiegend von Mensch zu Mensch, aber auch von Tieren bzw. aus der übrigen Umwelt auf den Menschen übertragen. An der Haut besiedeln sie das Stratum corneum der Epidermis und der Follikel sowie die Haare und die Nägel, da sie die Hornsubstanz als Hauptenergiequelle benötigen (Dermatophyten, Malassezia furfur, Nocardia minutissima) oder doch bevorzugen (Candidiasis). Sie können hier mit dem Pilzbefund (S. 67, Abb. 62) sofort nachgewiesen werden. Die exakte Klassifizierung und Differenzierung der Arten und Stämme sind jedoch nur in der Kultur auf Spezialnährböden möglich (S. 67, Abb. 63).

Die Ansiedlung von Myceten im Stratum corneum oder in den Anhangsgebilden ruft nicht zwangsläufig Entzündungserscheinungen hervor, sie kann auch reaktionslos ertragen werden; das hängt davon ab, ob und in welcher Quantität der Erreger Toxine produziert und ob diese Toxine durch die Epidermis gelangen. Die Dermatophyten und Candidaarten bilden derartige mehr minder toxische Stoffwechselprodukte, meist Proteine, die nicht nur zur akuten oder chronischen entzündlichen, sondern auch zur immunologischen Abwehrreaktion führen. Im Gegensatz hiezu scheinen aus der Malassezia furfur und der Nocardia minutissima derart irritierende Substanzen nur in geringster Menge frei zu werden, da die Pityriasis versicolor und das Erythrasma lediglich mit histologisch faßbaren, minimalen Entzündungserscheinungen und ohne nachweisbare Immunantwort ablaufen. Es ist aber nach moderner Auffassung trotzdem unkorrekt, wenn man — wie dies früher geschah — die beiden Pilzerkrankungen als sogenannte „Saprophytien" den anderen Mycetien als „Parasitien" gegenüberstellt, denn das Auftreten klinischer Krankheitserscheinungen, das ja auch bei den ersteren gegeben ist, widerspricht dem echten Begriff einer Saprophytie.

Dermatophytien
Hautpilzerkrankungen durch Dermatophyten
Abb. 19, 62, 63, 95—107

Die althergebrachten, auf den Erreger ausgerichteten Krankheitsbezeichnungen lassen sich nicht mehr sinnvoll aufrechterhalten, weil die moderne Forschung zeigt, daß den verschiedenen Pilzstämmen der Hyphomycetengruppe durchaus keine spezifischen Krankheitserscheinungen zuzuordnen sind und weil darüber hinaus auch noch die Klassifizierung der Dermatophyten in jüngerer Zeit weitgehend verändert wurde. Es ist heute zweckmäßiger die Einteilung nach den betroffenen Strukturen, in welchen sich die Pilze eingenistet haben, zu treffen. So unterscheidet man *Epidermomykosen* (lediglich Befall des Stratum corneum der Epidermis und der Follikelmündungen), *Trichomykosen* (zusätzlicher Befall des Stratum corneum im tieferen Follikel, des peripilären Raumes und des Haarschaftes selbst) und *Onychomykosen* (Befall der Nagelplatte und des Nagelbettes). Die jeweils ursächliche Erregerspezies kann dann nach Abklärung durch die Kultur genannt werden.

A. Epidermomykosen   (sehr häufig)
Abb. 95—99

I. Hauterscheinungen

α) **Epidermomykosen an lanugobehaarter Haut** sind durch entzündlich gerötete flächenhafte Areale mit stecknadelkopfgroßen, braunroten Knötchen, Schuppung und positivem Pilzbefund charakterisiert. (Frühere Bezeichnungen: Epidermophytia inguinalis aut corporis, Ekzema marginatum.) (Abb. 96, 98, 99.)

1. Primäreffloreszenzen

a) *Flecke*
   Größe: münzen- bis handflächengroß (peripheres Wachstum).
   Farbe: mehr minder entzündlich gerötet.
   Form: rundlich, bei Konfluenz polyzyklisch, eventuell ringförmig.
   Rand: scharf, durch follikuläre Knötchen- oder Wallbildung betont.
      Bei polyzyklischen Herden oft serpiginös.
   Konsistenz: normal.
   Oberfläche: zeigt Sekundäreffloreszenzen.
   In diesen Arealen, vor allem aber an ihrem Rand, bilden sich follikuläre

b) *Knötchen*
   Größe: stecknadelkopfgroß.
   Farbe: hell- bis braunrot.
   Form: halbkugelig erhaben, durch Konfluenz entstehen wallartige
      Erhabenheiten insbesondere am Rand.
   Rand: ziemlich scharf.
   Konsistenz: hart.
   Oberfläche: zeigt Sekundäreffloreszenzen.

2. Sekundäreffloreszenzen

Mehr minder kleinlamellöse Schuppen.

3. Phänomene — Keine.

4. Zahl

Meist einige fleckige Herde mit mehr minder zahlreichen Knötchen.

5. Lokalisation

Prädilektionsstelle: Inguino-crural-glutäal-Region, selten Hand-Fuß-Rücken (meist in Kombination mit einer Epidermomycosis plantaris et/aut palmaris), sehr selten übriger Körper.

6. Anordnung

Die fleckigen Herde sind gruppiert und neigen zur Konfluenz. Die Knötchen bevorzugen den Rand der fleckigen Herde, eventuell auch deren Zentrum und können wallartig konfluieren.

> β) **Epidermomykosen an der nicht behaarten Haut** (Abb. 95 und 97), oft kombiniert mit Onychomykose (frühere Bezeichnungen: Epidermophytia palmaris et plantaris, Ekzema mycoticum, Dyshidrosis lamellosa sicca mycotica oder Tinea pedis). Diese chronischen Hyphomyceteninfektionen sind durch Schuppen, Bildung von Bläschen, Hyperkeratose und Erosionen an den Palmae und Plantae sowie durch temporären, heftigen Juckreiz und positiven Pilzbefund charakterisiert.

1. Primäreffloreszenzen

Entweder gar keine erkennbar oder Bläschen.
> Größe: bis über stecknadelkopfgroß.
> Inhalt: Serum (nie Pilze!).
> Form: halbkugelig, an der dicken Sohlenhaut kaum erhaben.
> Lagerung: immer subcorneal.
> Decke: sehr dünn, nur das Stratum corneum.

2. Sekundäreffloreszenzen

Mehr minder kleinlamellöse *Schuppen,* teilweise in Form der Blasenkrägen nach Bläschen; *Hyperkeratosen, Erosionen, Rhagaden* (vor allem in den Zwischenzehenräumen).

3. Phänomene — Keine.

4. Zahl

Es können sehr viele Bläschen vorhanden sein, während die Hyperkeratosen und Erosionen immer nur einzelne Stellen betreffen.

Abb. 95. Epidermomykose an unbehaarter Haut, typische trockene Schuppung
Abb. 96. Epidermomykose an lanugobehaarter Haut des Fußrandes bei Fußmykose
Abb. 97. Epidermomykose an unbehaarter Haut, typische trockene Schuppung und Mazeration zwischen der 3. und 4. Zehe des rechten Fußes

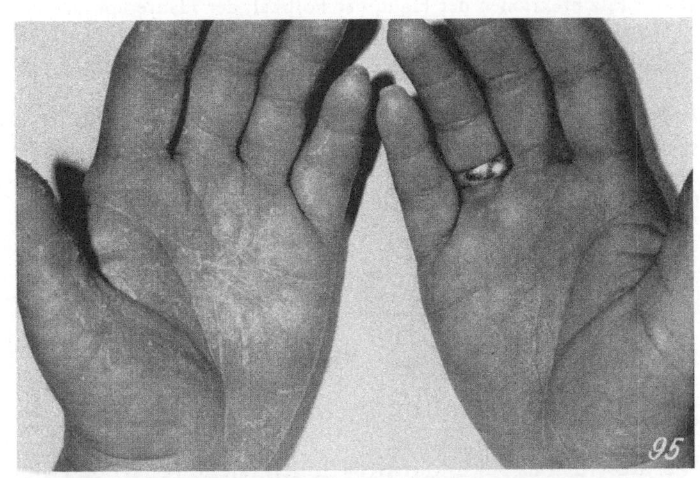

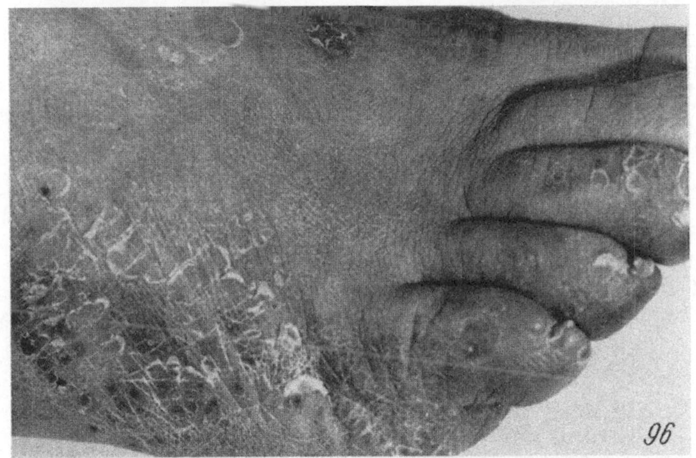

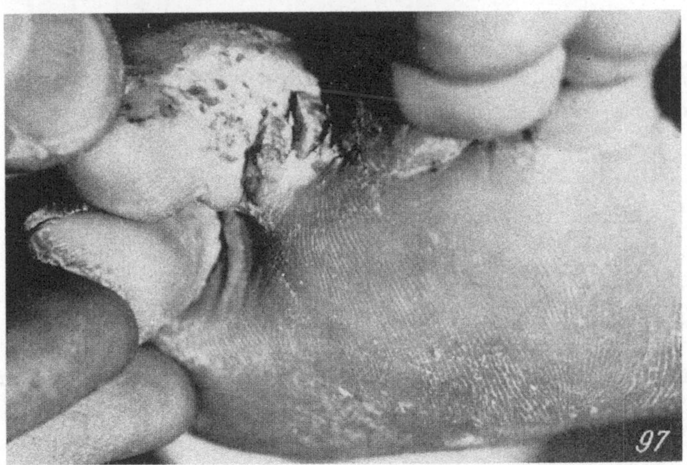

Abb. 95—97

5. Lokalisation

Fußsohlen und Zwischenzehenräume, seltener Handflächen und Zwischenfingerräume.

6. Anordnung — flächenhaft.

II. Sonstige Symptomatik

1. Sichtbare Schleimhäute — Frei.

2. Lnn.

Werden nur bei Sekundärinfektionen (siehe III/6) beteiligt.

3. Subjektive Beschwerden

Temporär starker Juckreiz.

4. Allgemeinsymptome

Nur bei Sekundärinfekten (siehe III/6).

5. Laborbefunde

Der mikroskopische Pilzbefund (S. 67) ist immer, die i.c. Trichophytinprobe (S. 68) selten positiv. Die Pilzkultur dient zur exakten Erregerbestimmung.

III. Verlauf und Prognose

1. Altersdisposition

Die inguino-curale Epidermomykose betrifft fast ausschließlich Männer, die Fuß- und Hand-Epidermomykose meist Erwachsene.

2. Inkubationszeit

Je nach auslösendem Pilzstamm variabel um Wochen.

3. Prodrome — Keine.

4. Beginn und Verlauf

Die Erkrankungen beginnen allmählich (an den Füßen meist im 4. und 3. Interdigitalraum), breiten sich durch peripheres Wachstum langsam aus und bestehen unbehandelt jahrelang fort. Fußmykosen bessern sich oft im Winter und exazerbieren im Sommer infolge der vermehrten Schweißbildung.

5. Prognose

Ohne Therapie sehr resistentes, chronisches Leiden, das lebenslang fortbestehen kann und hohe Rezidivneigung zeigt.

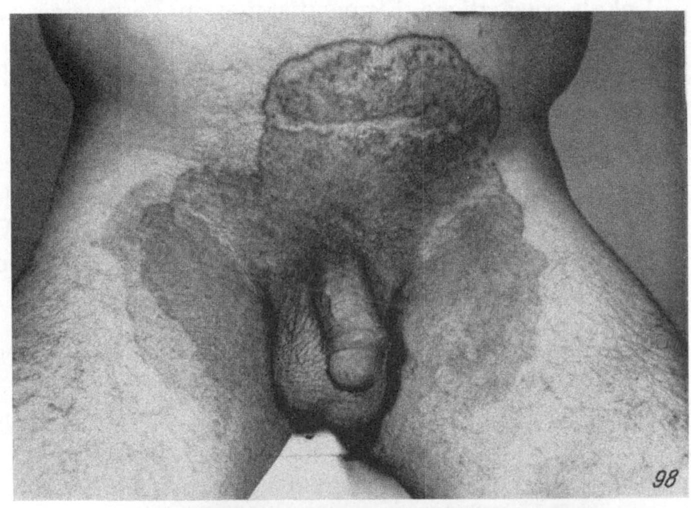

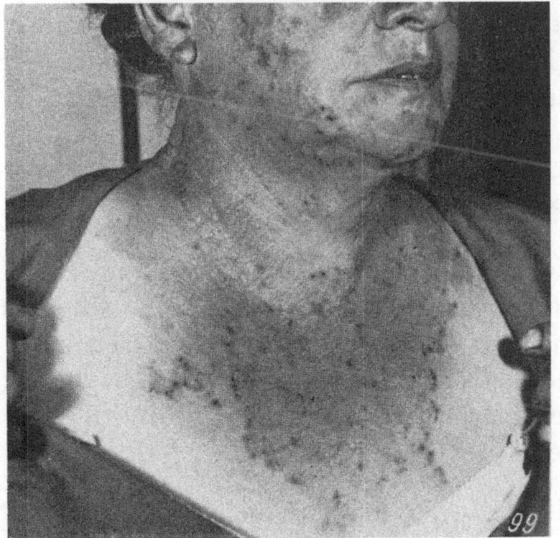

Abb. 98. Epidermomycosis inguinalis (Ekzema marginatum) und
Erythrasma
Abb. 99. Epidermomykose an lanugobehaarter Haut. Typische
Randbetonung

6. Komplikationen

a) **-id-Reaktionen** in Form eines dyshidrotischen Ekzems (S. 339) an
den Händen (selten) oder eines pityriasiformen Exanthems am

Stamm und an den Oberarmen und Oberschenkeln (sehr selten). Kommen durch hämatogene Ausschwemmung von resorbierten Pilzproteinen mit folgender allergischer Reaktion an den genannten anderen Hautstellen zustande.

b) **Lokale zusätzliche Ekzematisation** in Form eines dyshidrotischen Ekzems (S. 339) (selten) oder eines Kontaktekzems (S. 325) (häufig). Letzteres kommt meist durch unsachgemäße Behandlung mit antimykotischen Salben und Tinkturen zustande.

c) **Erysipele,** die sich am Unterschenkel (!) manifestieren, obwohl die Eintrittspforten für die Streptokokken die interdigitalen pilzbedingten Erosionen bzw. Rhagaden an den Zehen sind. Wird die Fußmykose in solchen Fällen nicht beseitigt, so rezidivieren diese Erysipele oft (häufig).

c) **Interdigitalphlegmonen** an den Füßen von den Erosionen ausgehend (selten).

IV. Histologie

Sie zeigt bei Spezialfärbungen die Pilzmycelien im Stratum corneum der Epidermis und der Follikelmündungen. Mehr minder ausgeprägte Entzündungserscheinungen im Corium. Eventuell subcorneale Blasen.

V. Diagnose und DD

Die Diagnose ergibt sich aus dem klinischen Bild der randbetonten, scharf begrenzten, Knötchen tragenden, schuppenden Herde bzw. der Schuppung an Sohlen oder Handflächen mit typischer Mazeration im 3. und 4. Zwischenzehenraum. Die Diagnose wird durch den mikroskopischen Pilzbefund und die Pilzkultur verifiziert (S. 67). Eventuelle DD wären:

a) Erythrasma (rein makulös, gelbbraun, andere Pilzart; S. 180).

b) Kontaktekzem (polymorphe Effloreszenzen, Nässen, unscharfe Begrenzung, Pilzbefund negativ; S. 325).

c) Psoriasis (flach erhabene Scheibe, großlamellöse Schuppung, Phänomene, Herde an anderen Stellen, Pilzbefund negativ; S. 356).

d) Pytiriasis rosea (Exanthem aus rosa, ovalen, colleretteartig schuppenden, in der Spaltrichtung orientierten Flecken, Pilzbefund negativ; S. 352).

e) Dyshidrotisches Ekzem (Bläschenbildung, eventuell auch Nässen, Pilzbefund negativ; S. 339).

f) Soormykose (akut entzündliche Rötung, Pustelbildung, Erosionen, Lokalisation, Pilzkultur; S. 170).

VI. Ätiologie und Pathogenese

Die Erreger sind Dermatophyten, und zwar fast ausschließlich Trichophyton rubrum, Trichophyton mentagrophytes und Epidermophyton floccosum. Sie können nur durch die Spezialkultur klassifiziert werden, da sie beim Pilzbefund im KOH-Präparat gleichartig aussehen. Sie besiedeln ausschließlich das Stratum corneum. Die geringe entzündliche Reaktion, die sie hervorrufen, wird durch eingedrungene Erregertoxine ausgelöst. Die Infektion breitet sich durch peripheres Fortschreiten aus. Sie wird meist indirekt von Mensch zu Mensch übertragen, wobei man eine gewisse individuelle Empfänglichkeit postulieren muß. Fußmykosen werden vorwiegend in Bädern, insbesondere auf feuchten Fußrastern in Duschräumen, akquiriert, wo Pilzsporen von befallenen Personen abgestreift wurden. Die Auflockerung der Haut durch die Feuchtigkeit beim Baden bzw. durch den Schweiß leistet der Einnistung Vorschub. Vielfach wird dann die Infektion durch den Patienten selbst von den Füßen in den Inguinalbereich oder auf die Hände übertragen, wobei einerseits ein Diabetes, andererseits Durchblutungsstörungen Vorschub leisten können. Die Häufigkeit der Fußmykosen hat in jüngerer Zeit stark zugenommen, einerseits wohl deshalb, weil die Benützung von Gemeinschaftsbädern eine Alltäglichkeit geworden ist, anderseits aber auch auf Grund der Tatsache, daß Kunstfaserstrümpfe bzw. Socken nicht ausreichend durch Kochen desinfiziert werden können und die resistenten Pilzsporen das gewöhnliche Waschen überleben.

VII. Therapie

Ambulante Behandlung.

1. Allgemeintherapie

Griseofulvin (S. 90). Bei der reinen Epidermomykose genügt eine Behandlungsdauer von 6 Wochen (2mal täglich 0,25 p.o.). Während aber die Formen an lanugobehaarter Haut gut ansprechen, ist dies bei der Epidermomykose der Sohlen und Handflächen nicht immer der Fall. Im übrigen ist die Rezidivgefahr in jedem Falle groß, insbesondere dann, wenn zusätzlich eine Onychomykose vorliegt, für deren Ausheilung eine viel längere Griseofulvinverabreichung nötig ist.

2. Lokaltherapie

Sie kann bei den Epidermomykosen der lanugobehaarten Haut allein zur Heilung führen, während sie bei der Fußmykose fast immer nur temporäre Remissionen bewirkt. Überdies sollte sie zusätzlich zur Griseofulvinapplikation durchgeführt werden. Die Zahl der lokalen Antimykotika, die in Form von Salben oder Tinkturen 2mal täglich regelmäßig angewandt werden müssen, ist groß. Einige Beispiele für mehr minder antimykotisch wirksame Verbindungen zur Lokaltherapie wären: Vioform, Undezylensäure, Benzoesäure und verschiedene Abkömmlinge, Dibenzthion, Bradosol usw. Zu beachten ist, daß die Lokaltherapie zu Kontaktekzemen und lokalen Lichtsensibilisierungen führen kann.

B. Trichomykosen   (sehr selten)

Abb. 100—106

Bei dieser chronischen Hyphomyceteninfektion des Stratum corneum, der tieferen Teile der Haarfollikel und des Haarschaftes existieren mehrere Formen, die sich in Symptomatik und Verlauf unterscheiden.

1. Die akuten Trichomykosen

a) **I.** Die **Trichomycosis acuta superficialis** (Abb. 19, 100, 101) (frühere Bezeichnungen: oberflächliche Trichophytie, Herpes tonsurans), zeigt bis handflächengroße, entzündlich gerötete, rundliche, bei Konfluenz auch polyzyklische scheibenförmige, vor allem randwärts leicht erhabene, sehr scharf begrenzte Herde, in denen bis über stecknadelkopfgroße, entzündliche Knötchen, serumgefüllte Bläschen und Pusteln aufscheinen.

Bei zentraler Abheilung entstehen anuläre, bei Rezidiven in der Mitte irisartige Formen. An Sekundäreffloreszenzen finden sich *Schuppen*, eventuell auch *Nässen* und *Krusten*. Die mitbeteiligten Haare brechen im Bereich der Areale ab, so daß am Kopf kahle Stellen entstehen. Betroffen werden meist Hände, Arme, Hals und Kopfhaut.

II. Es kann Juckreiz bestehen. Der mikroskopische Pilznachweis gelingt in Schuppen und Haaren. Die Trichophytinreaktion kann positiv sein.

III. Die Infektion kann in jedem Alter eintreten, doch erkrankt das Capillitium fast ausschließlich nur bei Kindern. Die Herde entwickeln sich nach einer Inkubationszeit von wenigen Tagen rasch und vergrößern sich durch peripheres Wachstum. Sie bleiben ohne Therapie wochen- bis monatelang bestehen, kommen dann aber zur Rückbildung; trotzdem geht die Krankheit weiter, weil meist vom 1. Herd aus an anderen Stellen neue Infektionen gesetzt werden. Heilungen erfolgen mit Restitutio ad integrum.

IV. Histologisch findet man die Pilze im Stratum corneum der Oberhaut und der ganzen Follikel, ferner peripilär und im Haarschaft. Überdies ist eine heftige entzündliche Reaktion mit Hyperkeratose, Parakeratose und subcornealer Abszeßbildung in der Epidermis erkennbar.

V. Die Diagnose wird durch den Pilznachweis verifiziert. In DD kommen vor allem plaqueförmige Ekzeme (S. 342) und die Psoriasis vulgaris (S. 356), bei Erkrankungen der Kopfhaut eventuell die Impetigo contagiosa (S. 105) und die Alopecia areata (S. 532).

VI. Die Erreger der Trichomycosis acuta superficialis sind am häufigsten Trichophyton tonsurans, verrucosum, mentagrophytes und violaceum sowie Mikrosporum gypseum und canis. Die Übertragungen erfolgen meist von Tieren (Hunde, Katzen, Pferde, Rinder, Meerschweinchen usw.) auf den Menschen, doch kommen auch Infektionen von Mensch zu Mensch und sogar Epidemien (Kinderheime, Irrenanstalten) vor.

> **b) I.** Die **Trichomycosis acuta profunda** (Abb. 103, 104) (frühere Bezeichnung: tiefe Trichophytie, Sycosis barbae parasitaria, Kerion Celsi) zeigt haselnuß- bis apfelgroße, entzündlich gerötete, erhabene, rundliche, mäßig scharf begrenzte, derbe furunkel- oder karbunkelähnliche Knoten bzw. Infiltrate, aus denen im Bereich der Follikelöffnungen bei seitlichem Druck Eiter austritt.

Sie sind mit Schuppen, Schuppenkrusten und Krusten bedeckt. Die Haare sind gelockert, abgebrochen und ausgefallen, so daß am Kopf kahle Stellen entstehen. Man findet einen solitären Herd oder mehr minder zahlreiche (in der Bartregion oft viele) Infiltrate, die eventuell zu großen Konvoluten konfluieren. Häufige Lokalisationen sind Arme, Hände, Hals, Bartregion und Kopfhaut.

II. Die Schmerzhaftigkeit ist variabel, die regionären Lnn. sind geschwollen, bei ausgedehnteren Prozessen tritt Fieber auf. Der Pilznachweis gelingt in Schuppen und Haaren. Die Trichophytinreaktion ist fast immer positiv.

III. Die Erkrankung des Bartes tritt nur bei Männern, die der Kopfhaut fast ausschließlich bei Kindern auf; sonst keine Altersdisposition. Beginn nach Inkubationszeit von wenigen Tagen mehr minder rasch und akut. Vergrößerung im Laufe einiger Wochen durch peripheres Fortschreiten. Selbstheilungen sind selten, jahrelanger Verlauf ist möglich. Kopfherde bei Kindern heilen zur Zeit der Pubertät spontan (Grund ungeklärt). Die Heilung erfolgt immer mit Narbenbildung.

IV. Die Histologie zeigt ein ähnliches nur graduell schwereres Bild wie diejenige der Trichomycosis acuta superficialis.

V. Die Diagnose wird durch den Pilzbefund gesichert. In DD kommen Furunkel und Karbunkel (S. 113), Lupus vulgaris (S. 143), ulcero-tube-röse-Syphilide (S. 601), Spinaliome (S. 485) und bei Bartbefall die Sycosis simplex (S. 110).

VI. Die Erreger sind hier ebenfalls meist animale Stämme von Tricho-phyton mentagrophytes, verrucosum, tonsurans sowie Mikrosporum canis und gypseum. Die Übertragungen erfolgen überwiegend von Tieren auf den Menschen (siehe oben).

2. *Die subakuten Trichomykosen*

a) **I.** Die **Trichomycosis scutularis** (Abb. 102) (frühere Bezeich-nung Favus) zeigt münzen- bis über handflächengroße, entzünd-lich gerötete, rundliche, scheibenartige oder unregelmäßig ge-formte, mäßig scharf begrenzte Herde, in deren Bereich Knöt-chen, Bläschen, Pusteln, Schuppen, Schuppenkrusten und Krusten, vor allem aber die Scutulae auftreten;

das sind kleine gelbe Schuppen-„Schildchen", die zentral eingedellt sind und von einem Haar durchbohrt werden. Sie enthalten reichlichst Er-reger und entstehen durch eine vom Rand her gegen den Haarfollikel zu erfolgende Abhebung der parakeratotischen Schuppen. Unter den Scutulae kommt es zu einer Atrophie. Im Bereich der Areale sind die Haare abgebrochen oder ausgefallen, so daß am Kopf kahle Stellen resultieren. Es können ein oder mehrere Herde vorhanden sein und eventuell konfluieren. Betroffen wird vor allem der Kopf, aber auch die Haut des Körpers.

Abb. 100. Trichomycosis acuta superficialis (Herpes tonsurans)
Abb. 101. Trichomycosis acuta superficialis (Herpes tonsurans)
Abb. 102. Trichomycosis scutularis („Favus") mit typischen, zentral von einem Haar durchbohrten Scutulae (aus Simons, P., Handbook of Tropical Dermatology, Abb. 780, S. 1204. New York: Elsevier Publishing Company. 1953)

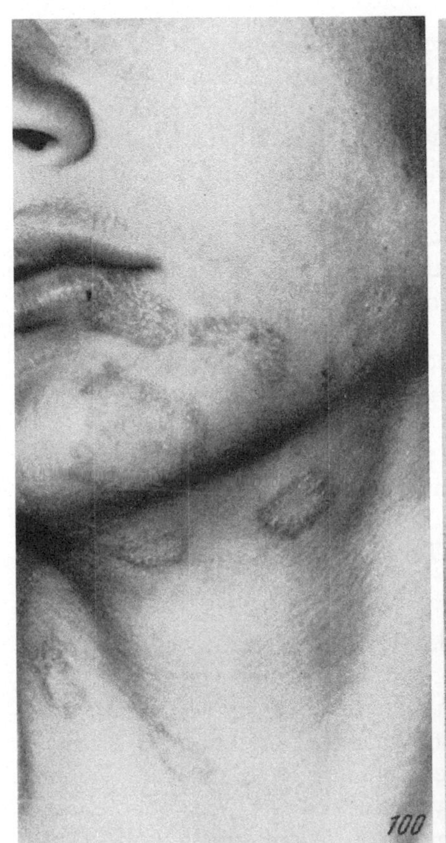 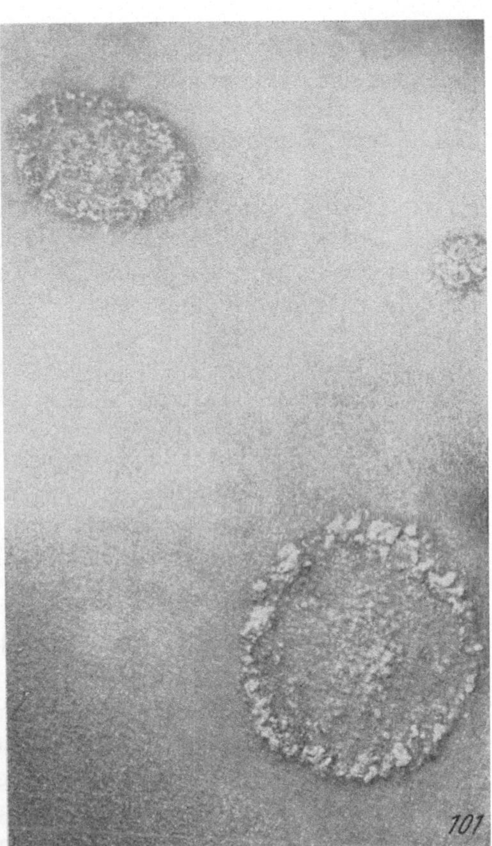

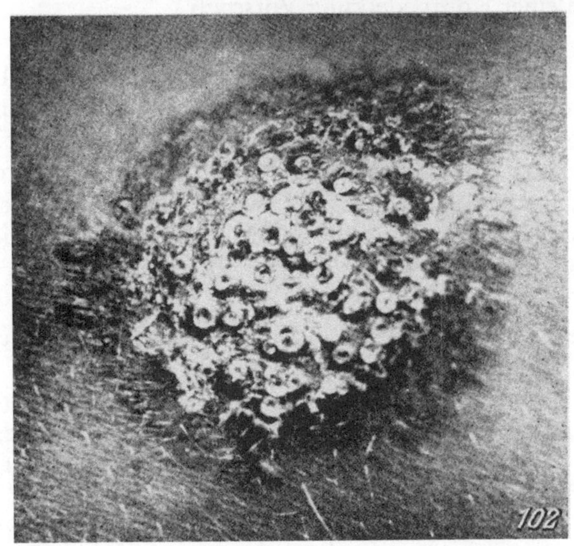

Abb. 100—102

11*

II. Der mikroskopische Pilznachweis gelingt in Schuppen, Scutulae und Haaren. Die Trichophytinreaktion ist oft positiv.

III. Keine Altersdisposition; hier kann auch die Kopfhaut bei Erwachsenen erkranken. Nach einer Inkubation von Tagen bis Wochen entwickeln sich die Veränderungen je nach Erregerstamm mehr oder minder rasch. Der weitere Verlauf ist eminent chronisch, kann sich lebenslänglich hinziehen und zu kompletter Kahlheit des Kopfes mit Atrophie der Haut führen. Heilung meist mit atrophischer Narbe.

IV. Die Histologie zeigt ein der Trichomycosis acuta superficialis ähnliches Bild mit den zusätzlichen Auflagerungen der Scutulae.

V. Sind Scutulae vorhanden, so liegt die Diagnose fest, da es sich um ein eindeutiges Krankheitszeichen handelt. Im übrigen erfolgt die Sicherung der Diagnose durch den Pilznachweis. Es kommen dieselben DD in Betracht wie bei der Trichomycosis acuta superficialis (S. 161).

VI. Die Erreger sind meist Varianten des Trichophyton mentagrophytes, tonsurans und Schönleinii sowie Mikrosporum gypseum. (Die früher als eigene Gruppe der Dermatophyten betrachteten Erreger des Favus, die sogenannten Achorionarten, werden nach jüngerer Forschung als Trichophytonvarianten klassifiziert. Die Übertragungen erfolgen von Tieren oder von Mensch zu Mensch. Der Entwicklung dieser Variante leisten seborrhoisches Terrain, ungünstige hygienische Verhältnisse und ständiges Tragen einer Kopfbedeckung Vorschub.)

> b) **I.** Die **Trichomycosis diffusa capillitii** (Abb. 105) (frühere Bezeichnungen: Mikrosporie, Tinea microsporica) manifestiert sich mit münzen- bis über handflächengroßen, leicht entzündlich geröteten oder nahezu hautfarbenen bzw. weißgrau (durch die Schuppung erscheinenden, rundlichen, bei Konfluenz auch polyzyklischen, über das Niveau der Haut kaum erhabenen, ziemlich scharf begrenzten Herden, die feinlamellös schuppen und in deren Bereich die Haare abgebrochen oder ausgefallen sind, so daß kahle Stellen entstehen — es sind meist mehrere bis zu einem halben Dutzend Herde vorhanden.

II. Der Pilznachweis gelingt in Schuppen, besser in Haaren, denen die Sporen und Mycelien der Pilze vielfach nur von außen aufliegen. Trichophytinreaktion in der Regel negativ.

III. Auftreten fast nur bei Kindern. Nach einer Inkubation von Tagen bis Wochen entwickeln sich die Veränderungen allmählich. Der Verlauf ist außerordentlich chronisch, doch tritt zur Zeit der Pubertät spontane Heilung ein. Letztere kann mit Restitutio ad integrum erfolgen, sofern die Erkrankung schon frühzeitig behandelt wird, weil bleibende Zerstörungen der Follikel erst nach längerem Verlauf eintreten.

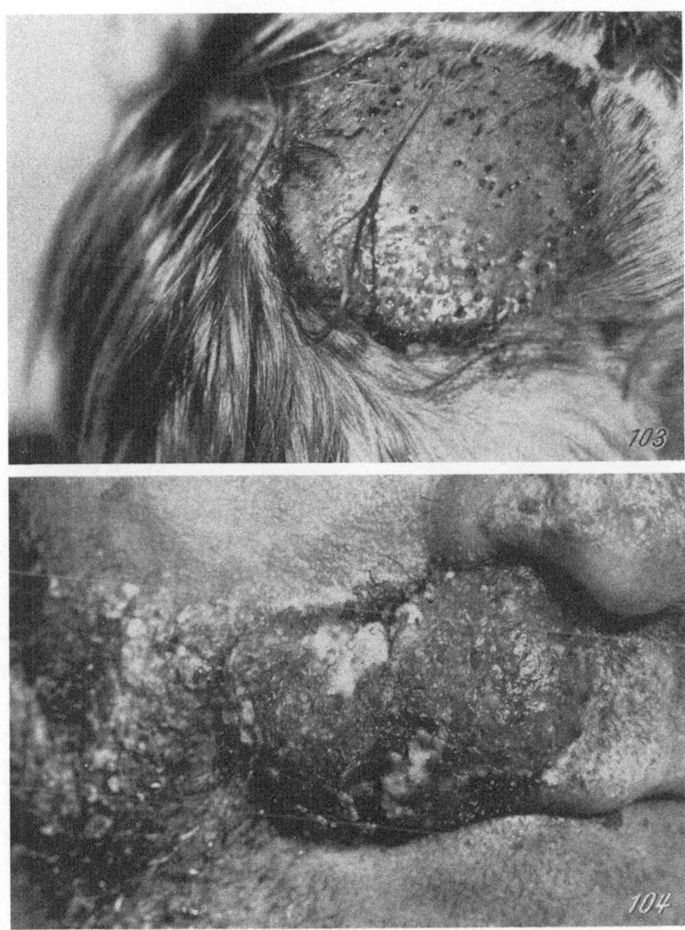

Abb. 103. Trichomycosis acuta profunda am Kopf (Kerion Celsi)
Abb. 104. Trichomycosis acuta profunda im Bartbereich (Sycosis parasitaria)

IV. Die Histologie zeigt, daß sich die Erreger vorwiegend um den Haarschaft im peripilären Spalt des Follikels einnisten.

V. Die Diagnose wird durch den Pilznachweis verifiziert. Die DD betrifft vor allem die Alopecia areata (keine Schuppen, S. 532), das seborrhoische Ekzem (S. 346) und die Psoriasis der Kopfhaut (bei beiden kein Haarausfall), die Trichomycosis acuta superficialis der Kopfhaut (S. 160) und andere Formen zirkumskripter Alopezien (S. 536).

VI. Die Erreger sind hier vorwiegend Mikrosporum Audouini, Trichophyton tonsurans, Mikrosporum canis, gypseum. Die Übertragungen können von Tieren, meist jedoch von Mensch zu Mensch erfolgen (Epidemien kommen vor in Kinderheimen).

3. Die chronische Trichomykose

I. Die **Trichomycosis granulomatosa cruris** (Abb. 106) (frühere Bezeichnungen: follikuläre Trichophytie der Unterschenkel) manifestiert sich mit stecknadelkopf- bis haselnußgroßen, braun- oder blauroten, halbkugelig vorgewölbten, mäßig scharf begrenzten, derben, follikulär angeordneten Knötchen, die zu größeren Infiltraten konfluieren können.

Leichte Schuppenbildung. Die Anzahl variiert zwischen einzelnen und sehr zahlreichen Effloreszenzen. Die Veränderungen sind an den Unterschenkeln lokalisiert.

II. Eventuell Juckreiz. Der Pilznachweis gelingt in den Keratosen oder Schuppen auf den Kuppen der Knötchen. Die Trichophytinreaktion versagt meist.

III. Diese Form der Trichomykosen betrifft fast ausschließlich jüngere Frauen, die an vegetativen Durchblutungsstörungen der Beine leiden (kalte Füße, livide Verfärbungen an den Unterschenkeln usw.). Die Effloreszenzen entwickeln sich allmählich und laufen unter Remissionen und Exazerbationen jahrelang weiter, wobei die Erscheinungen durch den Juckreiz und kosmetisch stören. Spontanheilungen sind selten. Meist besteht gleichzeitig eine Epidermomycosis plantaris.

IV. Die Histologie zeigt die Erreger im Stratum corneum der Follikel und im umgebenden Bindegewebe ein Granulationsgewebe, das aus Lymphozyten und Riesenzellen, aber nur wenigen Leukozyten aufgebaut ist.

V. Die Diagnose wird durch den Pilznachweis gesichert. In DD kommen die knotenbildenden Erkrankungen der Unterschenkel.

VI. Die Erreger sind meist Trichophyton rubrum, interdigitale und violaceum, und zwar Stämme, die sonst nur eine Epidermomykose hervorrufen. Der Grund für das tiefere Eindringen in den Haarfollikel ist in einer individuellen Disposition (Durchblutungsstörung?) zu sehen.

Die Infektion erfolgt im allgemeinen durch Selbstübertragung der Erreger von einer Epidermykose der Füße.

VII. Die Therapie aller Trichomykosen erfolgt überwiegend ambulant und besteht in der allgemeinen Verabreichung von Griseofulvin (S. 90) in einer Dosierung von 2mal täglich 0,25 p.o. durch 2—3 Monate. Sie führt in jedem Falle zur schließlichen Abheilung, obwohl große Infiltrate der Trichomycosis acuta profunda nur langsam ansprechen, weil offenbar das Antibiotikum nur in geringer Menge an die Erreger herankommt. In solchen Fällen ist zusätzliche Lokaltherapie wie bei einem Furunkel mit Kurzwellenbestrahlungen, eventuell auch Salbenverbänden und Stichinzisionen kleiner Abszesse angezeigt. Die früheren Behandlungsverfahren mit Thallium oder Röntgenepilation und folgender Jodpinselung sind heute obsolet, obwohl man in Ausnahmefällen manchmal mechanisch epiliert.

C. Onychomykose (sehr häufig)

Abb. 107

> Die chronische Hyphomyceteninfektion der Nagelplatte ist durch Aufsplitterung des freien Nagelrandes, gelbbraune Verfärbung, scheinbare Verdickung (infolge Entstehung subungualer Hyperkeratosen) und Destruktion der Nagelplatte in einer überwiegend von distal nach proximal fortschreitenden Richtung charakterisiert.

I., II. Klinische Erscheinungen

Die Nagelplatte verändert sich meist vom freien Rand gegen die Lunula zu fortschreitend. Zuerst findet man einen brüchigen Rand, später wird die Nagelplatte zunehmend getrübt, graugelb verfärbt und scheinbar dicker, weil sich unter der Nagelplatte erregerhältige Hyperkeratosen bilden. Schließlich kommt es zur Destruktion und zum Verlust der Nagelplatte. Die Onychomykose ist in der Regel mit einer Epidermomykose der Sohlen oder Handflächen kombiniert.

III. Verlauf und Prognose

1. Altersdisposition

Die Onychomykose betrifft selten Kinder, häufiger Frauen im jüngeren und mittleren Lebensalter und oft alte Männer mit Durchblutungsstörungen der Beine.

2. Inkubationszeit

Sie dürfte Wochen bis Monate betragen.

3. Prodrome — Keine Bemerkung.

4. Beginn und Verlauf

Die Nagelerkrankung beginnt ganz allmählich und schreitet langsam fort, wobei sich die Pilze in der Querrichtung des Nagels rascher ausbreiten als in der Längsrichtung (weil sie sich hier von distal kommend dem Nagelwachstum entgegen ausbreiten müssen). Die völlige Zerstörung der Nagelplatte wird erst nach Monaten und Jahren erreicht.

5. Die Prognose der harmlosen Störung ist quoad sanationem eher dubiös. Spontanheilungen sind extrem selten. Aber auch bei intensiver Therapie ist die Rezidivneigung groß.

IV. Histologie

Sie zeigt die Pilze vor allem in der dem Stratum corneum entsprechenden obersten Schichte des Nagelbettes. Sie liegen hier in unregelmäßigen Gängen, die $2—10\,\mu\,\varnothing$ zeigen und durch Enzymeinwirkung entstehen. Außerdem findet man eine Hyper- und Parakeratose des Hyponychiums.

V. Diagnose und DD

Die Diagnose ergibt sich auf Grund des klinischen Bildes meist leicht. Sie wird durch Pilzbefund und Pilzkultur gesichert. In DD kommen vor allem die Candidiasis der Nagelplatte (S. 172), die sich klinisch nicht unterscheiden läßt und nur durch die Erregerkultur abzugrenzen ist, sowie die diversen anderweitigen Nagelerkrankungen mit Destruktion der Nägel (S. 538).

VI. Ätiologie und Pathogenese

Die Erreger sind dieselben wie bei der Epidermomycosis plantaris et palmaris (S. 154), von der sie auch in der Regel auf die Nägel über-

---

Abb. 105. Trichomycosis diffusa capilliti (Mikrosporie), mehrere Herde neben einer profunden Form
Abb. 106. Trichomycosis granulomatosa cruris (Follikuläre Trichophytie des Unterschenkels)
Abb. 107. Onychomykose
Abb. 108. Candidiasis in der Axilla

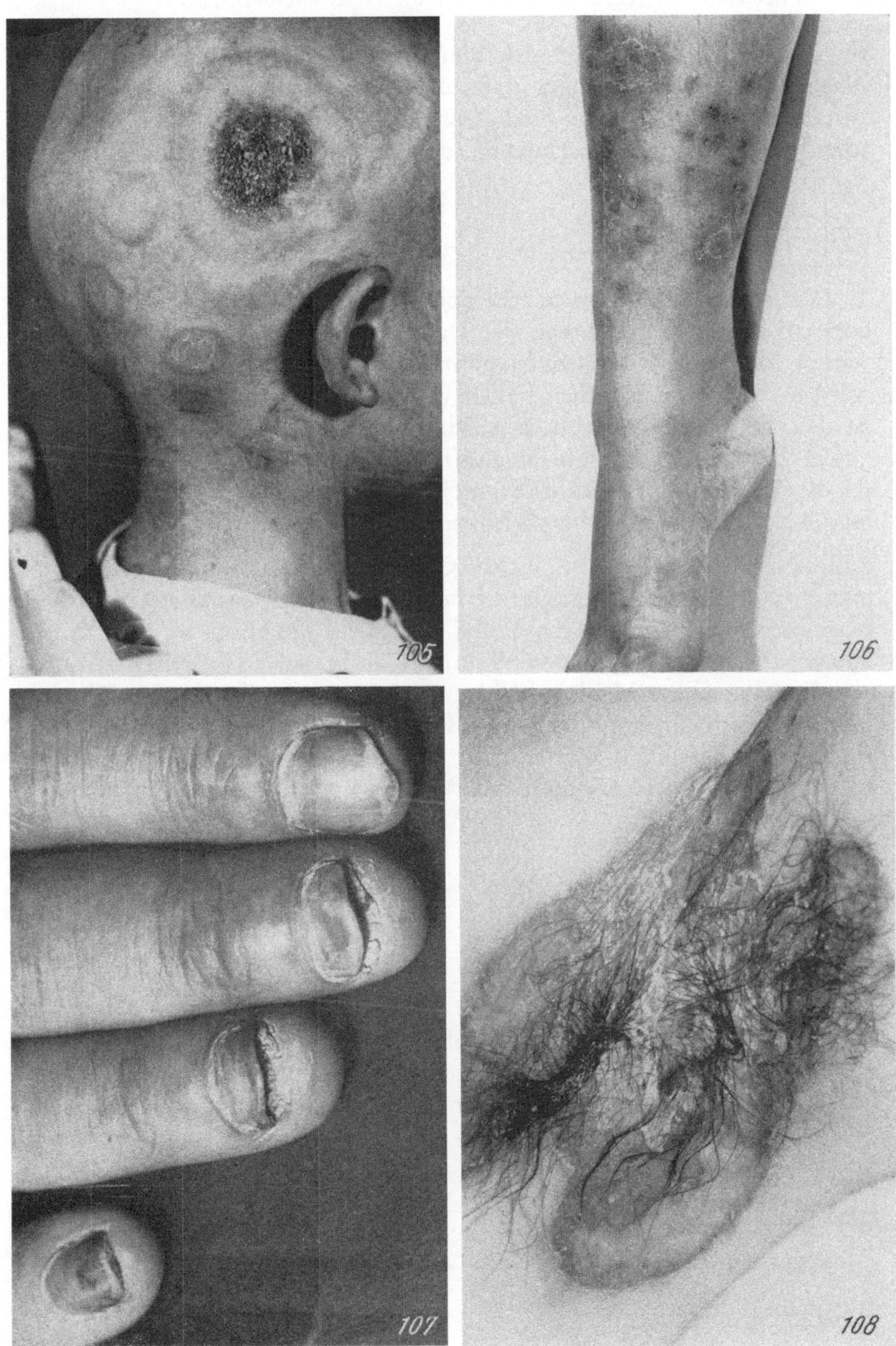

Abb. 105—108

tragen werden. Sie nisten sich zunächst unter dem freien Rand der Nagelplatte ein und dringen dann erst unter der Nagelplatte vor. Die Infektion der Fingernägel erfolgt meist beim Kratzen an den mykotischen Fußveränderungen. Durchblutungsstörungen leisten der Einnistung Vorschub.

VII. Therapie

1. Die ambulante Allgemeintherapie mit Griseofulvin (2mal täglich 0,25 p.o.) muß hier während der Dauer einer kompletten Nagelwachstumsperiode, d. h. also durch ein ganzes Jahr oder noch länger fortgesetzt werden (S. 90). In manchen Fällen versagt die Behandlung. Im übrigen ist aber die Rezidivgefahr nach Abschluß der Therapie auch bei scheinbar gutem Erfolg und völlig einwandfreiem Nachwuchs der Nägel groß, da oft Sporen in der Schichte unter der Nagelplatte, die erst in sehr langen Zeiträumen eliminiert wird, zurückbleiben.

2. Bessere Heilungschancen gibt die Griseofulvinbehandlung dann, wenn man vor Beginn der Therapie die befallenen Nägel extrahiert und das Nagelbett mit dem scharfen Löffel sorgfältig abkratzt, so daß keine Sporen zurückbleiben können. Während der ganzen Nachwuchszeit ist überdies eine zusätzliche lokale Pflege mit Antimykotika durchzuführen. Man wird sich im individuellen Falle jeweils überlegen müssen, ob sich ein derartiger Aufwand überhaupt lohnt (z. B. bei einer Onychomykose der Zehennägel bei alten Leuten).

Candidiasis
Soor   (häufig)
Abb. 108—110

Diese chronische Sproßpilzinfektion der Haut ist durch unterschiedlich große hochrote Maculae mit Bildung kleinster Pusteln und Erosionen sowie heftigen Juckreiz und vorzugsweiser Lokalisation an den Intertrigostellen charakterisiert.

I. Hauterscheinungen

Der sogenannten **Epidermomycosis candidamycetica:**

1. Primäreffloreszenzen

a) *Maculae*
   Größe: stecknadelkopf- bis über münzengroß (peripheres Wachstum)
       bei Konfluenz über handflächengroß.

Farbe: hell- bis dunkelrot.

Form: rundlich, bei Konfluenz kleinpolyzyklische Formen.

Rand: ziemlich scharf, löst sich meist in einzelne kleinste Fleckchen und Pusteln auf.

Konsistenz: normal.

Oberfläche: zeigt Pusteln und Sekundäreffloreszenzen.

b) *Pusteln*

Größe: stecknadelkopfgroß.

Inhalt: eitrig seröse Flüssigkeit.

Form: halbkugelig.

Lagerung: intraepidermal, subcorneal.

Decke: sehr dünn, das Stratum corneum.

Die Pusteln stehen auf den geröteten Maculae und in deren Umgebung. Hier konfluieren sie vielfach, so daß polyzyklisch begrenzte Herde entstehen.

2. Sekundäreffloreszenzen

Schuppung, vor allem aber flächenhafte *Erosionen* mit Nässen nach dem Platzen der Pusteln und dem Abschilfern der mazerierten Oberflächenschichten größerer makulöser Areale; randständige Epithelfetzen erkennbar.

3. Phänomene — Keine.

4. Zahl

Die Zahl der Einzeleffloreszenzen ist meist sehr groß, durch die breitflächige Konfluenz entsteht aber der Eindruck weniger großer Herde, die sich meist am Rand in viele kleine Effloreszenzen auflösen.

5. Lokalisation

Mit Vorliebe die Intertrigostellen unter den Mammae, unter Hängebauchfalten, inguinal-parascrotal bzw. paragenital, Crena ani, Achselhöhlen, retroauriculär. Andere Lokalisationen sind seltener, kommen aber vor. Bei Säuglingen oft unter den Windeln, zunächst perianal, fortschreitend über Gesäß und Bauch bis zur Ausdehnung über große Körperflächen.

6. Anordnung

Meist Tendenz zur Symmetrie.

7. Sonderformen

a) **Erosio interdigitalis** (selten): Flächenhafter um münzengroßer, hochroter scharf begrenzter, mazeriert-erodierter Herd mit weißlichen Epithelfetzen am Rande im Bereiche einer oder mehrerer Interdigi-

talfalten der Finger, dehnt sich nach dorsal zu und auf die Finger-
seiten aus und ist häufig mit einer Rhagade verbunden.

b) **Anguli infectiosi candidamycetici** (selten): Das Bild der Perlèche
   (S. 545) wird nicht so selten durch Einnistung von Candida hervorgerufen.

c) **Onychomycosis candidamycetica** (selten): Die Besiedlung der Nagelplatte mit Candida führt zu denselben Erscheinungen wie diejenige
   mit Hyphomyceten (siehe S. 167).

d) **Paronychia candidamycetica** (selten): Mitunter nisten sich die Sproß-
   pilze auch im Nagelwall ein und rufen eine chronische Paronychie
   hervor (S. 541), die zur sekundären Dystrophie der Nagelplatte führen kann.

II. Sonstige Symptomatik

1. Sichtbare Schleimhäute

Auch sie werden nicht selten von der Candida besiedelt. An der **Mundschleimhaut** zeigt sich der Soor mit leichten Entzündungserscheinungen
und weißlichen Belägen.

Die **Vulvovaginitis candidamycetica**, die derzeit infolge des Gebrauches
von Ovulationshemmern relativ häufig ist, zeichnet sich durch Rötung
der Schleimhaut, eventuell mit weißlichen Belägen, verstärkten oft
krümeligen Fluor, Schwellung der Vulva und heftigen Juckreiz aus
(S. 566).

Die **Balanoposthitis candidamycetica** manifestiert sich mit Rötung und
Nässen an Glans und innerem Vorhautblatt, wobei meist der Aufbau
aus kleinsten Fleckchen und Pusteln erkennbar ist (S. 562).

2. Subjektive Symptome — Heftiger Juckreiz.

3. Lnn. — Frei.

4. Allgemeinerscheinungen

Keine durch den Soor selbst.

5. Laborbefunde

Pilznachweis gelingt im Nativpräparat, doch kann die Differenzierung
von Hyphomyceten bei den einschlägigen Haut- und Nagelerkrankungen nur durch die Kultur erfolgen. Trichophytinreaktion negativ.

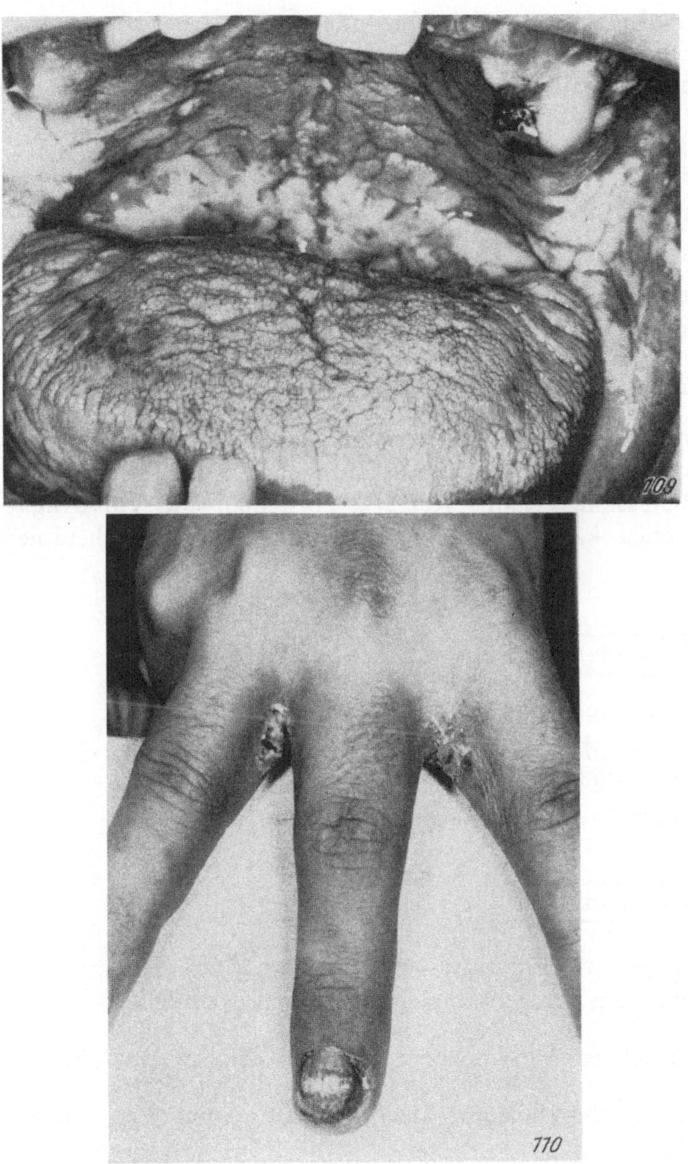

Abb. 109. Candidiasis der Mundschleimhaut, typische weiße Beläge an Wange und Gaumen
Abb. 110. Candidiasis: Erosio interdigitalis und Candidaonychomykose

III. Verlauf und Prognose

1. <u>Altersdisposition</u> — Keine besondere.

2. <u>Inkubationszeit</u> — Nicht überblickbar.

3. <u>Prodrome</u> — Keine.

4. <u>Beginn und Verlauf</u>

Die Erscheinungen beginnen meist rasch und breiten sich erkennbar schneller aus als diejenigen der Dermatophytien. Im weiteren verlaufen unbehandelte Fälle außerordentlich chronisch durch viele Monate.

5. <u>Prognose</u>

Die Soormykosen sind quoad vitam ungefährlich, die Prognose quoad sanationem ist aber ohne Therapie ungünstig, da sich auch nach temporären Remissionen häufig Rezidive einstellen. Die Vulvovaginitis candidamycetica kann auch bei moderner Behandlung therapierefraktär sein.

IV. Histologie

Sie zeigt die Pilze im Stratum corneum von Epidermis und Follikeltrichter. Außerdem liegen subcorneale und auch etwas tiefer greifende intraepidermale Abszeßchen vor. Das Epithel ist ödematisiert und vielfach erodiert. Im Corium akute Entzündung.

V. Diagnose und DD

Die Diagnose wird klinisch vermutet und durch den mikroskopischen bzw. kulturellen Erregernachweis verifiziert. Eventuelle DD:

a) Kontaktekzem (polymorpher, keine Pilze nachweisbar, S. 325).

b) Ekzema seborrhoicum (seborrhoische Schuppung, Lokalisation, S. 346).

c) Bei der Erosio interdigitalis eventuell interdigitale Papeln der Lues II (S. 596).

d) Bei den übrigen Sonder- und Schleimhautformen die jeweilige Differentialdiagnostik des Erscheinungsbildes (S. 545; S. 167; S. 541; S. 566; S. 562).

VI. Ätiologie und Pathogenese

Die Erreger sind verschiedene Arten der Sproßpilzgattung Candida, vorwiegend Candida albicans. Der Pilz kommt ubiquitär vor und lebt auch auf der Oberfläche von Haut und Schleimhäuten bzw. im Darm des Menschen saprophytär. Bestimmte Faktoren müssen gegeben sein, damit er ins Stratum corneum bzw. in die Mucosa eindringen und krankhafte Veränderungen hervorrufen kann: Diabetes mellitus begünstigt alle Formen. Feuchtes Milieu an Intertrigostellen bei starkem Schwitzen sowie unter Windeln bzw. Okklusivverbänden (insbesondere, wenn sie mit corticosteroidhältigen Salben gemacht werden) provoziert die Entwicklung der Epidermomycosis candidamycetica. Dauerndes Arbeiten im Wasser, vor allem aber Hantieren mit Zuckerlösungen (Zuckerfabrikarbeiter, Konditor), prädestiniert zur Erosio interdigitalis. Gravidität und Einnahme von Ovulationshemmern leisten der Vulvovaginitis candidamycetica Vorschub. Dazu kommt, daß das Angehen der Infektion bei massiven Kontakten erleichtert wird. (Z. B. Auftreten einer Balanoposthitis candidamycetica beim Partner einer Frau mit Candida-Vulvovaginitis.) Auf Säuglinge können die Erreger eventuell schon intra partum übertragen werden, man denkt aber auch an die Möglichkeit einer laufenden Weiterbesiedlung durch Pilze, die aus dem Darm mit dem Stuhl zur Ausscheidung kommen.

VII. Therapie

Überwiegend ambulant.

1. Allgemeintherapie

Hier stünden theoretisch 3 Antibiotika, das Nystatin, das Trichomycin und das Amphotericin B zur Verfügung. Praktisch sind sie aber ungeeignet, da Nystatin und Trichomycin nicht in ausreichendem Maße aus dem Darm resorbiert werden, während Amphotericin ein hochtoxisches Medikament ist, dessen Anwendung hier in keinem Verhältnis stünde.

2. Lokaltherapie

Sie trägt das Hauptgewicht.

a) Bei den Hautformen und bei der Candida-Balanitis (Partnerin mitbehandeln!) wirken nystatinhältige Salben hervorragend (3—4mal täglich auftragen).

b) Schleimhautveränderungen im Mund sowie die Candida-Perlèche sprechen auf Pinselungen mit nystatinhältigen Tinkturen (4mal täglich), aber auch auf Pinselungen mit 20%oigem Borax-Glycerin (Rp./ Natrii boracici 10,0, Glycerini ad 50,0, S. „5mal täglich pinseln") gut an (S. 99).

c) Die Candida-Vulvovaginitis behandelt man mit nystatin- oder trichomycinhältigen (weniger wirksam) Ovula, die 1 Woche lang 2mal täglich und dann durch 1—2 Wochen 1mal täglich einzuführen sind.

Bei jeder Soorerkrankung ist nach einem Diabetes mellitus zu fahnden.

Pityriasis versicolor
Kleienpilzflechte, Tinea versicolor   (sehr häufig)

Abb. 111, 112

Diese harmlose chronische oberflächliche Pilzinfektion der Haut ist durch bis münzengroße und größere, hellbraune, runde oder polyzyklische, scharf begrenzte Flecke mit feinlamellöser Schuppung und Vorzugslokalisation am Stamm charakterisiert.

I. Hauterscheinungen

1. Primäreffloreszenzen

Flecke

Größe: Einzeleffloreszenzen sind stecknadelkopf- bis münzengroß. (Peripheres Wachstum.) Konfluenz führt zu großen Arealen.
Farbe: hell- bis gelbbraun („milchkaffeeartig").
Form: rund; durch Konfluenz entstehen polyzyklische Areale.
Rand: scharf begrenzt.
Konsistenz: normal.
Oberfläche: sie zeigt die

2. Sekundäreffloreszenzen

Feinlamellöse, „kleiemehlartige" (deshalb der Name Pityriasis, weil Kleie griechisch = pitryon) Schuppen, die oft erst nach leichtem Kratzen deutlich sichtbar sind. Nach starker Sonnenbestrahlung, aber auch nach Abheilung entstehen bzw. restieren oft analog geformte, weißlich hypopigmentierte Flecke, die als **Pityriasis versicolor alba** bezeichnet werden (man nimmt an, daß die Pilzrasen entweder den bräunenden Teil des U.V.-Spektrums filtern oder die Pigmentbildung hemmen). Die

Pityriasis versicolor alba findet sich oft stellenweise neben den Arealen der Pityriasis versicolor und klingt erst im Laufe einiger Wochen ab.

3. Phänomene

Hobelspanphänomen: Kratzen macht Schuppen sichtbar.

4. Zahl

Dutzende bis hunderte Effloreszenzen.

5. Lokalisation

Prädilektionsstellen sind der Stamm, vor allem dessen obere Hälfte, der Hals und die Beugeseiten der Oberarme. Gesicht und Hände bleiben immer frei.

6. Anordnung

Weitgehend symmetrisch, kleinste Flecke sind disseminiert und deutlich follikulär angeordnet. Peripheres Wachstum führt zur Konfluenz mit großen Arealen, in deren Umgebung weitere kleine Flecke stehen.

7. Sonderform

Pityriasis versicolor papulosa (sehr selten) mit kleinsten braunen Papeln an den Follikelöffnungen infolge Bildung dicker Pilzrasen mit extrem langsamer peripherer Ausbreitung.

II. Sonstige Symptome

Keine. Schleimhäute immer frei.

III. Verlauf und Prognose

1. Altersdisposition — Meist jüngere Erwachsene.

2., 3. Inkubation, Prodrome

Inkubationszeit ungeklärt; keine Prodrome.

4. Beginn und Verlauf

Ganz allmähliche Entwicklung und Vermehrung der Effloreszenzen. Oft Besserung im Sommer, da Sonnenbestrahlungen zur Schuppung mit Eliminierung der Pilze führen. Im übrigen chronischer Fortbestand.

5. Prognose

Völlig harmlose Erkrankung, die jedoch nach „spontanen" oder therapeutisch bedingten Besserungen hohe Rezidivneigung zeigt.

IV. Histologie

Pilze im Stratum corneum darstellbar.

V. Diagnose und DD

Die Diagnose ergibt sich klinisch aus dem braunen Farbton, dem Fehlen von Entzündungserscheinungen, der Konfiguration, der kleieförmigen Schuppung und der Lokalisation. Die Erreger können im Nativpräparat nachgewiesen werden (Pilzbefund, S. 67). Eventuelle DD wären:

a) Nävus spilus (S. 443; keine Schuppung, einseitig, andere Form).

b) Erythrasma (S. 180; andere typische Form und Lokalisation).

Bei der Pityriasis versicolor alba:

c) Vitiligo (S. 391; weißrosa, keine Schuppung, keine zusätzlichen Übergänge in eventuell vorhandene Pityriasis-versicolor-Areale, andere Lokalisation).

d) Leukoderma syphiliticum (S. 599; Lokalisation, weitere Luessymptome, positive Serologie).

VI. Ätiologie und Pathogenese

Der Erreger ist die Malassezia furfur (früher Mikrosporon furfur), ein kleinzelliger Sproßpilz. Er vegetiert lediglich im Stratum corneum, nistet sich zuerst in den Follikeltrichtern ein und wächst von hier aus peripher weiter. Der Kontakt mit der Malassezia furfur führt nicht obligat zur Infektion, da die individuelle Empfänglichkeit unterschiedlich ist. Schwitzen leistet Vorschub.

VII. Therapie

Ambulant.

Nur Lokalbehandlung: Sie soll eine Abschuppung mit Pilzeliminierung herbeiführen und bringt oft erst nach Anwendung einiger Präparate Erfolg. Die Rezidivquote bei empfänglichen Personen ist jedoch hoch, weil meist Sporen in den Follikeltrichtern zurückbleiben. Griseofulvin (S. 90) hilft hier nicht.

a) 2mal täglich Einreiben mit 5%oigem Salicyl-Glycerin-Spiritus durch 14 Tage (Rp./ Acidi salicylici, Glycerini āā 5,0, Spir. vini. dil. ad 100,0).

12*

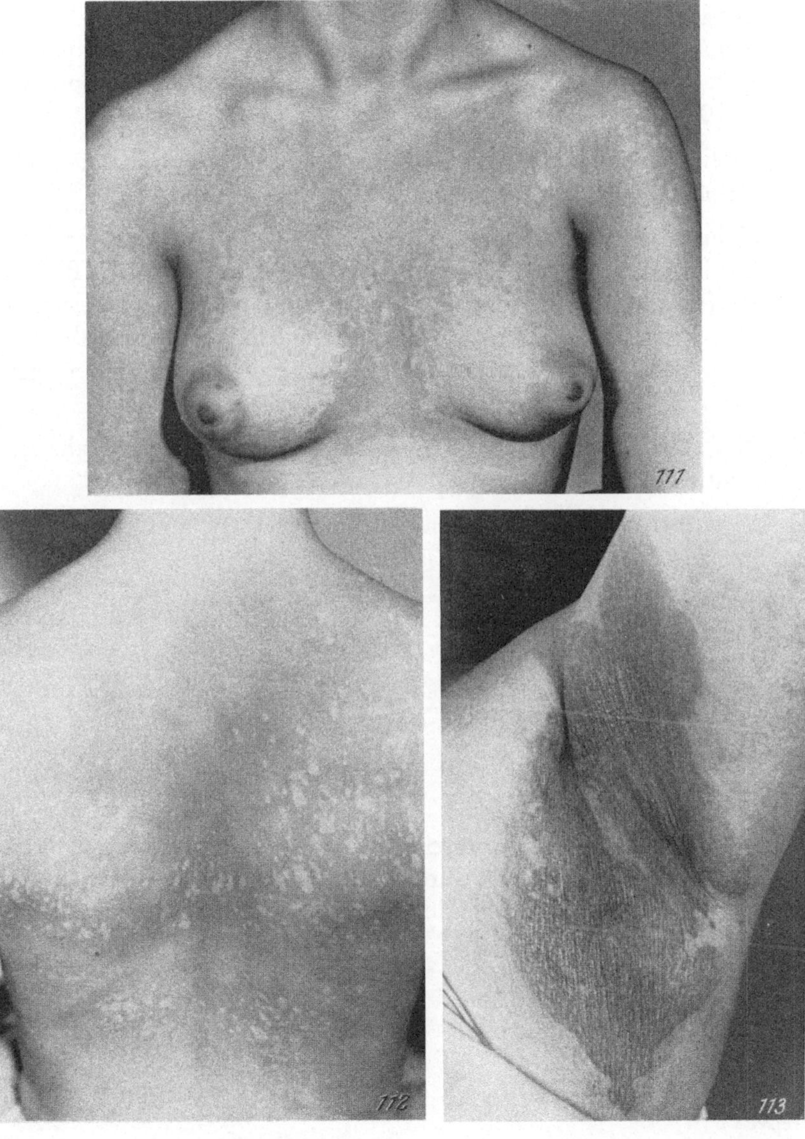

Abb. 111. Pityriasis versicolor
Abb. 112. Pityriasis versicolor alba
Abb. 113. Erythrasma linke Axilla

b) 2mal täglich durch 14 Tage Einreiben zuerst mit 5%igem Natrium-
thiosulfat und in noch feuchtem Zustand unmittelbar danach mit
3%iger Weinsäure; dabei entsteht naszierender Schwefel, der zur
Abschilferung der Hornschicht und zum Untergang der Pilze führt.
(Rp./ Lösung I: Natrii thiosulfurici 5,0, Aqua dest. usque ad sol.,
Spir. vini conc. ad 100,0; Lösung II: Acidi tartarici 3,0, Spir. vini dil.
ad 100,0.)

c) Tägliches Bad mit schwefelhältigen Zusätzen, z. B. Dr.-Klopfer-
kolloidales-Schwefelbad ® durch 1 Woche.

d) Höhensonnenbestrahlung in Erythemdosis (2—4 Minuten mit einer
der üblichen Quecksilberdampflampen). Nach der 1. Bestrahlung
schilfern wohl die Pilzrasen ab, allfällige hypopigmentierte Flecke
einer Pityriasis versicolor alba bleiben jedoch unbeeinflußt; sie kann
durch eine 2. Höhensonnenbestrahlung zum Schwinden gebracht
werden.

e) Man soll in jedem Fall nach einem Diabetes mellitus fahnden, der
eventuell Vorschub leistet.

f) Es ist nicht erforderlich, den Betroffenen die Benützung öffentlicher
Badeanstalten usw. zu untersagen.

Erythrasma
Zwergpilzflechte   (häufig)

Abb. 98, 113

Diese harmlose, chronische, wahrscheinlich nur teilweise pilzbe-
dingte Dermatose ist durch gelb- bis rotbraune, scharf begrenzte,
fein lamellös schuppende Flecke an Intertrigostellen charakterisiert.

I. Hauterscheinungen

1. Primäreffloreszenzen

Flecke

Größe: bis über handflächengroß.
Farbe: gelb- bis rotbraun.
Form: rundlich mit kleinpolyzyklischem Rand.
Rand: scharf begrenzt.
Konsistenz: normal.
Oberfläche: zeigt als

2. Sekundäreffloreszenzen

Feinlamellöse eventuell krausenartige *Schuppen*.

3. Phänomene — Keine.

4. Zahl

2 bis 6 oder 8 (Intertrigostellen).

5. Lokalisation

Intertrigostellen, insbesondere parascrotal an den Oberschenkeln, eventuell in den Axillen, unter Hängebrüsten, unter einer Hängebauchfalte.

6. Anordnung — Meist symmetrisch.

II. Sonstige Symptome

Keine. Erregernachweis ist schwierig; Trichophytin negativ.

III. Verlauf und Prognose

1. Altersdisposition

Meist ältere Patienten, insbesondere Männer und fettleibige Frauen.

2., 3. Inkubation, Prodrome

Inkubationszeit ungeklärt; keine Prodrome.

4. Beginn und Verlauf

Die Areale entwickeln sich unter allmählicher peripherer Vergrößerung im Laufe von Monaten und bleiben dann jahrelang stationär bestehen.

5. Prognose

Völlig harmlose Dermatose, die ohne Therapie persistiert.

IV. Histologie

Keime im Stratum corneum bei Spezialfärbung zu sehen.

V. Diagnose und DD

Die Diagnose ergibt sich auf Grund der klinischen Morphologie bei fehlenden Entzündungserscheinungen. In DD kommen eventuell:

a) Inguinale Epidermomykose (entzündliche Knötchen, im Pilzbefund Hyphomyceten erkennbar; S. 153).

b) Ekzema intertriginosum (Entzündungserscheinungen, Nässen, unscharfe Begrenzung, Pilzbefund negativ; S. 326).

VI. Ätiologie und Pathogenese

Die Erreger dürften zwei verschiedene in Symbiose lebende Keime sein, nämlich die Nocardia minutissima (früher Microsporon minutissimum), ein Pilz aus der Actinomycesgruppe, und eine rotfluoreszierende Corynebakterienart noch nicht völlig geklärter Zuordnung; letztere dürfte sogar wichtiger sein als der Pilz. Die Erreger nisten sich an den Intertrigostellen ein, wobei stärkeres Schwitzen Vorschub leistet.

VII. Therapie

Ambulante Behandlung.

Nur Lokaltherapie. Die Erreger sprechen auf Griseofulvin *nicht* an! (S. 90).

a) Schälung mit 5%igem Salicyl-Glyzerin-Spiritus (Rp./ Acidi salicylici, Glycerini āā 5,0, Spir. vini dil. ad 100,0, 2mal täglich einreiben durch 14 Tage). Oder

b) Schälung mit Tct. Benzoes (Rp./ Tct. Benzoes 20,0, 1—2mal täglich einpinseln durch 5—10 Tage). Oder

c) Schälung mit Wilkinson's Unguentum contra scabiem (S. 198), 2mal täglich aufstreichen durch 10 Tage. Oder

d) Antibiotikahältige Salben (S. 97). 2mal täglich auftragen. Sie scheinen insbesondere durch ihren Einfluß auf die Corynebakterien-Komponente wirksam zu werden.

11. Zoonosen — Insekten- und Spinnentier-Befall der Haut

Man unterscheidet hier die sogenannten **Epizoonosen,** bei denen die jeweiligen Tiere auf der Haut sitzen (auf, griechisch = epi, Tier, griechisch = zoon), von den sogenannten **Enzoonosen,** bei denen die entsprechenden Tiere ganz in der Haut leben oder doch zumindest mit einem größeren Teil ihres Körpers in diese eindringen. Der Befall kann dabei jeweils permanent (z. B. Epizoonose — Läuse, Enzoonose — Scabiesmilbe) oder temporär zufällig sein (z. B. Epizoonose — Pulex irritans, Enzoonose — Ixodes ricinus).

Gelsen-, Bremsen-Stiche	(sehr häufig)
Bienen-, Wespen-Stiche	(selten)
Hornissenstiche	(sehr selten)

Abb. 12

Die Insektenstiche sind durch Juckreiz oft auch Quaddelbildung und Schwellungen, seltener durch länger anhaltende Infiltrate charakterisiert. In seltenen Fällen führen der Stich selbst oder auch späteres Kratzen zu phlegmonösen Reaktionen.

I. Hauterscheinungen

Die durch den Stich ausgelösten Primäreffloreszenzen sind in Abhängigkeit von der Größe des Insekts Quaddeln bzw. mehr minder entzündlich gerötete Schwellungen.

II. Sonstige Symptomatik

Die Stiche der kleineren Gelsen oder Bremsen lösen lediglich Juckreiz, diejenigen der Bienen, Wespen und Hornissen heftiges Schmerzgefühl aus. Letztere können sogar zu Allgemeinerscheinungen mit Kollaps usw. und extremsten Falles letalem Ausgang führen, vor allem dann, wenn die Insekten zufällig in ein Hautgefäß einstechen oder eine Anaphylaxie gegen ihre Speichelproteine vorliegt. Erfolgt der Insektenstich im Mund (z. B. durch Mitessen von Wespen), dann besteht unter Umständen die Gefahr eines lebensbedrohenden, rapide einsetzenden Glottisödems.

III. Verlauf und Prognose

Die Reaktionen auf Insektenstiche entwickeln sich meist im Verlauf von wenigen Minuten oder Stunden. In manchen Fällen tritt die Schwellung erst nach 1—2 Tagen auf. Persistenz und Prognose hängen weitgehend von der Größe des Insekts ab. Quaddeln bzw. Schwellungen nach Bremsenstichen dauern meist nur 24—48 Stunden an. Wespenstiche usw. führen zu länger anhaltenden Reaktionen. Die genannten schwerwiegenden Allgemeinkomplikationen kommen nur selten vor.

IV. Histologie

Keine Bemerkung.

V. Diagnose und DD

Keine Bemerkung. Ödematöse Schwellungen und entzündliche Rötungen nach Bienenstichen usw. kommen manches Mal mit Phlegmonen oder Erysipel (S. 121) in DD.

VI. Ätiologie und Pathogenese

Beim Stich der Insekten gelangen Histamin, proteolytische Fermente und Acetylcholin in die Haut. Sie verursachen Juckreiz bzw. brennende Schmerzen, Quaddelbildung, Schwellungen und gegebenenfalls auch die oben genannten Allgemeinsymptome.

VII. Therapie

Überwiegend ambulant. Nur bei schweren Reaktionen Einweisung ins Spital angezeigt. Man behandelt mit Calciuminjektionen sowie Corticosteroidsalben und kühlenden Umschlägen. In Extremsituationen müssen 10—20 Cortisonäquivalente i.v. (z. B. 50—100 mg Solu-Dacortin®) und Analeptika verabreicht werden, um dem anaphylaktischen Geschehen bzw. dem Kreislaufversagen oder dem Glottisödem entgegenzuwirken. Der Stich im Rachen kann eine Tracheotomie erforderlich machen.

Pulicosis
Flohbefall
(selten)

Diese akute Epizoonose ist durch Quaddeln und Knötchen, eventuell auch Blasen und Hautblutungen sowie durch heftigen Juckreiz und durch das Vorhandensein von Flöhen charakterisiert.

I., II. Der Menschenfloh ist 3×2 mm groß, dunkelbraun und kann bis zu 1 m weit springen. Sein Stich führt zu individuell variablen Folgen. Bei manchen Personen bleibt jede Reaktion aus; bei anderen, insbesondere bei Kindern, entsteht eine Quaddel mit erkennbarer Stichstelle, später ein Knötchen mit zentraler Vesicula. Manchmal treten auch kleinfleckige Hautblutungen (Purpura pulicosa) auf. Der Juckreiz führt zu Kratzeffekten, eventuell auch Pyodermien. Vorzugslokalisation sind Stamm und Streckseiten der Extremitäten. Die Zahl der Effloreszenzen hängt von der Zahl der Flöhe ab; Befall durch mehr als 10—12 Insekten kommt kaum vor.

III. Flöhe bevorzugen Kinder. Heilung tritt erst nach Eliminierung der Flöhe ein.

IV. Keine Bemerkung.

V. Zur Diagnose führen der Juckreiz und die Veränderungen. Ein kleiner Teil aller Fälle von Urticaria und Lichen urticatus bei Kindern dürften de facto durch Flohbefall bedingt sein.

VI. Der Menschenfloh (Pulex irritans) ist ein Insekt aus der Gruppe der Siphonaptera. Er lebt auf dem Menschen, legt aber seine Eier in Bodenritzen ab, wo nach etwa 10 Tagen die Larven schlüpfen. Vermehrung und Befall steigen im Sommer deutlich an. Übertragung von Mensch zu Mensch. — In seltenen Fällen gehen auch die Flöhe anderer Arten (fast jede Säugetierspezies hat ihre spezielle Flohart), insbesondere Hunde- und Katzenflöhe, auf den Menschen über.

VII. Ambulante Eliminierung der Flöhe durch Einstauben der Kleidung mit DDT sowie Ausspritzen der Bodenflächen mit DDT-Lösung. (Cave! Haustiere dürfen nicht mit DDT eingestaubt werden, da sie sich zur Reinigung ablecken und dadurch eine oft tödliche Vergiftung bekommen.) Bei empfindlichen Kindern muß man jeden Kontakt mit Haustieren meiden.

Urticaria e cimicibus
Bettwanzenbefall (heute selten)

> Diese chronische Epizoonose ist nur manchmal durch Quaddelbildung, meist aber durch gar keine Hautveränderungen charakterisiert. In der Wohnung findet man Wanzen, an der Bettwäsche Blutflecke.

I., II. Die Bettwanze ist um 2 × 2 mm groß, schildchenförmig hell- bis dunkelrotbraun (je nach Blutfülle). Der Biß, der während des Schlafes erfolgt, wird kaum empfunden; er löst nur bei manchen Menschen, vor allem bei Kindern, *Quaddelbildung* und heftigen *Juckreiz* aus; das Kratzen führt dann zu *papulösen Veränderungen* und zu *Kratzeffekten*. Man findet die Bißstellen in Gruppen bis zu 10 an Stellen, die von der Nachtwäsche unbedeckt bleiben.

III. Befall ist in jedem Alter möglich. „Heilung“ tritt erst nach Eliminierung der Wanzen ein.

IV. Keine Bemerkung.

V. Erwachsene Patienten bemerken meist zuerst die Blutflecken in der Schlaf- und Bettwäsche, bei Kindern führen Juckreiz und Quaddeln zur Diagnose.

VI. Die Bettwanze (Cimex lectularius; Bettchen lateinisch = lectula) ist ein Insekt aus der Gruppe der Heteroptera. Sie lebt in Wohnungen (weil sie Wärme braucht) und sitzt tagsüber in den Ritzen der Möbel, Tapeten usw., wo sie Eier legt, aus denen nach 8—14 Tagen Larven schlüpfen. Sie kommt erst in der Dunkelheit aus den Schlupfwinkeln auf den schlafenden Menschen, um sich in etwa 10 Minuten mit Blut vollzusaugen. Die Tiere können monatelang „darben“. Übertragung beim Schlafen in befallenen Quartieren. Bettwanzen sind heute selten geworden, aber keineswegs ausgestorben.

VII. Die ambulante Eliminierung der Wanzen wird durch komplettes Ausstauben der Wohnung mit DDT oder durch Ausgasen erreicht. Es ist oft schwer, reinliche Hausfrauen vom Wanzenbefall zu überzeugen! Lokalbehandlungen von Reizungen mit blanden Salben oder 1% Carbol-, 1% Mentholspiritus.

Pediculosis pubis
Filzläuse
(häufig)

Abb. 114, 116, 117

Diese chronische Epizoonose ist durch Läuse und Nissen im Bereich der Schambehaarung, Maculae caeruleae und Juckreiz charakterisiert.

I. Hauterscheinungen

Die Filzläuse sind 1—2 mm lang und breit, gelbbraun und schildchenförmig; man sieht sie oft nur bei aufmerksamer Betrachtung. Sie sitzen reglos, dicht an der Haut zwischen den Haaren und sind schwer abstreifbar, weil sie sich mit ihren „Klauen" festklammern. — Ihre Eier (Nissen) sind 1 mm lange, ½ mm breite hellgraue, wachsartige Ellipsoide, die schräg an den Haarschäften kleben und nur sehr schwer abstreifbar sind. — Der Stich der Filzlaus löst als

1. Primäreffloreszenz

Flecke, die sogenannten **Maculae caeruleae** oder **taches bleues** aus, die sehr unscheinbar sind.

Größe: bis münzengroß.
Farbe: schwach graublau.
Form: rundlich oder angedeutet oval in der Spaltrichtung.
Rand: unscharf.
Konsistenz: normal.
Oberfläche: normal.

2. Sekundäreffloreszenzen — Fehlen. Eventuell einzelne Kratzeffekte.

3. Phänomene — Keine Bemerkung.

4. Zahl

Die Zahl der Läuse, Nissen und Maculae caeruleae variiert zwischen einigen und vielen Hunderten.

5. Lokalisation

Läuse findet man an der Haut, Nissen an den Haaren des Mons pubis aut veneris, des Perineums, der Perianalregion, der Axillen und bei starker Terminalbehaarung auch des Stammes. **Maculae caeruleae** treten am Unterbauch und seitlichen Stamm auf.

6. Sonderformen

Bei stark Verlausten selten auch Befall der Cilien und sehr selten der Nackenhaare.

II. Sonstige Symptomatik

<u>1., 3., 4. Schleimhäute, Lnn., Allgemeinerscheinungen</u> — Nie beteiligt.

<u>2. Subjektive Symptome</u>
Es besteht mäßiger unterschiedlich stark empfundener Juckreiz.

III. Verlauf und Prognose

<u>1. Altersdisposition</u> — Keine.

<u>2., 3. Inkubation, Prodrome</u> — Keine.

<u>4. Beginn und Verlauf</u>
Die Erscheinungen beginnen allmählich, erreichen nach Wochen stärkeres Ausmaß und bestehen dann weiter.

<u>5. Prognose</u>
Ohne Therapie besteht der Lausbefall fort; lebensgefährliche Komplikationen treten aber nicht auf. Richtige Therapie führt zur prompten Heilung.

<u>6. Sonderformen</u>
Bei guter Körperpflege treten abortive Formen mit wenigen Nissen auf, weil die Läuse beim Baden eliminiert werden. Verwahrlosung führt eventuell zu Filzläusen an Cilien und Bart.

IV. Histologie

Sie zeigt geringe Erythrozytenextravasate.

V. Diagnose und DD

Die Diagnose ergibt sich aus dem Nachweis von Filzläusen oder deren Nissen im Schamhaar. Die Aufmerksamkeit wird durch Juckreiz oder Maculae caeruleae in diese Richtung gelenkt. Eventuelle DD:

a) Andere juckende Dermatosen und Pruritusformen (keine Läuse usw.).

b) Bei Maculae caeruleae die Roseola syphilitica der Lues II (rosa Farbton, weitere Luessymptome, Serologie).

Cave! Filzlausbefall und Lues II sind nicht so selten kombiniert.

VI. Ätiologie und Pathogenese

Die Filzlaus (Phthirus pubis = Morpio) ist ein epizoonotisch auf der Haut, insbesondere im Bereich apokriner Duftdrüsen, lebendes Insekt mit 3 Beinpaaren. Ihr Stich wird nicht empfunden; das Speichelsekret verursacht nur geringen Juckreiz, wandelt aber Hämoglobin in einen grünlichen Farbstoff um (daher Maculae caeruleae). Die Läuse legen pro

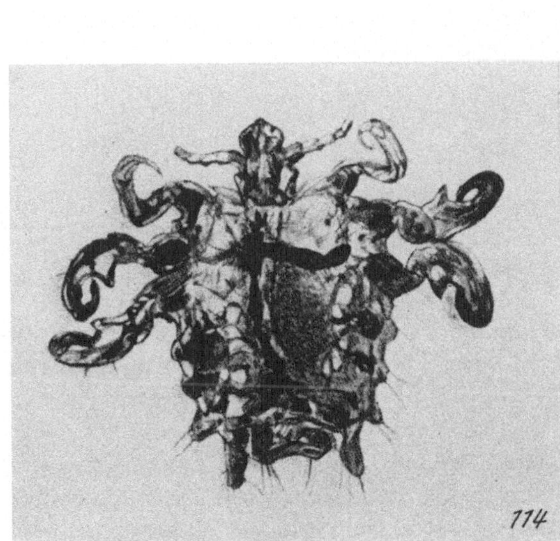
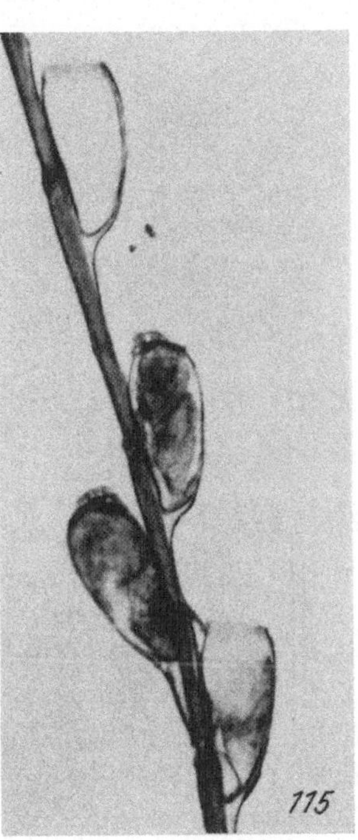

Abb. 114. Pediculus pubis. (25fach)
Abb. 115. Nisse der Pediculi. (25fach)

Woche etwa 1 Dutzend Eier, die sie vor allem an den Schamhaaren mit Chitin ankleben; die Eier reifen in 8 Tagen, bleiben aber auch nach dem Schlüpfen der Larven leer am Haar kleben und wachsen mit diesem empor. Übertragung von Mensch zu Mensch, insbesondere beim Geschlechtsverkehr (daher oft Nebenbefund bei Gonorrhoe oder Lues).

VII. Therapie

Nur ambulante Lokaltherapie

a) Einstauben aller in Frage kommenden behaarten Stellen mit DDT-Puder (Neocid ®) 2mal täglich durch 10 Tage; bis dahin sind alle

Larven geschlüpft (DDT tötet nur Larven und Läuse, nicht aber Eier).

b) In jüngster Zeit werden Einreibungen mit Jacutin-Emulsion® (2mal täglich durch 4—5 Tage) nach gründlicher Waschung mit einem Detergens empfohlen.

c) 2—3maliges Einreiben mit Cuprex® wirkt gut, reizt aber oft.

d) Sublimatspiritus (von Laien immer wieder verwendet) ist kontraindiziert, da er eine Follikulitis, eventuell sogar Erythrodermie auslösen kann.

e) Rasieren ist unnötig, eliminiert nicht sicher und bewirkt Juckreiz.

f) Für Nissen an den Cilien: 3—5% weiße Präcipitatsalbe.

g) Bei diesen Patienten immer auch nach einer Geschlechtskrankheit fahnden und SWR (S. 82) machen lassen!

Pediculosis capitis
Kopfläuse

(heute sehr selten)

Abb. 115, 118—120

|| Diese chronische Epizoonose ist durch Läuse und Nissen im Kopfhaar, Juckreiz und Kratzeffekte sowie ekzematöse Veränderungen an der Haut von Kopf und Nacken charakterisiert.

I. Die Kopflaus ist 2 mm lang, schlank und hell- bis dunkelgrau. Ihre Eier (Nissen) sind $1 \times \frac{1}{2}$ mm große, hellgraue, wachsartige Ellipsoide, die wurzelnahe am Haarschaft kleben. Der Stich löst Juckreiz, seltener Quaddeln aus, so daß sekundär Kratzeffekte, Krusten, eventuell auch Schuppenkrusten, Impetigines und Pyodermien auftreten. Sie sind an Kopfhaut und Nacken, insbesondere retroaurikulär, lokalisiert. Verwahrlosung führt zur Verklebung des womöglich langen Haares mit eitrigem und blutigem Sekret, Läusen und Nissen (sogenannte „Plica polonica").

II. Nuchale Lnn.-Schwellung bei Impetiginisierung. Heftiger Juckreiz am Kopf und im Nacken.

Abb. 116. Pediculosis pubis mit zahlreichen Filzläusen (Pfeile) und Nissen (gestrichelte Pfeile)
Abb. 117. Maculae caeruleae
Abb. 118. Pediculi capitis
Abb. 119. Pediculosis capitis, Nissen hinter dem Ohr

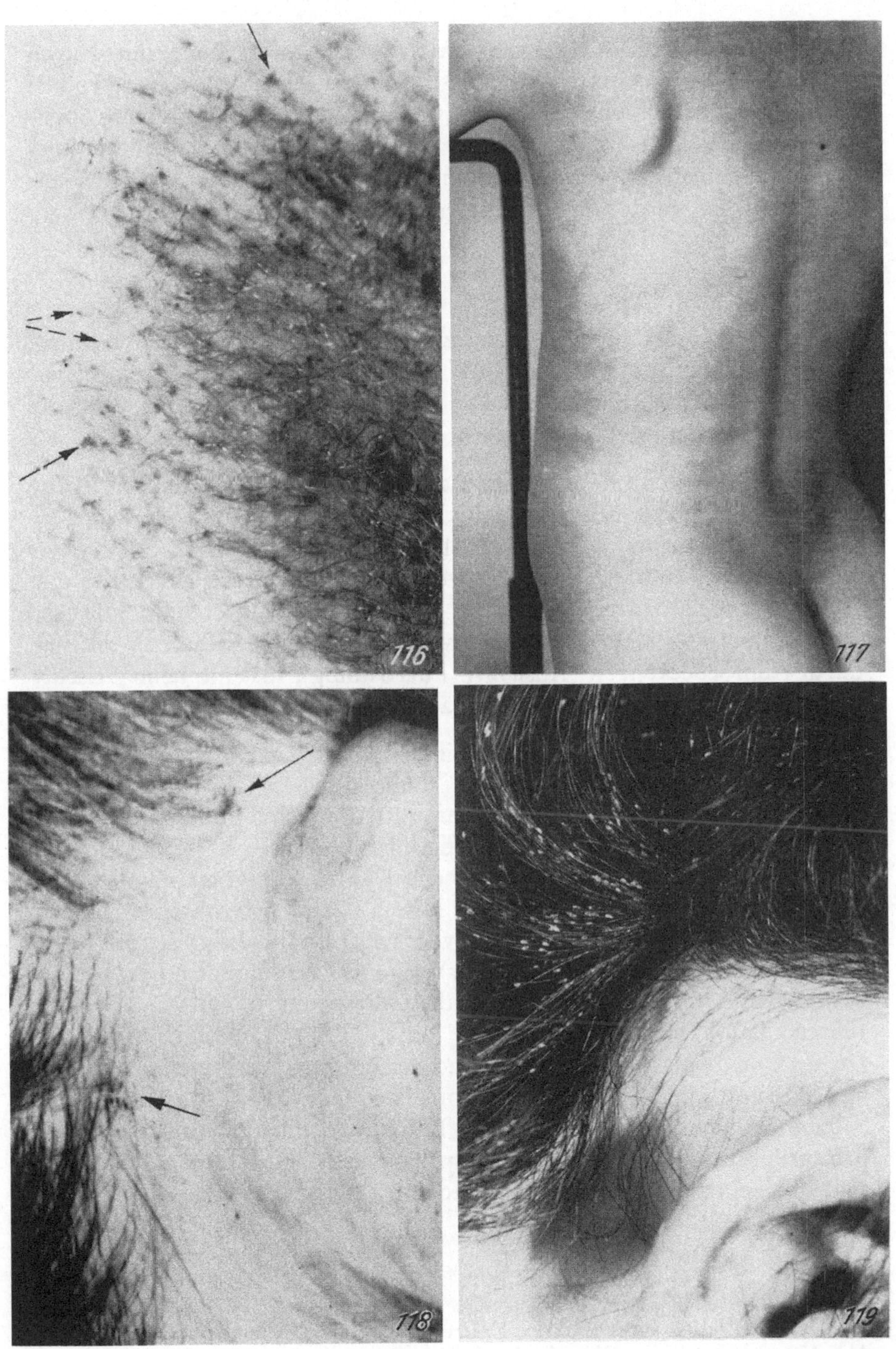

Abb. 116—119

III. Kopflausbefall ist in jedem Alter möglich; Personen mit langen Haaren werden bevorzugt. Die Erscheinungen erreichen einige Wochen nach der Lauseinnistung heftiges Ausmaß und bestehen dann ohne Spontanheilungsmöglichkeit fort, wobei Sepsisgefahr gegeben ist (Herodes und Sulla sollen daran gestorben sein). Nur die Therapie führt zur Eliminierung. Bei guter Körperpflege entstehen abortive Formen mit wenig Nissen.

IV. Keine Bemerkung.

V. Zur Diagnose führt der Juckreiz am Kopf mit Sekundärerscheinungen und das Auffinden von Nissen, seltener Läusen, vor allem retroaurikulär. (Unauffällig suchen! Die Patienten lehnen die Zumutung oft entrüstet ab.) Bei jedem Kopfjucken ist auch an Läuse zu denken.

VI. Die Kopflaus ist ein epizoonotisch im Kopfhaar des Menschen lebendes Insekt. Sie saugt alle 2—3 Stunden Blut am Kopf und Nacken. Der Stich bleibt unbemerkt, die Speichelfermente verursachen aber heftigen langdauernden Juckreiz. Pro Tag werden mehrere Dutzend (!) Eier mit Chitin wurzelnah an Haare geklebt. Die Larven schlüpfen nach 8 Tagen. Übertragung von Mensch zu Mensch (Familie, Heime, Schulen), seltener durch Kopfbedeckungen (Ausleihen im Fasching), fast nie beim Friseur; Kopfläuse sind in Notstandszeiten häufig.

VII. Einweisung ins Spital und antibiotische Allgemeintherapie nur bei septischen Komplikationen. Sonst ambulante Lokalbehandlung der Wahl: Laushauben mit DDT (Kopf mit 1% DDT-Puder einstauben, 24 Stunden einbinden, Wäsche; Wiederholung nach einer Woche, bis dahin sind alle Larven geschlüpft — das DDT-Puder tötet nämlich nur die Läuse und Larven, nicht aber die Nissen). Zur Entfernung der Nissen Kopfwäsche mit Zusatz von Essig (eventuell Sabadillaessig; die Sabadille ist ein mexikanisches Liliengewächs), danach Auskämmen mit Staubkamm; bei großer Sorgfalt kann diese Prozedur allein zur Heilung führen. Laushauben mit Cuprex® oder Nissex® eliminieren Läuse, Larven und Nissen, reizen aber. Nachbehandlung bei Impetiginisierung und Reizung mit Ölhauben, antibiotischen und Corticosteroid-hältigen Salben. In jüngster Zeit wird eine Einreibung mit Jacutin-Emulsion® nach gründlicher Waschung mit einem Detergens empfohlen; 24 Stunden später soll ein abschließendes Kopfbad zur Reinigung erfolgen.

Abb. 120. Pediculosis capitis. Plica polonica
Abb. 121. Pediculosis vestimentorum, Kratzeffekte in typischer Lokalisation
Abb. 122. Scabiesmilbe in Glycerin. (125fach)
Abb. 123. Scabies. Aufgekratzte verkrustete Milbengänge und sekundäre Ekzemknötchen in typischer Lokalisation

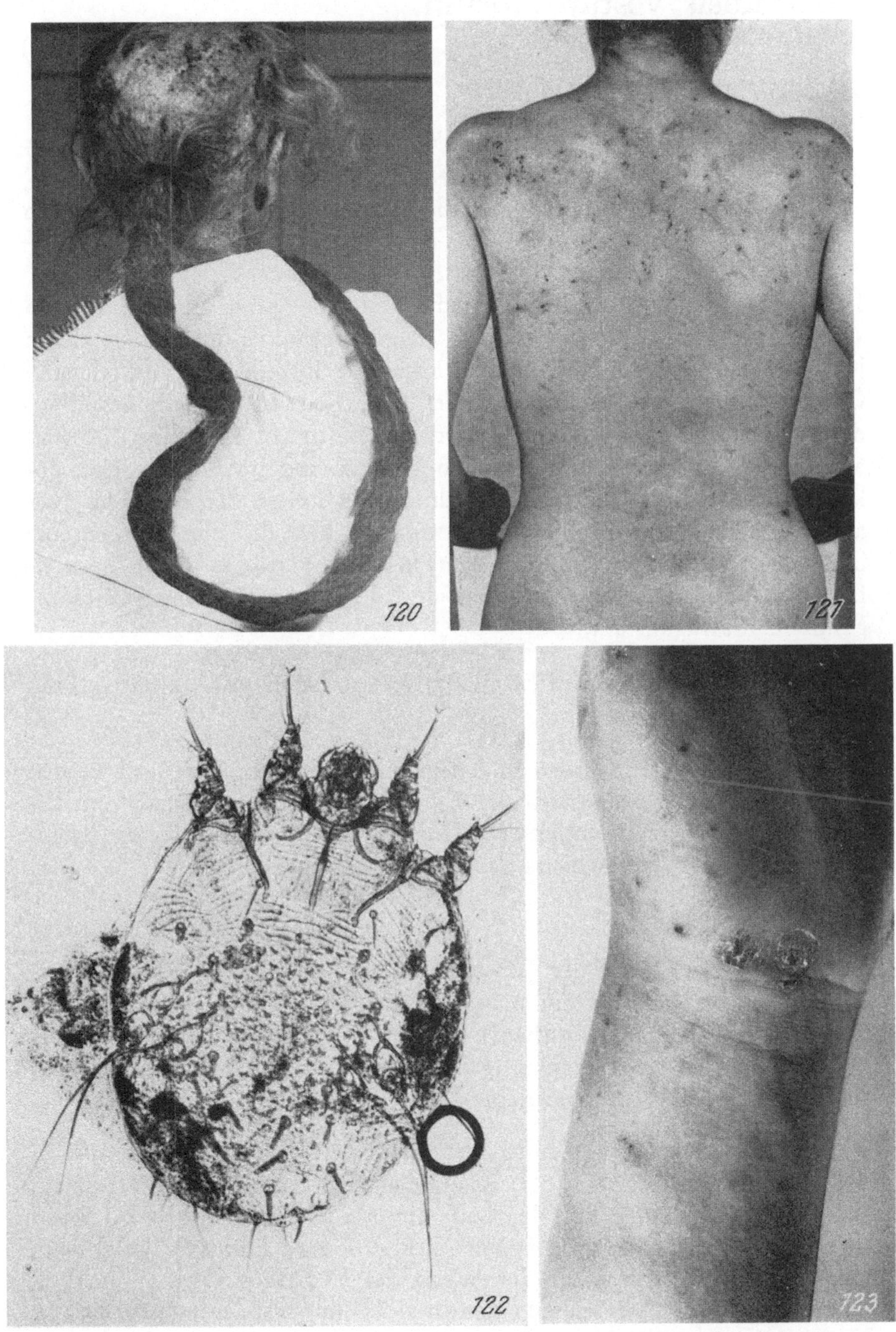

Abb. 120—123

Pediculosis vestimentorum
Kleiderläuse   (derzeit sehr selten)

Abb. 121

> Diese chronische Epizoonose ist durch heftigen Juckreiz, Kratz-
> effekte sowie ekzemartige Veränderungen, vor allem am Rücken,
> charakterisiert; man findet die Läuse und Nissen in den Nähten
> der Körperwäsche.

I. Die Kleiderläuse sind bis 4 mm lang und grau. Ihre Eier sind
$1 \times \frac{1}{2}$ mm große, grauweiße, wachsartige Ellipsoide, die an den Fäden
in den Nähten der Kleidung kleben. Der Stich löst heftigen Juckreiz und
Quaddelbildung aus, so daß Kratzeffekte, Krusten, Impetigines, Pyodermien, Närbchen, De- und Hyperpigmentationen entstehen. Sie sind
am Stamm, insbesondere am oberen Thorax und im Gürtelbereich lokalisiert, weil die Läuse in den Nähten und Falten der Kleidung (vor
allem Kragen und Gürtelfalten) sitzen und hier die Eier ablegen. Bei
langdauernder Verlausung zeigt die Haut des Stammes durch die viel-
fachen Sekundärinfekte Närbchen und Pigmentverschiebungen (sogenannte Cutis vagantium).

II. Bei Sekundärinfekten Schwellung der nuchalen und axillären Lnn.
Heftiger Juckreiz.

III. Befall mit Kleiderläusen in jedem Alter möglich. Die Beschwerden
erreichen einige Wochen nach der Einnistung heftiges Ausmaß und bestehen fort, bis ein kompletter Kleiderwechsel mit gründlicher Reinigung oder die Therapie zur Lauseliminierung führen.

IV. Keine Bemerkung.

V. Zur Diagnose führt der Juckreiz am Stamm mit den Sekundärveränderungen und das Auffinden von Läusen und Nissen in den Nähten
des Hemdes (unauffällig suchen!). In DD kommen alle juckenden Dermatosen, insbesondere Scabies (Milbengänge, Prädilektionsstellen) und
seniler Pruritus (keine Läuse, keine Nissen).

VI. Die Kleiderlaus (Pediculus vestimentorum) ist ein Insekt, das in
den Falten und Nähten der Kleidung lebt. Sie wandert nur zum
Blutsaugen alle 2—3 Stunden auf die Haut. Der Stich wird nicht
empfunden, führt aber zu heftigem Jucken und zu flüchtigen Quaddeln.
Die Vermehrung entspricht derjenigen des Pediculus capitis (S. 192).
Übertragung von Mensch zu Mensch oder durch Kleidungsstücke. In
Notstandszeiten sehr häufig. Die Kleiderlaus überträgt das Fleckfieber
(Rickettsia Prowazeki).

VII. Ambulante Lokalbehandlung durch Einstauben der Kleidung mit DDT (Neocid®) 2mal täglich durch 10 Tage. Entwesung im Autoklaven ist heute überholt. Naturgemäß führt auch kompletter Kleiderwechsel mit Körperreinigung und Entlausung der Wäsche zur Heilung. Bei Reizungen Salben lokal.

Scabies
Krätze   (jetzt wieder sehr häufig)

Abb. 122—124

Diese chronische Enzoonose ist durch Milbengänge und ekzematöse bzw. impetiginöse Sekundärerscheinungen an typischen Prädilektionsstellen bei heftigem Juckreiz vor allem nachts charakterisiert.

I. Hauterscheinungen

1. Primäreffloreszenzen — *Milbengänge.*

Größe: 5—10 mm lang und 1 mm breit.
Farbe: hautfarben oder leicht entzündlich gerötet.
Form: gerade oder gebogen, wallartig erhaben.
Rand: eher scharf.
Konsistenz: leicht erhöht.
Oberfläche: gespannt oder aufgekratzt.

Außerdem treten als Folge der Reizung und des Kratzens bis stecknadelkopfgroße, meist hautfarbene, halbkugelig erhabene *Ekzemknötchen*, eventuell auch kleinste Bläschen und Pusteln auf.

2. Sekundäreffloreszenzen

Kratzeffekte mit serösen und hämorrhagischen Krusten. Bei starker Reizung und Sekundärinfektion auch Schuppen, Eiterkrusten, Impetigines, Pyodermien und Furunkeln.

3. Phänomene — Keine.

4. Zahl

Während Milbengänge meist spärlich sind, weil sie aufgekratzt werden, variiert die Zahl der ekzematösen und impetiginösen Sekundärerscheinungen zwischen einigen und sehr vielen.

5. Lokalisation

Vorwiegend an den typischen Prädilektionsstellen: Interdigitalfalten der Finger, Beugeseiten der Handgelenke, Ellbogen, Achselfalten, Mamillen, Nabel, Gesäß, Glans, Penis, Scrotum, Labia majora, Interdigitalfalten der Zehen (Palmae und Plantae nur bei Kindern). Bei starkem Befall werden auch der übrige Stamm, aber nie der Kopf oder das Gesicht betroffen. Es ist ungeklärt, warum bestimmte Regionen bevorzugt sind.

6. Verteilung — Symmetrisch disseminiert.

7. Sonderform

Die extrem seltene **Scabies norvegica** (der Erstbeschreiber Boeck war Norweger) mit intensivstem Milbenbefall und universellen Sekundärveränderungen bei völliger Verwahrlosung (oder darniederliegender immunologischer Abwehr?).

II. Sonstige Symptomatik

1. Sichtbare Schleimhäute

Mit Ausnahme der Glans nie betroffen.

2. Subjektive Beschwerden

Heftiger Juckreiz, vor allem nachts in der Bettwärme.

3., 4. Lnn.-Schwellung und Allgemeinsymptome

Nur bei Sekundärinfekten.

III. Verlauf und Prognose

1., 2., 3. Altersdisposition, Inkubation, Prodrome — Keine.

4. Beginn und Verlauf

Die Erscheinungen beginnen der Milbenvermehrung entsprechend allmählich, erreichen erst nach Wochen größere Intensität und bestehen dann chronisch fort.

5. Prognose

Die unbehandelte Scabies heilt nur selten spontan und konnte in alten Zeiten durch Sekundärinfekte lebensgefährlich werden. — Richtige Behandlung führt zu rascher Heilung.

6. Besondere Verlaufsformen

Heutzutage sieht man bei guter Körperpflege oft abortive Veränderungen; bei Verwahrlosung kommt es hingegen zur Scabies norvegica (Gelähmte, Geisteskranke), für deren Entstehung auch eine immunologische Abwehrschwäche verantwortlich gemacht wird.

IV. Histologie

Sie zeigt im Stratum corneum den Milbengang, der auf einer Seite mündet. Er enthält Eier und Exkremente der Milbe sowie Detritus.

V. Diagnose und DD

Die Kranken suchen den Arzt wegen des Juckreizes mit typischer nächtlicher Exazerbation auf, über den oft auch andere Familienmitglieder klagen. Das klinische Gesamtbild ist eher „bunt" und insbesondere bei abortiven Formen wenig charakteristisch. Die Diagnose ergibt sich aus den Milbengängen an den Prädilektionsstellen, insbesondere interdigital und am Genitale. Kratzt man den Milbengang mit einer Injektionsnadel auf und aus, so kann man die Milbe oder ihre Eier im Nativpräparat verifizieren (S. 68). Eventuelle DD:

a) Andere juckende Dermatosen, insbesondere Befall mit epizoonotischen Tiermilben (S. 202), Läusen (S. 187; eventuell auch Ekzeme (S. 325) und Impetigines (S. 105) (zeigen alle keine Milbengänge und andere Prädilektionsstellen).

b) Bei Milbengängen am Genitale eventuell Lues II (S. 596) (weitere Luessymptome, positive Serologie usw.).

VI. Ätiologie und Pathogenese

Die Krätzmilbe des Menschen (Acarus scabiei = Sarcoptes hominis) ist ein Spinnentier mit etwa 0,3 mm $\varnothing$. Die Männchen bleiben epizoonotisch an der Oberfläche; die Weibchen bohren sich nach der Begattung ins Stratum corneum ein (daher Enzoonose); sie leben nie tiefer, weil sie Hornsubstanz fressen und als Tracheenatmer Sauerstoff brauchen. Aus den Eiern, die im Milbengang abgelegt werden, schlüpfen Larven, die nach 2—3 Wochen geschlechtsreif sind. Die Anwesenheit der Milben und ihrer Absonderungen ruft Juckreiz und ekzematöse Reaktionen hervor, die durch das Kratzen noch verstärkt werden; Allergisierungen gegen Milbenproteine dürften dabei von Bedeutung sein. Die typische nächtliche Exazerbation des Juckens ist eine Folge der durch die Bettwärme gesteigerten Aktivität der Milben. Die Übertragung erfolgt von Mensch zu Mensch bei engem Körperkontakt (Sexualpartner, andere Familienmitglieder), selten durch Bettwäsche; lockere Kontakte (Händedruck, Berufsleben) führen nie zur Übertragung! Die Scabies ist in Kriegszeiten bzw. unter primitiven Verhältnissen mit mangelnder Körperhygiene und dichtem Zusammenleben vieler Personen besonders häufig.

VII. Therapie

Meist ambulante Behandlung möglich; Einweisung ins Spital ist aber erforderlich, wenn die Patienten zur korrekten Durchführung der Lokaltherapie unfähig sind.

1. Allgemeintherapie

Nur bei Sekundärinfekten Antibiotika.

2. Lokaltherapie

Führt zur prompten Heilung, sofern sie konsequent durch 3 Tage 2mal täglich vom Hals abwärts überall, insbesondere an den Prädilektionsstellen, appliziert wird. (Geschieht zu Hause oft insuffizient!) Sexualpartner und Familienmitglieder sollten gleichzeitig mitbehandelt werden.

a) Präparate mit *Benzyl-Benzoat* (acaricider Bestandteil des Perubalsams), z. B. Novoscabin® oder

b) *mit Abkömmlingen des DDT* (DDT selbst ist ungeeignet), z. B. Jacutin® (Hexachlorzyklohexan).
a) und b) werden jeweils nach einem Vollbad appliziert, reizen und riechen nicht, sind aber bei schwerem Befall zu schwach.

c) Präparate mit Dimethylphenylendisulfid (stark acaricid), z. B. Thiotal® und

d) das alte *Unguentum contra scabiem Wilkinson*, das Sulfur präcipitatus (acaricid), Teer (juckreizstillend), Salicylsäure und Seife (schälend) sowie Creta alba (Marmorstaub, reißt die Milbengänge auf) enthält,
reizen, schmutzen und riechen, wirken aber hervorragend.

e) Nach der Schmierbehandlung ist zu *baden* und die Reizung mit corticosteroidhältigen Salben zu beruhigen.

f) Bett- und Unterwäsche sind zu waschen, Oberkleider zu lüften (4 Tage).

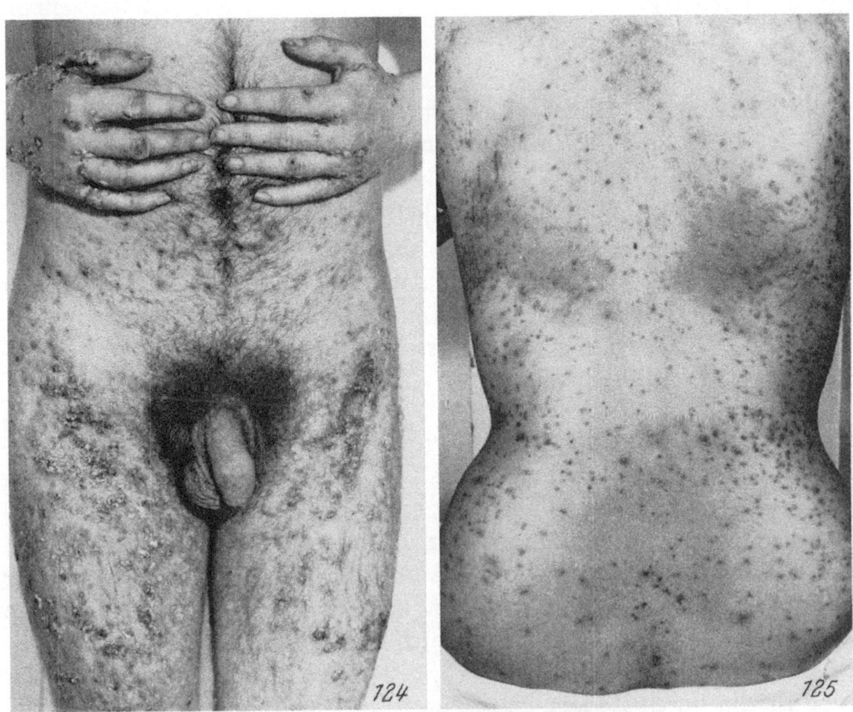

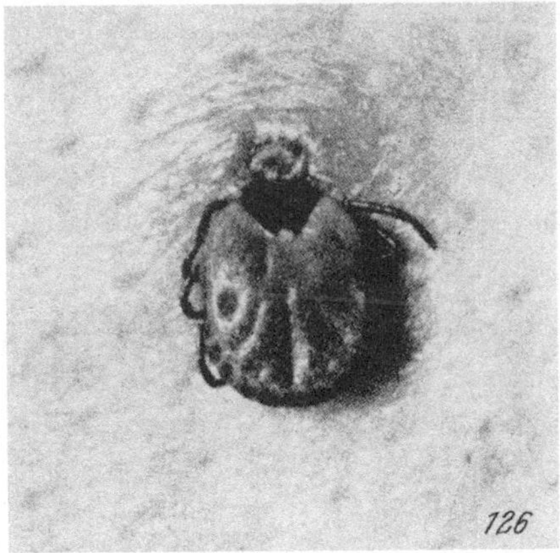

Abb. 124. Scabies. Besonders ausgedehnter Befall mit impetiginisierten Sekundär-
veränderungen
Abb. 125. Trombidiose; typisches Exanthem
Abb. 126. Zecke in der Haut eingebissen (aus Simons, P., Handbook of Tropical
Dermatology, Abb. 593, S. 862. New York: Elsevier Publishing Company. 1953).
(10fach)

Ixodes ricinus
Zeckenbefall   (selten)

Abb. 126

|| Diese akute „Enzoonose" ist durch die eingebissene Zecke mit geringer Fremdkörperreaktion charakterisiert.

I., II. Die Zecke ist 3—5 mm groß, hell- bis dunkelbraun (je nach Blut-fülle) und eiförmig. Sie verankert sich mit zangenartigen Fortsätzen am Saugteil in der Haut und gräbt dabei ihren Schädel ein, so daß nur der Hinterleib vorragt, der beim Blutsaugen anschwillt und schwarz-braun wird. In der Umgebung entsteht ein roter Hof. Vorzugslokali-sation sind „zarte" Hautstellen.

III. Da der Biß nicht empfunden wird, bemerkt der Patient den Para-siten erst nach 24—72 Stunden auf Grund einer Fremdkörperreaktion oder geringen Juckreizes. Wird jetzt der Hinterleib bei Entfernungs-versuchen abgerissen, so kommt es zur eitrigen Abstoßung des Kopfes. Richtige Entfernung bzw. spontanes Abfallen der Zecke nach kürzerer oder längerer Zeit führen hingegen zur raschen Heilung. Nur selten persistiert ein juckendes Knötchen durch Monate. Eine harmlose Kompli-kation ist das Erythema migrans (S. 371); eine seltene lebensgefährliche Folge ist die durch Zecken bestimmter Gegenden (z. B. Kärnten) über-tragene Zeckenencephalitis.

IV. Keine Bemerkung.

V. Die Diagnose bereitet keine Schwierigkeiten, sofern man den Hinter-leib der Zecke oder die einem winzigen Schnitt ähnliche Bißstelle er-kennt.

VI. Die heimische Zecke (Ixodes ricinus) ist ein Spinnentier, das auf Wild- und Haustieren bzw. Vögeln lebt. Sie befällt den Menschen nur zufällig, meist bei Wanderungen in Buschwäldern, wo sie von Tieren an Blättern abgestreift wurde.

VII. Bei der ambulanten Entfernung ist darauf zu achten, daß der Hinterleib nicht abgerissen wird, weil der Kopf sehr fest verankert ist. Es gibt einen drehenden Griff zur direkten Entfernung des lebenden Tieres, den aber meist nur Förster beherrschen; kann man ihn nicht, so muß man die Zecke zuerst durch Auflegen von Öl oder Salbe unter einem Stück Plastik töten (sie erstickt nach 20—30 Minuten, da die Tracheen verschlossen werden); dann lösen sich die Halteklauen leicht. Nachher antibiotische Salbe auftragen.

Trombidiose
Pflanzenmilbenkrätze

(sehr selten)

Abb. 125

|| Diese akute Epizoonose ist durch ein makulöses Exanthem am Stamm charakterisiert.

I. Die Primäreffloreszenzen sind um stecknadelkopfgroße *Ekzemknötchen* und lividrote *makulöse Hautblutungen,* die bis zu einigen Dutzenden am Stamm disseminiert auftreten, dazu kommen eventuell *Kratzeffekte.*

II. Es besteht mäßiger Juckreiz.

III. Auftreten in jedem Alter möglich. Die Trombidiose beginnt einige Stunden nach dem Kontakt mit den Milbenlarven, erreicht in 1—2 Tagen den Höhepunkt und klingt dann im Laufe von 2 Wochen mit Restitutio ad integrum spontan ab.

IV. Die Histologie zeigt eventuell Erythrozytenextravasate.

V. Die Diagnose ergibt sich aus den Veränderungen von „exogenem Aspekt" mit der Purpurakomponente am Stamm und dem Nachweis des Milbenkontaktes in den entsprechenden Landgegenden. In DD kommen akute Dermatitiden durch Gräser usw. (heftigere Reaktion, keine Purpurakomponente), eventuell auch andere Milbenkrätzen und Formen der Purpura.

VI. Die Trombicula autumnalis ist eine Bodenmilbe, die im südlichen Nieder- sowie im nördlichen Oberösterreich und in Bayern vorkommt („Gaadener oder Sendlinger Beiß"). Sie legt ihre Larven auf Gräsern aus, von denen diese dann beim Lagern in der Wiese auf die Haut gelangen können. Sie stechen nicht, aber ihr Speichelsekret, mit dem sie Hornschuppen lösen, reizt die Haut. Sie fallen nach einigen Tagen spontan ab.

VII. Bei der ambulanten Therapie kommen lediglich blande bzw. corticosteroidhältige Kühlsalben zur Anwendung.

Tiermilbenbefall
Tierkrätzen (sehr selten)

Diese chronischen Epizoonosen sind nur durch *Juckreiz* mit *Kratzeffekten* und eventuell *ekzematöse Veränderungen* am Stamm charakterisiert.

I. Die Primäreffloreszenzen können überhaupt fehlen oder kleinste *Ekzemknötchen* bzw. *Bläschen* sein. Sekundär treten Kratzeffekte auf.

II. Es besteht heftiger Juckreiz.

III. Auftreten in jedem Alter. Chronischer Verlauf bis zur Eliminierung der Milbenquelle; danach prompte Heilung.

IV. Keine Bemerkung.

V. Zur Diagnose führt der Juckreiz mit den ekzematösen Veränderungen und dem Nachweis der Milbenquelle. In DD kommen juckende Dermatosen, insbesondere Scabies (S. 195), Lausbefall (S. 194) usw.

VI. Jede Tierart hat ihre Milben, die am echten Wirt enzoonotisch parasitieren und eine Räude hervorrufen. Sie gehen selten auf Menschen über, wo sie lediglich epizoonotisch leben und eine leichte Reaktion mit Juckreiz auslösen. Derartige Pferde- (Acarus equi), Katzen- (Acarus felis) usw. -krätzen betreffen naturgemäß meist Landwirte, Tierpfleger usw.

VII. Rasche ambulante Heilung unter blanden Salben nach Entfernung der Milbenquelle.

12. Virusinfektionen der Haut

Verrucae vulgares
Gewöhnliche Warzen (sehr häufig)

Abb. 6, 127—130, 135

Diese chronische Virusinfektion ist durch bis erbsengroße, hautfarbene Knötchen mit verrukös-papillomatöser Oberfläche und vorzugsweiser Lokalisation an den Händen und Füßen bei Jugendlichen charakterisiert.

I. Hauterscheinungen

1. Primäreffloreszenzen

Knötchen
> Größe: stecknadelkopf- bis über bohnengroß.
> Farbe: hautfarben, eventuell auch rötlich oder schmutziggrau.
> Form: rundlich, eventuell polyzyklisch durch Konfluenz; flach erhaben.
> Rand: scharf, steil abfallend.
> Konsistenz: hart.
> Oberfläche: verrukös-papillomatös, nur in jungen Stadien glatt.

2., 3. Sekundäreffloreszenzen, Phänomene — Keine.

4. Zahl

Einzeln, einige oder viele bis zu mehreren Dutzend.

5. Lokalisation

Jede Lokalisation ist möglich, doch werden Finger, Hände, Knie und Sohlen bevorzugt.

6. Anordnung

Regellos; isoliert, seltener aggregiert, eventuell sogar mit Apposition oder Konfluenz.

7. Sonderformen

a) **Akrochordon** (Pinselwarzen): (häufig): An zarten Hautstellen werden Warzen bei starker Verhornung kopflastig und hängen „pinselartig" nach außen.

b) **Perionychiale und subunguale Verrucae vulgares**: (sehr häufig): Am seitlichen Nagelwall tritt die papulöse Natur weniger hervor, man sieht lediglich die Papillomatose und fühlt Konsistenzvermehrung. Bei subungualer Lokalisation am Nagelrand kann die Nagelplatte abgehoben werden und brüchig erscheinen.

c) **Plantare Verrucae vulgares**: (sehr häufig): An der Sohle tritt die papulöse Natur wegen der dicken Hornschicht und des ständigen Druckes nicht hervor. Die tiefliegenden Effloreszenzen erscheinen als kleinlinsengroße, gelbliche, konsistenzvermehrte Keratosen. Liegen zahlreiche Verrucae plantares vor, so spricht man von *Mosaikwarzen*.

II. Sonstige Symptomatik

1. Sichtbare Schleimhäute

Hier entstehen Condylomata acuminata.

2. Subjektive Symptome

Nur gelegentlich Juckreiz. Die Verrucae plantares verursachen jedoch heftige Druckschmerzen.

3., 4. Lnn. und Allgemeinerscheinungen — Keine Beteiligung.

III. Verlauf und Prognose

1. Altersdisposition

Überwiegend bei Kindern und jungen Leuten.

2., 3. Inkubationszeit, Prodrome — Ungeklärt; keine.

Abb. 127. Verrucae vulgares
Abb. 128. Verrucae sub- und perionychiales mit sekundärer Veränderung des Nagels
Abb. 129. Verrucae plantares permultae („Mosaikwarzen")
Abb. 130. Verrucae plantares

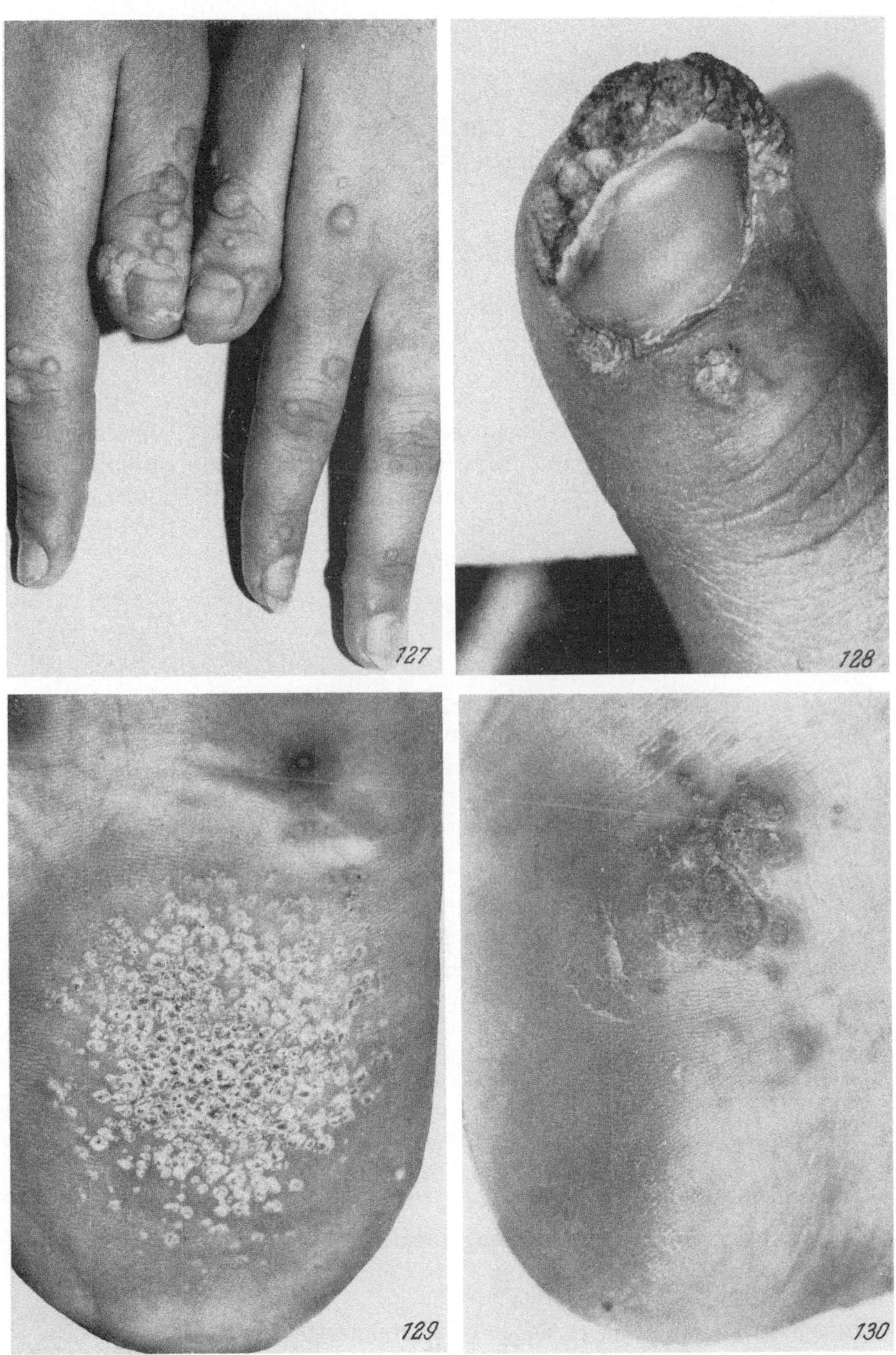

Abb. 127—130

4. Beginn und Verlauf

Nach langsamer Vergrößerung im Laufe von Wochen und Monaten bleibt der Zustand stationär. Entzündliche Reizungen und Blutungen durch Spielen und Kratzen kommen vor.

5. Prognose

Spontane Rückbildung ist möglich. Mitunter folgt sie der Entfernung einer einzigen Warze.

IV. Histologie

Sie zeigt Akanthose, Papillomatose und Hyperkeratose. Im oberen Stratum spinosum und granulosum liegen zahlreiche große vakuolisierte Zellen mit wenig Keratohyalingranula. Ihre Kerne sind im Gegensatz zu der in dieser Schicht normalen Pyknose groß, rund, stark basophil und enthalten das Virus in großer Quantität.

V. Diagnose und DD

Die Diagnose bereitet wegen der typischen Morphologie kaum Schwierigkeiten. Eventuelle DD wären: Tuberculosis cutis verrucosa (S. 141), bei plantaren Warzen Clavi (S. 258) und Lues II (S. 596).

VI. Ätiologie und Pathogenese

Das Warzenvirus, Molitor verrucae, ist dermatotrop und etwa 50 µ groß. Die Übertragung erfolgt von Mensch zu Mensch bzw. von Stelle zu Stelle mit in weiten Grenzen variierender individueller Empfänglichkeit.

VII. Therapie

Erfolgt ambulant.

1. Allgemeintherapie

Man kann eine *Suggestiv*behandlung versuchen.

2. Lokaltherapie

Exzision ist kontraindiziert, da sie Narben macht!

a) *Exkochleation* mit scharfem Löffel in Chloräthylvereisung (S. 104).

b) *Kaltkaustische Zerstörung* in Lokalanästhesie (S. 103).

c) Vereisung mit *flüssigem Stickstoff* zur Abhebung (schmerzhaft! S. 103).

d) Zurückhaltung mit radioaktiven Strahlen ist angezeigt!

Condylomata acuminata
Feigwarzen, Spitzwarzen   (häufig)

Abb. 131, 132

> Diese chronischen virusbedingten Schleimhautformen der Verrucae vulgares sind durch graurosa, gestielt-papillomatöse, bis blumenkohlartige, tief gebuchtete und gefurchte Erhabenheiten variabler Größe vorwiegend im Genitalbereich charakterisiert.

I. Hauterscheinungen

1. Primäreffloreszenzen

Knötchen und Knoten

Größe: stecknadelkopf- bis über pflaumengroß (Wachstum und Konfluenz).

Farbe: graurot bzw. Schleimhautkolorit.

Form: halbkugelig erhaben, später gestielt-papillomatös mit tiefen Furchen (blumenkohl- oder himbeerartig).

Rand: scharf begrenzt, oft gestielt aufsitzend.

Konsistenz: weich.

Oberfläche: zunächst gekörnt, dann papillomatös-verrukös gefurcht.

2. Sekundäreffloreszenzen

Eventuelle Erosionen durch Mazeration, übler Geruch durch Sekretzersetzung in den Furchen.

3. Phänomene — Keine Bemerkung.

4. Zahl

Einige bis so viele, daß z. B. die Form der Glans verdeckt ist.

5. Lokalisation

Schleimhäute der Schleimhaut-Hautgrenzen und Umgebung, Glans, Vulva, Anus, selten Mund.

6. Anordnung

An den Prädilektionsstellen gruppiert bzw. konfluiert.

II. Sonstige Symptomatik

Keine.

III. Verlauf und Prognose

1. Altersdisposition

Jüngere Menschen geschlechtsreifen Alters.

2. Inkubation

Nicht genau erfaßt, eventuell Monate.

3. Prodrome — Keine.

4. Beginn und Verlauf

Allmähliches Einsetzen mit variabel schneller Vermehrung und Vergrößerung; stationären Fällen mit wenigen kleinen Knötchen stehen rapide zunehmende Varianten gegenüber. Die Gravidität fördert die rasche Entwicklung.

5. Prognose

Condylomata acuminata sind harmlose Veränderungen.

IV. Histologie

Sie entspricht etwa derjenigen der Verrucae vulgares (S. 203) mit stärkerer Akanthose und geringer Hyperkeratose.

V. Diagnose und DD

Die Diagnose bereitet kaum Schwierigkeiten. Die beiden wichtigsten DD sind:

a) Condylomata lata der Lues II (flach, nicht so verrukös, andere Lueszeichen, positiver Treponemenbefund, positive Serologie (S. 597).

b) Carcinoma penis aut vulvae (breitbasig aufsitzend, hart, exulzeriert, ältere Patienten, Histologie, S. 485).

VI. Ätiologie und Pathogenese

Virusinfektion durch das Warzenvirus (S. 206), Übertragung vorwiegend beim Geschlechtsverkehr mit individuell sehr unterschiedlicher Empfänglichkeit. Feuchtes Milieu begünstigt Implantation und Entwicklung, daher erhöhte Empfänglichkeit bei chronischem Fluor vaginalis, Gonorrhoe, unter einer Phimose usw.

VII. Therapie

Nur beim Versagen der ambulanten Therapie Einweisung ins Spital.

Lediglich lokal.

a) Einmaliges Bepinseln mit einer 10—20%oigen Lösung von Podophyllin in Spiritus vini dilutus oder in Glycerin; 1 Minute später bei weißlicher Verfärbung der Condylomata acuminata nachtouchieren mit reinem Spiritus vini dilutus. Führt in 24—48 Stunden zum selektiven Zerfall der Veränderungen mit Reepithelisierung in 5—8 Tagen. (Bei ausgedehnten Veränderungen eventuell sehr starke Reaktion.) Erstes Reinigungsbad erst nach 2 Tagen! Wirkt nur bei reinen Schleimhautformen, versagt bei stärker verhornten perigenitalen Varianten.

b) Hier muß mit der Kaustik (S. 103) in Lokalanästhesie abgetragen werden.

Verrucae planae juveniles
Flachwarzen
(häufig)

Abb. 133, 134

Diese den Verrucae vulgares wahrscheinlich verwandte (?) chronische Virusinfektion ist durch zahlreiche flache Warzen im Gesicht und an den Händen Jugendlicher charakterisiert.

I. Hauterscheinungen

1. Primäreffloreszenzen

Knötchen
 Größe: stecknadelkopf- bis kleinlinsengroß.
 Farbe: hautfarben; selten gelblich.
 Form: angedeutet polygonal; flach lichenoid erhaben.
 Rand: scharf.
 Konsistenz: geringgradig erhöht.
 Oberfläche: flach und glatt, eventuell leicht wachsartig glänzend.

2. Sekundäreffloreszenzen — Keine.

3. Phänomene — Keine.

4. Zahl — Meist zahlreich.

5. Lokalisation

Freigetragene Körperstellen, insbesondere Gesicht, Hals und Handrücken. Andere Lokalisationen kommen kaum vor.

6. Anordnung

Regellos oder angedeutet symmetrisch. Fast immer gruppiert, eventuell dicht aggregiert mit Apposition bis zur Konfluenz. Mitunter linear in Kratzstrichen („Pseudo"-Köbner-Phänomen; weil kein isomorpher Reizeffekt, sondern eine lineare Virusinokulation im Kratzer vorliegt).

II. Sonstige Symptomatik

Keine bis auf gelegentlichen Juckreiz.

III. Verlauf und Prognose

1. Altersdisposition

Auftreten fast ausschließlich bei Kindern.

2., 3. Inkubationszeit und Prodrome — Nicht erfaßbar; keine.

4. Beginn und Verlauf

Meist Entwicklung der zahlreichen Effloreszenzen im Laufe von Wochen bis Monaten, selten rascher eruptiv.

5. Prognose

Nach längerem oder kürzerem Fortbestand spontane Rückbildung.

IV. Histologie

Sie ähnelt dem Bilde der Verrucae vulgares (S. 203), doch fehlt die Papillomatose und die Zahl vakuolisierter Zellen ist besonders groß. Manchmal sind im Stratum basale reichlich Melaninkörnchen vorhanden (gelblicher Farbton der planen Warzen).

V. Diagnose und DD

Die Diagnose bereitet auf Grund der typischen Morphologie keine

---

Abb. 131. Condylomata acuminata ad anum
Abb. 132. Condylomata acuminata von besonderer Ausdehnung am Präputium
Abb. 133. Verrucae planae juveniles am Handrücken
Abb. 134. Verrucae planae juveniles im Gesicht

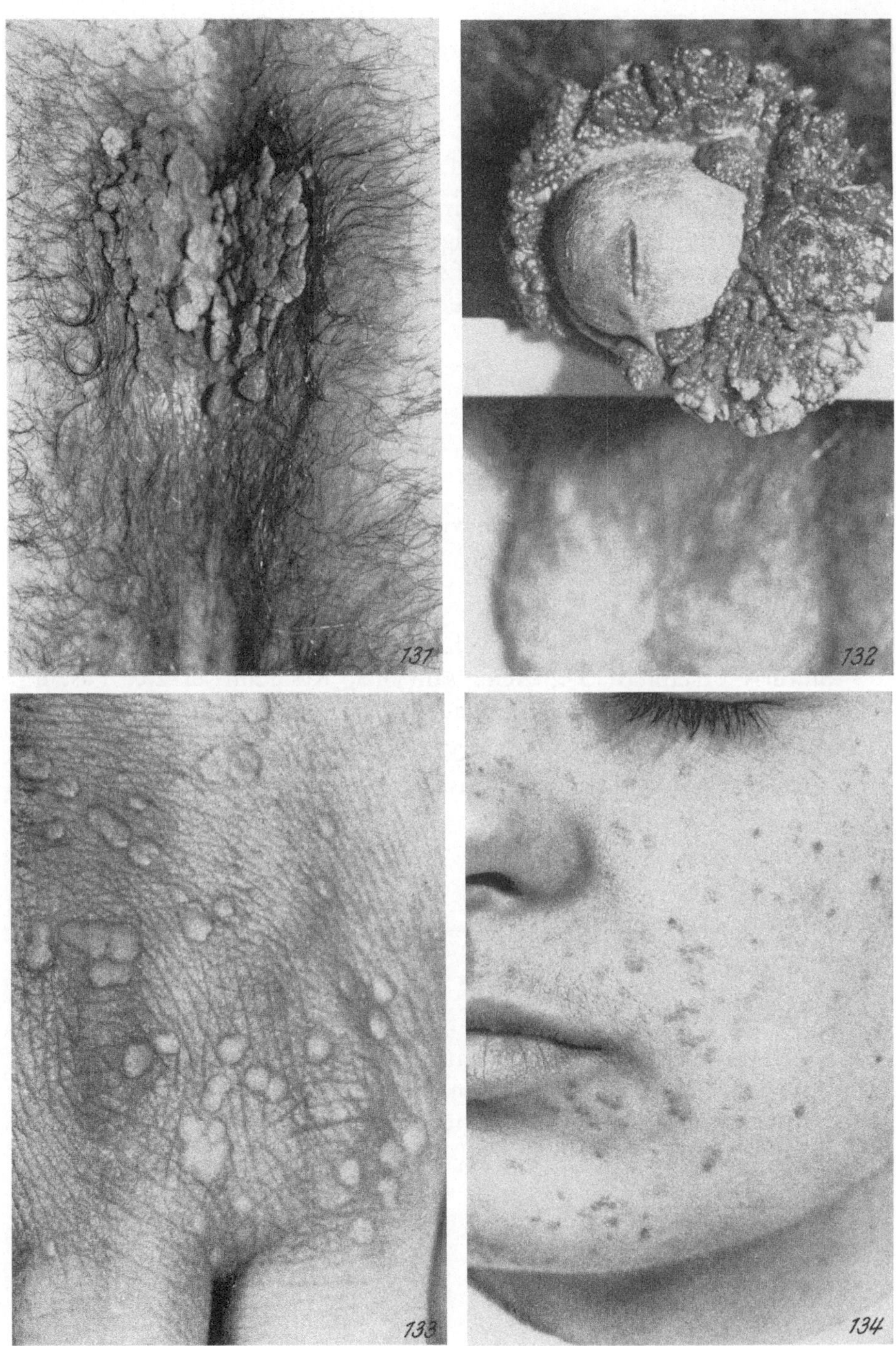

Abb. 131—134

Schwierigkeiten. Eventuelle DD wären: der Lichen ruber planus (S. 364) und manche Nävi (S. 462).

VI. Ätiologie und Pathogenese

Es liegt offenbar auch hier eine Virusinfektion vor, doch ist nicht gesichert, ob der Erreger mit demjenigen der Verrucae vulgares identisch ist. Eine Übertragung von Mensch zu Mensch mit sehr langer Inkubationszeit ist wahrscheinlich.

VII. Therapie

Erfolgt ambulant.

1. Allgemeintherapie

Man kann wie bei den Verrucae vulgares eine Suggestivtherapie versuchen.

2. Lokaltherapie

a) *Schälende Pasten* (z. B. Schwefel-Salicyl-Resorcin-Zinkpaste: Rp./ Sulfuris präcipitati 5,0, Acidi salicylici, Resorcini āā 2,0, Pastae Zinci ad 100,0, S. „2mal täglich auftragen").

b) *Buckybestrahlungen* (je 300—400 r Bucky, 1- bis 3mal im Abstand von 14 Tagen) sind hier am wirksamsten.

Molluscum contagiosum
Dellwarzen   (häufig)

Abb. 136, 137, 139

Diese Virusinfektion der Haut ist durch hautfarbene, breitbasig aufsitzende gedellte Knötchen, aus denen sich Molluscumbrei auspressen läßt, und vorwiegendes Auftreten bei Kindern charakterisiert.

I. Hauterscheinungen

1. Primäreffloreszenzen

Knötchen
   Größe: stecknadelkopf- bis erbsengroß.
   Farbe: hautfarben (bei Sekundärinfektion eventuell entzündlich gerötet).

Form: halbkugelig erhaben, oft an der Basis leicht eingeschnürt.
Rand: scharf (bei Sekundärinfektion verwischt).
Konsistenz: hart.
Oberfläche: zentral gedellt; hier entleert sich bei seitlichem Druck
    der weißliche, teigige *Molluscumbrei* (ähnlich einem Komedo).

2., 3. Sekundäreffloreszenzen und Phänomene — Keine.

4. Zahl

Sie variiert zwischen einzelnen und einigen Dutzend Mollusca.

5. Lokalisation

Gesicht, Stamm und Genitale („Zarte Haut") werden bevorzugt.

6. Anordnung

Regellos; eventuell über eine Körperregion locker disseminiert.

7. Sonderformen

Durch Sekundärinfektion beim Kratzen entstehen die **Mollusca contagiosa inflammata,** die die Charakteristika der primären Erkrankung meist vermissen lassen und nur als entzündliche erhabene, eventuell aufgekratzte und verkrustete Knötchen imponieren.

II. Sonstige Symptomatik

Bis auf gelegentlichen Juckreiz keine. Schleimhäute und Lymphknoten bleiben immer frei.

III. Verlauf und Prognose

1. Altersdisposition

Auftreten meist bei Kindern und Jugendlichen.

2. Inkubationszeit

Einige Wochen bis zu einigen Monaten.

3. Prodromalerscheinungen — Keine.

4. Beginn und Verlauf

Die Knötchen wachsen ziemlich rasch auf maximal Erbsengröße an und bleiben dann durch Wochen und Monate stationär. Häufig entstehen in der Umgebung weitere Effloreszenzen infolge Selbstinfektion durch Verschmieren des Molluscumbreies.

5. Prognose

Das Kratzen führt gelegentlich zur Sekundärinfektion mit Eiterung und Zerfall. Hiedurch sowie durch das Wegkratzen ganzer Mollusca mit den Nägeln sind „Spontanheilungen" möglich. Die Erkrankung kommt aber auf jeden Fall nach einigen Jahren zum Stillstand, weil sich die Virulenz des Virus „erschöpft".

6. Besondere Verlaufsformen und Komplikationen

Siehe I/7, sonst keine.

IV. Histologie

Sie zeigt vor allem randwärts breitzapfige Akanthose (S. 52) und Papillomatose (S. 65), die das Zentrum napfartig umfassen. Hier liegen im Stratum spinosum degenerierte Zellen mit Molluscum-Körperchen (Viruskolonien). Letztere füllen die Trägerzellen bereits im Stratum granulosum völlig aus, da sich die Erreger während des Vorrückens gegen die Oberfläche rapide vermehren. An der Oberfläche erfolgt Abstoßung.

V. Diagnose und DD

Die klinischen Erscheinungen mit der gedellten Oberfläche und dem auspreßbaren Molluscumbrei sind meist so typisch, daß Fehldiagnosen lediglich bei Sekundärinfektionen möglich sind. Eventuelle DD wären hier: eine Follikulitis (S. 108), bei Sitz am Genitale auch eine Lues II (S. 596).

VI. Ätiologie und Pathogenese

Der Erreger, das Strongyloplasma hominis, ist ein dermatotropes, $100—300\,\mu$ großes Makrovirus. Die Übertragung erfolgt von Mensch zu Mensch (Kinder), selten über Gegenstände (Tische in Kosmetiksalons, Badepritschen) durch Einschmieren des erregerreichen Molluscumbreies in intakte Haut.

Abb. 135. Verruca vulgaris. Reteleiste mit zahlreichen vakuolisierten Zellen im Bereich des oberen Stratum spinosum und des Stratum granulosum. Ihre Kerne sind groß und dicht. Darüber Hyperkeratose. (320fach)

Abb. 136. Molluscum contagiosum. Breitzapfige, napfartige Akanthose mit degenerierten, virushältigen Zellen des Stratum spinosum im Zentrum. (125fach)

Abb. 137. Molluscum contagiosum. Breitzapfige, napfartige Akanthose mit degenerierten, virushältigen Zellen des Stratum spinosum im Zentrum. (50fach)

Abb. 138. Herpes simplex. Scheinbar subepidermale Blasenbildung im Gefolge einer ballonierenden und retikulären Degeneration der Zellen des Stratum basale und unteren Stratum spinosum. (125fach)

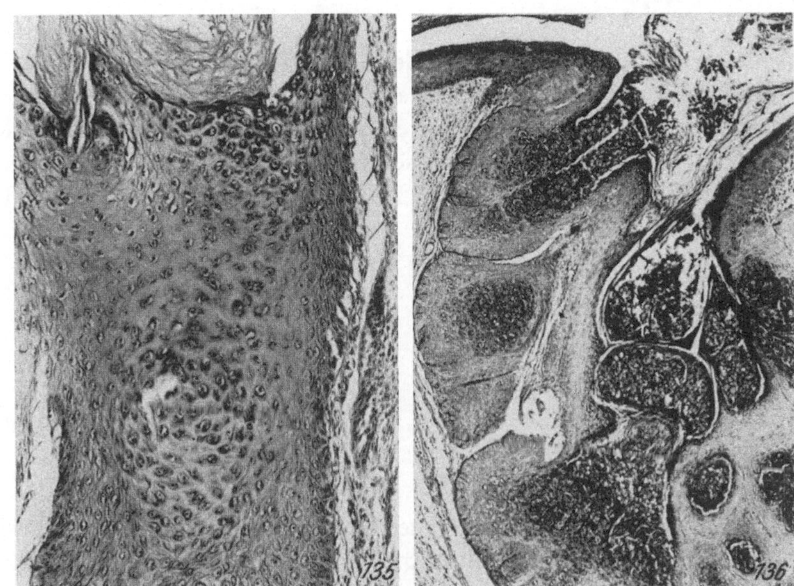

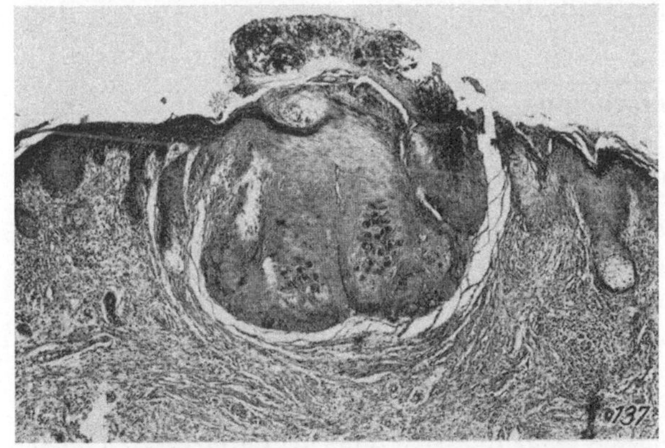

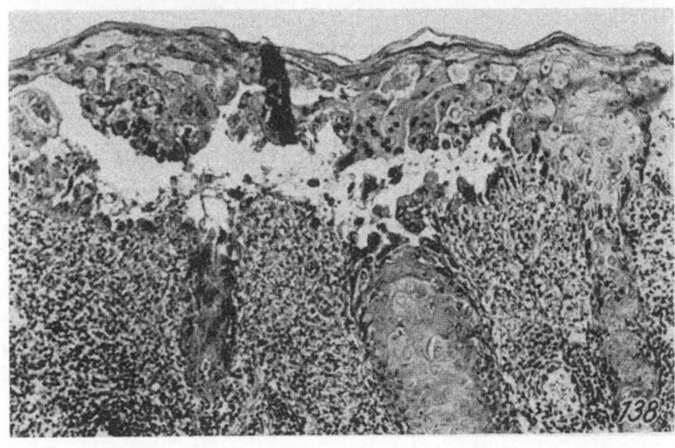

Abb. 135—138

VII. Therapie

Ambulante Exkochleation mit dem scharfen Löffel nach Vereisung mit Chloräthyl oder kaltkaustische Zerstörung. (Bei Kindern ist oft eine Vollnarkose zur Ruhigstellung angezeigt.) Mitunter kann man auch Heilung erzielen, wenn man die Mollusca auspreßt und einen Tropfen einer 20%oigen Lösung von Podophyllin in Spiritus vini dilutus in den Krater fließen läßt.

Herpes simplex
Reizbläschen   (sehr häufig)

Abb. 26, 138, 140, 141, 142, 202

Diese akute, mitunter auch chronisch rezidivierende Virusinfektion ist durch entzündliche Plaques, auf denen um stecknadelkopfgroße Bläschen, Pusteln und Krusten nebeneinander gruppiert sind, charakterisiert.

I. Hauterscheinungen

1. Primäreffloreszenzen

a) *Flecken* bis *leicht erhabene Plaques.*
   Größe: bis münzengroß und darüber.
   Farbe: rosa bis hellrot.
   Form: rundlich, bei Konfluenz polyzyklisch, auch irregulär.
   Rand: mehr oder weniger scharf.
   Konsistenz: normal.
   Oberfläche: trägt Bläschen oder Sekundäreffloreszenzen.

b) *Bläschen* (Herpes = in Gruppen stehende Bläschen).
   Größe: stecknadelkopfgroß; bei Konfluenz auch größer.
   Inhalt: Serum; später auch Eiter durch sekundäre Pustulation.
   Form: halbkugelig erhaben; bei Konfluenz eventuell polyzyklisch.
   Lagerung: intraepidermal.
   Decke: zart, nur das Stratum corneum und granulosum.

2. Sekundäreffloreszenzen

Sekundäre Pusteln, Erosionen, seröse oder eitrige *Krusten* nach geplatzten Bläschen und Pusteln, *Schuppen* von Blasenkrägen bei der Heilung, später eventuell *Restpigmentationen.*

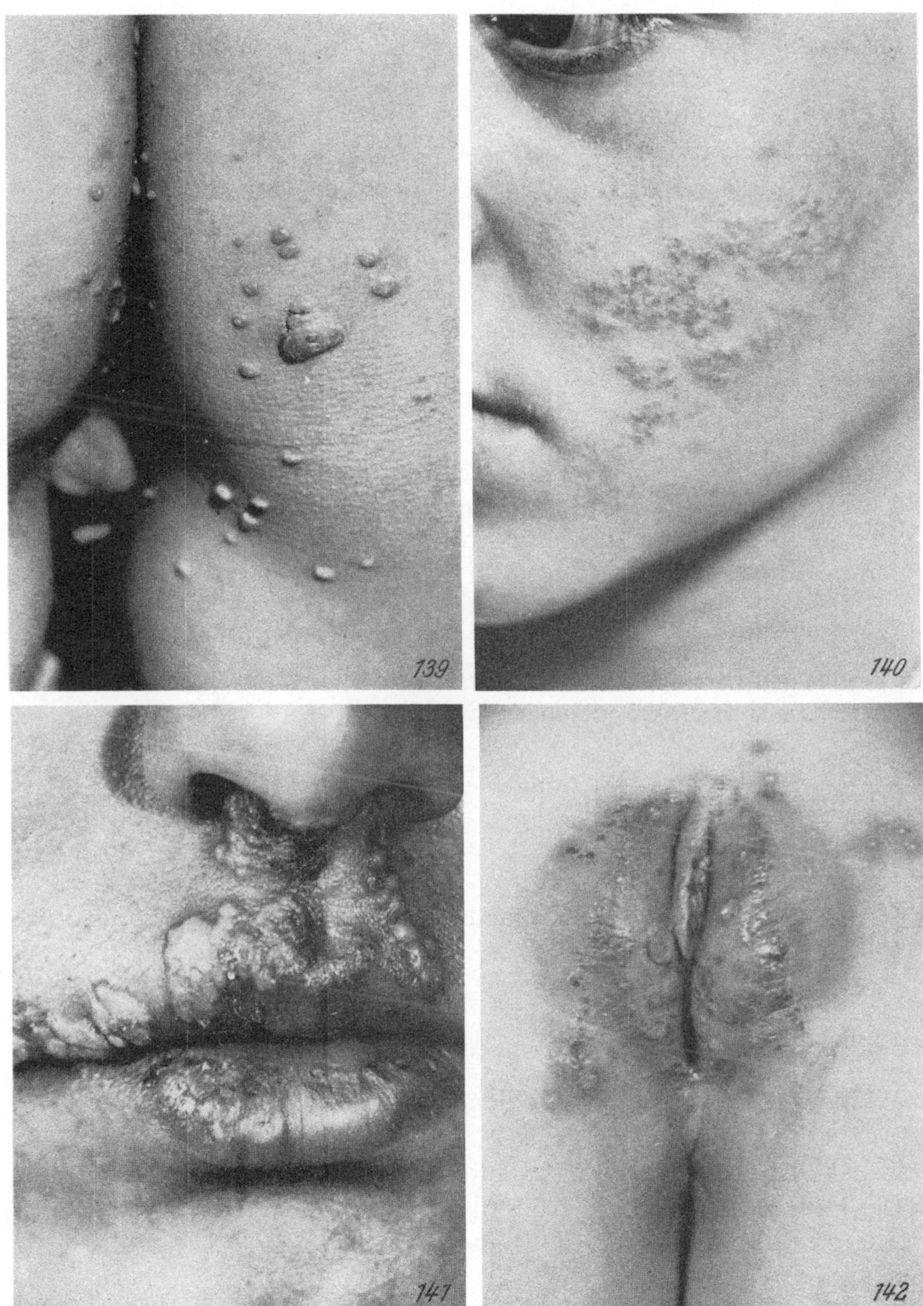

Abb. 139. Mollusca contagiosa
Abb. 140. Herpes simplex
Abb. 141. Herpes simplex
Abb. 142. Herpes simplex genitalis

3. Phänomene — Keine.

4. Zahl

Meist nur eine Gruppe, seltener mehrere Plaques, innerhalb welcher bis zu mehreren Dutzenden Bläschen, Pusteln, Krusten stehen.

5. Lokalisation

Jede ist möglich, doch sind die Regionen um die Körperöffnungen Prädilektionsstellen (**Herpes labialis, Herpes nasalis, Herpes genitalis, Herpes glutäalis** usw.).

6. Anordnung

Sind einige Plaques vorhanden, so stehen sie meist in einer Region nebeneinander, wobei Konfluenz eintreten kann. Innerhalb jeder Plaque stehen die Bläschen und folgenden Effloreszenzen gruppiert, wobei ebenfalls Konfluenz möglich ist.

7. Sonderform

Ekzema herpeticatum mit Auftreten disseminierter Herpesbläschen auf neurodermitischen Veränderungen (S. 335).

II. Sonstige Symptome

1. Sichtbare Schleimhäute

Herpes-simplex-Befall der Mundschleimhaut tritt als Stomatitis aphthosa in Erscheinung (S. 550).

2. Subjektive Symptome

Leichtes Jucken oder Brennen beim Auftreten.

3. Lnn. — Regionäre Lnn.-Schwellung ist möglich.

4. Allgemeinsymptome

Der Herpes simplex macht keine Allgemeinsymptome, tritt aber oft bei Allgemeinerkrankungen (z. B. Grippe) auf.

III. Verlauf und Prognose

1. Altersdisposition

Keine, kann in jedem Alter auftreten.

2. Inkubationszeit

Nicht genau bestimmbar, wahrscheinlich Tage.

3. Prodrome

Eventuell leichtes Brennen und Jucken an der Entwicklungsstelle.

4. Beginn und Verlauf

Zuerst entsteht die gerötete Plaque, auf der sich dann in einigen Stunden die Bläschen entwickeln, die bald zu Pusteln und Krusten werden. Inzwischen folgen weitere Bläschen schubweise durch 2—3 Tage nach, so daß die Effloreszenzen innerhalb jedes Herdes verschiedenes Alter zeigen. Gleichzeitig können einige weitere Plaques entstehen. Nach 2—3 Tagen sistieren die Nachschübe und es tritt in 8—10 Tagen Heilung ein.

5. Prognose

Ungefährlich; die oft letale Herpesencephalitis ist extrem selten und tritt meist ohne sichtbaren Herpes auf.

6. Sonderformen

a) Der Herpes simplex rezidiviert häufig (**Herpes simplex recidivans**), wobei es meist im Zusammenhang mit bestimmten Anlässen, wie Menstruation (**Herpes menstruationis**), febrilen Infekten bzw. Grippe (**Herpes febrilis**) oder Sonnenbestrahlung (**Herpes solaris**) immer wieder in Abständen von Wochen und Monaten an der gleichen Stelle oder in der gleichen Region zur Bläschenbildung kommt. Der Herpes simplex recidivans kann sich durch Jahre hinziehen und die Patienten sehr belästigen.

b) **Ekzema herpeticatum** siehe I/7 und S. 335 (sehr selten).

IV. Histologie

Sie zeigt dasselbe Bild wie beim Herpes zoster (S. 226).

V. Diagnose und DD

Die Diagnose ergibt sich aus der Morphologie mit den gruppierten Bläschen, Pusteln und Krusten verschiedenen Alters innerhalb eines Herdes, der Lokalisation ohne Beziehung zu den Segmenten und dem Fehlen von Schmerzen. In DD kommt eigentlich nur der

a) Herpes zoster (Effloreszenzen innerhalb jeder Gruppe gleich alt, Anordnung dem Segment entsprechend, Schmerzen; S. 222).

Cave! Bei jedem Herpes genitalis muß auch an die Möglichkeit einer Syphilisinfektion gedacht und ein Treponemenbefund gemacht werden! Der Herpes simplex sieht zwar anders aus als die Lues, er kann aber die Eintrittspforte des Treponema pallidum gewesen sein, das dann schon frühzeitig im Dunkelfeld nachzuweisen ist.

VI. Ätiologie und Pathogenese

Das rundliche Herpes-simplex-Virus mit um 150 μ ⌀ wächst auf der Hühnerchorionallantois. Es scheint von außen her in die Haut eingerieben zu werden. Beim Herpes simplex recidivans dürfte eine dauernd reduzierte Immunlage das Fortleben der Viren in der Haut ermöglichen, so daß es bei weiterer temporärer Schwächung der Abwehr, z. B. infolge eines fieberhaften Infektes, zum Wiederaufflammen der Herpesinfektion kommt.

VII. Therapie

Erfolgt ambulant.

1. Allgemeintherapie

In Form einer aktiven Immunisierung mit Herpesvaccine (wird in steigenden Dosen 6- oder 8mal in Abständen von 3—4 Tagen s.c. appliziert); kommt nur bei sehr lästigem rezidivierendem Herpes in Frage und hilft auch nicht immer.

2. Lokaltherapie

Sie trägt das Hauptgewicht und erzielt Abtrocknung.

a) Milde *alkoholische Lösungen* (z. B. Natrii boracici 2,5, Glycerini 5,0, Spir. vini dil. 80,0, Aquae dest. ad 250,0) und antibiotische Puder (z. B. Baneocinpuder).

b) Salben, die Antibiotika oder Corticosteroide enthalten.

c) Salben, die *Joddesoxyuridin* enthalten; dieses wird in die Viren eingebaut, wodurch sie zerstört werden. Diese Therapie ist neu, ihr Erfolg noch nicht ganz zu überblicken. Sie ist sinngemäß in der Gravidität kontraindiziert.

d) Beim Herpes simplex recidivans kommt im Intervall eventuell auch Röntgenbestrahlung zur Anwendung (4mal 50 r bei 100 kV; 14tägig).

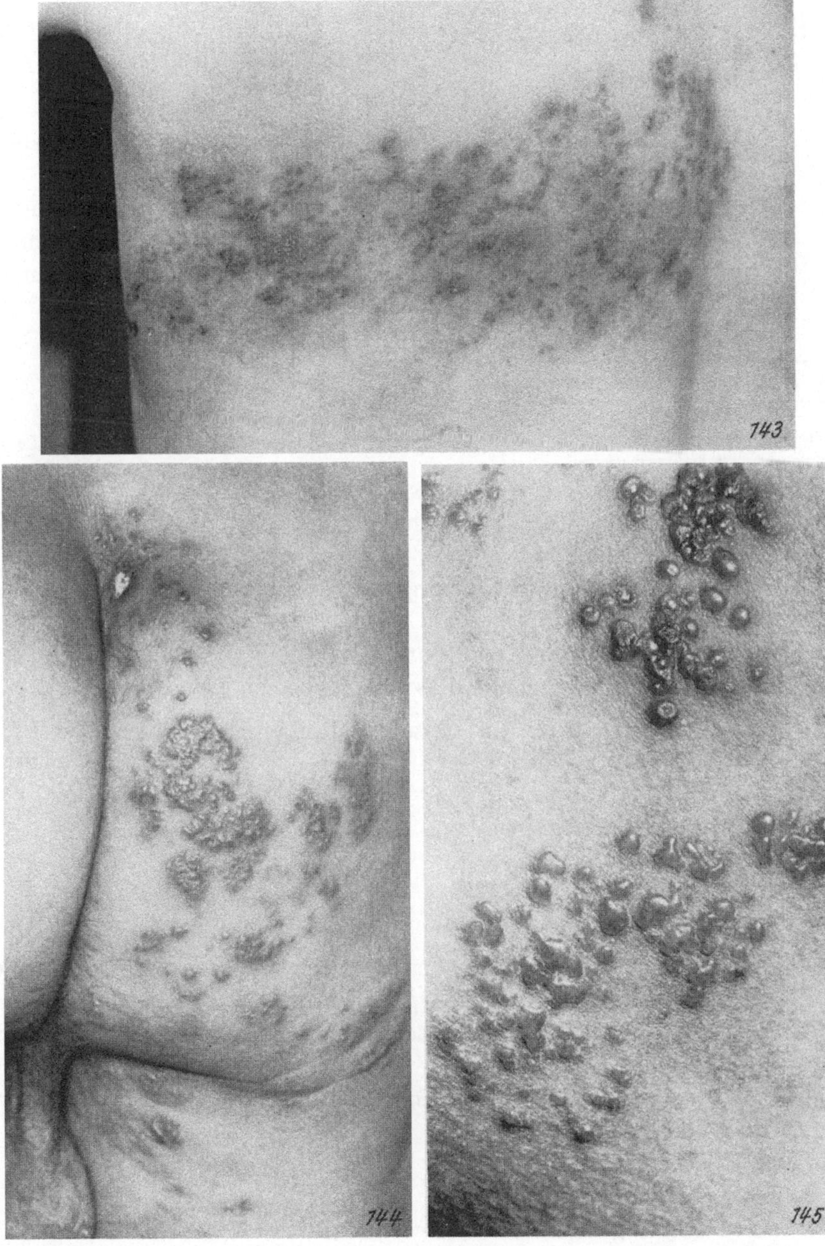

Abb. 143. Herpes zoster thoracalis
Abb. 144. Herpes zoster glutäalis
Abb. 145. Herpes zoster; zwei Herde mit gleichaltrigen Effloreszenzen

Herpes zoster
Gürtelrose

(sehr häufig)

Abb. 143—147

> Diese akute Infektion mit dem Varicellenvirus ist durch entzündliche Plaques, die zwar untereinander verschieden alt sind, aber jeweils eine Gruppe gleichaltriger Bläschen, Knötchen, Pusteln oder Sekundäreffloreszenzen tragen, durch die einseitige Anordnung im Bereiche eines sensiblen Segmentes und durch heftige Schmerzen charakterisiert.

I. Hauterscheinungen

1. Primäreffloreszenzen

a) *Flecke* bis *leicht erhabene Plaques.*
   Größe: münzengroß bis handflächengroß.
   Farbe: hellrot oder rosa.
   Form: meist längsoval in Richtung des sensiblen Segmentes.
   Rand: ziemlich scharf.
   Konsistenz: leicht erhöht oder normal.
   Oberfläche: normal oder mit Bläschen, Knötchen usw. besetzt.

b) *Knötchen:* Stehen meist auf a), selten direkt in normaler Haut.
   Größe: stecknadelkopfgroß.
   Farbe: hellrot oder rosa.
   Form: halbkugelig erhaben.
   Rand: eher scharf begrenzt.
   Konsistenz: erhöht.
   Oberfläche: gespannt, trägt oft ein Bläschen oder eine Kruste.

c) *Bläschen:* Stehen meist auf a) oder b), selten direkt in normaler Haut.
   Sie sind die *charakteristischen Effloreszenzen* des Herpes zoster.
   Größe: stecknadelkopf- bis linsengroß, bei eventueller Konfluenz
      größer.
   Inhalt: Serum; selten Blutbeimengung (**Herpes zoster hämorrhagicus**).
   Form: oft zentral leicht gedellt; polyzyklisch durch Konfluenz.
   Lagerung: intraepidermal.
   Decke: Stratum granulosum und corneum.

2. Sekundäreffloreszenzen

Sekundäre Pusteln und seröse, eitrige oder hämorrhagische *Krusten*, die den Bläschen bzw. Pusteln folgen oder direkt durch Gewebsnekrose (**Herpes zoster gangränosus**) entstehen. In weiterer Folge *Erosionen*

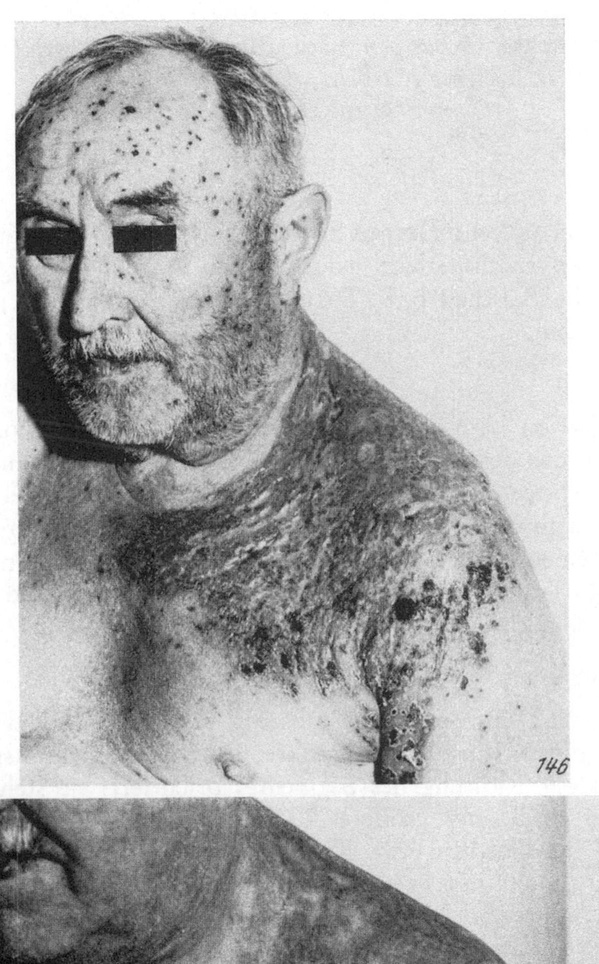

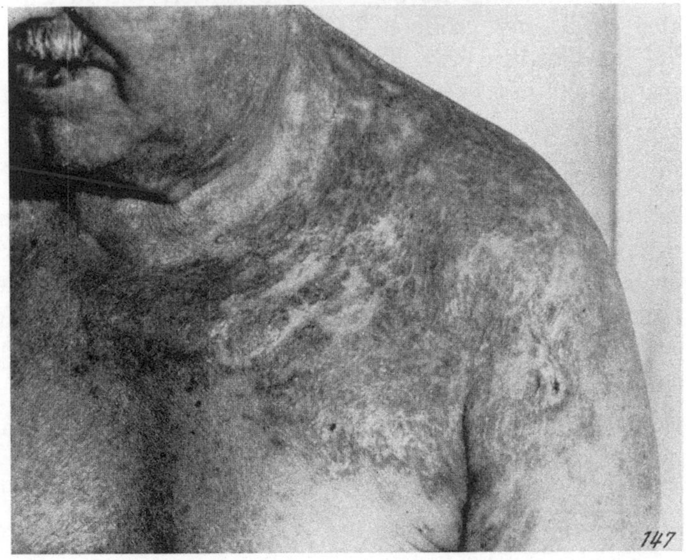

Abb. 146. Herpes zoster gangränosus et generalisatus bei einem Patienten mit Leukämie

Abb. 147. Narben und Pigmentationen nach Herpes zoster gangränosus

und *Ulcera,* später *Schuppen* nach *Blasenkrägen, Restpigmentationen* und eventuell auch *kleine Narben.*

3. Phänomene — Keine.

4. Zahl

Ein oder zwei (selten; **Herpes zoster abortivus**), häufig bis zu einem Dutzend Gruppen. Innerhalb jeder Gruppe meist nur wenige Knötchen und zahlreiche Bläschen bzw. Sekundäreffloreszenzen, die jeweils gleiches Alter zeigen.

5. Lokalisation

Jede Lokalisation ist möglich, doch erfolgt die Manifestation immer in einem Areal, das der sensiblen Versorgung durch das erkrankte Spinalganglion entspricht. Am häufigsten sind der **Herpes zoster thoracalis und lumbalis** mit gürtelartiger Lokalisation am Thorax bzw. Rücken und Abdomen sowie der **Herpes zoster ophthalmicus** im Innervationsgebiet des 1. Trigeminusastes an Oberlid, Stirn, Kopf- und Nasenseite bzw. eventuell auch Cornea.

6. Anordnung

Die Plaques sind immer streng halbseitig über das Areal des sensiblen nervösen Segments, das dem erkrankten Spinalganglion entspricht, verteilt und in der Richtung des Segmentes orientiert; sie stehen einzeln, können aber auch über größere Flächen konfluieren. Innerhalb jeder Plaque sind die Bläschen bzw. Knötchen und folgenden Sekundäreffloreszenzen gruppiert mit eventuell stellenweiser Konfluenz zu größeren Blasen, Pusteln usw.

7. Sonderformen

a) **Herpes zoster generalisatus:** (häufig): Neben dem eigentlichen Herpes zoster im Bereich des erkrankten Segmentes findet man am übrigen Körper disseminiert mehr minder zahlreiche stecknadelkopf- bis linsengroße, rosa Flecken mit serösen Bläschen (wie Varicellen). Schwere Formen können auf ein bestehendes Neoplasma hinweisen (sogenanntes „paraneoplastisches Syndrom").

b) **Herpes zoster duplex:** (extrem selten): Gleichzeitiger Befall von 2 Segmenten der gleichen oder kontralateralen Seite.

II. Sonstige Symptomatik

1. Sichtbare Schleimhäute

Bei Erkrankungen des Ganglion Gasseri werden dem Segment entsprechend Mund- und Nasenschleimhaut häufig, die Cornea selten mitbetroffen. Es resultieren auch hier Bläschen mit folgenden schmerzhaften Erosionen bzw. die Formen der Zosterkeratitis.

2. Subjektive Symptome

Schmerzen variabler, von der Schwere der Hautveränderungen unabhängiger Intensität im erkrankten Segment. Sie können den Hauterscheinungen vorausgehen, diese aber auch wochenlang überdauern (sogenannte Zosterneuralgien). Mundschleimhautveränderungen sind schmerzhaft und behindern beim Essen.

3. Lnn.

Meist Lnn.-Schwellung regionär zur betroffenen Hautpartie.

4. Allgemeinsymptome

Nur bei schweren Verlaufsformen eventuell Fieber, Leukozytose, insbesondere bei Personen in reduziertem Allgemeinzustand bzw. mit immunologischer Abwehrschwäche (z. B. bei Leukämie).

III. Verlauf und Prognose

1. Altersdisposition

Auftreten in jedem Alter möglich. Bei Kindern jedoch sehr selten.

2. Inkubationszeit — Nicht genau bestimmbar.

3. Prodrome

Oft gehen dem Ausbruch neuralgiforme Schmerzen voraus.

4. Beginn und Verlauf

Auftreten der gruppierten Herde oder Plaques in mehreren etwa 24 Stunden auseinanderliegenden Schüben durch 3—5 Tage. Innerhalb jeder Gruppe sind die jeweiligen Effloreszenzen, die sehr rasch altern, gleichaltrig, zwischen den Gruppen aber den Schüben entsprechend ungleich alt. Die weitere Abtrocknung nimmt im Durchschnitt 10 Tage, beim Herpes zoster abortivus kürzere Zeit in Anspruch. Beim Herpes zoster gangränosus dauert die Abstoßung und Reepithelisierung der Wundflächen einige Wochen. Es restieren meist nur temporäre Restpigmentationen, beim gangränösen Zoster jedoch Narben. Die Schmerzen klingen nach einigen Tagen besonderer Heftigkeit allmählich ab. Nur selten bestehen Zosterneuralgien monatelang fort.

5. Prognose

Sie ist gut. Schwere Verlaufsformen können eventuell bei alten Leuten gefährlich werden.

6. Sonderformen und Komplikationen

Die Zostermeningitis ist sehr selten. Mitbeteiligung der Cornea ist beim Zoster ophthalmicus als Komplikation möglich. Beim Zoster oticus besteht die Gefahr einer meist temporären Facialis(!)-parese bzw. einer Ertaubung.

7. Immunität

Es scheint lebenslängliche Immunität zu restieren.

8. Embryonalschäden — Keine.

IV. Histologie

Sie zeigt ballonierende und retikuläre Degeneration in allen Epidermisschichten (S. 56) mit schließlicher Hohlraumbildung. Virusansammlungen sind als eosinophile Einschlußkörperchen in den Zellkernen erkennbar.

V. Diagnose und DD

Die Diagnose ergibt sich aus den verschieden alten Gruppen, innerhalb welcher jeweils gleichaltrige Effloreszenzen aufscheinen, zusammen mit der einseitigen Anordnung im Segment eines Spinalganglions und den Schmerzen. In DD kommt:

a) Herpes simplex (verschieden alte Effloreszenzen innerhalb einer Gruppe, keine Beziehung zum Segment, keine Schmerzen; S. 216).

b) Die prodromalen Neuralgien können interne Erkrankungen vortäuschen. (Z. B. Appendizitis, Adnexitis, Cholezystitis usw.)

VI. Ätiologie und Pathogenese

Der Erreger ist das Varicellenvirus, das im nicht immunisierten Organismus zu Varicellen, im immunisierten Organismus jedoch zum Herpes zoster führt. Eintrittspforte dürfte der Nasen-Rachen-raum sein. Das Virus setzt sich zuerst im Spinalganglion fest, breitet sich aber auch in den Ganglienzellen des Hinterhornes aus und wandert über die Nervenstränge in die Haut. Auch hämatogene Aussaat ist möglich (Herpes zoster generalisatus); sie erfolgt jedoch nicht primär.

VII. Therapie

Nur bei schwereren Formen ist Einweisung ins Spital angezeigt.

1. Allgemeintherapie

a) *Vitamin B-Komplex und B_{12}* in hohen Dosen (0,03 B_1 und 0,001 B_{12} 1mal täglich i.m. durch 8 Tage).

b) Eventuell *ACTH*, sofern keine Kontraindikation vorliegt; S. 90—92 (20 Eh eines Depotpräparates 1mal täglich durch 1 Woche).

c) Oder kurzer *Corticosteroidstoß* absteigend von 5 Cortisonäquivalenten jeden 2. Tag um 1 Tablette. Lindert Entzündung und Schmerzen.

d) *Analgetica.*

2. Lokaltherapie

a) Warm halten durch Verband mit dicker Wattelage. Kälte begünstigt die Schmerzen und die Neuralgieentwicklung.

b) Vorsichtiges *Eröffnen der Bläschen* lindert die Schmerzen meist schlagartig.

c) Eintrocknende Maßnahmen mit Puder.

d) Bei Krusten und Nekrosen Salbenverbände mit Kühlsalbe oder antibiotischen Salben (S. 96, 97).

3. Immer *Blutbild* machen lassen, da gehäuftes Auftreten bei Leukämie.

4. Immer *Augenkontrolle* beim Zoster ophthalmicus wegen eventueller Keratitis.

13. Allgemeine Infektionskrankheiten mit Hauterscheinungen einschließlich Pockenschutzimpfung und Impfschäden

Varicellae
Schafblattern, Feuchtblattern, Windpocken   (häufig)

Abb. 148

Diese akute Virusinfektion betrifft vorwiegend Kinder und ist durch geringgradige, kurzdauernde Prodromalerscheinungen, ein aus Flecken, Knötchen, Bläschen und Pusteln verschiedenen Alters aufgebautes, in Schüben auftretendes Exanthem und meist leichten Verlauf charakterisiert.

I. Hauterscheinungen

1. Primäreffloreszenzen

Sie durchlaufen folgende Entwicklungsfolge:

a) *Maculae*
   Größe: stecknadelkopf- bis linsengroß.
   Farbe: rosa.
   Form: rundlich.
   Rand: mäßig scharf.
   Konsistenz und Oberfläche: normal. Aus den Maculae werden

b) *Papulae*
   Größe: bis erbsengroß.
   Form: flach erhaben.
   Konsistenz: derb.
   Übrige Qualitäten wie bei a). Aus den Papulae werden

c) *Vesiculae*

Größe: stecknadelkopf- bis erbsengroß.

Inhalt: zunächst klares Serum.

Form: halbkugelig, prall gespannt.

Lagerung: subepidermal.

Decke: Stratum granulosum und corneum. Aus den Vesiculae werden

d) *Pustulae*

Inhalt: Eiter.

Form: halbkugelig straff, später ovoid und zentral leicht gedellt.

Übrige Qualitäten wie bei c).

2. Sekundäreffloreszenzen

Seröse eitrige oder leicht hämorrhagische *Krusten* nach dem Platzen der Bläschen und Pusteln; eventuelle temporäre *Restpigmentationen; Kratzeffekte;* Narben entstehen nur nach sekundären Pyodermien.

3. Phänomene

Das charakteristische Nebeneinander verschiedenaltriger Effloreszenzen führt zum Bild der „Heubnerschen Sternkarte".

4. Zahl

Variiert zwischen wenigen, Dutzenden und Hunderten.

5. Lokalisation

Überall mit größter Intensität am Stamm.

6. Anordnung — Unregelmäßig disseminiert.

7. Sonderformen

Varicella bullosa, hämorrhagica, gangränosa (selten).

II. Sonstige Symptomatik

1. Sichtbare Schleimhäute

Fast immer betroffen wird der harte Gaumen, seltener die übrigen Mucosae; es entstehen linsengroße rote Flecke mit zentralen Bläschen, die platzen und einer graugelb belegten, schmerzhaften Erosion mit rosa Hof Platz machen.

2. Subjektive Symptome — Oft erheblicher Juckreiz.

3. Lnn.

Lymphadenitiden entstehen nur bei sekundären Pyodermien.

4. Allgemeinsymptome

Meist geringe Prodrome (Mattigkeit, Kopfschmerz, leichtes Fieber) durch 24 Stunden. Nach dem Ausbruch des Exanthems geringes Fieber durch 2—4 Tage. Bei Erwachsenen sind die Allgemeinsymptome oft stärker ausgeprägt. Mäßige Leukopenie.

III. Verlauf und Prognose

1. Altersdisposition — Überwiegendes Auftreten bei Kindern.

2. Inkubationszeit — Etwa 3 Wochen.

3. Prodromalsymptome — Dauern nur 24 Stunden, siehe II/4.

4. Beginn und Verlauf

Exanthem und Enanthem treten ab dem 2. Tag in mehreren Schüben durch etwa eine Woche auf. Gleichzeitig mäßiges Fieber. Der seltene hoch fieberhafte Verlauf kommt fast nur bei Erwachsenen vor. Bei jedem Exanthemschub wird die Lokalisationsfolge Kopf, Stamm und Extremitäten eingehalten. Die Entwicklung der Einzeleffloreszenzen bis zur Pustel erfolgt in etwa 3 Tagen, doch kann auch früher in jedem Stadium direkte Rückbildung einsetzen. Die folgende Abtrocknung dauert 1—2 Tage.

5. Prognose

Spontane Heilung nach 8—10 Tagen. Gefährdet sind nur Neugeborene und geschwächte Kinder (mit Tbc usw.).

6. Komplikationen

Sekundäre Pyodermien sind häufig. Die Varicellenpneumonie, -keratitis und -encephalitis sind sehr selten.

7. Immunität

Es resultiert lebenslängliche bzw. sehr lang dauernde Immunität. Reinfekte manifestieren sich als Herpes zoster.

8. Embryonalschäden

Obwohl das Virus diaplacentar auf das Kind übergeht, werden Gravidität und Frucht nicht gefährdet.

IV. Histologie

Sie zeigt ballonierende und retikuläre Degeneration (S. 56) der Epidermis mit Hohlraumbildung. In den Blasen sind Elementarkörperchen erkennbar.

V. Diagnose und DD

Die Diagnose ergibt sich aus dem polymorphen Nebeneinander verschieden alter Effloreszenzen. Sie kann durch den elektronenoptischen Virusnachweis in Blasen verifiziert werden. Eventuelle DD:

a) Variola vera bzw. Variolois (schwereres Krankheitsbild, längere Prodrome, Rashes, monomorphes Exanthem gleichaltriger Effloreszenzen, gesetzmäßiger Ablauf, Narben, Elektronenmikroskop; S. 250).

b) Lichen urticatus (Schleimhaut immer frei, anderer Verlauf; S. 321).

c) Herpes zoster generalisatus (S. 224), Ekzema vaccinatum (S. 335), varicelliforme Lues II (S. 594).

VI. Ätiologie und Pathogenese

Die eher kugelförmigen Viren liegen in den Effloreszenzen zunächst intranukleär, wachsen hier von 40 auf 150 μ $\emptyset$ an, gelangen dann ins Zellplasma und werden schließlich extrazelluläre Elementarkörperchen mit bis 200 μ $\emptyset$. Hohe Kontagiosität insbesondere bei Kindern unter 10 Jahren. Übertragung durch Tröpfchen- und Schmierinfektion, hämatogene Ausbreitung. Ansteckend vom letzten Tag vor dem Ausbruch des Exanthems bis zum 6. Tag des Ausschlages. Die Krusten sind nicht mehr infektiös.

VII. Therapie

Einweisung ins Spital normalerweise nicht erforderlich.

Es gibt keine spezifische anti-virale Therapie.

a) Eventuell Gammaglobuline bei gefährdeten Personen.

b) Sonst genügt Bettruhe bis zur Abfieberung und eine Lokalbehandlung, die austrocknet und desinfiziert und den Juckreiz lindert: z. B. 5% Tumenol — 10% Nebacetinpuder — Trockenpinselung (S. 96, 97, 100).

c) Bei Sekundärinfekten Antibiotika.

d) Aktive Schutzimpfung ist möglich, aber nicht notwendig.

e) Keine Meldepflicht, aber Schulverbot bis zur Abheilung.

Scarlatina
Scharlach
(häufig)

> Diese akute Streptokokkeninfektion betrifft vorwiegend Kinder und ist durch kurzfristige Prodrome, ein dunkelrotes, kleinstmakulöses, follikuläres Exanthem, Prädilektionsstellen, Himbeerzunge, Tonsillitis und schweren Verlauf charakterisiert. Diese klassische Form ist aber heute sehr selten, man sieht gegenwärtig überwiegend abortive Varianten. (Folge der Penicillintherapie? Oder doch „genius infectionis" mit der Möglichkeit, daß wieder eine schwere Welle kommen wird?)

I. Hauterscheinungen

1. Primäreffloreszenzen

Maculae

Größe: stecknadelkopfgroß, „stippchen"-artig.

Farbe: hell- bis dunkelrot („düsterrot"), eventuell auch hämorrhagisch.

Form: rundlich.

Rand: mäßig scharf begrenzt.

Konsistenz und Oberfläche: gelegentlich kommt es infolge stärkerer Transsudation zur Bildung analoger kleinster *Knötchen* oder sogar *Bläschen* („Miliaria scarlatinosa").

2. Sekundäreffloreszenzen

Nach dem Abklingen des Exanthems tritt die typische *Schuppung* auf, die am Stamm kleieartig, an den Händen handschuhartig groblamellös ist.

3. Phänomene

a) „Weißer Dermographismus": Spatelstriche über das Exanthem führen nach 20 Sekunden zu weißen Streifen durch Gefäßkontraktion.

b) „Auslöschphänomen nach Schultz-Charleton": 0,1 ml Scharlachserum intrakutan bewirkt münzengroße Abblassung des Exanthems nach 7 Stunden.

Abb. 148. Varicellenexanthem: Effloreszenzen verschieden alt („Heubnersche Sternkarte"). (Aus Nasemann, T., in: Handbuch der Haut- und Geschlechtskrankheiten [Jadassohn, J.], Ergänzungswerk, Bd. IV/2, Abb. 113, S. 266. Berlin-Göttingen-Heidelberg: Springer. 1963)

Abb. 149. Morbilli (aus Ormsby, O. S., und H. Montgomery, Diseases of the Skin, Abb. 155, S. 486. Philadelphia: Lea & Febiger. 1954)

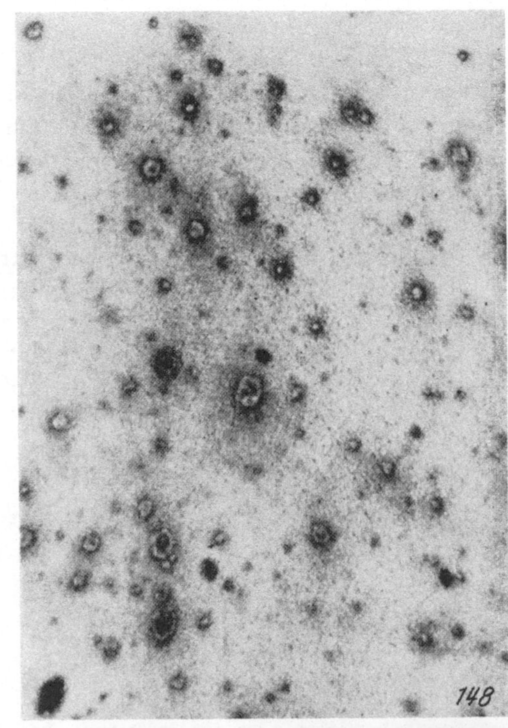

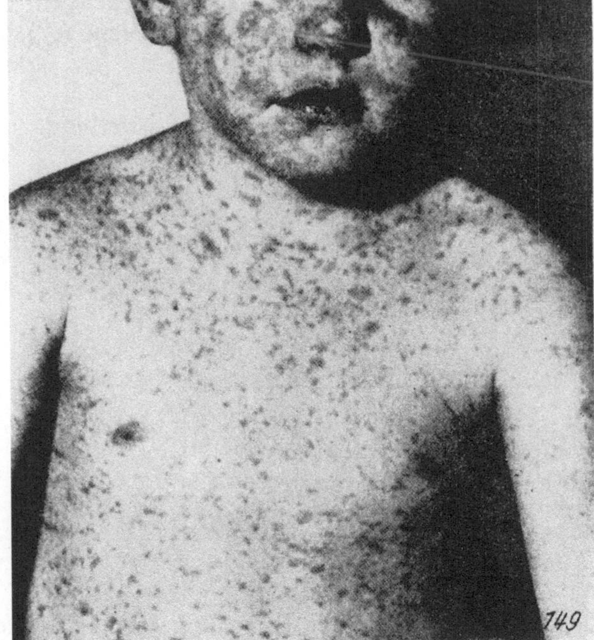

Abb. 148 und 149

4. Zahl — Meist zahlreiche Effloreszenzen.

5. Lokalisation

Prädilektionsstellen sind die Schenkeldreiecke, Ellenbeugen, Innenseiten der Knie; darüber hinaus werden der Stamm, aber auch Extremitäten und Hände bzw. Füße betroffen. — Im Gesicht treten zwar keine Effloreszenzen auf, es kommt aber zu der sehr typischen perioralen Blässe, weil die Zone zwischen den hochroten „Schminklippen" und den stark fieberhaft geröteten Wangen hell hervortritt.

6. Anordnung

Symmetrisch und an und für sich follikulär; die Disseminierung der Effloreszenzen ist aber oft so dicht, daß großflächige Konfluenz resultiert.

7. Sonderformen

Die derzeit häufigen abortiven Varianten zeigen meist hellrote, weniger zahlreiche Effloreszenzen.

II. Sonstige Symptomatik

1. Sichtbare Schleimhäute

Düstere Rötung von Rachenwand und weichem Gaumen; die Zunge ist zunächst belegt, dann hochrot („Himbeerzunge"), Tonsillitis.

2., 3. Subjektive Symptome und Lnn.

Schmerzhafte submandibuläre Lnn.-Schwellung.

4. Allgemeinsymptome

Hohes Fieber, besonders hohe Pulsfrequenz; zu Beginn Kopfschmerz, Brechreiz, eventuell klonische Krämpfe, Leukozytose bis 20 000, ab dem 6. Tag jedoch typische Eosinophilie von 10—20% durch 4—5 Tage.

III. Verlauf und Prognose

1. Altersdisposition — Vorwiegend Kinderkrankheit.

2. Inkubationszeit

Nicht genau normiert 1—24 Tage, meist 3—5 Tage.

3. Prodromalerscheinungen

Plötzliches Einsetzen mit Fieber bis 40°, Erbrechen, Kopfschmerz und Angina; dauern nur 24 Stunden.

4. Beginn und Verlauf

Dann tritt das Exanthem bzw. Enanthem zuerst an den Prädilektionsstellen auf; es breitet sich in 1—4 Tagen weiter aus; gleichzeitig entsteht die Himbeerzunge. Nach 7—10 Tagen setzt die Rückbildung ein, der in der 2.—3. Woche die typische Schuppung durch 4—6 Wochen folgt.

5. Prognose

Sie ist heute durch den Einsatz von Penicillin gut (Mortalität unter 1%): „der Scharlach hat seine Schrecken verloren". Früher war sie immer dubiös wegen der schweren Allgemeinstörung und der häufigen (35%), oft letalen Komplikationen.

6. Komplikationen

Sie traten entweder frühzeitig oder im Sinne des „zweiten Krankseins" nach einem scheinbar völlig freien Intervall von 11—21 Tagen auf und waren toxischer bzw. septischer Art (Angina necroticans, Lymphadenitis purulenta, Otitis media, Endocarditis, Nephritis, Arthritis, Sepsis, Rheumatoid usw.). Heute hat nur noch die immunologisch bedingte Spätnephritis größere Bedeutung.

7. Immunologie

Die Scarlatina hinterläßt nur gegen 80% der ursächlichen Streptokokkenstämme bleibende Immunität und kann daher im Leben noch einmal auftreten. Diese Immunität hat keinen Einfluß auf spätere pyogene Streptokokkeninfekte!

IV. Histologie

Maximale toxisch-paralytische Gefäßerweiterung.

V. Diagnose und DD

Die Diagnose ergibt sich aus dem plötzlichen Einsetzen von hohem Fieber, Tonsillitis und Angina, der Himbeerzunge, dem follikulären, kleinstmakulösen aber großflächig konfluierten Exanthem mit perioraler Blässe, Prädilektionsstellen sowie Phänomenen und dem Blutbild. Eventuelle DD wären:

a) Morbilli (anderer Effloreszenztyp, 3 Tage Prodrome, Koplik; S. 239);

b) Rubeola (anderer Effloreszenztyp, nuchale Lnn.-Schwellung, leichter Verlauf ohne Prodrome; S. 236);

c) Medikamentenausschläge (keine Prodrome, selten Enanthem, weniger einheitliches Exanthem, keine Tonsillitis, Erwachsene, Medikation; S. 311).

VI. Ätiologie und Pathogenese

Die Erreger sind Streptokokken, die aber nur unter ungeklärten Voraussetzungen (Anwesenheit eines unbekannten „Begleitvirus"? Individuelle Eigenart der Immunlage?) gerade Scharlach hervorrufen. Eintrittspforte sind die Mucosae des Nasen-Rachen-Raumes, sehr selten Wunden. Übertragung fast ausschließlich durch Tröpfcheninfektion mit etwa 35% Kontagiosität überwiegend zwischen dem 1.—10. Lebensjahr. Die Hauterscheinungen werden durch das gefäßlähmende sogenannte „Erythrotoxin" der Erreger ausgelöst.

VII. Therapie

Einweisung ins Spital heute meist nicht erforderlich.

Man behandelt heute allgemein mit Penicillin in hoher Dosierung und möglichst früh (schon beim geringsten Verdacht 2mal täglich 1 Mega eines mittelfristigen Depotpräparats i.m. durch 14 Tage (S. 88). Bettruhe durch 7—10 Tage und ausreichende Nachkontrollen wegen des eventuellen „2. Krankseins" und der Immuno-nephritis. Nach wie vor (auf Basis veralteter Verordnungen!) Meldepflicht, Desinfektionspflicht usw. und Schulverbot für 6 Wochen (nicht erkrankte Geschwister 10 Tage).

Rubeola
Röteln   (häufig)

Diese akute Virusinfektion des Kindesalters ist durch ein kleinfleckiges, rosa Exanthem, nuchale Lnn.-Schwellung und leichten Verlauf charakterisiert.

I. Hauterscheinungen

1. Primäreffloreszenzen

Maculae (sehr selten papulös-vesikulös)
　　Größe: bis linsengroß.
　　Farbe: rosa.
　　Form: rundlich.
　　Rand: ziemlich scharf.
　　Konsistenz und Oberfläche: normal.

2., 3. Sekundäreffloreszenzen und Phänomene — Keine.

4. Zahl — Variiert zwischen wenigen und Hunderten.

5. Lokalisation

Gesicht (auch perioral), Hals, Stamm, Extremitäten.

6. Anordnung

Symmetrisch disseminiert; im Gesicht auch konfluiert.

II. Sonstige Symptomatik

1., 2. Sichtbare Schleimhäute und subjektive Symptome — Frei.

3. Lnn.

Generalisierte Lnn.-Schwellung, sehr typisch nuchal.

4. Allgemeinerscheinungen

Fehlen bei Kindern meist. Bei Erwachsenen Fieber, Kopf- und Glieder-
schmerzen, vor allem prodromal.

III. Verlauf und Prognose

1. Altersdisposition

Vorwiegend Kinderkrankheit vor dem 20. Jahr.

2. Inkubationszeit — Um 16 Tage.

3. Prodromalerscheinungen

Bei Kindern selten, bei Erwachsenen häufiger (siehe II/4). Die Lnn.-
Schwellung geht dem Exanthem eine Woche voraus.

4. Beginn und Verlauf

Das Exanthem entwickelt sich innerhalb von 24 Stunden, wobei obige
Lokalisationsreihenfolge eingehalten wird. Die Allgemeinstörung ist bei
Kindern gering, bei Erwachsenen stärker. Die Rückbildung beginnt schon
am nächsten Tag und dauert 2—3 Tage.

5. Prognose — Gut.

6. Sonderformen und Komplikationen

Abortive Formen führen zu „stummer Feiung". Sehr selten treten bei
Erwachsenen Komplikationen (Arthritis, Purpura oder Encephalitis) auf.

7. Immunität

Röteln hinterlassen bleibende Immunität.

8. Embryonalschäden

Erkranken Schwangere vor dem 5. LM, so wird der Fötus diaplacentar infiziert: **Embryopathia rubeolosa** (sie führt eventuell zu Mißbildungen an Augen, Innenohr, Herz und ZNS).

IV. Histologie

Sie zeigt eine unspezifische Entzündung.

V. Diagnose und DD

Die eventuell schwierige Diagnose ergibt sich aus dem makulösen, rosa Exanthem, der nuchalen Lnn.-Schwellung, fehlenden Allgemeinerscheinungen und dem Kindesalter. Wichtige DD wären:

a) Scarlatina (anderer Effloreszenztyp, periorale Blässe, Himbeerzunge, Tonsillitis, schwerer Verlauf; S. 232).

b) Morbilli (makulo-papulo-vesikulöses Exanthem, Kopliksche Flecke, Enanthem, Katarrh der Luftwege, schwerer Verlauf; S. 239).

c) Medikamentenausschläge (Erwachsene, Medikation; S. 311).

d) Exantheme der Lues II (andere Farbe und Lokalisation, weitere Luessymptome, positive Serologie; S. 594).

VI. Ätiologie und Pathogenese

Das Rubeola-Virus mit dichtem Zentrum und hellem Saum (280 µ ϕ) kann aus Rachenabstrichen und Harn in Zellkulturen gezüchtet werden. Übertragung durch Tröpfcheninfektion. Infektiosität vom 2. Tag vor bis zum 5. Tag nach dem Auftreten des Exanthems mit fast 100% Kontagiosität bei Kindern.

VII. Therapie

Einweisung ins Spital nicht erforderlich.

Es gibt keine direkte Therapie.

1. *Aktive Immunisierung* ist nur durch absichtliche Infektion bei „Kinderjausen mit Rötelnkranken" möglich (umstritten!).

2. *Passive Immunisierung* mit Rekonvaleszenten-Gammaglobulin schützt in 50⁰/o der Fälle für 2—3 Wochen (0,2—0,4 ml pro kg Gewicht).

3. *Schwangere bis zum 6. LM* sind von Rötelnkranken unbedingt fernzuhalten! Nach Kontakt möglichst frühe passive Immunisierung!

4. Keine Meldepflicht, aber Schulverbot während der Infektiosität.

Morbilli
Masern

(häufig)

Abb. 149

Diese akute Virusinfektion des Kindesalters ist durch dreitägige Prodrome, ein makulöses, rosa Exanthem mit papulo-vesikulösem Einschlag, katarrhalische Erscheinungen, Koplixsche Flecke, Enantheme und mittelschweren Verlauf charakterisiert.

I. Hauterscheinungen

1. Primäreffloreszenzen

Maculae
Größe: bis über linsengroß (peripheres Wachstum und Konfluenz).
Farbe: rosa.
Form: rundlich; durch Konfluenz zackig oder klein polyzyklisch.
Rand: ziemlich scharf.
Konsistenz und Oberfläche: normal bis erhöht. Vielfach werden aus den Flecken in 12—24 Stunden dunkelrote eventuell leicht hämorrhagische *flache Papeln,* die mitunter zentral bis stecknadelkopfgroße, seröse, subepidermale Bläschen tragen.

2. Sekundäreffloreszenzen

Heilung mit Schuppung, Restpigmentation.

3. Phänomene — Keine.

4. Zahl — Einige Dutzend bis zu vielen Hunderten.

5. Lokalisation

In typischer Reihenfolge: retroaurikulär! Gesicht (auch perioral!), Hals, Brust, Arme, Abdomen, Gesäß, Beine, Hände.

6. Anordnung

Seitengleich disseminiert mit großflächiger Konfluenz.

7. Sonderformen

In abortiven Fällen treten nur einige Dutzend Effloreszenzen, insbesondere retroaurikulär auf.

II. Sonstige Symptomatik

1. Sichtbare Schleimhäute

Neben katarrhalischen Erscheinungen (Conjunctivitis, Laryngitis, Pharyngitis) und fleckigen Enanthemen am Gaumen findet man in 80% der Fälle an der Wangenschleimhaut *Kopliksche Flecke* (stecknadelspitzgroße, weiße, kalkspritzerartige, nicht abstreifbare Flecke auf gerötetem Grund gegenüber den Backenzähnen).

2., 3. Subjektive Symptome und Lnn. — Eventuell Lnn.-Schwellungen.

4. Allgemeinsymptome

Prodromal Fieber bis 38°; beim Ausbruch des Exanthems Fieberanstieg auf 40°; Katarrh der oberen Luftwege; Leukopenie von 3000—4000 (Lymphopenie); Serumantikörper nach dem 4. Tag.

III. Verlauf und Prognose

1. Altersdisposition

Vorwiegend Kinderkrankheit vor dem 20. Lebensjahr.

2. Inkubationszeit — 12—14 Tage.

3. Prodromalsymptome

Dauern 3 Tage: Fieber bis 38,5°, Katarrh der Luftwege, Schleimhauterscheinungen, Koplik ab 2. Tag.

4. Beginn und Verlauf

Das Exanthem bricht am 4. Tag unter Fieberanstieg auf 40° aus, verbreitet sich in obiger Lokalisationsfolge mit Höhepunkt nach 2 Tagen. Es folgen bräunliche Verfärbung, Abfieberung am 7. Tag und Heilung mit leichter Schuppung.

5. Prognose

In der Regel gut. Nur bei Komplikationen schlecht.

6. Sonderformen und Komplikationen

Das schwerst verlaufende Masernpemphigoid mit großen Blasen ist sehr selten und vielleicht tatsächlich eine Lyellsche Dermatose (S. 314). Auch die Masernencephalitis ist sehr selten. Schwache oder tuberkulöse Kinder können durch Sekundärinfekte (Pneumonien usw.) gefährdet werden.

7. Immunität

Masern hinterlassen bleibende Immunität. Sofern die Mutter je Masern hatte, sind Säuglinge bis zum 4. Monat diaplacentar immunisiert.

8. Embryonalschäden

In der frühen Schwangerschaft führen Masern oft zum Abortus. Es ist nicht geklärt, ob es auch eine der Embryopathia rubeolosa (S. 238) analoge Masernstörung gibt.

IV. Histologie

Sie zeigt eine unspezifische Entzündung im Corium.

V. Diagnose und DD

Sie ist auf Grund der prodromalen bzw. katarrhalischen Erscheinungen, der Koplikschen Flecke und des makulo-papulösen Exanthems mit typischer Lokalisationsfolge meist leicht; eventuelle DD wären:

a) Scarlatina (anderer Effloreszenztyp, periorale Blässe, nur 24 Stunden Prodrome, Himbeerzunge, Tonsillitis, schwerer Verlauf; S. 232).

b) Rubeola (makulöses Exanthem, Schleimhaut frei, leicht; S. 236).

c) Medikamentenausschläge (keine prodromalen bzw. katarrhalischen Erscheinungen, Erwachsene, Medikation; S. 311).

VI. Ätiologie und Pathogenese

Das Masernvirus (um 130 μ $\varnothing$) kann aus dem Blut (Virämie ab dem 3. Krankheitstag durch eine Woche) und Rachenabstrichen auf Hühnerembryonen und in Zellkulturen gezüchtet werden. Direkte Übertragung durch Tröpfcheninfektion via Schleimhaut. Infektiosität vom Beginn der Prodromalsymptome bis zum Abklingen des Exanthems mit 96% Kontagiosität. Epidemien treten meist im Winter und Vorfrühling auf. Bis zum 20. Jahr sind etwa 90% der Bevölkerung immunisiert, wobei stumme Feiungen wichtig sein dürften.

VII. Therapie

Einweisung ins Spital nur bei Komplikationsgefahr.

Keine kausale Therapie. Gegen Komplikationen durch bakterielle Sekundärinfekte gibt man Antibiotika.

1. *Aktive Immunisierung* mit abgetötetem Masernvirus ist möglich, doch hält der Impfschutz nur 2 Jahre an. Versuche mit abgeschwächter Lebendvaccine laufen noch ohne klaren Überblick.

2. *Passive Immunisierung* mit Rekonvaleszenten-Gammaglobulin; schützt bei Applikation vor dem 3. Tag post infectionem für 3 Wochen völlig, während es am 4. und 5. Tag post infectionem zu mitigiertem Verlauf führt (0,2—0,4 ml pro kg Gewicht). Anwendung nur bei schwächlichen kranken Kindern bzw. eventuell in der Gravidität.

3. Schwangere sind von Masernkranken fernzuhalten.

4. Keine Meldepflicht; Schulverbot bis zum Abklingen des Exanthems, aber auch bei Erkrankungsverdacht.

Vaccina und Komplikationen
Schutzpocken und Impfschäden

Abb. 150—152

Die Inokulation des Vakzinevirus durch kleine Epitheldefekte führt beim Ungeimpften an der Eintrittsstelle obligat zur Vaccina, die durch die typische aufeinanderfolgende Entwicklung einer Papel, einer gedellten Blase und Pustel mit rotem Hof, einer Kruste und einer Narbe charakterisiert ist, mit mittelgradigen Allgemeinbeschwerden einhergeht und langdauernde Immunität gegen das Vakzine- und das Variolavirus hinterläßt.
Normalerweise kommt eine Vakzine-Infektion nur absichtlich und lokal beschränkt bei der perkutanen Impfung zur aktiven Immunisierung gegen Pocken zustande. Die unbeabsichtigte „natürliche" Übertragung durch Verschmieren auf andere Epitheldefekte führt bei fehlendem Impfschutz zu Impfschäden. Während die Pockenschutzimpfung z. B. in England, USA oder in der Schweiz fakultativ vorgenommen wird, ist sie in Österreich, Deutschland, Frankreich, Italien, Rußland usw. gesetzlich vorgeschrieben. Die Erstimpfung ist vor dem Ende des zweiten, die Revakzination im 12. Lebensjahr unter ärztlicher Kontrolle durchzuführen und ihr positiver Ausfall mit Impfzeugnis zu bestätigen. Bei

geschwächten, kranken, rekonvaleszenten oder ekzemleidenden Kindern und bei Personen, in deren Umgebung Ekzematiker leben, ist jede Vakzination, bei Menschen, die das 2. Lebensjahr vollendet haben, die Erstimpfung verboten bzw. nur unter besonderen Schutzmaßnahmen (Isolierung, klinische Überwachung, Okklusivverband, Simultanverabreichung von humanem, angereichertem Anti-Vakzine-Humanglobulin) zulässig, weil sonst schwere Komplikationen drohen. Schwangere dürfen nicht geimpft werden, weil die Gefahr einer Fruchtschädigung besteht. Bei einer Pockenepidemie fallen die genannten Einschränkungen: Es müssen dann Massenimpfungen gemacht und vielfach auch ältere Menschen erstvakziniert werden, wobei man vom Gammaglobulinschutz soweit als möglich Gebrauch machen muß. Für Kontaktpersonen einer sporadisch eingeschleppten Variola gelten dieselben Richtlinien, doch kann man hier mit einer Erstimpfung nur dann eine Mitigierung der Pockeninfektion erreichen, wenn die Vakzination möglichst rasch, spätestens aber am 6. Tag der Inkubationszeit der Blattern erfolgt.

Man impft heute ausnahmslos perkutan, indem man die Haut am Oberarm, Oberschenkel oder an der Hüfte mit zwei seichten Schnitten von 3 mm Länge im Abstand von 2 cm skarifiziert und die Dermovakzine mit der Lanzette in die Kratzer einstreicht. Die intrakutane und subkutane Methodik der dreißiger Jahre dürfte denselben Impfschutz gewährleisten, ist aber heute verlassen, weil sie keine Narben als bleibendes Kennzeichen der durchgeführten Erstimpfung hinterläßt.

Die Anti-Pocken-Schutzwirkung der Erstimpfung tritt schon 6 Tage nach der Vakzination mitigierend in Erscheinung, erreicht in den folgenden 36 Monaten nahezu absolutes Ausmaß und sinkt dann langsam ab (nach 20 Jahren sind meist noch zirkulierende Antikörper nachweisbar). Die Revakzination im 12. Jahr frischt auf, so daß bis zum 35. Jahr weitgehender Infektionsschutz gegen Pocken besteht. Später läßt die Immunität nach, so daß man um das 40. Jahr noch einmal revakzinieren sollte. Massivste Infektionen können die Immunabwehr allerdings in jedem Zeitpunkt durchbrechen, wobei die Resistenz um so größer ist, je kürzer die letzte Schutzimpfung zurückliegt. Das Betreuungspersonal in Variolaspitälern muß daher alle 6 Monate vakziniert werden. Im übrigen verlaufen die Pocken beim Vakzinierten auf jeden Fall mitigiert, wobei der Spielraum, je nach Immunitätslage von völliger Resistenz über Abortivformen der Variola vera und Variolois bis zur mitigierten Variola discreta reicht.

Klinische Erscheinungen und Verlauf einer Erst- und einer Re-Impfungs-Vaccina weichen voneinander ab, weil die Erstimpfung einen immunologisch uninformierten („in Richtung Vakzine normergen"), die Revakzination hingegen einen immunologisch vorinformierten („in Richtung Vakzine hyperergen") Organismus betrifft, der über entsprechende Antikörper verfügt oder sie in kürzester Zeit nachproduzieren kann.

16*

A. Vaccina der Erstimpfung

I. Hauterscheinungen

An der Impfstelle entstehen nacheinander:

1. Primäreffloreszenzen

Ein linsen- bis bohnengroßes, hellrotes, flach erhabenes, in der Skarifikationsrichtung längsovales, scharf begrenztes, von einem 2 mm breiten dunkelroten Hof (sogenannte Aula) umgebenes mäßig derbes *Knötchen*.

Es wandelt sich völlig in eine typische bohnengroße, serumgefüllte zentral gedellte, zunächst intra-, später subepidermal gelegene (retikuläre Degeneration, S. 56), von der dunkelroten Aula umgebene Blase um (sogenannte Papille).

Aus ihr wird schließlich eine Pustel, während sich die Aula zur sogenannten „Area" verbreitert, die 6 cm $\emptyset$ erreichen kann, hellrot und scharf, aber mit zackigen Ausläufern begrenzt ist.

2. Sekundäreffloreszenzen

Durch Eintrocknung der Pustel entsteht eine braune festhaftende Kruste, nach deren Abfallen eine typische flache, leicht eingesunkene Impfnarbe lebenslänglich zurückbleibt.

3. Phänomene — Keine.

4. Zahl

Bei normaler Impfung 2 Effloreszenzen gemäß Skarifikation.

5. Lokalisation

Je nach Wahl der Impfstelle, siehe oben.

6. Sonderformen — Siehe C (Sonderformen und Komplikationen).

II. Sonstige Symptomatik

1., 2. Sichtbare Schleimhäute, subjektive Symptome — Frei bzw. keine.

3. Lnn. — Häufig regionäre Lnn.-Schwellung.

4. Allgemeinsymptome

Unruhe, schlechter Schlaf, Durchfälle, leichte Krämpfe und Fieberanstieg beim Auftreten der Area. Der Schweregrad ist der Zahl der Impfstellen und der Intensität der Lokalreaktion proportional.

5. Labor

Leukozytose bei Bildung von Papel und Blase.

III. Verlauf und Prognose

1. Altersdisposition

Erstimpfungen erfolgen normal im 2. Lebensjahr.

2. Inkubationszeit

3 Tage von der Impfung bis zur Papelbildung.

3. Prodrome — Keine.

4. Beginn und Verlauf

Papel und Aula bilden sich am 4. Tag (Papelstadium); Umwandlung zum Bläschen am 6. und 7. Tag (Vesiculationsstadium); am 8.—10. Tag Pustulation mit Aufflammen der großen Area und Allgemeinsymptomen sowie Absinken der Leukozytenzahl auf normale Werte. Abtrocknung zur Kruste und Rückgang der Area am 10.—14. Tag. Zwischen dem 21.—28. Tag fällt die Kruste ab, die Narbe wird sichtbar.

5. Prognose

Die Mortalität der Erstimpfung ist heute sehr klein (2 : 1 000 000), da die gefährliche Impfencephalitis infolge Anwendung verbesserter Vakzinen und Wahl des Erstimpfungstermines vor dem Ende des 2. Jahres nur sehr selten auftritt.

6. Komplikationen — Siehe C.

7., 8. Immunität, Embryonalschäden — Siehe oben.

B. Vaccina der Nach- oder Wiederimpfung

I. Hauterscheinungen

Variieren mit Immunitätslage. Es entstehen:

1., 2. Primär- und Sekundäreffloreszenzen

a) Bei guter Immunitätslage bildet sich eine initiale makulöse Rötung, in deren Zentrum eine typische, bis 5 mm im $\emptyset$ große, braunrote, ovale flach erhabene Papel wächst, die später auf der Kuppe eine braungelbe Kruste trägt. Keine Narbenbildung.

b) Bei mittlerer oder stark reduzierter Restimmunität entwickelt sich ein Bild, das der Erstimpfungsvaccina in mehr minder abortiver Form ähnelt. Dabei kann die Area einen besonders großen Durchmesser (!) erreichen und Erysipel-ähnlich erscheinen.

3., 4., 5., 6. — Keine Bemerkung.

II. Sonstige Symptomatik

1., 2., 3. — Keine Bemerkung.

4. Allgemeinsymptome

Treten nur dann auf, wenn die Restimmunität schon so gering ist, daß fast eine „Erstimpfung" vorliegt.

III. Verlauf und Prognose

Die Stufen der Revakzinationsvaccina laufen beschleunigt ab. Bei guter Immunitätslage entstehen die Initialrötung bis zur 8., das Knötchen bis zur 36. Stunde nach der Impfung. Die Rückbildung ist am 6. Tag beendet. Auch bei geringer Restimmunität vollziehen sich die Stadienabläufe rascher und abortiver als bei der Erstimpfung.

C. Sonderformen und Komplikationen

Sie treten nach Erstimpfungen und nur sehr selten nach Revakzinationen bei geringer Restimmunität auf, weil nur in diesen Fällen Effloreszenzen mit Erregern entstehen, während letztere bei einer Revakzination in guter Immunlage durch die Antigen-Antikörperreaktion so rasch vernichtet werden, daß eine lympho-, hämato- oder exogene Ausbreitung gar nicht möglich ist.

1. Komplikationen beim Impfling selbst

a) **Vaccinolae** (Nebenpocken) (nicht allzu selten): Auftreten von 2—20 kleineren Impfpapeln im Bereich der Area um den 10. Tag. Sie durchlaufen nicht alle Stadien und heilen überstürzt und narbenlos ab. Folge einer lymphogenen Ausbreitung des Virus in der Haut der Impfstelle.

Abb. 150. Vaccina der Erstimpfung am 12. Tag post vaccinationem
Abb. 151. Vaccina autoinoculata im Bereich einer Combustio dritten Grades, bei einem Kind, das einen Tag nach der Erstimpfung eine Verbrennung erlitt
Abb. 152. Ekzema vaccinatum bei der Mutter eines frisch geimpften Kindes, die selbst ungeimpft war
Abb. 153. Variola vera humana (aus Ormsby, O. S., und H. Montgomery, Diseases of the Skin, Abb. 156, S. 491. Philadelphia: Lea & Febiger. 1954)

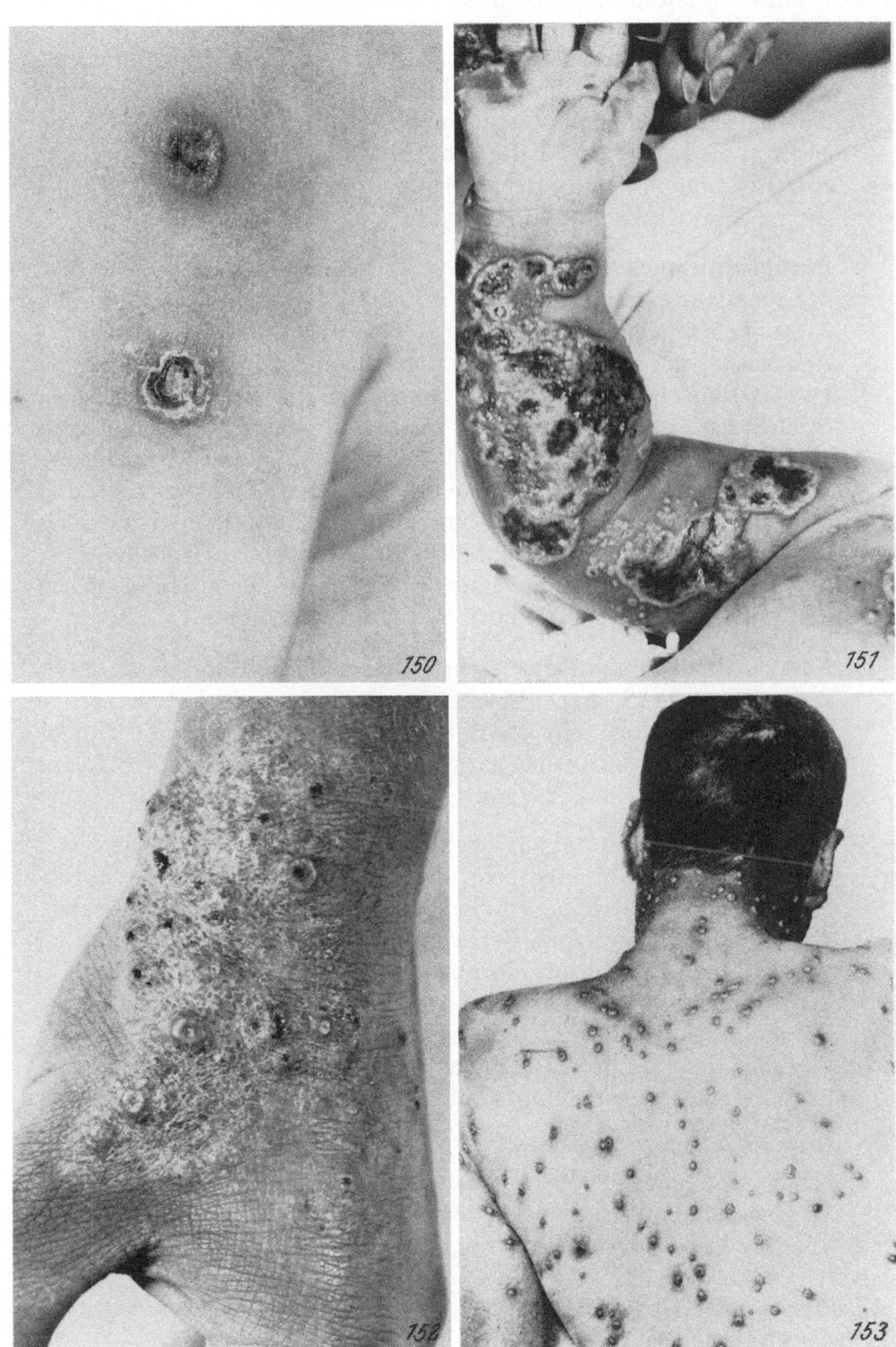

Abb. 150—153

b) **Vaccina generalisata** (sehr selten): Auftreten mehr minder zahlreicher disseminierter Vaccinae an Haut- und Schleimhäuten mit Veränderungen an inneren Organen. Setzt um den 10. Tag ein und endet in bis zu 80% der Fälle letal. Tritt nur bei reduzierter Immunabwehr (Agamma- und Dysgammaglobulinämie) im Gefolge der obligaten hämatogenen Virusaussaat auf.

c) **Encephalitis postvaccinalis:** Sie tritt bei Erstimpfungen vor dem 2. Lebensjahr extrem selten (2 : 1 000 000), bei solchen zwischen dem 2.—4. Lebensjahr sehr selten (1 : 10 000—100 000), bei Primärvakzinationen im höheren Lebensalter zunehmend häufiger (bis zu 1 : 1000) und bei Revakzinationen fast nie auf. Die meningitischen, myelitischen oder encephalitischen Symptome beginnen um den 10. Tag unter hohem Fieber und dauern 1—3 Wochen an. Die Erkrankung hinterläßt oft spastische Lähmungen, Epilepsie usw. und endet in 60% der Fälle letal. Diese Komplikation kommt ebenfalls hämatogen, wahrscheinlich auf dem Boden einer individuellen Disposition zustande. Im Sinne einer Prophylaxe sollen ältere Menschen nur unter Gammaglobulinschutz erstgeimpft werden.

d) **Postvakzinale Exantheme** (sehr selten): Morbilliforme (S. 239), scarlatiniforme (S. 232), Erythema exsudativum-multiforme-artige (S. 376) und urticarielle (S. 318) Exantheme, die am 2.—3. oder 8.—10. Tag auftreten, sind harmlose Folgen von allergischen Reaktionen gegen Proteine der Viren.

e) **Vaccina autoinoculata aut secundaria** (selten): Aufschießen von meist nur wenigen Impfpapeln, die die Stadien der Primärvakzine beschleunigt durchlaufen, an Stellen mit kleinsten Epitheldefekten, vor allem im Genito-Anal-Bereich unter den Windeln, aber auch an Lidern, Mundschleimhaut, Hornhaut usw., spätestens bis zum 8.—10. Tag. Können sich nur zwischen dem 6. und 12. Tag entwickeln, da sie die Folge eines Verschmierens des erregerhältigen Blasen- oder Pustelinhaltes an andere Hautstellen mit kleinsten Epitheldefekten noch vor eingetretenem Impfschutz sind.

f) *Weitere Schäden* (sehr selten): Sekundärinfekte der Impfstelle mit banalen Erregern (Pyodermien, Phlegmonen, Erysipel), Keloide der Impfnarben und Aktivierung einer anderen Dermatose (Psoriasis vulgaris, Lupus erythematodes usw.).

2. Komplikationen bei Personen in der Umgebung des Impflings, die ungeimpft sind oder nur noch geringe Restimmunität aufweisen

a) **Vaccina inoculata aut translata** (selten): Auftreten von einer oder mehreren Primärvaccinae oder Revakzinationsreaktionen an Hautstellen mit kleinsten Epitheldefekten. Sie durchlaufen alle Stadien der entsprechenden Impfreaktion und sind auch von denselben Komplikationen bedroht. Kommen durch Verschmieren des Bläschen- oder Pustelinhaltes der Vaccinae eines geimpften Kindes auf die Haut der Pflegepersonen zustande, sofern die Viren hier einen Epitheldefekt als Eintrittspforte finden. Besonders gefährdet sind in dieser Hinsicht Mütter und Geschwister, die z. B. wegen bestehender Ekzeme ungeimpft geblieben sind und ältere Betreuerinnen, deren Impfschutz schon wieder weitgehend erloschen ist.

b) **Ekzema vaccinatum** (sehr selten): Siehe S. 335, wird beim konstitutionellen Ekzem besprochen.

IV. Histologie

Sie zeigt im Bläschen und Pustelstadium der Vaccina die für alle dermatotropen Virusinfekte charakteristische ballonierende und retikuläre Degeneration (S. 56) in den tiefen Epidermisschichten. Dazu kommen Entzündungs-, später Verkrustungs- und Narbenerscheinungen. Mit Spezialfärbungen sind die Viren als Paschensche Elementarkörperchen neben eosinophilen intraleukozytären Reaktionsprodukten (sogenannte Guarnierische Körperchen) darstellbar.

V. Diagnose

Die Diagnose ergibt sich aus dem Wissen um die durchgeführte Impfung. Bei exogenen Komplikationen spricht die gedellte Form der Blasen und Pusteln sowie die Störung des Allgemeinbefindens für die Vaccina inoculata bzw. autoinoculata. In DD kommen Pyodermien.

VI. Ätiologie und Pathogenese

Vaccina und Komplikationen sind akute Virusinfektionen hoher Kontagiosität (100%), sofern die Erreger durch Epitheldefekte eindringen können. Die Infektion erfolgt normalerweise absichtlich bei der Pokkenschutzimpfung. Das Vakzinevirus ist ein Quadervirus und wahrscheinlich eine irreversible Mutante des Pocken- oder Kuhpockenvirus, denen es morphologisch gleicht, von denen es sich aber in seinen klinischen Auswirkungen und im kulturellen sowie serologischen Verhalten unterscheidet, obwohl gekreuzte Immunität besteht. Das Vakzinevirus ist gegen Austrocknung sehr resistent und kann in den Krusten überleben, so daß potentielle Infektiosität bis zur völligen Abheilung gegeben ist. Bei jeder Erstvakzination kommt es zu einer Virämie, die aber normalerweise zu keiner weiteren Organ- oder Hautveränderung führt, sondern symptomlos vorübergeht, weil sie von bereits gebildeten Antikörpern unterschwellig abgewehrt wird.

VII. Therapie

Einweisung ins Spital nur bei Komplikationen.

1. Bei normalem Impfverlauf keine Therapie. Lediglich Einhaltung der Impfvorschriften. Abdeckung der Impfstelle mit Hansaplast während des Bläschen- und Pustelstadiums ist empfehlenswert.

2. Bei „Impfschäden" vom Typ der Nebenpocken, der postvakzinalen Exantheme und der Vaccina autoinoculata ist keine Therapie nötig.

3. Bei schweren Komplikationen, d. h. bei der Vaccina inoculata älterer Personen und beim Ekzema vaccinatum ist Anti-Vakzine-Gamma-Globulin einzusetzen und antibiotisch abzuschirmen.

4. Komplikationen hat jeder Impfarzt der Gesundheitsbehörde zu melden.

Variola vera humana
Pocken, Blattern, small-pox   (in Europa sehr selten)
Abb. 153

> Diese akute Virusinfektion ist in ihrer schweren Form, der sogenannten Variola major, die nur bei Ungeimpften auftritt, durch stark ausgeprägte Prodromalsymptome, durch das eigentliche Pockenexanthem, dessen generalisierte, durchwegs gleichaltrige Effloreszenzen sich gesetzmäßig von Maculae über Papulae, Vesiculae und Pustulae zu Crustae entwickeln und durch schwersten Verlauf charakterisiert. Erkranken vakzinierte Personen (S. 242), so entsteht die mitigierte Variante, die sogenannte Variola mitigata oder Variolois (nicht Variola minor = Alastrim!), die zwar nach den gleichen Gesetzen, aber in Relation zur jeweiligen Immunlage leichter verläuft.

I. Die makulösen, am Stamm disseminierten Prodromalexantheme (= Rashes: englisch: voreilige) sind morbilliform (S. 239), scarlatiniform (S. 232) oder petechial (S. 510). Das eigentliche Pockenexanthem zeigt zunächst bis linsengroße, hellrote rundliche Flecke, aus denen nach Stunden bis erbsengroße, dunkelrote, kegelstumpfförmige, scharf begrenzte, derbe Knötchen werden. Auf ihren Kuppen entstehen etwa 3 Tage später bis erbsengroße, zentral gedellte seröse, intraepidermale Bläschen, die sich wieder nach 3 Tagen in ebenfalls erbsengroße, aber halbkugelige, pralle Pusteln auf entzündetem Grund umwandeln. Nach weiteren 3 Tagen beginnt die Abtrocknung zu dunkelbraunen festhaftenden Krusten, nach deren Abstoßung die Heilung mit typischen eingesunkenen Narben erfolgt (infolge Mitbeteiligung des Stratum papillare an der epidermalen Nekrose). Die Zahl der Effloreszenzen kann in die Hunderte gehen oder bei mitigierten Formen nur einige Dutzend betragen (**Variola discreta aut abortiva**). Sie treten am ganzen Körper auf, wobei sowohl Ausbreitung als auch Rückbildung vom Kopf über den Stamm zentrifugal zu den Händen und Füßen fortschreiten. Die Disseminierung erfolgt beiderseits gleichmäßig, aber nicht symmetrisch. Bei dichter Aussaat können Bläschen und Pusteln in polyzyklischen Arealen konfuieren (**Variola confluens**). Seltene Sonderformen gehen mit schlaffen Blasen (**Variola pemphigoides**), pyogenen Sekundärinfekten der Blasen (**Variola gangränosa**) oder mit Hämmorrhagien (**Variola nigra** = schwarze Blattern und Variola hämorrhagica) einher.

II. An den Schleimhäuten von Mund und Rachen, Vagina usw. treten oft analoge Veränderungen auf, die rasch erodieren und stark schmerzen. Auch das Pockenexanthem verursacht später Schmerzen. Die prodromalen Allgemeinsymptome sind Kreuz- und Kopfschmerzen, Fieber bis 40°, Übelkeit und katarrhalische Erscheinungen. Die Haupterkrankung geht vom Suppurationsstadium an mit hohem Fieber vom Continuatyp, schwersten toxischen Erscheinungen (Delirien, Schlaflosigkeit, Exsiccation, Koma) und mit Leukozytose bis 20 000 einher.

III. Auftreten in jedem Alter möglich, doch sind Empfänglichkeit und Verlauf weitgehend von der Immunitätslage, d. h. vom Abstand seit der letzten Vakzination abhängig. Inkubationszeit 12—14 Tage. Das Prodromalstadium setzt mit Rashes und verschieden schweren Allgemeinsymptomen plötzlich ein und dauert 3 Tage. Am 3. Tag erfolgen rasche Abfieberung und Ausbruch des gesamten Pockenexanthems innerhalb von 24 Stunden (Eruptionsstadium), wobei sich die primären Flecken innerhalb weniger Stunden in Knötchen umwandeln. Am 4.—5. Tag entstehen die Bläschen (Floritionsstadium), die am 8.—9. Tag zu Pusteln werden (Suppurationsstadium). Erst jetzt setzt der zweite hohe Fieberanstieg mit den toxischen Allgemeinsymptomen ein, deren Schwere der Effloreszenzenzahl direkt proportional ist (dort liegen ja die Viren). Überlebt der Patient, so folgen am 11.—12. Tag Abtrocknung der Pusteln zu Krusten (Exsiccationsstadium), am 14.—16. Tag Abfieberung und ab dem 15. Tag durch 2—3 Wochen Abstoßung der

Krusten unter Hinterlassung der typischen Narben. Bei letalem Ausgang tritt der Tod meist am 11.—14. Krankheitstag ein. Die Prognose ist bei Ungeimpften in jedem Fall dubiös. Die Letalität liegt zwischen 10% und 50%. Säuglinge sterben fast immer. Bei Diabetikern ist der Verlauf mitigiert (Ursache?). Die Variola pemphigoides und die hämorrhagischen Formen sind nahezu infaust. Komplikationen (Pneumonie, Pleuritis, Carditis, Otitis media, Meningitis usw.) treten vor dem 15. Tag (Ende der Virämie) auf. Die Variolois und die abortive Variola sine exanthemate verlaufen benigen und heilen schon nach 5—7 Tagen ab. Sie treten bei Vakzinierten mit Restimmunität auf. Bei Graviden kommt es meist zum Abortus, wobei die diaplazentar infizierte Frucht Pockensymptome zeigt. Bleibt die Schwangerschaft erhalten, so können Mißbildungen entstehen wie bei der Embryopathia rubeolosa (S. 238). Pocken hinterlassen lebenslängliche Immunität.

IV. Die Histologie der Bläschen zeigt ballonierende Degeneration (S. 56) im Stratum germinativum mit Entstehung eines gekämmerten, später von Leukozyten erfüllten Hohlraumes. Die Viren sind elektronenoptisch im Zellplasma erkennbar. Im Lichtmikroskop sieht man sie als Paschensche Körperchen. Die sogenannten Guarnierischen Einschlußkörperchen sind keine Erreger, sondern eosinophile toxische Degenerationsprodukte der Zellen.

V. Die Diagnose ist bei ausgeprägten Fällen und Epidemien einfach, bei abortiven und sporadischen Fällen oft sehr schwierig. Es ist wichtig, daß eine Infektionsmöglichkeit vorliegen muß (Aufenthalt in außereuropäischen Ländern mit Pockenepidemien, insbesondere in Indien und Pakistan zu einem mit der Inkubationszeit in Einklang stehenden Zeitpunkt) und daß schutzgeimpfte Personen leichter, frisch vakzinierte meist überhaupt nicht erkranken. Klinisch sprechen für Pocken die ausgeprägten Prodromalsymptome, das schwere Krankheitsbild, der gesetzmäßige Ablauf mit der charakteristischen Ausbreitungsfolge und die Tatsache, daß alle Effloreszenzen gleich alt bzw. gleichartig sind. Die Diagnose wird am besten durch den elektronenoptischen Virusnachweis im Geschabsel von Maculae und Papulae bzw. im Inhalt von Bläschen und Pusteln gesichert, wobei die Untersuchung nur 2 Stunden dauert. Andere Laborverfahren (lichtmikroskopischer Virusnachweis, Paulscher Cornealversuch, Blutkultur, serologische Methoden) sind langsamer und daher weniger wichtig. In DD kommen bei den prodromalen Rashes Scarlatina (S. 232), Morbilli (S. 239), Rubeola (S. 236) und Purpura (S. 510). Beim Pockenexanthem Alastrim (leichte Erkrankung, S. 253), Varicellen (keine Prodrome, leichter Verlauf, verschieden alte Effloreszenzen, S. 228), Vakzinekomplikationen (S. 246) und papulo-pustulöse Exantheme der Lues II (S. 594).

VI. Das Variola-vera-Virus ist quaderförmig, um 250 µ groß und wächst auf Hühnerchorionallantois. Die Kontagiosität liegt bei Ungeimpften um 100%. Die Übertragung erfolgt durch Tröpfchen- oder Staubinfektion (der austrocknungsresistente Erreger ist im Krustenstaub noch monatelang virulent!). Da auch die Krusten reichlich Viren enthalten, sind die Pockenkranken bis zum völligen Abfallen aller Krusten infektiös. In Südostasien gibt es auch heute noch Pockenepidemien, in Europa nicht, weil die Durchimpfung der Bevölkerung die Ausbreitung verhindert. Sporadische Erkrankungen werden hin und wieder von Flugreisenden eingeschleppt. Neger sind für Pocken besonders anfällig.

VII. Immer Einweisung ins Infektionsspital. Es gibt keine kausale Therapie. Gammaglobulin kann verabreicht werden, Rekonvaleszentenserum ist wirkungslos. Man verabreicht sedierende, analgetische und fieberdrückende Medikamente und Antibiotika gegen eventuelle Sekundärinfekte. Lokale Pflege mit lauwarmen Bädern und antibiotischen Salbenverbänden. Von größter Wichtigkeit ist die Prophylaxe, d. h. die Vakzination nach den gesetzlichen Bestimmungen (S. 242). Erstimpfung im 2. Jahr, Wiederimpfung im 12. Jahr, danach hält der Impfschutz etwa bis zum 35. Jahr an. Daher erkranken bei sporadischen Einschleppungen zuerst ungeimpfte Kinder und alte Leute mit erloschenem Impfschutz. Gefährdete Personen sollen 1mal jährlich, bei Epidemien noch öfter geimpft werden, da sonst der Schutz bei massiver Infektion durchbrochen werden kann. Bei Infektionsgefahr ist eine Vakzination bis zum 6. Tag der Inkubationszeit erfolgreich, da sie nach 6 Tagen bereits einen gewissen Schutz gibt. Deshalb ist auch die rasche Ausforschung aller Kontaktpersonen bei sporadischen Fällen so wichtig! Es besteht Meldepflicht auch im Verdachtsfall! Der Pockenalarm sollte allerdings begründet sein, weil er zu aufwendigen Maßnahmen führt.

Alastrim
Variola minor (extrem selten)

Alastrim ist *keine* Form der Pocken (S. 250), sondern eine eigenständige, den Pocken ähnliche Erkrankung, die durch ein Virus hervorgerufen wird, das morphologisch und immunologisch dem Pockenvirus gleicht, aber geringere Virulenz hat und heute als Dauermodifikation des Pockenvirus betrachtet wird.
Die Symptome ähneln denjenigen der Variola vera, sind aber viel schwächer ausgeprägt: Die Prodrome verlaufen mit geringerem Fieber,

das schon nach 2—4 Tagen endgültig abklingt. Das Exanthem bricht am 3. Tag schubweise und in der gleichen Lokalisationsfolge wie dasjenige der Pocken aus, erreicht aber lediglich das Bläschenstadium, suppuriert nicht, konfluiert selten und trocknet in wenigen Tagen narbenlos ein. Die Prognose ist entsprechend gut, die Heilung erfolgt in 8—10 Tagen, die Letalitätsquote liegt unter 1%. Alastrim hinterläßt keine langdauernde Immunität. Der entsprechende Schutz gegen Alastrim, Pocken oder Vakzination dauert nach einer durchgemachten Alastrimerkrankung nur 3—6 Monate an. Nach diesem Zeitpunkt geht auch die Vakzination völlig normal an.

14. Traumatische, chemische, thermische, elektrische und aktinische Schädigungen der Haut

Striae distensae
Striae gravidarum

(häufig)

Abb. 154

> Diese hormonell bedingten, umschriebenen, irreversiblen Zerreißungen der Elastica sind durch narbenähnliche, strichförmige, eventuell leicht eingesunkene Flecke an Mammae, Abdomen und Gesäß vorwiegend bei Frauen charakterisiert.

I. Hauterscheinungen

1. Primäreffloreszenzen

Flecke mit mehr minder leichter Einsenkung
    Größe: mehrere Zentimeter lang und einige Millimeter bis zu 1 cm breit.
    Farbe: blaurot, später weißgelb, narbenähnlich.
    Form: gerade oder quer zur Spaltrichtung gekrümmte Streifen.
    Rand: ziemlich scharf.
    Konsistenz: normal oder sogar leicht herabgesetzt.
    Oberfläche: gefältelt oder leicht gespannt.

2., 3. Sekundäreffloreszenzen, Phänomene — Keine.

4. Zahl — Sie variiert zwischen einige und vielen.

5. Lokalisation

Vorwiegend Mammae, Abdomen, Gesäß und Schenkel.

6. Anordnung

Mehr minder symmetrisch disseminiert.

II. Sonstige Symptomatik

Keine Bemerkung.

III. Verlauf und Prognose

1. Altersdisposition

Keine zwangsläufige; den Ursachen entsprechend überwiegend bei Frauen im Anschluß an eine Gravidität.

2., 3. Inkubation und Prodrome — Keine Bemerkung.

4. Beginn und Verlauf

Striae distensae werden mehr minder rasch und plötzlich gebildet bzw. bemerkt. Sie erscheinen zunächst blaurot, ähnlich einer frischen Narbe, blassen aber allmählich im Laufe von Monaten ab und bleiben dann stationär.

5. Prognose

Striae distensae sind irreversibel und an sich harmlos; sie treten aber mitunter als Symptome schwerer Hormonstörungen auf (z. B. Morbus Cushing).

IV. Histologie

Sie zeigt eine verdünnte Epidermis und Cutis. Die kollagenen Fasern sind separiert, die elastischen fehlen.

V. Diagnose und DD

Die Diagnose ist einfach, doch muß nach einer Hormonstörung gefahndet werden, sofern nicht Graviditätsstriae vorliegen.

VI. Ätiologie und Pathogenese

Adipositas bzw. Abmagerung allein verursachen keine Striae distensae. Diese entstehen erst bei erhöhter Glucocorticosteroidproduktion (Gravidität, Fettsucht, M. Cushing usw.); sie reduziert die Fibroblastenaktivität, so daß zuwenig Kollagen gebildet wird, die Haut daher bei Dehnung übermäßig nachgibt und die Elastica zerreißt (daher an dehnungsexponierten Stellen).

VII. Therapie

Bei bekannter Grundstörung ist diese zu behandeln. Sonst existiert keine wirksame Therapie.

Tyloma = callositas
Schwiele   (selten)
Abb. 47

> Diese chronischen Proliferationshyperkeratosen sind Reaktionen auf immer wiederkehrende leichte Traumen und durch entsprechende gleichmäßige, schmerzlose Epithelverdickungen charakterisiert.

I. Sie sind variabel groß, gelblich, leicht erhaben, mäßig scharf begrenzt und derb, lassen das Linienmuster der Haut, aber keine zentrale „Stachelbildung" erkennen, zeigen selten Rhagaden und treten meist solitär auf; Lokalisation je nach Ursache, am häufigsten an Fingern, Zehen und Fersen.

II. Schwielen sind schmerzlos.

III. Allmähliche Entwicklung mit Fortbestehen bis zum Sistieren der auslösenden Traumatisierung.

IV. Histologie: Verbreiterung der Epidermis infolge Akanthose, Granulose und Hyperkeratose (S. 55).

V. Eventuelle DD: Clavi (schärfer umschrieben, zentrale „Stachelbildung", schmerzhaft; S. 258), Verrucae plantares (bis linsengroß, scharf umschrieben, zentrale „Stachelbildung" mit Gefäßchen, oft multipel, druckschmerzhaft; S. 203) und Clavi syphilitici (linsengroß, rosa bis braunrot, nur geringe Hyperkeratose, multipel, weitere Syphilissymptome, positive Serologie; S. 598).

VI. Schwielen sind nahezu physiologische Proliferationshyperkeratosen zum Schutz gegen immer wiederkehrende leichte Traumatisierungen einer Hautstelle und professionell (z. B. Geiger, Gitarristen, Tänzer, Handwerker) oder durch Schuhdruck usw. bedingt.

VII. Ambulante Behandlung. Spontane Rückbildung nach Sistieren des ursächlichen Kontaktes. Entfernung meist unzweckmäßig, gelingt aber durch Verbände mit 10%igem Salicyl-Diachylon (Rp./ Acidi salicylici 10,0, Unguenti plumbi oxydati ad 100,0, S. „2mal täglich verbinden") bzw. mit 10%igem Salicylseifenpflaster (jeden 3. Tag ein entsprechend großes Stück ausschneiden und nach einem Bad aufkleben) oder durch Vereisung mit flüssigem Stickstoff (S. 103).

Clavi
Hühneraugen   (Nagel, lateinisch clavus; sehr häufig)
Abb. 155, 156

Diese chronischen Proliferationshyperkeratosen an Zehen und Sohlen sind Schuhdruckfolgen und durch umschriebene Epithelverdickung mit zentralem Maximum (= „Stachel") sowie Schmerzhaftigkeit charakterisiert.

I. Hauterscheinungen

1. Primäreffloreszenzen

Kalottenförmige Erhabenheiten (= Papel)
Größe: bis münzengroß.
Farbe: graugelb oder rosa.
Form: rundlich; kalottenförmig erhaben; im Zentrum deutliche Verdickung, die als konischer „Stachel" in die Tiefe preßt.
Rand: ziemlich scharf umschrieben.
Konsistenz: derb.
Oberfläche: bei starkem Schwitzen eventuell aufgelockert, mazeriert.

2., 3. Sekundäreffloreszenzen, Phänomene — Keine.

4. Zahl — Solitär, zwei oder drei.

5. Lokalisation
An den Zehen und Sohlen über Gelenken bzw. interdigital.

II. Sonstige Symptomatik

2. Subjektive Symptome
Starke, brennende oder stechende Schmerzen, insbesondere bei Schuh-

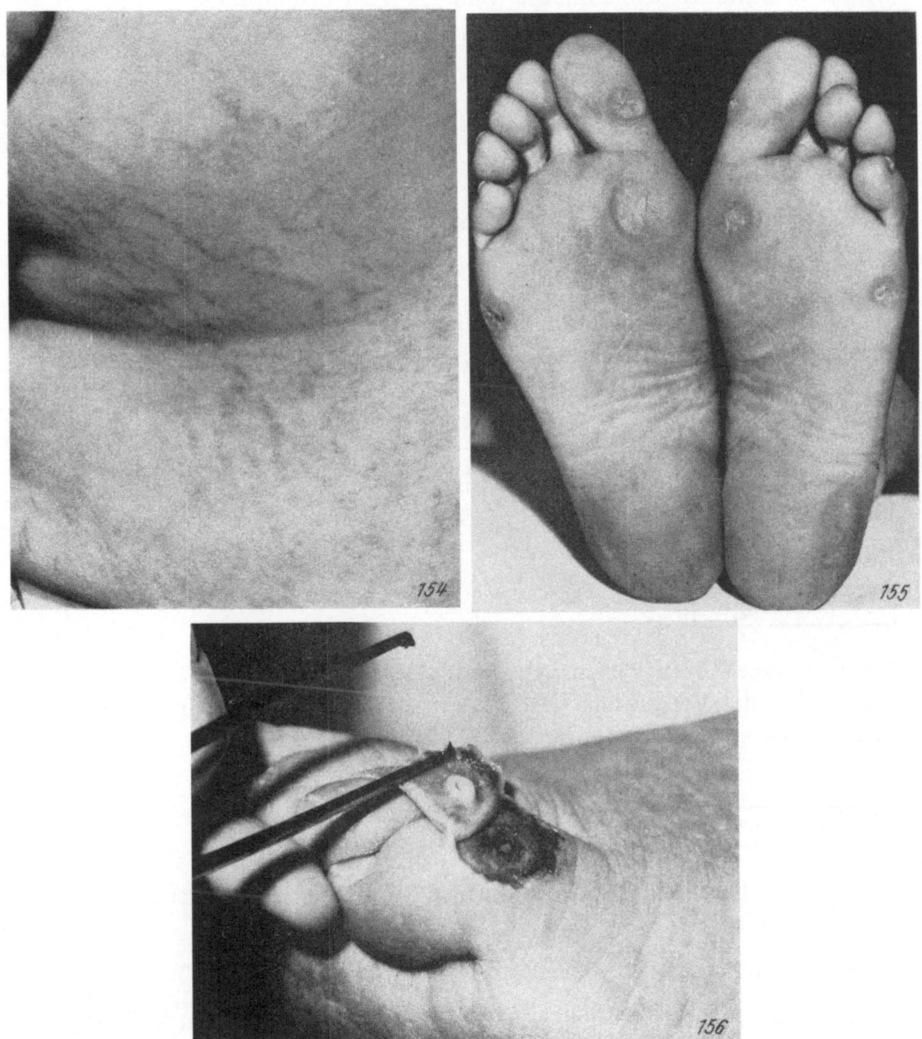

Abb. 154. Striae distensae bei M. Cushing
Abb. 155. Clavi plantares
Abb. 156. Clavus dorsalis (= Hühnerauge) nach Abhebung mit flüssigem Stickstoff.
Beachte den zentralen Conus!

druck, Gehen, Witterungswechsel; wahrscheinlich infolge Druck des „Stachels" aufs Periost.

1., 3., 4. Sichtbare Schleimhäute, Lnn., Allgemeinsymptome — Frei.

III. Verlauf und Prognose

1. Altersdisposition — Erwachsene.

2., 3. Inkubation und Prodrome — Keine.

4. Beginn und Verlauf

Allmähliche Entwicklung im Gefolge immer wiederkehrenden Schuhdrucks durch unzweckmäßiges Schuhwerk oder orthopädische Abweichungen (Senk-, Spreiz-, Plattfüße).

5. Prognose

Sehr belästigender Fortbestand bis zum Sistieren des ursächlichen Druckes.

IV. Histologie

Sie zeigt eine Proliferationshyperkeratose mit Akanthose und Granulose, wobei die Verdickung des Stratum corneum im Zentrum maximal ist und als konischer Zapfen gegen das Corium ragt.

V. Diagnose und DD

Diagnose nach Klinik, Lokalisation und Schmerzhaftigkeit leicht. Eventuelle DD wären:

a) Schwielen (kein zentraler Stachel, keine Schmerzen; S. 257).

b) Verrucae plantares (kleiner, scharf umschrieben, multipel; S. 204).

c) Clavi syphilitici (braunrot, multipel, schmerzlos, weitere Luessymptome, positive Serologie; S. 598).

VI. Ätiologie und Pathogenese

Es liegt eine Reaktion auf chronische Traumatisierung durch Schuhdruck vor, wobei individuelle Komponenten eine gewisse Rolle spielen dürften; Ursache sind unzweckmäßiges Schuhwerk und orthopädische Anomalien.

VII. Therapie

Erfolgt ambulant.

1. Ausschaltung der ursächlichen Noxe durch bequemes Schuhwerk bzw. Korrektur einer orthopädischen Anomalie (entlastende Einlagen).

2. Lokaltherapie mit salicylsäurehältigen Salben (S. 99) und Pflastern bzw. mit flüssigem Stickstoff (S. 103) wie bei Schwielen (S. 258).

3. Radium- und Röntgenbestrahlungen sind kontraindiziert!

Decubitus
Druckbrand   (für den Dermatologen selten)
Abb. 157, 158

> Diese druckbedingten Nekrosen bei mehr minder bewegungslos darniederliegenden Patienten sind durch ausgedehnte und tiefgreifende Ulcera an den Auflagestellen vorwiegend über dem Kreuzbein und an den Fersen charakterisiert.

I. Zunächst erscheint eine umschriebene Rötung oder ein subkutanes plattenartiges Infiltrat. Nach kurzfristiger Erosion folgt der Zerfall zu einem eventuell bis über handflächengroßen, rundlichen oder unregelmäßig geformten, von matschen Gewebsfetzen begrenzten Ulcus, dessen überhängende Ränder oft taschenartige subkutane Ausbuchtungen verdecken und dessen schmierig belegter Grund meist die Faszie oder sogar den unterliegenden Knochen erreicht. Viel seltener entsteht zunächst eine trockene, schorfartige Nekrose mit blauschwarzer Verfärbung der Haut, die erst nach ihrer späteren Abstoßung das Ulcus freigibt. Heilung mit Narbenbildung ist möglich. Es können auch mehrere Druckulcera entstehen, wobei die Sacralregion, die Fersen und die Hüften naturgemäß am häufigsten betroffen werden.

II. Der Allgemeinzustand solcher Patienten ist von vornherein schlecht, da es sich ja immer um schwerkranke darniederliegende oder gelähmte Personen handelt.

III. Decubitalulcera entstehen bei alten Leuten bzw. bei Kranken, die weitgehend bewegungslos im Bett liegen, insbesondere bei Coma, Querschnittsläsion, apoplektischem Insult, Schlafmittelvergiftung, Unterernährung oder schweren Allgemeinerkrankungen verschiedenster Art.

Schlechte Pflege leistet Vorschub. Die Exulzerationen entwickeln sich meist rasch und können schon nach wenigen Tagen beachtliche Ausdehnung und Tiefe erreichen. Die Prognose hängt in erster Linie von der Grundkrankheit und vom Alter des Betroffenen ab. Eine Abheilung ist immerhin möglich, nimmt aber in jedem Fall lange Zeit in Anspruch. Als Komplikation kann eine Osteomyelitis des unterliegenden Knochens auftreten.

IV. Keine Bemerkung.

V. In DD kommen mitunter Verbrennungs- oder Verätzungsschorfe.

VI. Der Decubitus ist eine Folge der druckbedingten Ischämie des Gewebes bei längerem unbeweglichem Liegen auf Körperstellen, an denen der Knochen nur mit einer verhältnismäßig dünnen Schicht bedeckt ist; die Nekrose setzt zunächst im empfindlicheren Muskel bzw. Fettgewebe ein und greift erst dann auf die resistentere Haut über. Schon wenige Stunden unbeweglichen Liegens können zu diesem Ereignis führen; der Decubitus tritt deshalb nur bei schwerkranken bzw. bewegungsbehinderten Patienten auf (siehe III), da andere Personen ihre Position auch im Schlaf so häufig wechseln, daß keine Druckischämien an der Oberfläche entstehen können.

VII. Die Behandlung erfordert meist Einweisung ins Spital. In therapeutischer Hinsicht hat man zunächst der *Entwicklung des Decubitus prophylaktisch entgegenzuwirken*, indem man für richtige Pflege und Mobilisierung des Kranken sorgt. Der Bettbezug muß faltenfrei gehalten werden; bei Inkontinenz ist längeres Liegen auf feuchter Wäsche zu verhindern. Der Auflagedruck kann durch Luft- und Schaumplastikringe, eventuell durch Wasserkissen, gegebenenfalls durch Apparaturen wie Wasser- oder Drehbett verringert werden. Bewegungsunfähige Patienten müssen in Abständen von längstens 2 Stunden umgelagert, alte und schwache Kranke durch Zuspruch zu entsprechender Eigenaktivität veranlaßt werden. Sedativa sind vor allem bei alten Leuten mit Zurückhaltung anzuwenden, um ihre Beweglichkeit nicht allzusehr zu beeinträchtigen. Dieselben Maßnahmen sind naturgemäß auch dann erforderlich, wenn bereits ein Decubitus entstanden ist. Zusätzlich wird man lokal die Nekrosen soweit als möglich abtragen und die Reinigung, Granulationsbildung bzw. Reepithelisierung durch Auf-

---

Abb. 157. Decubitus an der Hüfte bei Querschnittsläsion
Abb. 158. Decubitus im Sacralbereich, typisch bei bettlägrigen Greisen
Abb. 159. Tätowierung mit Tusche
Abb. 160. Tätowierung mit Tusche

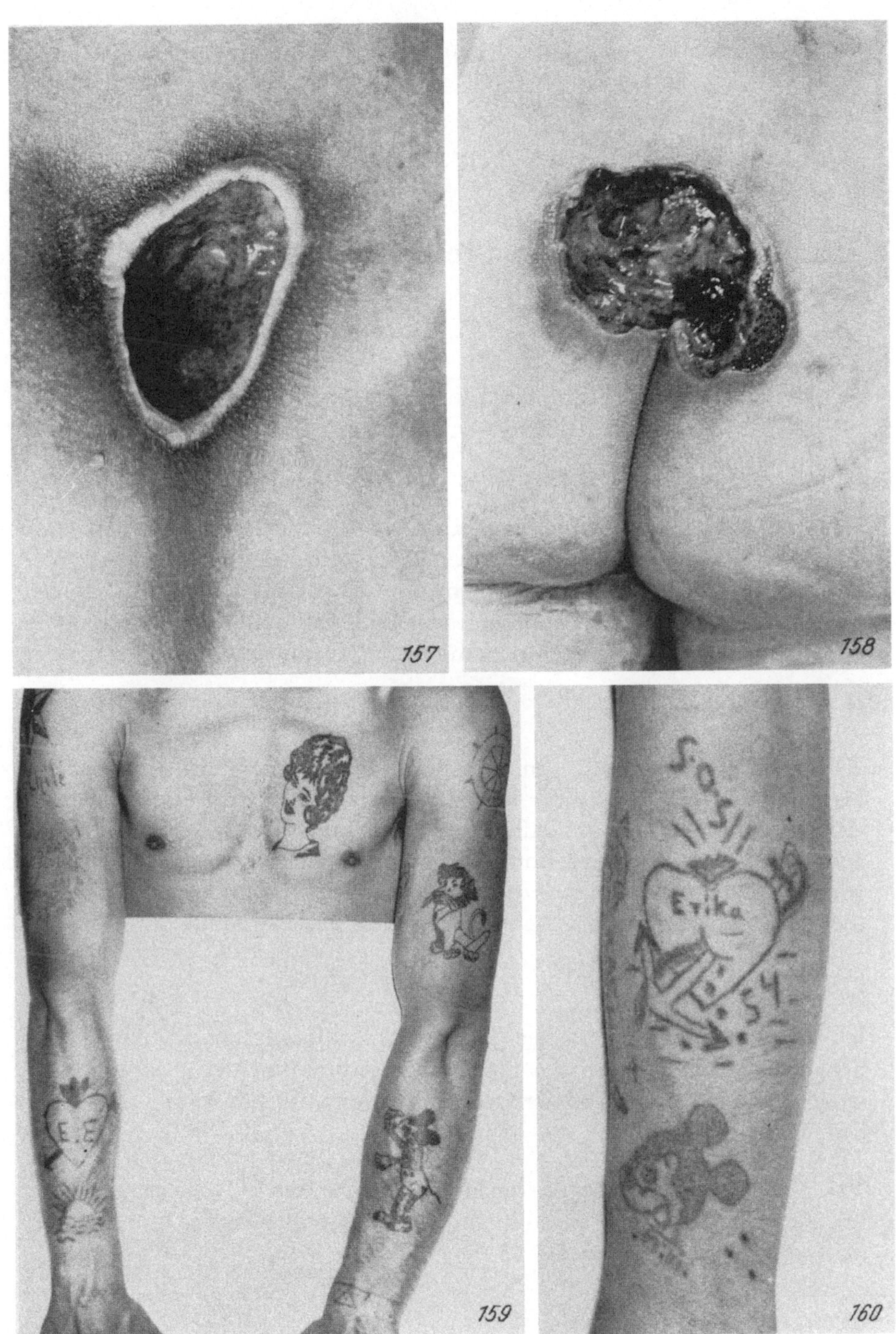

Abb. 157—160

legen von Kompressen mit physiologischer NaCl-Lösung, Lebertranzinkpaste (S. 97) oder anderen Salbenverbänden zu unterstützen
trachten.

Tetauierung und Einsprengung
Tätowierung   (heutzutage selten)

Abb. 9, 159, 160, 161

|| Diese exogen bedingten Einpressungen von farbigen Partikeln ins Corium sind durch entsprechend geformte Verfärbungen charakterisiert.

I. Größe, Farbe, Form usw. einer Tätowierung hängen vom Willen des
Tätowierten und des Tätowierenden bzw. vom verwendeten Farbstoff
ab. Tusche führt zu blauschwarzen, Zinnober oder Carmin zu roten
Zeichnungen. Bei der Einsprengung von Schießpulver, Kohlenstaub oder
feinsten Steinteilchen entstehen graue und grauschwarze Verfärbungen.

II. Keine Bemerkung.

III. Derartige Veränderungen sind unmittelbare Folgen entsprechender
Manipulationen oder Unfälle. Mit der Tätowierung wird ein bleibendes
Zeichen auf der Haut geschaffen. Sie findet daher in vielen primitiven
Kulturkreisen zur Deklaration der Stammeszugehörigkeit Anwendung,
während sie im abendländischen Raum meist nur dem „Mutbeweis"
(Seeleute usw.) dient und zunehmend aus der Mode kommt.

IV., V. Keine Bemerkung.

VI. Beim Tätowieren wird die gewünschte Zeichnung mit Nadeln, Dor-
nen, Fischgräten usw. in die Haut eingestochen und der Farbstoff anschließend eingerieben, so daß er im Corium als künstliches Pigment
endgültig liegen bleibt.

VII. Die chirurgischen Maßnahmen erfordern meist Einweisung ins Spital. Aus diesem Grund ist auch die später oft gewünschte Entfernung

---

Abb. 161. Pulvereinsprengung
Abb. 162. Fremdkörpergranulom
Abb. 163. Artefakte, Restpigmentationen nach selbstgesetzten Verletzungen
Abb. 164. Artefakt, bullöse Reaktion nach s.c.-Benzininjektion

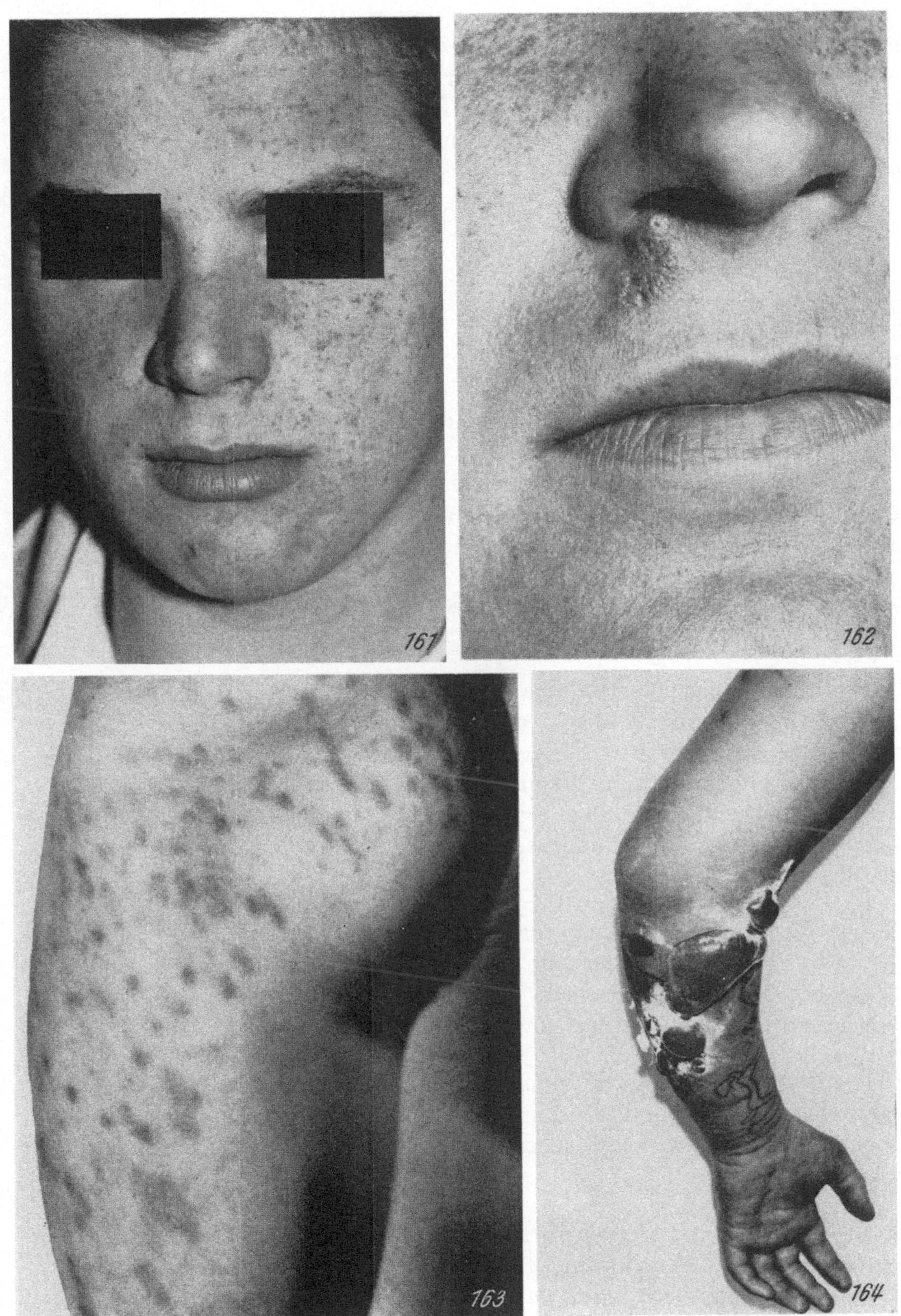

Abb. 161—164

nur unter Eliminierung der farbstoffhältigen oberen Coriumschichten mit Narbenbildung möglich. Neben der Abschleifung mit der Schreus-schen Fräse kommt eventuell auch eine Exzision in Frage. Alle anderen Methoden (Schleifen mit der Hand, Kaustik, Ätzung usw.) befriedigen noch weniger.

Fremdkörpergranulom (selten)

Abb. 162

I. Fremdkörpergranulome treten als chronisch persistierende Knötchen oder Knoten in Erscheinung. Sie sind bis erbsengroß oder größer, je nach dem Fremdkörper, hautfarben bzw. leicht entzündlich gerötet, meist kugelig, mäßig scharf begrenzt, derb und liegen kutan oder subkutan. Schuppung und Exulzeration kommen selten vor.

II. Fremdkörpergranulome sind subjektiv symptomlos oder druck-schmerzhaft. Die regionären Lnn. sind frei.

III. Die Entwicklung dauert einige Wochen oder Monate in nicht immer erkennbarem Zusammenhang mit der ursächlichen Verletzung (z. B. kleine Metallsplitter, Kakteenstachel usw.). Nach monate- bis jahrelangem unverändertem Bestand kann es zur Resorption oder zur Einschmelzung mit Abstoßung des ursächlichen Agens kommen. Auch Übergänge in tuberkuloseähnliche, sogenannte „sarkoide Reaktionen" sind möglich.

IV. Die Histologie zeigt eine chronische entzündliche Infiltration im Corium bzw. in der Subcutis mit den charakteristischen Fremdkörper-Riesezellen; mitunter kann man auch Reste des Fremdkörpers bzw. Zeichen einer eitrigen Einschmelzung erkennen.

V. Die Diagnose ist nicht immer einfach und erfordert zur Klarstellung die histologische Befundung. In klinische DD kommen unter Umständen alle entzündlichen bzw. neoplastischen Veränderungen des Coriums und der Subcutis.

VI. In ätiologisch-pathogenetischer Hinsicht handelt es sich um eine physiologische Abwehrreaktion, durch die ein perkutan eingedrungener Fremdkörper abgekapselt wird; vollkommene oder weitgehende Steri-lität des Agens sind dabei Voraussetzung. Resorption oder Abstoßung sind in Abhängigkeit von der chemischen Konstitution des Fremdkör-pers möglich bzw. wahrscheinlich. Fremdkörpergranulome treten in loco auf; laienhafte Erzählungen vom „Weiterwandern der Fremdkörper" (z. B. Kakteenstachel) im Organismus sind — echte anatomische Grundlagen ausgenommen — Nonsens.

VII. Fremdkörpergranulome kann man nur exzidieren (ambulant) oder in Ruhe lassen. Die Entscheidung hängt im wesentlichen von der verursachten Störung ab.

Artefakte
Selbstbeschädigungen   (selten)

Abb. 163, 164

> Diese vom Patienten selbst produzierten Hautveränderungen sind dadurch charakterisiert, daß sie sich auf Grund ihrer Farbe, Form und Anordnung keiner anderen Dermatose zuordnen lassen.

I. Je nach Art der Artefakte findet man entzündliche Rötungen, Blasenbildungen, Erosionen, Krusten, mitunter Ulcera und häufig Restpigmentationen in variabler Zahl. Sie sind immer in Körperregionen lokalisiert, die den Händen des Patienten leicht zugänglich sind und sistieren naturgemäß unter abschließenden Verbänden. Eine Sonderform ist die **Akne excoriée**, bei der die Patienten an geringgradigen Erscheinungen einer Akne vulgaris im Gesicht drücken bzw. kratzen und dabei Verletzungen setzen.

II. Keine Bemerkung.

III. Die Produktion von Artefakten wird von den Patienten meist solange fortgesetzt, bis der Zweck der Manipulation erreicht wird oder eine Entlarvung bzw. psychotherapeutische Aufklärung stattfindet.

IV. Keine Bemerkung.

V. Keine Bemerkung.

VI. Die Gründe für artefizielle Selbstbeschädigung der Haut sind in Friedenszeiten meist Rentenbegehren, Vermeidung unerwünschter Tätigkeiten (Inhaftierte, Schüler usw.) oder Geltungssucht, ferner Konversionen auf hysterischem Boden bei Kontaktschwierigkeiten und Zärtlichkeitsmangel (insbesondere die Akne excoriée junger Frauen) sowie echte Psychosen (vor allem Parasitophobien). Zur Verletzung werden die

Nägel oder irritierende bzw. ätzende Flüssigkeiten, mitunter sogar erhitzte Gegenstände verwendet.

VII. Die Allgemeintherapie macht meist Einweisung ins Spital erforderlich und besteht in der Aufdeckung des artifiziellen Geschehens, gegebenenfalls auch in Kombination mit entsprechender psychotherapeutischer oder psychiatrischer Behandlung. Lokal kommen antibiotische oder corticosteroidhältige Salben zur Anwendung.

Keloide
Hypertrophische Narben, Wulstnarben (häufig)

Abb. 39, 165, 166, 175

Diese hypertrophischen Proliferationen des kutanen Bindegewebes, die entweder auf der Basis von Narben (sogenannte *hypertrophische Narben oder Narbenkeloide*) oder aus ungeklärter Ursache „spontan" (sogenannte *Spontankeloide*) auftreten, sind durch derbe knotige oder wulstförmige Verdickungen mit glänzend gespannter Oberfläche charakterisiert.

I. Die entsprechenden Erhabenheiten sind je nach vorangegangener Verletzung erbsen- bis über handflächengroß, in frühen Stadien rosa, später hautfarben und rundlich bzw. wulstförmig oder flächenhaft geformt, sie springen bis zu mehreren Millimetern vor, wobei die Begrenzung scharf und die Konsistenz derb ist. *Spontankeloide* erscheinen manchmal als quere Wülste mit vier „krebsscherenartigen" von den Ecken fortziehenden Ausläufern (deshalb Keloid, weil Krebsschere griechisch kelé heißt). Sie entwickeln sich meist solitär über dem Sternum. Narbenkeloide sind in Zahl und Lokalisation von den vorangegangenen Verletzungen abhängig; so findet man z. B. nach Impfung 2 Keloide am Oberarm, nach Appendektomie einen entsprechenden Wulst am rechten Unterbauch oder nach Verbrennungen großflächige Areale mit zahlreichen sich netzartig durchkreuzenden Wülsten. Bei starker Spannung z. B. über Gelenksbeugen treten an den Keloiden mitunter seröse, eventuell auch hämorrhagische, subepidermale, bis zu haselnußgroße Spannungsblasen, manchmal auch Exulzerationen und Krusten auf.

Abb. 165. Spontankeloid
Abb. 166. Narbenkeloide bei Akne vulgaris (Aknekeloid)
Abb. 167. Cauterisatio mit H_2SO_4 an beiden Fußrücken

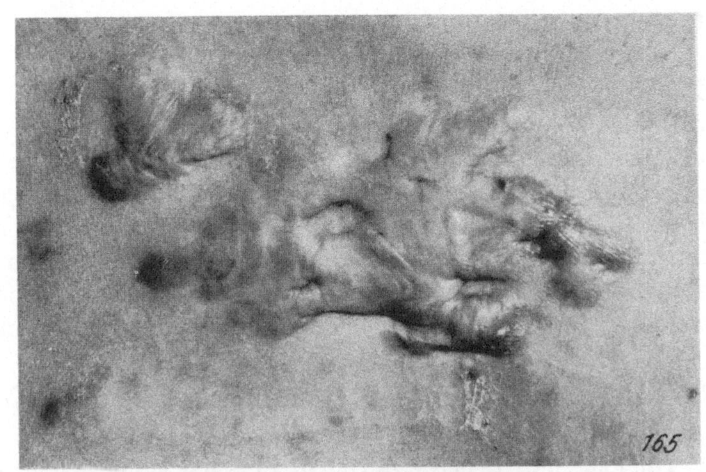

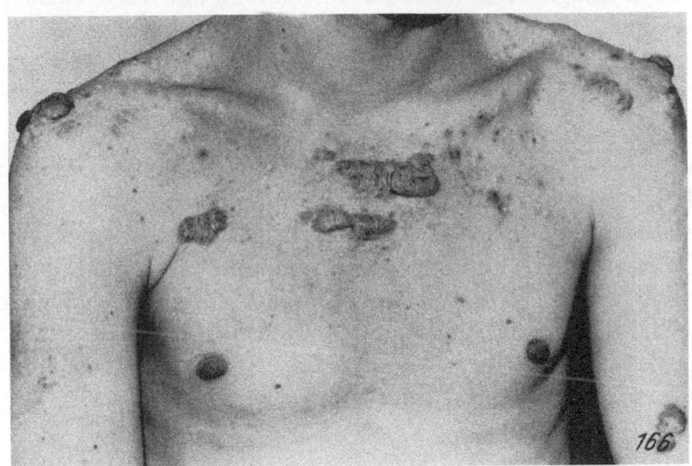

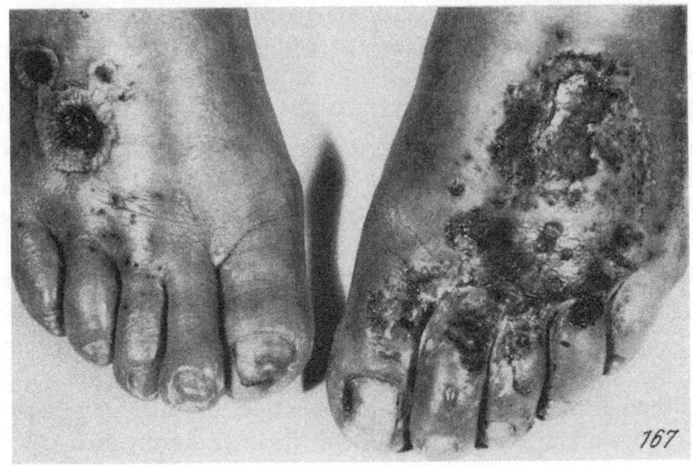

Abb. 165—167

II. Keine Bemerkung.

III. Keloide sind in jungen Jahren häufiger. Sie entwickeln sich allmählich im Anschluß an das ursächliche Trauma bzw. ohne erkennbare Ursache. Die häufigste vorangehende Verletzung ist eine Verbrennung oberflächlich 3. Grades, doch kann bei „Keloidneigung" jedes die Oberfläche durchtrennende Trauma zum Keloid führen. Hat sich ein Keloid im Laufe von Monaten voll ausgebildet, so bleibt es stationär, wobei allmähliche Ablassung und im Lauf von Jahren auch eine gewisse Erweichung, in anderen Fällen eine Schrumpfung eintreten kann.

IV. Die Histologie zeigt eine Hypertrophie des kutanen Bindegewebes.

V. Die Diagnose ist leicht zu stellen, man hat lediglich zwischen Spontankeloiden, die meist über dem Sternum lokalisiert sind, und Narbenkeloiden zu unterscheiden. Die Grenze von der sogenannten hypertrophischen Narbe zum richtigen Keloid ist lediglich quantitativ-fließend.

VI. Die Ursache der Keloidbildung ist ungeklärt. Man weiß lediglich, daß bestimmte Verletzungen (Verbrennungen oberflächlich 3. Grades) bzw. Formen der Akne vulgaris die Keloidentwicklung begünstigen. Darüber hinaus muß eine individuelle „Keloidbildungseignung" eine Rolle spielen. Beim Spontankeloid glaubt man, daß keine wirkliche Spontaneität vorliegt, sondern daß Mikrotraumen durch Kettenanhänger über der Brust usw. die auslösenden Faktoren auf der Basis der individuellen Neigung sind.

VII. Sofern Narbenkeloide nicht zu Bewegungseinschränkungen (Lokalisation über Gelenken und Schrumpfungstendenz) führen, läßt man sie am besten in Ruhe. Massagen in der Längsrichtung unter Verwendung von Heparin-, Heparinoid-, Dimethylsulfoxyd- oder Fibrolase-hältigen Salben kommen immerhin in Frage. Auch Röntgenbestrahlungen führen manchmal nach längerer Latenzzeit zur Erweichung und Abflachung, doch sollten diese Verfahren nur vom Spezialisten angewendet werden. Auch Exzision und Primärnaht ist möglich. Sie empfiehlt sich vor allem dann, wenn hypertrophische Narben bzw. Narbenkeloide über Gelenken die Beweglichkeit behindern. Sie ist aber bei anderen Narbenkeloiden, insbesondere bei Spontankeloiden riskant, weil nach der Exzision in der Exzisionsnarbe mit hoher Wahrscheinlichkeit wieder ein Keloid entstehen kann, das dann noch größer ist als das exzidierte. Man sollte nach solchen Exzisionen immer mit Röntgen unmittelbar nachbestrahlen, die Verantwortung hiefür aber dem Strahlentherapeuten oder einer großen Spezialabteilung überlassen.

Cauterisatio
Verätzung   (häufig)

Abb. 167, 168

|| Verätzungen durch Säuren oder Laugen sind unfallbedingt und durch Koagulations- bzw. Kolliquationsnekrosen charakterisiert.

I. Hauterscheinungen

1. Primäreffloreszenzen

Flächenhafte Verfärbungen
> Größe: vom Kontakt beim Unfall abhängig.
> Farbe: je nach Ursache weißlich bis gelblich bzw. braun (z. B. H_2SO_4 weiß bis braun, HCl grauweiß, HNO_3 gelb infolge Xanthoproteinbildung usw.). Später zusätzliche Entzündungserscheinungen.
> Form: variabel; oft nach Art von Abrinnspuren. Bei Kalkspritzern meist rund (sogenannte **Vogelaugenverätzung**).
> Rand: scharf begrenzt.
> Konsistenz und Oberfläche: zunächst fast unverändert, später:

2. Sekundäreffloreszenzen

Nekrotische, nach Laugeneinwirkung weiche (Kolliquation), nach Säureätzung verhärtete (Koagulation), weißliche oder gelbliche Schorfe; die spätere Abstoßung führt zu Ulzerationen mit Narbenbildung.

3. Phänomene — Keine.

4., 5., 6. Zahl, Lokalisation, Anordnung — Vom Unfallgeschehen abhängig.

II. Sonstige Symptomatik

1. Sichtbare Schleimhäute

Können mitbetroffen sein. Bei Verätzungen durch Trinken besteht Perforations- und Strikturengefahr. Laugenverätzungen sind für die Augen besonders gefährlich.

2. Subjektive Symptome

Sehr variabel, ausgeprägte Schmerzhaftigkeit.

3., 4. Lnn. und Allgemeinsymptome

Lnn.-Beteiligung nur bei ausgedehnten Verätzungen mit Sekundärinfektion. Bei ausgedehnteren Verätzungen auch Allgemeinsymptome wie bei analogen Verbrennungen. Initial kann sich eventuell eine resorptive Giftwirkung des chemischen Agens (z. B. Nierenschädigung bei Phenolverätzung) zusätzlich bemerkbar machen.

III. Verlauf und Prognose

1., 2., 3. Altersdisposition, Inkubation, Prodrome — Keine.

4. Beginn und Verlauf

Beginn als Unfallsfolge. Laugenverätzungen führen rasch zur Kolliquationsnekrose. Bei Säureverätzung wird das Ausmaß der Koagulationsnekrose oft erst nach 1—2 Tagen erkennbar. Die Abstoßung dauert unter Entzündungserscheinungen je nach Tiefe 8—21 Tage. Die entstehenden Wundflächen reinigen sich unter Sekundärinfektion und vernarben schließlich, wobei die Dauer von der Ausdehnung abhängt. Ausgedehnte Verätzungen führen zur gleichen Allgemeinsymptomatik wie analoge Verbrennungen (S. 278).

5. Prognose

Sie hängt von Ausdehnung, Tiefe und Ursache ab.

IV. Histologie

Sie zeigt entsprechende Nekrosen der Oberfläche.

V. Diagnose und DD

Die Diagnose ergibt sich aus den klinischen Veränderungen und der Anamnese. In DD kommen eventuell Verbrennungen (mitunter sind Verätzung und Verbrennung kombiniert, sofern das ursächliche Chemikalium heiß war!) (S. 278) und bei leichtesten Graden mit minimaler Oberflächennekrose und vorherrschender entzündlicher Rötung manchmal eine Kontaktdermatitis (S. 325).

VI. Ätiologie und Pathogenese

Verätzungen sind die Folgen eines Kontaktes der Haut mit Säure oder Laugen. Säuren führen zur Koagulations-, Laugen zur Kolliquationsnekrose. Die Zahl möglicher ursächlicher Chemikalien und die Art der kontaktbringenden Unfallereignisse sind vor allem bei Chemikern und Industriearbeitern groß und variabel.

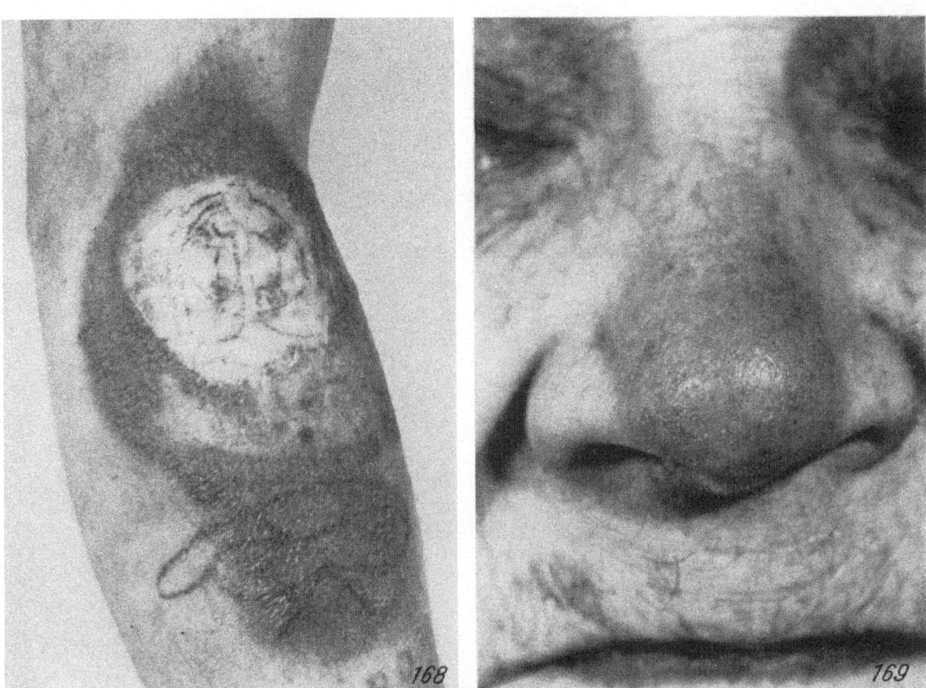

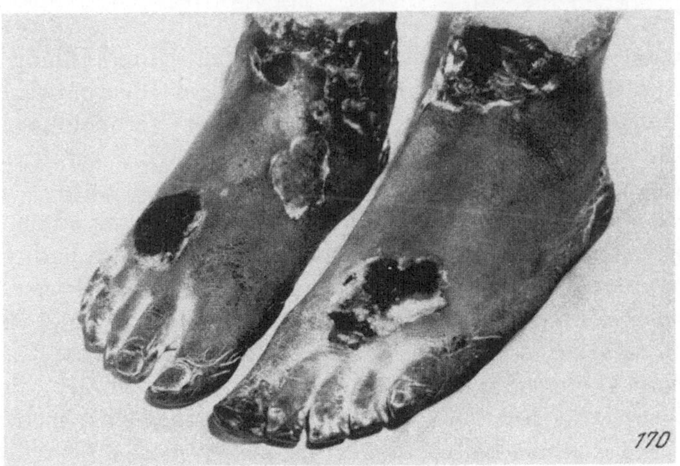

Abb. 168. Cauterisatio mit Essigsäure bei Selbstbehandlung zur Entfernung einer Tätowierung
Abb. 169. Congelatio ersten Grades der Nase
Abb. 170. Congelatio dritten Grades der Füße infolge ungenügenden Schuhwerks bei einer Skitour

VII. Therapie

Erfolgt je nach Ausdehnung ambulant oder stationär im Spital.

1. Soforthilfe durch Spülen mit *reichlich Wasser* und chemischen Neutralisationsversuch. Bei Unfällen durch Trinken ätzender Substanzen bewährt sich Gabe von Milch.

2. Bei Verätzungen geringer Ausdehnung lediglich Lokaltherapie mit *corticosteroidhältigen*, nach der Abstoßung mit *antibiotischen* Salben.

3. Bei größerer Ausdehnung Hospitalisierung und Behandlung in gleicher Weise wie bei *Verbrennungen* (S. 286).

Congelatio
Erfrierung   (häufig)

Abb. 169, 170

|| Erfrierungen sind je nach dem Schweregrad durch entzündliche Rötung, durch Blasenbildung und durch Nekrose charakterisiert.

I. Hauterscheinungen

Die lokalen Folgen einer gewebsschädigenden Unterkühlung sind in erster Linie von deren Dauer abhängig. Auch sie werden in drei Schweregrade unterteilt; dies geschieht in Analogie zur Verbrennung, obwohl die großen pathogenetischen Unterschiede sonst keine Vergleiche zulassen. Die Kälteeinwirkung führt zunächst zu einer weißen Verfärbung der Haut mit Gefühllosigkeit. Endet die Unterkühlung schon jetzt, so liegt eine *erstgradige Congelatio* vor. Die Haut rötet sich nach mehreren Minuten wieder unter leichtem Juckreiz und verfärbt sich erst Stunden später unter leichter Schwellung blaurot. Die Rückbildung mit Restitutio ad integrum nimmt nur wenige Tage in Anspruch. Dauert die Unterkühlung länger an, so entwickeln sich zusätzlich zu diesen Erscheinungen variabel große, seröse oder hämorrhagische, mehr minder straffe, subepidermale Blasen, es liegt eine *zweitgradige Congelatio* vor. Nach dem Platzen der Blasen entstehen Erosionen, die erst im Laufe einiger Wochen völlig reepithelisieren. Es bleibt meist eine erhöhte Kälte- und oft auch Druckempfindlichkeit zurück. Bei noch schwererer Gewebsschädigung stellt sich schließlich als *drittgradige Congelatio* eine Nekrose ein, deren Ausdehnung anfänglich schwer abzuschätzen ist. Die betroffenen Stellen verfärben sich blauschwarz, Schmerzsensationen werden nicht empfunden. Der weitere Verlauf führt über trockene Mumifikation, bei Sekundärinfektion auch über feuchte Gangrän zur Abstoßung der nekrotischen Partien mit Narbenbildung und entsprechender Verstümmelung. Congelationen sind fast immer an den Akren, insbesondere an den Händen und Füßen, an den Ohren oder an der Nase lokalisiert.

II. Sonstige Symptomatik

1. Sichtbare Schleimhäute

Werden nicht in Mitleidenschaft gezogen.

2. Subjektive Symptome

Juckreiz, Sensibilitätsstörungen, mäßige Schmerzhaftigkeit.

3. Lnn.

Bei sekundär infizierten drittgradigen Congelationes kann eine Lymphadenitis auftreten.

4. Allgemeinsymptome

Sie können einerseits durch sekundäre Infektion der lokalen Veränderungen hervorgerufen werden, das Ausmaß einer Sepsis erreichen und ad Exitum führen. Sie können aber auch durch eine allgemeine Unterkühlung zustande kommen und dann bereits in der Initialphase das Leben des Patienten gefährden. Der Zustand, der durch die allgemeine Unterkühlung hervorgerufen wird, entspricht demjenigen einer „Unterkühlungsnarkose" mit weitgehender bis völliger Reduktion der Atmungs-, Kreislauf-, Organ- und Gewebstätigkeit.

III. Verlauf und Prognose

1., 2., 3. Altersdisposition, Inkubation, Prodrome — Keine.

4. Beginn und Verlauf

Die lokalen Folgen der Unterkühlung setzen in Abhängigkeit von der Temperatur und zusätzlichen Faktoren (siehe VI) nach Minuten bis Stunden ein. Die Entwicklung der Veränderungen des ersten und zweiten Grades erstreckt sich über 1—2 Tage, ihre Rückbildung nimmt einige Tage bzw. einige Wochen in Anspruch. Das Ausmaß einer drittgradigen Erfrierung wird erst nach einigen Tagen klar abschätzbar. Die Mumifikation zieht sich über Wochen und Monate hin. Tritt Sekundärinfektion ein, so entsteht bald eine feuchte Gangrän mit entsprechender Lymphwegs-, Lnn.- und Allgemeinbeteiligung.

5. Prognose

Die Prognose der erst- und zweitgradigen Erfrierung ist gut, es kommt zur Heilung mit völliger oder weitgehender Restitutio ad integrum. Die Prognose der drittgradigen Congelatio war früher auch quoad vitam dubiös, da sich in der Regel feuchte Gangrän und Sepsis einstellten und auch frühzeitige und ausgiebige Amputationen nicht immer lebensrettend wirken konnten. Heute kann man unter antibiotischem Schutz ein Angehen oder eine Ausbreitung der Sekundärinfektion meist verhindern und auf diese Weise nicht nur das Leben des Betroffenen erhalten, sondern auch Amputationen vermeiden und die natürliche Demarkation abwarten, die zwar wochen- und monatelang dauert, aber zu einer optimalen Heilung mit geringster möglicher Verstümmelung führt.

6. Komplikationen

Die Sekundärinfektion stellt die Komplikation dar.

IV. Histologie

Sie zeigt entweder eine Erweiterung der Gefäße des Coriums mit Stase und Ödematisation oder zusätzliche subepidermale Blasenbildung oder Veränderungen im Sinne einer Nekrose.

V. Diagnose und DD

Obwohl die Diagnose auf Grund der klinischen Symptome und der meist klaren Anamnese kaum Schwierigkeiten bereitet, muß doch mitunter eine Gangrän auf der Basis arterieller Durchblutungsstörungen bzw. eines Diabetes mellitus abgegrenzt werden.

VI. Ätiologie und Pathogenese

Die Kälteeinwirkung schädigt das Gewebe im Gegensatz zur Verbrennung nicht direkt, sondern indirekt durch Störung der Durchblutung infolge maximaler Gefäßkontraktion. Hält dieser Zustand entsprechend lange an, so tritt naturgemäß Gewebstod ein. Wird die Kälteeinwirkung früher unterbrochen, so löst sich die Gefäßkontraktion und macht einer maximalen Dilatation mit Stase Platz, die je nach Ausmaß mit Transsudation ins Bindegewebe und Schwellung oder subepidermaler Blasenbildung einhergeht. Die Schwere der Erfrierung hängt in erster Linie von der Dauer der Kälteeinwirkung und erst in zweiter Linie von der Tiefe der Temperatur ab. Kurzfristige tiefste Temperaturen werden besser toleriert als langanhaltende Unterkühlungen um den Gefrierpunkt. Nässe, Wind, Ruhigstellung und anderweitig vorgegebene Durchblutungsstörungen fördern die Erfrierung, während Trockenheit, Bewegung und gute arterielle Versorgung ihre Entstehung erschweren. Die häufigste Ursache für das Zustandekommen von Erfrierungen ist heutzutage die Durchführung von Skiexkursionen und Hochgebirgstouren mit unzweckmäßiger Bekleidung (z. B. zu enges Schuhwerk oder Handschuhverlust) oder unter Katastrophenbedingungen.

VII. Therapie

Erfordert fast immer Einweisung ins Spital.

1. Allgemeintherapie

a) *Allgemein unterkühlte Personen* werden in einem um 17 Grad temperierten Raum ruhiggestellt. Man wartet unter laufender Kontrolle von Atmung, Kreislauf usw. die allmähliche Wiederbelebung ab. (Beste Betreuung durch einen Facharzt für Anästhesiologie!)

b) Prophylaktische Verabreichung von *Antibiotika* allgemein (S. 88/89) über lange Zeiträume zur Verhinderung einer Sekundärinfektion lokaler Schäden. Oft muß aber das Antibiotikum von Zeit zu Zeit gewechselt werden.

c) *Gefäßerweiternde Medikamente* peroral oder i.m.

2. Lokaltherapie

a) Als Sofortmaßnahme Abreibung und Massage mit Schnee zur allmählichen Lösung des Gefäßspasmus. Brüske Erwärmungsversuche sind streng kontraindiziert (!), weil die Lebensfunktionen des Gewebes und somit sein Sauerstoffbedarf rascher ansteigen als die wiederkehrende Durchblutung, so daß eine relative Hypoxie resultiert, die erst recht zum Zelluntergang führt.

b) Antibiotische Puderverbände (S. 97) mit Wattelagen. Hiedurch wird die Sekundärinfektion drittgradig erfrorener Stellen verhindert oder hinausgezögert, so daß man ruhig zuwarten kann bis leichter geschädigte Areale abgeheilt bzw. in schweren Fällen Mumifikation und Demarkation eingetreten sind.

c) Hin und wieder wird sich eine Amputation in schwersten Fällen nicht vermeiden lassen.

Combustio
Verbrennung   (sehr häufig)
Abb. 171—175

> Verbrennungen (Verbrühungen) sind exogene bzw. durch Unfall bedingte Schädigungen der Haut durch Hitze (Schwellenwert um 50 °C). Sie haben immer lokale Veränderungen zur Folge, während Allgemeinstörungen nur in schwereren Fällen auftreten.

I. Die lokalen Verbrennungsfolgen

(Hauterscheinungen und lokaler Verlauf):

Die Tiefe der Gewebszerstörung hängt von der Intensität der thermischen Einwirkung, d. h. von der *Höhe der Temperatur und von der Dauer des Kontaktes* ab; die Variationsbreite reicht von einer oberflächlichen Beeinträchtigung des Stratum corneum bis zur Koagulation und Verkohlung aller Schichten über dem Knochen. Auf dieser Basis unterscheidet man die *drei lokalen Verbrennungsgrade* (es gibt auch andere Einteilungen, die aber keine Vorteile bieten):

Bei der *erstgradigen Combustio* (geringe Hitzeintensität) kommt es lediglich zur Schädigung der Epidermisoberfläche sowie zur reaktiven Hyperämie im Corium und zur Reizung der Schmerzfasern. — Man sieht daher eine *flächenhafte helle Rötung,* die in den ersten Stunden von heftigen *brennenden Schmerzen* begleitet ist. — Die Abheilung erfolgt in 3—10 Tagen mit Restitutio ad integrum; die Regeneration des Stratum corneum geht dabei unter kleinlamellöser Schuppung vor sich.

Bei der *zweitgradigen Combustio* (mittelgradige thermische Einwirkung) wird die ganze Epidermis geschädigt, so daß im Stratum germinativum teilweiser Zelluntergang mit Lösung des Zellverbandes, dermo-epidermaler Separation und subepidermaler Blasenbildung eintritt; dazu kommt eine reaktive Hyperämie im Corium mit starker Transsudation sowie eine Reizung der Schmerzfasern. — Man sieht daher *flächenhafte helle Rötungen und Abhebungen der Epidermis* in schlaff-faltiger bzw. blasiger Form; die *Blasen* erreichen Apfelgröße, enthalten Serum, liegen subepidermal und zeigen eine gespannte Decke; an lockeren Hautstellen (z. B. Lider) tritt oft hochgradige *Schwellung* hinzu; in den ersten Stunden bestehen heftig *brennende Schmerzen.* — Die Entwicklung der Blasen und des Ödems dauert bis zu 36 Stunden. Die Schwellung geht in 3—4 Tagen zurück; die Reepithelisierung unter den verkrusteten Blasendecken, die sich schließlich als großlamellöse Schuppen abstoßen, nimmt 10—14 Tage in Anspruch und führt zur Restitutio ad integrum;

sie kann durch Sekundärinfektionen kompliziert werden. Oft resultieren Restpigmentationen oder temporäre Zirkulationsstörungen in loco.

Bei der *drittgradigen Combustio* (intensive Hitzeeinwirkung) tritt nicht nur eine Eiweißkoagulation in der Epidermis und in tieferen Schichten, sondern auch eine Thrombosierung der Gefäße und eine Zerstörung der Schmerzfasern ein. Reicht die Nekrose nur bis ins obere Corium, so spricht man von einer *oberflächlichen Verbrennung dritten Grades;* erstreckt sich die Koagulation bis in tiefere Schichten, so liegt eine *tief drittgradige Combustio* vor; gleichzeitige Verkohlung wird als vierter Verbrennungsgrad bezeichnet. — Man findet *flächenhafte, weiße, weißgelbe, hellbraune oder dunkelbraune,* bei Verkohlung sogar *schwarze Verfärbungen* mit deutlich *erhöhter Konsistenz* aber weitgehender *Schmerzlosigkeit* (dem Farbton fehlt rot, weil die Gefäße koaguliert sind; das gelbe bis schwarzbraune Kolorit entspricht der sengenden Flammenwirkung; die Konsistenzerhöhung ist eine Folge der Koagulation der Grundsubstanz). Die Nekrosen („*Verbrennungsschorfe*") demarkieren sich unter fermentativer Erweichung. Bei einer oberflächlich drittgradigen Verbrennung setzt die Reepithelisierung schon während der Demarkation unter dem Schorf von den Resten der Follikel und Schweißdrüsengänge her ein; bei tief drittgradigen Combustiones treten hingegen nach der Abstoßung granulierende Wundflächen auf, die nur vom Rande her überhäutet werden können. Es resultieren immer Narben, die zur Hypertrophie und zur Strikturenbildung neigen. — Die Heilung dauert bei der oberflächlich drittgradigen Verbrennung meist 14—25 Tage, bei der tief drittgradigen Combustio länger; die Epithelisierung schreitet vom Rande her pro Tag nur um 2—4 mm vor; Transplantationen wirken verkürzend, Sekundärinfektionen heilungsverzögernd.

Meist liegen *gleichzeitig Erscheinungen mehrerer Grade* vor.

Die *Beurteilung des Verbrennungsgrades* ist mitunter erst nach einigen Stunden bis Tagen möglich. Besondere Schwierigkeiten kann die Unterscheidung der oberflächlichen von einer tieferen Combustio dritten Grades bereiten, wobei die sichere Beurteilung vielfach erst ab dem 7. Tag möglich wird.

Die *Haare* werden nur bei Flammenwirkungen versengt.

Die *Größe, richtiger Ausdehnung* der Combustio hängt vom Unfall ab. Sie ist für das Auftreten von Allgemeinstörungen maßgebend und daher für die Prognose ausschlaggebend. Man mißt sie in *Prozent der Körperoberfläche.* Exakte Berechnungen erfordern Spezialtabellen. Für die Praxis genügt die Abschätzung nach folgenden Methoden:

a) Eine *Handfläche* entspricht etwa 1—2% der Körperoberfläche.

b) Die *Neuner-Regel:* Jede untere Extremität mit ihrer Gesäßhälfte, die Vorderseite des Stammes und der Rücken werden mit $2 \times 9 = 18\%$ (Summe 72%), der Kopf samt Hals und jede obere Extremität werden mit 9% (Summe 27%) und das Genitale wird mit 1% berechnet.
Bei *Kindern* ergeben sich andere Proportionen, doch genügt auch hier zur groben Orientierung die Neuner-Regel, wobei man für jedes Jahr unter dem 10. Lebensjahr 1% von den unteren Extremitäten dem Kopf zurechnet.

Die *Farbe* verbrannter Areale wird oft zusätzlich durch die Ursache der Combustio oder durch die Primärversorgung beeinflußt: so färben z. B. heiße Farblösungen in ihrer Weise, Teer klebt als schwarze Schichte auf der Oberfläche und im Lichtbogen entstehen eventuell graue Metallisationen durch Einschleuderung von Metallpartikeln; andererseits führt etwa die abzulehnende Tanninbehandlung zu brauner Verfärbung.

Die *Form und die Begrenzung* einer Combustio entsprechen in gewisser Weise den Verbrennungsursachen: so resultieren bei Flammenwirkungen (z. B. Gasexplosion) eher unscharfe Begrenzungen, bei Verbrühungen (z. B. siedendes Wasser, heißes Fett) meist schärfere Ränder und Abrinnspuren, bzw. Spritzer, und bei Kontakten mit geschmolzenen bzw. festen heißen Metallen (z. B. flüssiges Blei, Ofenplatte) ganz scharf umschriebene Figuren.

Auch die *Lokalisation* hängt vom Unfall ab. Verbrennungen der Hände und des Gesichtes sind am häufigsten (Verbrühungen und Explosionen). Die Füße werden beim Hineinsteigen, Gesäß, unterer Rücken sowie Genitale beim Hineinsetzen (Kinder, die rückwärtsgehend in Tröge oder Kübel fallen), Kopf, Gesicht und Oberkörper durch Überschütten (Kinder, die Gefäße vom Tisch ziehen) in Mitleidenschaft gezogen. Verbrennungen des Stammes sind meist die Folge eines Kleider- oder Bettenbrandes.

Auch *Verbrennungen der sichtbaren Schleimhäute* sind nicht allzu selten; Conjunctiva und Cornea sind eher durch Spritzer bedroht, weil der Lidschluß bei Explosionen wegen der Lichtentwicklung sehr rasch erfolgt. Mund-, Rachen-, Larynx- und Bronchialmucosa werden hingegen bei

---

Abb. 171. Frische Combustio ersten bis oberflächlich dritten Grades durch Gasexplosion mit Berußung und oberflächlicher Ankohlung
Abb. 172. Einige Tage alte Combustio dritten Grades durch Verbrühung, beginnende Fermentation des Schorfes
Abb. 173. 2 Wochen alte Combustio tief dritten Grades, Demarkierung der Schorfe
Abb. 174. 4 Wochen alte Combustio tief dritten Grades, gute Granulation der gereinigten Wundflächen

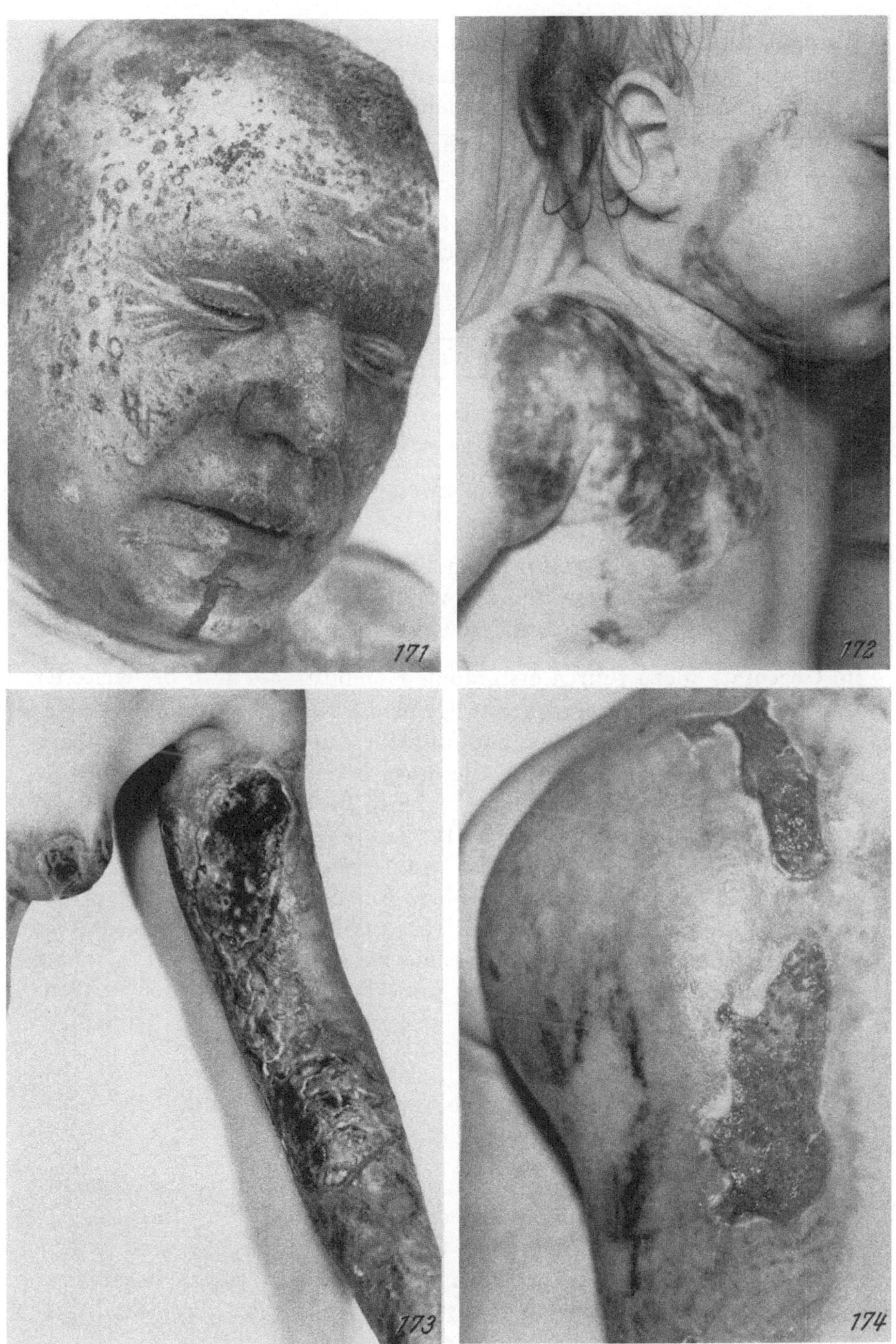

Abb. 171—174

Flammenwirkung in Mitleidenschaft gezogen (selten), insbesondere dann, wenn die Betroffenen im kritischen Augenblick einatmen (Gefahr des Glottisödems!). Die Genitalschleimhaut leidet bei Verbrühungen durch Hineinsetzen oder bei Kleider- bzw. Bettenbränden; Schwellungen behindern manchmal die Miktion.

Die *Lymphknoten* werden nur sehr selten bei drittgradigen Verbrennungen im Laufe der Abstoßung der Schorfe oder bei Sekundärinfektionen beteiligt.

II. Allgemeinerscheinungen und Verlauf

Nach Verbrennungen treten nur dann regelmäßig Allgemeinerscheinungen auf, wenn zwei Voraussetzungen erfüllt sind:

a) Die Combustio muß mindestens zweit-, in den meisten Fällen jedoch drittgradig sein, *und*

b) die Ausdehnung der verbrannten Fläche muß ein Mindestmaß überschreiten, das beim Erwachsenen zwischen 15—20%, beim Kind zwischen 5—10% der Körperoberfläche liegt.

Im Gegensatz hiezu führen erstgradige Combustiones auch bei weitester Ausdehnung zu keinen ernsteren Allgemeinstörungen. Dasselbe gilt beim Erwachsenen für zweitgradige und auch für drittgradige Verbrennungen kleinerer Ausdehnung. Sie sind allerdings bereits durch Sekundärinfektionen (z. B. Erysipel) bedroht und können bei besonderer Lokalisation mit Zerstörung tiefer Schichten (z. B. Genitale) oder auf der Basis des Alters (Kinder, Greise) bzw. des Ausgangszustandes des Verletzten (z. B. Gravidität, schweres Herzleiden, Anämie, Diabetes usw.) in der Folge zu Allgemeinkomplikationen (Magenblutungen bei kleinen Kindern, Bronchopneumonie bzw. Marasmus bei Greisen usw.) Veranlassung geben. Liegt jedoch eine im obigen Sinne dem Grade und der Ausdehnung nach schwerere Verbrennung vor, so kommt es in regelmäßiger Folge zu Allgemeinstörungen:

1. Im unmittelbaren Anschluß an die Verbrennung stellt sich der *Primärschock,* d. h. der Schmerzschock des Unfalles ein.

2. Schon nach 1—2 Stunden folgt dann die sogenannte *Schockphase,* d. h. der eigentliche Verbrennungs- oder Volumschock. Sie dauert 24—28 Stunden und tritt bei zweitgradigen Combustiones nur in besonders ausgedehnten Fällen, bei drittgradigen Verbrennungen jedoch immer mit voller Schwere in Erscheinung. Es kommt zu einer Permeabilitätserhöhung der Gefäße im verbrannten Gebiet mit verstärkter Transsudation ins Gewebe; sie geht zu Beginn rasch, später langsamer vor sich, so daß während der ersten 8, der folgenden 16 und der nächsten 24 Stun-

den jeweils immer 1 ml Serum pro 1% verbrannter Fläche und pro 1 kg Körpergewicht aus dem Kreislauf übertritt (sogenannte Evansche Regel). Bei drittgradigen Combustiones erfolgen überdies Blutungen ins verbrannte Gewebe, die durchschnittlich 10—15%, bei großer Ausdehnung jedoch bis zu 50% (!) der gesamten Erythrozyten betreffen können. Die Folgen sind eine Verminderung der zirkulierenden Blutmenge, eine Eindickung der Blutflüssigkeit und eine interne Dehydrierung mit Oligo- oder Anurie sowie eine schwere Störung des Elektrolythaushaltes und eine Anämie. Sie sind mit der Hämatokritbestimmung, dem Astrup und dem Blutbild festzustellen bzw. zu kontrollieren.

3. Wird die Schockphase überlebt, so tritt etwa ab der 48. Stunde die oft recht stürmische Rückresorption des Transsudates aus dem Gewebe ein. Sie führt zur Polyurie, die bei drittgradigen Verbrennungen mit Zerstörung von Muskulatur auch mit einer Hämoglobinurie verbunden ist, und zur allmählichen mehr minder weitgehenden Normalisierung der Kreislaufverhältnisse.

4. Lag lediglich eine Combustio zweiten Grades vor, so folgt nun rasche Besserung. Bei drittgradigen Combustiones setzt hingegen jetzt die *Intoxikationsphase* mit fließendem Übergang in die *Demarkationsphase* ein. Diese Periode dauert 10—21 Tage und verläuft um so schwerer bzw. konsumierender, je tiefer und ausgedehnter die Verbrennung ist. Zu Beginn stehen die Giftwirkungen resorbierter, denaturierter Proteine, im weiteren Verlauf jedoch die Folgen der fortschreitenden Fermentation und Demarkation der Schorfe im Vordergrund.
Auch oberflächlich drittgradige Verbrennungen können insbesondere bei Kindern zwischen dem 3.—10. Tag mit schweren toxischen Allgemeinerscheinungen, Degenerationssymptomen an inneren Organen, hohem Fieber, Anämie und Exanthemen verbunden sein; wird aber diese Phase überlebt, so kommt es anschließend infolge der fortschreitenden Abstoßung der Nekrosen bzw. Reepithelisierung zur mehr minder raschen Besserung. Die obligate Sekundärinfektion der Schorfe führt hier wohl noch zu subfebrilen Temperaturen und kann die Abheilung verzögern, aber nicht mehr verhindern.
Bei tief drittgradigen Verbrennungen treten hingegen im Anschluß an die Symptome der Intoxikation ab dem 10. Tag bis zur völligen Demarkation in der 3.—4. Woche zunehmend die konsumierenden Folgen der lokalen Sekundärinfektion und des Eiweißverlustes aus den größer werdenden Wundflächen mit der permanent negativen Stickstoffbilanz in den Vordergrund. Die Patienten fiebern subfebril bis febril, eventuell septisch intermittierend, die Erythrozytenzahl und der Eiweißgehalt des Serums sinken weiter ab, der Elektrolythaushalt ist gestört, die Degenerationserscheinungen an inneren Organen nehmen zu, der Kranke magert ab und es drohen schwere Allgemeinkomplikationen.

5. Sofern auch diese Demarkationsphase überstanden wird, folgt nach dem Ende der Schorfabstoßung, d. h. etwa ab dem Ende der 3. bis 4. Woche der Verbrennungskrankheit die sogenannte *Heilungsphase*, während welcher die allmähliche Epithelisierung vor sich geht. Sie dauert je nach Ausdehnung wochen- bis monatelang und zeigt zunächst noch die voll ausgeprägte Allgemeinsymptomatik der Demarkationsphase. Sofern der Verletzte die ungeheuren Anforderungen, die hier an seinen Organismus gestellt wurden und werden, überlebt, kommt es schließlich von einem gegebenen Zeitpunkt an, in welchem ein bestimmter Prozentsatz der Wundflächen überhäutet ist, zum langsamen Abklingen der Allgemeinerscheinungen und zur fortschreitenden Normalisierung bis zur Heilung.

III. Zusammenfassung der Prognosen

Rein lokal betrachtet gelten für den Heilungsablauf der Combustio folgende Zeitspannen:

1. Erster Grad: 3—10 Tage; Restitutio ad integrum.

2. Zweiter Grad: 7—14 Tage; Restitutio ad integrum, eventuell mit Restpigmentationen.

3. Oberflächlich dritter Grad: 14—25 Tage; Narbenbildung.

4. Tief dritter Grad: je nach Ausdehnung und Therapie 21 Tage bis wochen- bis monatelang; Narbenbildung.

Alle Verbrennungsnarben neigen zur Keloid- und Strikturenbildung.

Die Gesamtprognosis quoad vitam hängt von der Ausdehnung, vom Grad, vom Lebensalter des Patienten und von der Therapie ab.

1. Ist die Ausdehnung kleiner als 15—20% bei Erwachsenen und 5—10% bei Kindern, so besteht bei allen drei Graden keine direkte Lebensgefahr. Beim dritten Grad können aber auch hier mitunter dubiöse Komplikationen im Sinne von II., 4. Absatz, auftreten.

2. Ist die Ausdehnung größer als 15—20% bei Erwachsenen und 10—15% bei Kindern, so ist die Prognose in jedem Falle dubiös, wobei das Ausmaß der Gefahr quoad vitam vom Grad und von der Ausdehnung abhängt und beiden Faktoren proportional ist. Die obligate Letalitätsgrenze liegt bei unbehandelten Verbrennungen dritten Grades um 35 bzw. 25%. Durch die moderne Allgemein- und Lokaltherapie kann sie aber insbesondere bei kräftigen, sonst gesunden, jüngeren Erwachsenen bis auf maximal 60—70% Ausdehnung hinaufgeschoben und das Leben in vielen Fällen gerettet werden.

Die Ursachen des letalen Endes sind:

1. In der Schockphase (bis zum 3. Tag) die Eindickung des Blutes mit allgemeiner Dehydrierung und Kreislauf- bzw. Nierenversagen. (Hypovolumschock mit Anurie und Azidose.) Sie kann mit moderner Therapie fast immer überwunden werden.

2. In der Intoxikationsphase (vom 3. bis zum 10. Tag) die Toxikämie mit Organschädigung und Kreislaufversagen bzw. bei Kindern Hirnödem. Sie kann bei Ausdehnungen über 40%, vor allem bei Kindern, auch mit moderner Therapie nicht immer überwunden werden.

3. In der Demarkations- und Heilungsphase der allmähliche Kräfteverfall durch Toxikämie mit Degeneration an inneren Organen, Sekundärinfekte, Eiweißverlust, Anämie usw. Kann auch mit moderner Therapie bei tief drittgradigen Verbrennungen nur bis zu einer Maximalausdehnung von 60—70% überwunden werden. Kräftige junge Leute mit noch schwereren Verbrennungen gehen in dieser Phase zugrunde, auch wenn es gelungen ist, sie über alle vorherigen Schwierigkeiten hinwegzubringen.

Im Hinblick auf die Gesamtsituation ergibt sich demnach folgendes prognostisches Gesamtbild bei schweren Verbrennungen mit Ausdehnung über 15—20 bzw. 5—10%:

1. Rein zweitgradige Combustiones: Lebensgefahr nur in der Schockphase bei sehr großen Ausdehnungen von über 50% ohne Behandlung. Mit Therapie immer beherrschbar.

2. Oberflächlich drittgradige Verbrennungen: Lebensgefahr immer in der Schockphase mit obligater Letalitätsgrenze bei Ausdehnung über 35 bzw. 25% ohne Behandlung. Mit Therapie immer beherrschbar. — Weitere Lebensgefahr in der Intoxikationsphase ohne Behandlung immer. Mit Therapie nur bei Ausdehnung von über 40 bzw. 25% dubiös bzw. nicht beherrschbar.

3. Tief drittgradige Verbrennungen: Lebensgefahr immer in der Schockphase mit obligater Letalitätsgrenze bei Ausdehnung über 35 bzw. 25% ohne Behandlung. Mit Therapie fast immer beherrschbar. — Weitere Lebensgefahr in der Intoxikationsphase je nach Ausdehnung ohne Behandlung immer. Mit Behandlung nur bei Ausdehnung von über 40 bzw. 25% dubiös bzw. nicht beherrschbar. — In der Demarkations- und Heilungsphase immer ohne Behandlung. Mit Therapie nur bei Ausdehnung von über 40 bzw. 25% dubiös bzw. nicht beherrschbar mit oberster Grenze des Möglichen bei 60—70%.

IV. Histologie

Sie zeigt dem Grade entsprechende Koagulationsnekrosen, Blasenbildungen, Gefäßerweiterungen, Thrombosen, Ödembildung und Erythrozytenextravasate im Corium, später Wunden mit Granulation.

V. Diagnose und DD

Die Diagnose ergibt sich fast immer leicht aus der klinischen Symptomatik im Zusammenhang mit der Unfallanamnese. In DD kommt eventuell eine Dermatitis solaris (S. 290) bzw. eine Kontaktdermatitis durch Benzin, Petroleum usw. (S. 325), mitunter auch die Lyellsche Dermatose (S. 314).

VI. Ätiologie und Pathogenese

Die ursächliche Hitzeeinwirkung kann durch Flammen (Explosionen, Flammen), durch heiße Flüssigkeiten (Wasser, Öle, geschmolzene Metalle) oder durch direkten Kontakt mit heißem festem Material (Metalle, Porzellan, Steine) erfolgen. Die Schädigung durch heißes bzw. kochendes Wasser nennt man Verbrühung. Die kausalen Möglichkeiten in der beruflichen und privaten Sphäre sind mannigfaltig; neben Gasexplosionen, Benzinbränden, Zimmerbränden und Bettenbränden führen mitunter auch anscheinend harmlose Tätigkeiten, wie das Bereiten einer Feuerzangenbowle oder das Anzünden eines Grillherdes zu Verbrennungen durch Flammenwirkung; bei den Verbrühungen liegen meist Ungeschicklichkeiten beim Hantieren mit gefüllten Gefäßen vor, Kinder überschütten sich oft mit heißen Flüssigkeiten, wenn sie Gefäße vom Tisch ziehen, während sie in anderen Fällen in Kübel oder Tröge, die am Boden stehen, hineinfallen; flüssigen Metallen sind vor allem Gießereiarbeiter ausgesetzt; Kontakte mit heißen Gegenständen usw. kommen durch Stürze auf Herdplatten, Öfen usw. zustande.

VII. Therapie

Die Entscheidung, ob ambulant behandelt werden kann oder Einweisung ins Spital erfolgen muß, hängt von der Schwere der Verbrennung ab (III.).

1. Allgemeintherapie

a) Bei kleineren Verbrennungen bis zur Grenze von 15—20 bzw. 5—10% ist in der Regel keine Allgemeinbehandlung erforderlich.

Immerhin kann sich auch hier bei drittgradigen Combustiones der Einsatz von Antibiotika zur Bekämpfung der Sekundärinfektion und allgemeiner Komplikationen insbesondere bei alten Leuten bewähren.

b) Alle ausgedehnteren Verbrennungen mit Grenzwert über 15—20 bzw. 5—10% bei Kindern müssen in die *stationäre Behandlung einer Spezialabteilung — und zwar so schnell als möglich!*

c) Erste Maßnahme ist die Schockbekämpfung durch Flüssigkeitsersatz mittels intravenöser Dauertropfinfusion. Man verabreicht jeweils während der ersten 8, der folgenden 16 und der nächsten 24 Stunden eine Menge, die dem Produkt aus Ausdehnung in Prozent mal Körpergewicht in Kilogramm entspricht, und zwar zur einen Hälfte Kolloid-, zur anderen Elektrolytlösungen (Evansche Formel).

d) Gleichzeitige Kreislaufstützung, antibiotische Abschirmung und Dämpfung sind angezeigt bzw. erforderlich, doch sollen keine peripher angreifenden Analeptika zur Blutdrucksteigerung verwendet werden.

e) Bei starken Schmerzen unmittelbar nach dem Unfall kann Morphium eingesetzt werden. (Nicht bei Kindern unter 10 Jahren!)

f) Im weiteren Verlauf benötigt man in der Intoxikationsphase eventuell Corticosteroide.

g) Bluttransfusionen in Abständen von einigen Tagen und eiweißreiche Kost verbessern in schweren Fällen den Allgemeinzustand und dienen gleichzeitig der Vorbereitung zur Spalthautlappentransplantation, die bei ausgedehnteren tief drittgradigen Verbrennungen schließlich nötig ist.

2. Lokaltherapie

a) Die älteren Behandlungsformen mit Tanningelee und mit sterilen Verbänden sind heute obsolet.

b) Bei kleineren, aber auch bei ausgedehnten Verbrennungen Lokalversorgung mit antibiotischen Salbenverbänden (S. 97); im Gesicht beim ersten und zweiten Grad eventuell nur Sulfonamidgelee.

c) Primärversorgung durch den Unfallsarzt bei ausgedehnten Combustiones am besten mit Puder lediglich unter Einwickeln in ein reines Leintuch bis zur Einlieferung ins Krankenhaus.

d) Beschleunigung der Schorfabstoßung durch fermenthältige Puder oder Salben und Bäder.

e) Reinigung der granulierenden Wundflächen durch Verbände mit dem grobmaschigen Tulle gras, der einen reichlichen Abfluß des Wundsekretes zuläßt.

f) Bei tief drittgradigen Verbrennungen schließlich Autotransplantation mit Spalthautlappen, eventuell in mehreren Sitzungen, wobei man mit der Schachbrettauflage der Hautstückchen, neuerdings auch mit der Netztransplantation (sogenannte Mesh-graft), mit wenig Material zur Deckung großer Wundflächen kommen kann.

Elektroschäden (selten)

Abb. 176—178

|| Elektroschäden der Haut sind durch die sogenannten Strommarken, das sind weiße bis graugelbe, trockene Nekrosen an der Ein- und/oder Austrittsstelle des Stromes charakterisiert.

I. Ihre Größe und Form variieren mit der jeweiligen Kontaktfläche; die Begrenzung ist meist scharf, die Oberfläche glatt und glänzend. Sie liegen in entzündungsfreier normaler Umgebung. Nach Abstoßung der Nekrosen entstehen Wundflächen, später Narben. Sind die Strommarken entsprechend groß, so können Verstümmelungen zurückbleiben (z. B. Verlust der ganzen Unterlippe). Die Zahl der Strommarken ist variabel; wird etwa das Ende eines stromführenden mehrlitzigen Drahtes berührt, so treten 10—15 punktförmige Nekrosen nebeneinander auf. Jede Lokalisation ist möglich, doch werden naturgemäß am häufigsten die Hände betroffen. Entstand im Augenblick des Stromschlusses auch ein Lichtbogen („Funke"), so können in der Umgebung der Strommarke zusätzlich Verbrennungen aller Grade erkennbar sein; meist kommt es in solchen Fällen auch zu einer „Metallisation", da abdampfende Metallpartikel in die Hautoberfläche mitgerissen werden und sie grau oder schwarzbraun verfärben.

II. Strommarken sind schmerzlos. Allgemeinerscheinungen sind Folgen einer Schädigung tieferer Organe. Sie sind am gefährlichsten, wenn die elektrische Energie direkt durch das Herz (bei Stromschluß von einer Hand zur anderen!) oder das Gehirn (bei Stromeintritt durch Kontakt am Kopf) fließt. Das letale Ende tritt dann durch Herzstillstand und -flimmern (sogenannter „Sekundenherztod") oder Gehirntod ein. In günstigsten Fällen entstehen temporäre bzw. bleibende Herzmuskelschäden.

III. Strommarken stoßen sich langsam im Laufe von vielen Wochen ab; auch die folgende Narbenbildung nimmt längere Zeit in Anspruch.

IV. Die Histologie zeigt eine Nekrose mit sehr charakteristischen „ziegenbartartigen" Ausziehungen der Zellen.

V. Keine Bemerkung.

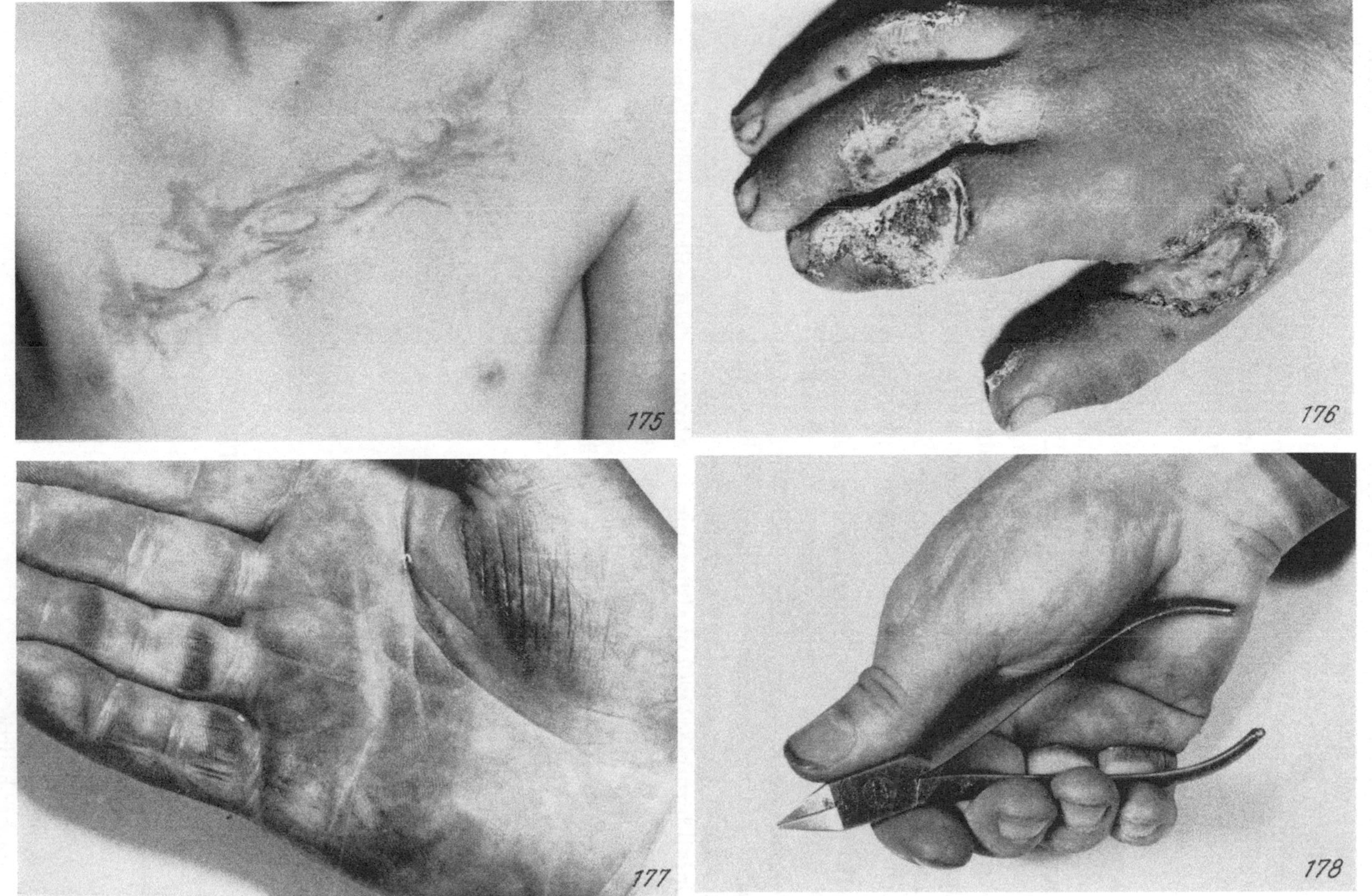

Abb. 175. Hypertrophische Narbe nach drittgradiger Combustio   Abb. 176. Tiefe Strommarken
Abb. 177. Oberflächliche Strommarken mit Metallisation   Abb. 178. Handhabung des Werkzeuges beim Unfall von Abb. 177

VI. Die Ursachen für die Gewebszerstörung durch den elektrischen Strom sind einerseits sein ändernder Einfluß auf die elektrischen Potentiale aller lebenswichtigen ionisierten Eiweißsysteme und andererseits die Entstehung von Joulescher Wärme durch die Widerstandsänderung an der Eintrittsstelle. Strommarken sind dementsprechende Immediatnekrosen. Es ist daher verständlich, daß der Schaden um so größer ausfällt, je energiereicher (= je höher gespannt) der Strom ist, je stärker er fließt (= je höher die Stromstärke ist) und je länger der Stromfluß dauert. Dementsprechend sind Unfälle mit hochgespanntem Strom meist tödlich; es kann aber auch schon bei einer Spannung von 60 Volt zum letalen Ende kommen, wenn der Stromdurchgang genügend lang dauert; am häufigsten tritt der Sekundenherztod dann ein, wenn ein hochamperiger Strom mit einer Spannung zwischen 220—380 V (!) durch den Herzmuskel fließt. Die meisten Stromunfälle sind Folgen von Unachtsamkeit oder Mißachtung der Schutzvorschriften. Die Möglichkeiten in der beruflichen und privaten Sphäre sind zahlreich.

VII. Einweisung ins Spital immer ratsam. Insbesondere bewußtlose Patienten müssen nach dem Stromunfall so schnell als möglich in Spitalsbehandlung kommen. Dabei sind Wiederbelebungsversuche mit künstlicher Beatmung gegebenenfalls sofort bzw. noch am Unfallsort zu beginnen und im Krankenwagen fortzusetzen; hier gelten die Regeln der Unfallchirurgie. Die Lokaltherapie der Strommarken soll möglichst konservativ erfolgen, da dann am wenigsten Gewebe verloren und eine optimale Narbe erzielt wird. Man behandelt bis zur Abstoßung der Nekrosen mit antibiotischen Puderverbänden trocken und geht erst beim Auftreten der Wundflächen auf antibiotische Salben über.

Dermatitis solaris
Sonnenbrand   (häufig)
Abb. 179

Diese akute Hautentzündung infolge Einwirkung ultravioletter Strahlen (keine Combustio!) ist durch flächenhafte Rötungen, eventuell mit Blasenbildung und kurzfristigen Verlauf mit Restitutio ad integrum bzw. Hyperpigmentation charakterisiert.

I. Hauterscheinungen

1. Primäreffloreszenzen

a) *Flächenhafte Rötungen*
   Größe: variabel je nach Exposition.
   Farbe: hellrot.

Form: variabel.
Rand: mäßig scharf bis scharf.
Konsistenz: normal.
Oberfläche: normal oder bedeckt mit
b) *Blasen*
Größe: bis über pflaumengroß.
Inhalt: Serum.
Form: halbkugelig.
Lagerung: subepidermal.
Decke: ziemlich straff.

2. Sekundäreffloreszenzen

Seröse Krusten nach geplatzten Blasen; *Schuppen*, großlamellös als Reste von Blasen, kleinlamellös als Entzündungsfolge; temporäre Rest- bzw. Hyperpigmentierungen.

3. Phänomene — Keine.

4. Zahl — Meist ganze Körperregionen entsprechend der Exposition.

5. Lokalisation — Frei getragene und exponierte Körperpartien.

6. Anordnung — Großflächig, der Exposition entsprechend.

II. Sonstige Symptomatik

1., 3. Sichtbare Schleimhäute, Lnn. — Frei.

2. Subjektive Symptome

Mehr minder heftig brennende Schmerzen sowie Hitze- oder Spannungsgefühl durch 1—3 Tage.

4. Allgemeinerscheinungen

Nur bei ausgedehnten Veränderungen mit Blasenbildung subfebrile Temperaturen durch 1—3 Tage. In schwersten Fällen auch kurzfristiges Ansteigen des Hämatokrit infolge Flüssigkeitsabgabe ins Gewebe (wie bei ausgedehnter Combustio zweiten Grades).

III. Verlauf und Prognose

1. Altersdisposition — Keine.

2., 3. Inkubation, Prodrome — Keine.

4. Beginn und Verlauf

Die Dermatitis solaris verläuft biphasisch: unmittelbar nach der U.V.-Exposition tritt eine flächenhafte akut entzündliche Rötung auf, die

19*

nach 1—2 Stunden abklingt; nach einem freien Intervall von einigen Stunden folgt die eigentliche Dermatitis solaris mit flächenhafter hellroter Verfärbung bzw. Blasenbildung und eventuellen Allgemeinsymptomen.

5. Prognose

Restitutio ad integrum mit Pigmentierung in 1—2 Tagen.

IV. Histologie

In der 1. Phase lediglich Gefäßerweiterungen im Corium. In der 2. Phase treten, je nach Schwere, variable Schäden an den Endothelien und den Zellen des Stratum basale bzw. spinosum, eventuell mit Auflösung des Verbandes und teilweisem Untergang hinzu. Später Melaninvermehrung im Stratum basale.

V. Diagnose und DD

Die Diagnose ergibt sich leicht aus Klinik und Anamnese. Eventuelle DD wären: Akute Dermatitis anderer Genese (S. 325), akute Radiodermitis (S. 294), Combustio ersten bis zweiten Grades (S. 278), schwere medikamentös bedingte Exantheme (S. 311), Lyellsche Dermatose (S. 314).

VI. Ätiologie und Pathogenese

Die Ursache der Dermatitis solaris ist eine Schädigung der Kapillarendothelien im Corium und der Epidermiszellen des Stratum germinativum durch die Ultraviolettstrahlung einer Wellenlänge zwischen 2800—3200 Å (= 280—320 mµ). Die Endothelschädigung mit folgender Exsudation soll zum einen Teil direkt durch die U.V.-Strahlung, zum anderen indirekt durch Mediatoren der H-Substanzen-Gruppe, die beim Zerfall geschädigter Epithelien frei werden, bedingt sein. Mögliche U.V.-Quellen sind: Sonne, Kohlenbogenlampen, Quecksilberdampflampen usw. Die individuelle Empfindlichkeit schwankt in Abhängigkeit vom Pigmentgehalt der Haut (Rassen), der Dicke des Stratum corneum (Körperpartien) und der jeweiligen Durchblutung in weiten Grenzen. Bei den meisten Europäern regt die erste mehr minder leichte Dermatitis solaris im Frühjahr die Pigmentierung soweit an, daß weitere Sonnenbestrahlungen im täglichen Leben keine stärkeren Reaktionen hervorrufen; erst besonders intensive U.V.-Einwirkung (z. B. Einschlafen im Sonnenbad) führt hier zu heftigen Reaktionen.

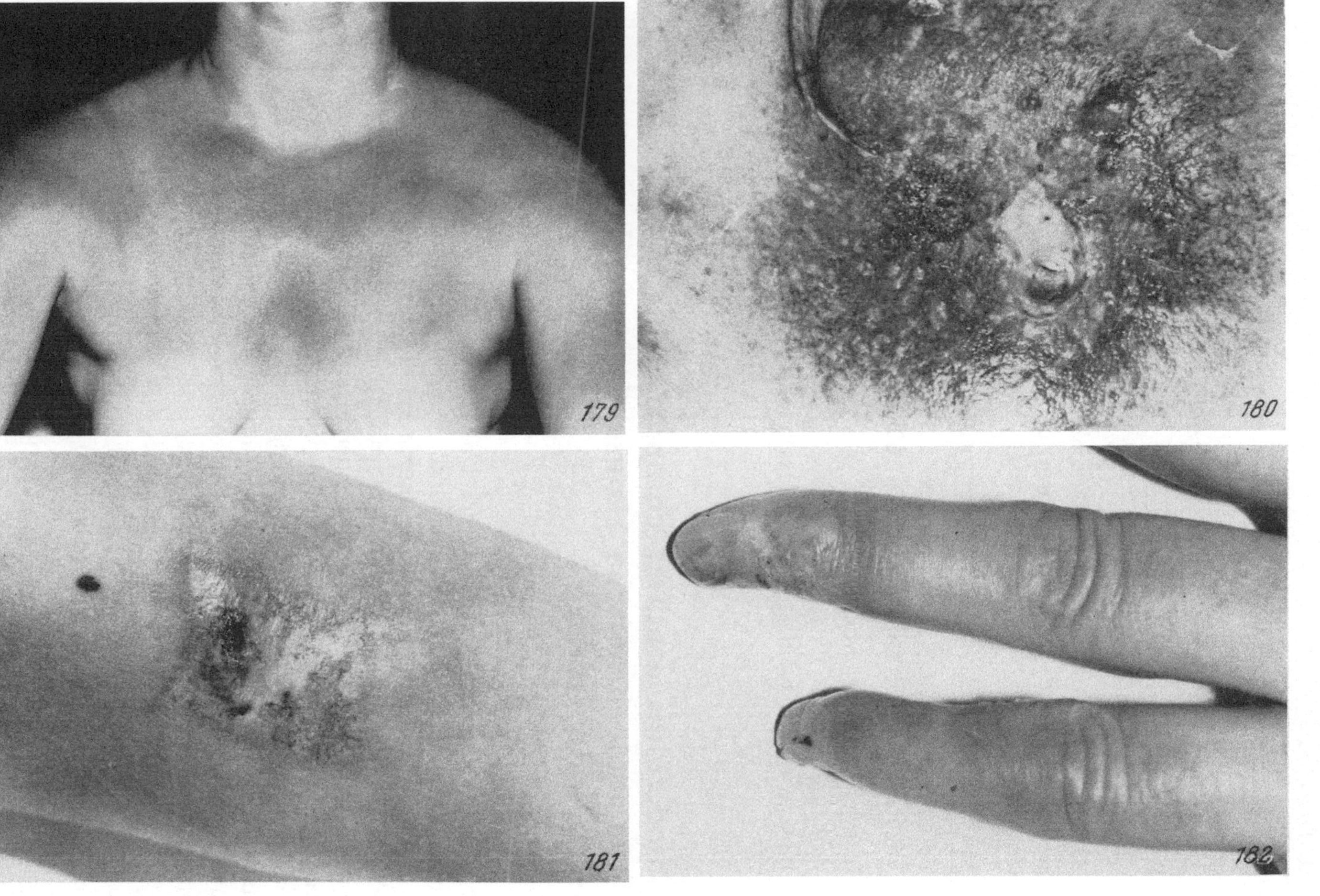

Abb. 179. Dermatitis solaris
Abb. 180. Radiodermitis chronica 4 Jahre nach Röntgenbestrahlung post Ablatio mammae wegen Carcinom
Abb. 181. Radiodermitis chronica. 25 Jahre nach Röntgenbestrahlung eines Hämangioma cavernosum
Abb. 182. Radiodermitis chronica der Finger bei Röntgenassistentin

VII. Therapie

Erfolgt ambulant.

<u>1. Allgemeinbehandlung</u> — Nur in schweren Fällen.

a) Antihistaminika p.o. und Calcium i.v. (1mal täglich 10 ml 10%iges Calcium gluconicum i.v. durch 3 Tage).

b) Bei besonderer Ausdehnung mit Blasenbildung eventuell auch Flüssigkeitsersatz durch i.v.-Infusion wie bei einer Combustio zweiten Grades.

<u>2. Lokaltherapie</u> — Trägt das Hauptgewicht.

a) Corticosteroidhältige Salben (S. 97; z. B. Corticosteroidsalbe 15,0, Sol. acidi borici 3%, Eucerini āā ad 100,0).

b) Blande *Trockenpinselung* (S. 96), *Tyloseschleimgelees mit Sulfonamidzusätzen* (z. B. Aristamid-Gel®, Badionalgeel®) 2mal täglich dünn auftragen. Kühlt gut, wenn Blasen fehlen.

Radiodermitis acuta et chronica
Akute und chronische Hautschäden durch
ionisierende Strahlen (selten)

Abb. 40, 180—182

Sie treten heutzutage nur noch bei Unfällen in Kernreaktoren und Unachtsamkeiten bzw. als unvermeidliche Nebenwirkungen hochdosierter Strahlenbehandlungen auf. Die akuten Frühformen (A.) sind durch mehr minder heftige Entzündungserscheinungen eventuell mit Blasen und Ulcusbildung sowie temporärem oder bleibendem Haarverlust, die chronischen Spätschäden (B.) hingegen durch Pigmentverschiebungen, Teleangiektasien, Atrophie mit Untergang der Haarfollikel und Talgdrüsen, Exulzeration und Neigung zur carcinomatösen Entartung charakterisiert. Der Schweregrad ist naturgemäß der Strahlendosis proportional.

A. Das Röntgenerythem (ab 450 r = Erythemdosis) und die Radiodermitis acuta (ab 1000 r)

I. Diese Frühschäden zeigen entzündliche Rötungen, im schwereren Falle auch Blasen, Ablösung der Epidermis und Exulzeration (sogenanntes primäres, akutes Röntgenulcus). Später kommt es zu Hyperpigmentation bzw. atrophischer Vernarbung. Größe, Form, Lokalisation und Anordnung entsprechen der ursächlichen Manipulation.

II. Meist bestehen heftige oft unerträgliche brennende Schmerzen und subfebrile Temperaturen. Andere Allgemeinerscheinungen hängen von der Strahlenwirkung an tieferen Geweben ab.

III. Das Röntgenerythem beginnt meist um den 3. Tag nach der Bestrahlung bzw. nach einer Latenzzeit bis zu maximal 12 Tagen und erreicht im Laufe einer Woche den Höhepunkt. Die Rückbildung erfolgt erst in der 3. Woche, häufig mit Restpigmentationen. Die Haare fallen in der 2. Woche aus und wachsen bei temporären Schäden ab dem 2.—3. Monat wieder nach. Die Prognose ist mit dem Ausmaß des Schadens von der Strahlendosis abhängig. Eine schwere akute Röntgendermatitis kann direkt in chronische Folgen übergehen.

IV. Die Histologie zeigt eine Degeneration der Epidermis eventuell mit Ablösung. Im Corium sieht man die Symptome einer akuten Entzündung.

V. Die Diagnose ergibt sich aus dem klinischen Bild und der klaren Anamnese. Denkbare DD: Dermatitis solaris (S. 290), akute Ekzeme bzw. Dermatitiden anderer Genese (S. 325) und Verbrennungen ersten bis zweiten Grades (S. 278).

B. Die Radiodermitis chronica

I. Hier treten lediglich Sekundärerscheinungen auf, deren Variationsbreite von trockener und haarloser Haut über Teleangiektasien, fleckige De- und Hyperpigmentationen („Röntgenpoikilodermie") bzw. atrophische Verdünnungen bis zu unregelmäßig begrenzten, schmierig belegten, mehr minder tiefgreifenden torpiden Exulzerationen reicht. Form, Lokalisation und Anordnung hängen von der ursächlichen Bestrahlung ab. Allfällige Carcinombildungen (S. 485) werden mit entsprechenden Knoten und Geschwüren augenfällig.

II. Die chronischen Strahlenschäden schmerzen kaum, obwohl sie den Patienten belästigen.

III. Die Radiodermitis chronica kann sich unmittelbar im Gefolge schwerer Frühschäden entwickeln. Meist tritt sie aber erst nach einer Latenz von einigen Jahren, allmählich zunehmend auf. Dabei führen therapeutische Irradiationen mit massiveren Strahlendosen innerhalb eines kurzen Zeitraumes meist zu Teleangiektasien, Pigmentverschiebungen und Exulzerationen, während wiederholte, niedrig dosierte Strahlungen (bei strahlentherapeutisch tätigen Personen) eher Trockenheit und Atrophie hervorrufen. Die chronische Radiodermitis ist ein irreversibler Zustand, obwohl man auch Exulzerationen mit viel Geduld zur Epithelisierung bringen kann. Als fakultative Präcancerose mit großer Entartungsneigung bleibt sie prognostisch dubiös.

IV. Die Histologie zeigt eine Atrophie der Epidermis und des Coriums mit wechselnd ausgeprägter Pigmenteinlagerung und Gefäßverarmung.

V. Die Diagnose ergibt sich auch hier aus Klinik und Anamnese. Eventuelle DD wären Poikilodermien bzw. Exulzerationen anderer Genese.

VI. Ionisierende Strahlen schädigen die Haut, weil ihre Energiequanten beim Aufprall Elektronen aus der Bahn schleudern. Die betroffenen Atome werden hiedurch ionisiert und die Eiweißstrukturen, in welchen sie eingebaut sind, funktionsgestört oder lebensunfähig. Die Zahl der „Trefferereignisse" ist naturgemäß von der Strahlendosis (= Strahlenmenge pro Fläche in der Zeiteinheit) abhängig. Darüber hinaus ist auch die Strahlenqualität von wesentlicher Bedeutung, da eine energiereichere „härtere" Strahlung mit kleineren Schwingungsamplituden das Hautorgan vielfach effektlos durchstrahlt und erst in tieferen Schichten Ionisierungen auslöst. Trefferereignisse an genetisch kompetenten Strukturen von Zellkernen führen, sofern die Zelle überlebt, zu negativen Mutationen, die auch auf abstammende Zellgenerationen übergehen. Dem Schaden, der den Gewebselementen durch die Trefferereignisse zugefügt wird, steht die Regenerations- und Kompensationsfähigkeit der betroffenen Zellen und Strukturen gegenüber.

VII. Die Therapie macht meist Einweisung ins Spital erforderlich. Prophylaktisch ist die Beachtung der Strahlenschutzmaßnahmen und die Einschränkung der Behandlung mit ionisierenden Strahlen auf ein unvermeidliches Minimum erforderlich. Zur Therapie akuter Schäden dienen corticosteroidhältige Salben, in schwersten Fällen eventuell auch Corticosteroide allgemein. Die Radiodermitis chronica ist ebenfalls mit corticosteroidhältigen oder mit Lebertransalben zu pflegen. Zusätzliche Belastungen (z. B. auch durch wiederholte Wärmeapplikationen oder Sonnen- bzw. Ultraviolettbestrahlungen) sollten vermieden werden. Ulzerationen können oft erst im Laufe vieler Monate zur Reinigung und Epithelisierung gebracht werden, wobei sich mitunter eine mehrwöchige Unterbringung im Wasserbett bewährt. In anderen Fällen bringen Exzisionen mit Deckung durch Lappenverschiebung Erfolge. Beim Verdacht bzw. beim Vorliegen einer carcinomatösen Entartung kommt nur die Totalexzision in Frage. Eine nochmalige Strahlenbehandlung ist streng kontraindiziert, da diese Carcinome kaum ansprechen.

15. Status varicosus und seine Folgen

Status varicosus (variköser Symptomenkomplex und postthrombophlebitisches Syndrom) Varizen oder Krampfadern der Beine

Abb. 183

> Varizen sind Venenerweiterungen mit Klappeninsuffizienz und Störung des Blutabflusses. Als *Status varicosus* bezeichnet man Varizen der subkutanen und tiefen Beinvenen. Im *varikösen Symptomenkomplex* (sehr häufig) faßt man den primär-idiopathisch-bedingten Status varicosus mit seinen Folgen und Komplikationen zusammen. Als *postthrombophlebitisches Syndrom* (selten) bezeichnet man dieselben Veränderungen, sofern sie sich sekundär im Gefolge tiefer Thrombophlebitiden einstellen.

I. Hauterscheinungen

1. Subkutane Varizen zeichnen sich durch die unveränderte Haut als haselnußgroße Knoten oder bleistiftdicke oft geschlängelte (Ausgleich der zur Erweiterung parallelen Verlängerung) Stränge ab. Sie sind prall elastisch mit Blut gefüllt, komprimierbar und entleeren sich im Liegen beim Heben der Beine. Tiefe Varizen werden nur durch Komplikationen und Phänomene augenfällig.

2. Sekundäreffloreszenzen — Nur bei Komplikationen.

3. Phänomene

Sie sind auch *diagnostisch vor Verödungen wichtig!* (S. 72, 74, 301.)

a) *Perthes Zeichen:* Man legt unter dem Knie eine Staubinde an und läßt den Patienten gehen. Sind die tiefen Venen intakt, so entleeren sich die subkutanen Varizen, weil das Blut nach der Tiefe „gesaugt" wird und abströmen kann.

b) *Ochsner-Mahorner-Test:* Man legt am Oberschenkel eine Staubinde an und läßt den Patienten niederlegen, sind die tiefen Venen und die Rami communicantes intakt, so entleeren sich die subkutanen Varizen, weil das Blut nach der Tiefe abfließen kann.

4. Die Ausdehnung des Status varicosus variiert zwischen einigen kleinen knotigen Erweiterungen und Strängen am ganzen Bein.

5. Lokalisation

Im Bereich der Vena saphena magna und parva.

6. Anordnung

Meist an beiden Beinen, seltener nur an einem.

7. Sonderformen — Keine.

II. Sonstige Symptomatik

1., 3., 4. Sichtbare Schleimhäute, Lnn., Allgemeinerscheinungen — Frei.

2. Subjektive Symptome

Krampfadern schmerzen beim Stehen und nach lokalen Traumen.

III. Verlauf und Prognose

1. Altersdisposition

Manifestation bei Erwachsenen, häufiger Frauen.

2., 3. Inkubation, Prodrome — Keine.

4. Beginn und Verlauf

Die „primäre" Varizenentwicklung kann schon um das 20. Lebensjahr oder jederzeit später spontan einsetzen. Häufig beginnt sie in der Gravidität. Die „sekundäre" Varizenbildung erfolgt nach tiefen Thrombophlebitiden bei persistierendem Venenverschluß oder bei Rekanalisation mit Klappeninsuffizienz. Die weitere Ausdehnung schreitet mehr minder rasch in Jahren und Jahrzehnten fort. Sie kann aber auch in jedem Zeitpunkt zum Stillstand kommen.

5. Prognose

Der Status varicosus ist an und für sich ungefährlich, bildet sich aber nie spontan zurück, stört kosmetisch sowie durch Schmerzen und führt im höheren Alter vielfach zu den Komplikationen des varikösen Symptomenkomplexes bzw. des postthrombophlebitischen Syndroms, insbesondere zum Ekzema und Ulcus cruris. Tiefe Thrombosen können als Komplikationen lebensgefährlich werden.

6. Komplikationen im Rahmen des *varikösen Symptomenkomplexes* bzw. des *postthrombophlebitischen Syndroms:*

a) *Varizenblutungen:* Sie sind selten, treten meist posttraumatisch auf und beunruhigen die Patienten durch die Dramatik des Ereignisses, sind aber harmlos und stehen rasch unter einem Druckverband.

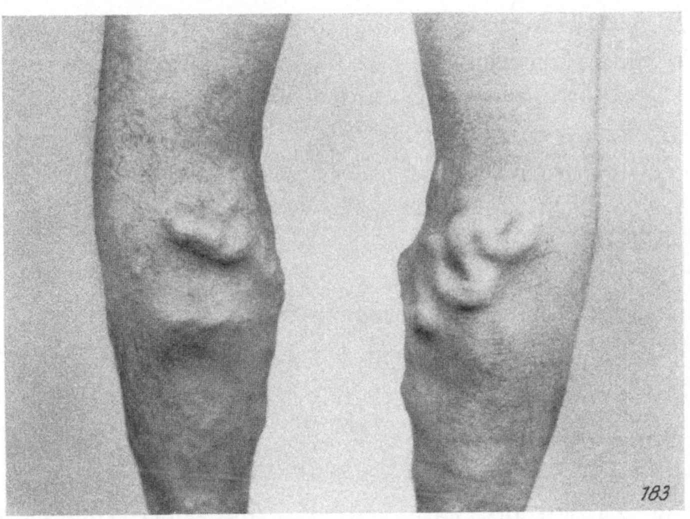

Abb. 183. Status varicosus

b) *Thrombophlebitis:* Das Varizenleiden prädestiniert für Thrombosen in den Beinvenen, die oft posttraumatisch entstehen. Thrombophlebitiden subkutaner Varizen zeigen sich als entzündlich gerötete, schmerzhafte Stränge und sind meist ungefährlich, da sie kaum je zu Embolien, mitunter sogar zu einer Art „natürlicher Verödung" führen. Tiefe Thrombophlebitiden sind wegen der Emboliegefahr lebensgefährliche Erkrankungen. Sie führen zum Verschluß der tiefen Venen, dem meist Rekanalisation mit Klappeninsuffizienz folgt.

c) *Andere Komplikationen* treten erst auf, wenn der primäre oder postthrombophlebitisch bedingte Status varicosus „funktionell dekompensiert", d. h., wenn Stoffwechselstörung und Flüssigkeitsstauung im Gewebe durch die zunehmende Störung des venösen Abflusses eine bestimmte Grenze überschreiten; dabei sind auch zusätzliche „Zweitschäden" (abgelaufene tiefe Thrombophlebitiden mit Venenverschlüssen, schlecht durchgeführte oder falsch indizierte Verödungen und Krampfaderoperationen, schlechte arterielle Durchblutung infolge Atherosklerose, latente Herzinsuffizienz, Gewebsschädigungen durch Knochenbrüche, Phlegmonen usw.) von Bedeutung; dementsprechend stellen sich diese Komplikationen meist erst im höheren Alter an den Unterschenkeln distal ein. Sie treten beim thrombophlebitischen Syndrom meist früher und stärker ausgeprägt auf:

α) Knöchelschwellungen, die vor allem nach längerem Stehen auftreten und im Liegen bzw. bei Hochlagerung wieder abklingen.

β) Blaurote Verfärbung der Haut (sogenannter „Stauungskatarrh").

γ) Kleinfleckige Hautblutungen und Restpigmentationen.

δ) Sklerodermieartige Verhärtungen („Atrophie blanche") vor allem bei postthrombophlebitischen Varizen.

ε) Ekzema cruris (S. 303).

η) Ulcus cruris (S. 306).

IV. Histologie

Sie zeigt Gefäßveränderungen mit Intimaproliferation, Athrophie der kollagenen und elastischen Fasern sowie variable Entzündungs- und Thrombosezeichen.

V. Diagnose und DD

Die Diagnose des Status varicosus und seiner Komplikationen bereitet kaum Schwierigkeiten.

VI. Ätiologie und Pathogenese

„Primäre" Beinvarizen sind durch konstitutionelle Bindegewebsschwäche bedingt und daher oft mit Hernien, Spreiz- und Senkfüßen usw. korreliert. Schwangerschaften begünstigen die Entwicklung durch die hormonelle Gewebsauflockerung und durch die Stauung infolge Raumeinengung im kleinen Becken. Stehende Berufe fördern die Varizenbildung rein mechanisch. „Sekundäre" Varizen entstehen nach tiefen Thrombophlebitiden bei Venenverschluß, aber auch bei Rekanalisation mit Klappeninsuffizienz im Sinne eines Umgehungskreislaufes. Venenerweiterung und Klappeninsuffizienz bedingen einen verlangsamten Abtransport bzw. Rückstau des venösen Blutes mit konsekutiver Stoffwechselstörung im Gewebe (Anhäufung von Abbauprodukten, Behinderung des arteriellen Affluxes durch die Rückstauung in den Kapillaren). Die Folgen sind die erwähnten Komplikationen.

VII. Therapie

Erfolgt ambulant; nur bei Komplikationen Einweisung ins Spital.

1. Allgemeintherapie

a) Präparate aus Roßkastanienextrakten sollen die Venenwände tonisieren, doch ist der Erfolg eher zweifelhaft (3mal täglich 20 Tropfen oder 2 Dragees der Spezialität).

2. Lokalbehandlung

Prinzip: durch Verödung, Entfernung oder Kompression der subkutanen Varizen soll der oberflächliche venöse Rückstau beseitigt und ein normaler Abfluß in die tiefen Venen erzielt werden.

a) *Verödung* und *Krampfaderoperation:* Beide Methoden bringen bei primären Varizen gute Erfolge, sofern die Technik einwandfrei ist und strenge Indikationsstellung erfolgt. In erster Linie müssen die *tiefen Venen durchgängig* und die *Klappen* hier und in den Rami communicantes *intakt* sein (Prüfung mit den Entleerungsphänomenen, I/3, oder durch Phlebographie); bei postthrombophlebitischen Varizen ist das meist nicht der Fall. Außerdem sollte kein Zweitschaden (III/6/c) vorliegen, weshalb Verödung oder Operation bei älteren Personen fast immer abzulehnen sind. Die Komplikationen an sich sind hingegen keine unbedingten Kontraindikationen! Anginen, Pyodermien etc. sind temporäre Hindernisse. Als Regel gilt: nach Verödungen treten eher Rezidive auf, Krampfaderoperationen sind hingegen wesentlich größere Eingriffe.

α) *Verödung:* 2 Tage vor der Verödung müssen Kompressionsverbände (siehe VII/2/c) zur Abschwellung angelegt werden. Zur Injektionsverödung, die oft mehrere Sitzungen in Abständen von einer Woche erforderlich macht, dienen heute Fettsäurepräparate, die die Venenwand reizen und zur Verklebung bringen. Man sticht am stehenden Patienten in die Varize ein, läßt den Behandelten niedersetzen, lagert das Bein hoch und injiziert 1 ml Injektionslösung (nicht mehr, sonst können auch tiefe Venen geschädigt werden). Diese Art des Vorgehens führt dazu, daß die Verödungslösung möglichst unverdünnt an die Venenwand kommt und nicht zu rasch abfließt. Man kann überdies die Verödungslösung in der Spritze schütteln, so daß 1 ml Schaum entsteht, den man zur Entfernung restlichen Blutes vor der Verödungslösung in die Vene vorausinjiziert (sogenannte Airbloc-Technik, ohne Gefahr einer Luftembolie). Nach der Einspritzung wird das etwa 5—10 cm lange Stück der Varize, das voraussichtlich verödet wurde, sofort mit Tupfern und Pflaster komprimiert. In einer Sitzung können pro Bein 1—2 Injektionen gemacht werden. Abschließend ist ein gut sitzender Kompressionsverband, mit dem der Patient sofort herumgehen kann (er soll nicht liegen), anzulegen. Dieser ist während der folgenden 24 Stunden unverändert zu belassen, danach muß er vom Patienten selbst durch 8—10 Tage täglich in der Früh vor dem Aufstehen frisch angelegt und am Abend im Bett vor dem Einschlafen abgenommen werden. Nichtbefolgung dieser Vorschrift führt zu stärkeren thrombophlebitischen Reizungen und oft zu monatelangen braunen Pigmentstreifen über den verödeten Venen. Der Patient oder seine Angehörigen müssen daher die Technik des Kompressionsverbandes vor der Verödung lernen und gut beherrschen. Einige Jahre nach einer Verödung können sich Rezidive einstellen, doch ist der Eingriff so klein, daß man dem Patienten eine Wiederholung zumuten kann.

β) *Krampfaderoperationen* fallen in das Gebiet der Chirurgie. Von den zahlreichen Verfahren sind im Hinblick auf Spätkomplikationen jene besser, die geringere Gewebszerstörungen setzen.

c) *Kompressionsverbände und Gummistrümpfe.* Sie finden vor allem dann Verwendung, wenn Verödungen und Operationen kontraindiziert sind und eignen sich auch zur Behandlung von Komplikationen. Bandagenverbände wirken stärker und gezielter. Gummistrümpfe sind im Alltag angenehmer. Voraussetzung für einen Erfolg ist die richtige Anlegung des Kompressionsverbandes bzw. gutes Passen der Gummistrümpfe. Fehler, die hier gemacht werden, wirken sich auf den Status varicosus sehr ungünstig aus. Bandagen und Strümpfe aus elastischen Plastikfasern sind besser als solche mit Gummifäden, weil der Gummi allergische Unterschenkelekzeme auslösen kann. Liegen sekundäre Varizen zur Kompensation tiefer Venenverschlüsse vor, so werden verständlicherweise meist keine Kompressionen vertragen, da die oberflächlichen Varizen für den Abtransport des Blutes erforderlich sind. Alle Kompressionen müssen vor dem ersten Aufstehen im Bett bzw. nach mindestens 20 Minuten Hochlagerung angelegt und vor dem Einschlafen abgenommen werden.
Zum Kompressionsverband sind pro Bein zwei 8 cm breite und 5 m lange elastische Binden erforderlich; soll auch der Oberschenkel bandagiert werden, so benötigt man eine dritte Binde. Man bandagiert zunächst mit einer Binde den Fuß von den Zehen bis über den Knöchel. Die Bandage wird unter leichtem Zug in Achtertouren um den Fußrist gewickelt, wobei nur die Zehen und die Ferse freibleiben. Die Lagen sollen sich systematisch steigend einige Zentimeter überdecken. Mit der zweiten Binde setzt man die Bandagierung in fischgrätenartig überlappenden Lagen am Unterschenkel bis zum Knie fort. Schließlich kann der Oberschenkel mit einer dritten Binde ge-

wickelt werden, die aber schlecht hält. Die Bandagierung des Fußes und Unterschenkels ist in allen Fällen notwendig, diejenige des Oberschenkels nur dann, wenn hier oberflächliche Thrombophlebitiden ablaufen oder Verödungen gesetzt wurden.

Ekzema cruris varicosum   (sehr häufig)

Abb. 184, 185

> Diese Ekzemform ist als Komplikation des Status varicosus (S. 299) durch die Lokalisation am distalen Unterschenkel charakterisiert.

I. Hauterscheinungen

1., 2. Primär- und Sekundäreffloreszenzen

Das Ekzema cruris manifestiert sich vorwiegend mit bis über handflächengroßen, eher lividroten, unscharf begrenzten, *flächenhaften entzündlichen* Veränderungen; sie sind oft von stecknadelspitzgroßen *Ekzembläschen* durchsetzt, die aufgekratzt werden und *erodierten, nässenden Arealen mit Krustenbildung* Platz machen; überdies treten Schuppen und Restpigmentationen auf. — Daneben sind die Erscheinungen des Status varicosus (S. 297) und vielfach auch Hautblutungen oder ein Ulcus cruris varicosum erkennbar, das oft vom Ekzema cruris umgeben wird.

3. Phänomene — Keine.

4. Zahl — Solitär an einem oder beiden Beinen.

5. Lokalisation

Die distale Hälfte des Unterschenkels, insbesondere medial über dem inneren Knöchel, eventuell auch gürtelförmig.

6., 7. Anordnung, Sonderformen — Keine Bemerkung.

II. Sonstige Symptomatik

1., 3., 4. Sichtbare Schleimhäute, Lnn., Allgemeinsymptome — Frei.

2. Subjektive Symptome — Mehr minder heftiger Juckreiz.

III. Verlauf und Prognose

1. Altersdisposition

Als Komplikation des Status varicosus tritt das Ekzema cruris überwiegend in höherem Alter auf.

2., 3. Inkubation, Prodrome — Keine.

4. Beginn und Verlauf

Das Ekzema cruris beginnt allmählich und besteht chronisch fort.

5. Prognose

Quoad vitam ungefährlich; quoad sanationem ungünstig, sofern der ursächliche Status varicosus nicht beeinflußbar ist.

6. Komplikationen

Das Ekzema cruris kann zur Generalisation führen, sofern es wenigstens teilweise kontaktallergisch bedingt ist.

IV. Histologie

Sie entspricht derjenigen des Kontaktekzems (S. 325).

V. Diagnose und DD

Die Diagnose bereitet keine Schwierigkeiten.

VI. Ätiologie und Pathogenese

Das Ekzema cruris entwickelt sich als Spätkomplikation des varikösen Symptomenkomplexes oder des postthrombophlebitischen Syndroms. Die Stase und die Gewebsstoffwechselstörung im Gefolge der venösen Abflußbehinderung reichen bereits allein hin, um das Ekzema cruris varicosum auszulösen. In vielen Fällen tritt aber noch eine allergische Komponente im Sinne des Kontaktekzemes hinzu. Medikamente zur Lokaltherapie der Varizen (Roßkastanienextrakt oder heparinhältige Salben usw.) oder ihrer Komplikationen (z. B. Sulfonamidpuder auf ein Ulcus cruris) können dabei ebenso als Antigen wirksam sein, wie die Gummifasern elastischer Binden bzw. Strümpfe oder chemische Bestandteile der normalen Fußbekleidung.

Abb. 184. Ekzema cruris varicosum
Abb. 185. Ekzema cruris varicosum
Abb. 186. Ulcus cruris varicosum
Abb. 187. Pityriasiformes Arzneimittelexanthem nach Phenacetin

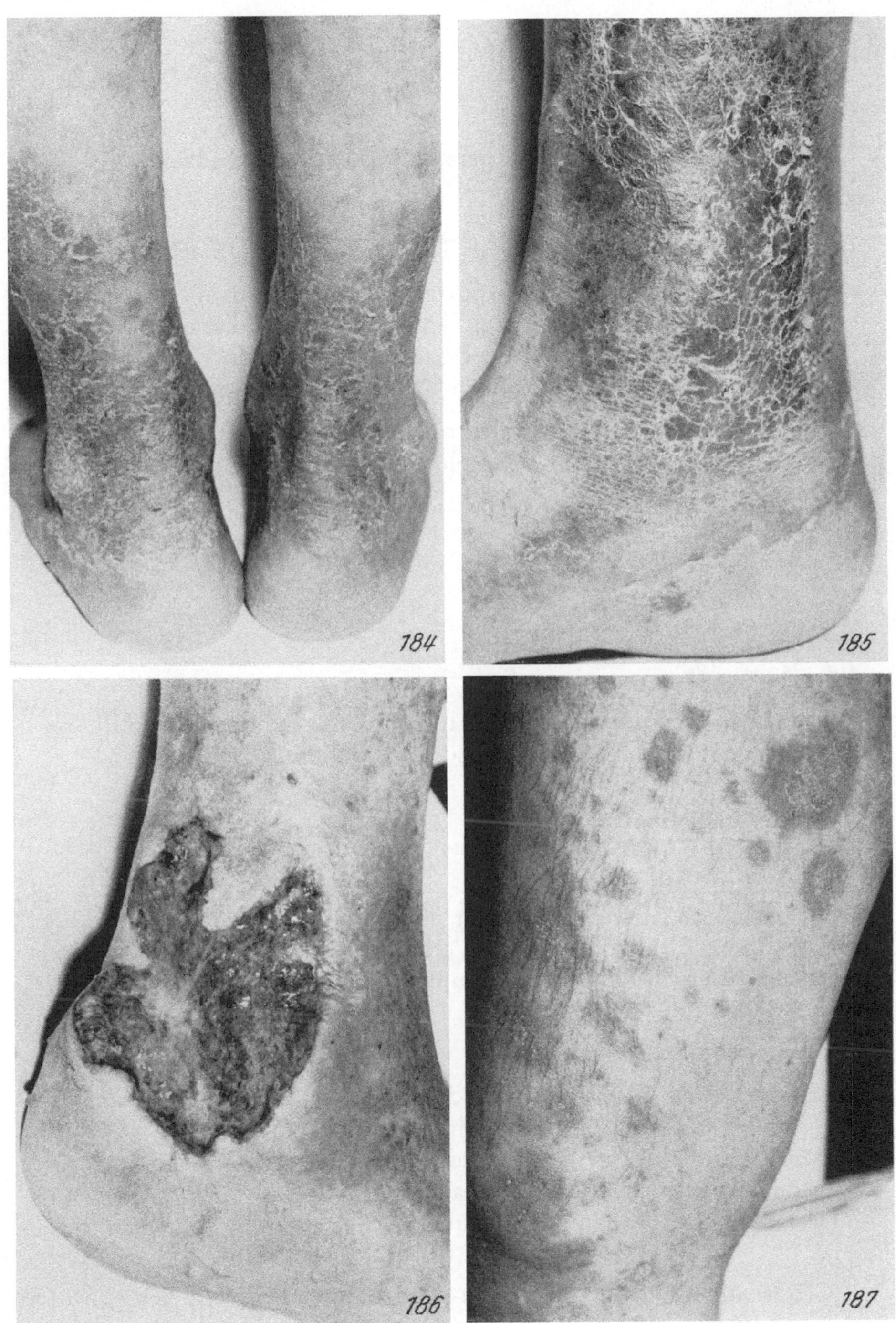

Abb. 184—187

VII. Therapie

Kann meist ambulant erfolgen.

1. Allgemeinbehandlung — Wie beim Status varicosus (S. 301).

2. Lokaltherapie

a) *Corticosteroidhältige Salben* als Therapie der Wahl (S. 97).

b) *Beseitigung des ursächlichen Status varicosus* durch Verödung oder Operation. Cave! Hier liegen häufig Kontraindikationen vor, da es sich überwiegend um ältere Patienten handelt, die oft schon einen „Zweitschaden" zumindest durch Atherosklerose aufweisen (S. 299).

c) *Kompressionstherapie* unter Verwendung von Binden und Strümpfen aus elastischem Plastikmaterial ohne Gummifasern.

d) *Eliminierung eines eventuellen Kontaktallergens.*

Ulcus cruris varicosum   (sehr häufig)
Abb. 36, 38, 186

|| Diese Komplikation des Status varicosus ist durch ihr solitäres Auftreten am distalen Unterschenkel charakterisiert.

I. Hauterscheinungen

1. Primäreffloreszenzen

Das Ulcus cruris varicosum entsteht überwiegend auf dem Boden einer venösen Stauung mit ödematöser Verhärtung der Haut bzw. ekzematösen oder sklerodermieartigen Komplikationen des varikösen Symptomenkomplexes (S. 299).

2. Sekundäreffloreszenzen

Die initiale, eventuell hämorrhagische Nekrose reicht bis ins Corium und erscheint makroskopisch als „Fleck"; sie wächst mehr minder rasch auf Münzengröße an, ist grau bis schwarzbraun gefärbt, rundlich oder unregelmäßig geformt, ziemlich scharf begrenzt, matsch aber zäh und hinterläßt bei ihrer allmählichen Abstoßung ein

Ulcus

Größe: linsen- bis über münzen- und handflächengroß; beim sogenannten Ulcus cruris varicosum giganteum eventuell manchettenförmige Ausdehnung um die ganze Zirkumferenz des distalen Unterschenkels in Handbreite.

Form: rundlich, unregelmäßig, bei Konfluenz auch polyzyklisch.
Rand: scharf ausgestanzt oder unterminiert; weich oder hart.
Grund: Die mittleren oder unteren Schichten des Coriums, selten
 tiefer. Nach Abstoßung der Nekrose ist der Grund eitrig gelb,
 eventuell auch grün (Pyocyaneus) belegt; starke seröse Exsudation. Krustenbildung. Erst bei beginnender Heilung entwickelt
 sich hellrotes, gut durchblutetes gebuckeltes Granulationsgewebe,
 das vom Rande her epithelisiert wird. Abheilung mit Narben.

3. Phänomene — Keine.

4. Zahl

Meist solitär, es können aber auch zwei Ulcera vorhanden sein.

5. Lokalisation

Distale Hälfte der Unterschenkel, meist über dem inneren Knöchel.

6. Anordnung — Keine Bemerkung.

7. Sonderformen — Keine.

II. Sonstige Symptomatik

1., 3., 4. Sichtbare Schleimhäute, Lnn., Allgemeinsymptome — Frei.

2. Subjektive Symptome
Sehr variable Schmerzhaftigkeit.

III. Verlauf und Prognose

1. Altersdisposition
Betrifft als Komplikation des Status varicosus (S. 297) meist ältere
Menschen.

2., 3. Inkubation, Prodrome — Keine.

4. Beginn und Verlauf
Die Entwicklung beginnt spontan oder nach Traumen, meist auf dem
Boden der Komplikationen des Status varicosus; die Vergrößerung
schreitet mehr oder weniger rasch fort. Im Laufe von Jahren kann ein
Ulcus cruris varicosum giganteum entstehen.

5. Prognose
Es besteht keine Gefahr quoad vitam. Ohne Behandlung besteht keine
Heilungstendenz, und die Greise werden bis an ihr Lebensende durch

das Leiden belästigt. Richtige Therapie führt meist zur Heilung, doch ist die Rezidivgefahr groß, sofern keine exakte weitere Pflege erfolgt.

6. Komplikationen

In sehr seltenen Fällen kann sich auf dem Boden eines Ulcus cruris varicosum auch ein Carcinoma spinocellulare entwickeln.

IV. Histologie

Sie zeigt den Zerfall, unspezifische Entzündungserscheinungen und Gefäßveränderungen.

V. Diagnose und DD

Die Diagnose ist leicht. DD siehe S. 309.

VI. Ätiologie und Pathogenese

Das Ulcus cruris ist eine schwere Komplikation des Status varicosus (S. 299), die sowohl im Rahmen des varikösen Symptomenkomplexes, insbesondere aber beim postthrombophlebitischen Syndrom auftritt. Sie stellt sich als Folge der Stoffwechselstörung durch die venöse Abflußbehinderung meist im höheren Alter ein, sobald die Gewebsernährung durch „Zweitschäden" (insbesondere Atherosklerose mit arterieller Durchblutungsverringerung an den Beinen und latenter Herzinsuffizienz) zunehmend verschlechtert wird.

VII. Therapie

Macht häufig Einweisung ins Spital erforderlich.

1. Allgemeintherapie

a) Wie beim Status varicosus (S. 301).

b) Zusätzlich Bettruhe, Hochlagerung des Beines.

c) Eventuell Behandlung von Zweitschäden, eventuell auch Digitalisierung.

2. Lokalbehandlung

d) Verbände mit *10—20% Lebertran-Zinkpasta, corticosteroidhältigen* Salben, blanden Kühlsalben, antibiotischen Salben, wundreinigenden Pudern und Gazelagen, Metallfolien usw. — Auswahl je nach Situation und Erfahrung. Cave! Die Salbenbehandlung soll die Umgebung nicht reizen und keine Kontaktallergie hervorrufen!

e) *Kompressionsverbände mit elastischen Binden* (S. 302). Hier sind Bandagen besser als Strümpfe. Die Kompression über dem Ulcus und seiner unmittelbaren meist indurierten Umgebung kann durch ein individuell zugeschnittenes *Schaumgummipolster* erhöht werden.

f) Bei guter arterieller Durchblutung kann man nach Abstoßung der Nekrosen und Reinigung bei guter Granulation das Ulcus mit Spalthautlappen im Rahmen einer *Autotransplantation* decken.

g) Auflegen von *Kollagenplatten* oder von refrigerierten, „übriggebliebenen" *Homojotransplantaten* regt die Granulation und Epithelisierung günstig an.

h) Die *Beseitigung der ursächlichen Varizen* durch Verödung oder Operation kommt bei diesen Patienten meist *nicht in Frage,* da bereits Zweitschäden als Kontraindikationen vorliegen (S. 301).

i) Nach Abheilung eines Ulcus cruris kann ein Rezidiv nur vermieden werden, wenn der Patient bestimmte *Pflegeregeln* einhält: Kein Herumgehen ohne richtig angelegten Kompressionsverband; kein längeres Stehen oder Sitzen ohne oftmalige Unterbrechungen durch kurzes Herumgehen bzw. durch Hochlagerung; laufende Lokalpflege mit blanden Salben; Vermeidung von Traumen; korrekte Einhaltung der Medikationen zur Behandlung von Zweitschäden (dazu zählt im gegebenen Falle auch eine Dauerdigitalisierung).

Differentialdiagnose des Ulcus cruris

Geschwüre an den Unterschenkeln können bei folgenden Erkrankungen auftreten:

1. **Status varicosus** und **postthrombophlebitisches Syndrom** (S. 297). Lokalisation der Ulcera über dem inneren Knöchel, meist retromalleolär; Veränderungen im Sinne der Komplikationen des varikösen Symptomenkomplexes in der umgebenden Haut; Varizen sind vorhanden.

2. **Arterielle Durchblutungsstörungen** infolge Atherosklerose, Thrombangitis obliterans, Diabetes mellitus usw. Lokalisation der Ulcera meist ventral über der Tibia; fehlende Pulse der Beinarterien und verifizierbare schwere Durchblutungsstörung.

3. **Lues III.** Lokalisation der nierenförmigen, wie ausgestanzten Gummen über der Tibia; positive Serologie (S. 601).

4. **Nodöses Tuberkulid** (= Erythema induratum Bazin). Lokalisation des Ulcus an der Wade in einem spezifischen Infiltrat (S. 148).

5. **Papulonekrotisches Tuberkulid.** Multiple Ulcera am ganzen Unterschenkel neben anderen Hauterscheinungen der Erkrankung (S. 146).

6. **Chronische bakterielle Infekte,** z. B. Ekthyma oder Pyoderma gangränosum (sehr selten).

7. **Blastomykose** (in Europa extrem selten).

8. **Leishmaniose** (in Europa extrem selten) (S. 135).

9. **Carcinoma spinocellulare** (S. 485). Cave! Es entwickelt sich eventuell auf dem Boden eines langjährigen Ulcus cruris varicosum (sehr selten).

10. **Malignes Melanom** (S. 470) und andere extrem seltene maligne Tumoren mit Zerfall.

11. **Nekrobiosis lipoidica** (S. 508). Sie führt extrem selten zur Exulzeration.

12. „Labile" Ischämien im Rahmen **bestimmter Anämieformen,** wie z. B. der Sichelzellanämie (extrem selten).

16. Allergische Hautkrankheiten

Arzneimittelexantheme (häufig)

Abb. 30, 41, 187—192

> Die überwiegend allergisch bedingten Überempfindlichkeitsreaktionen der Haut gegen Medikamente sind durch keine eigenständigen oder einheitlichen Hauterscheinungen, sondern nur durch ihren Zusammenhang mit der Medikation charakterisiert, während sie morphologisch die verschiedenartigsten Dermatosen imitieren. Lediglich die fixen Arzneimittelexantheme und die seltene Lyellsche (englisch aussprechen) Dermatose zeigen klar umrissene Veränderungen.

I. Hauterscheinungen

Sie können den verschiedenartigsten Dermatosen ähneln oder fast gleichen — die Detailbeschreibungen sind daher in den jeweils entsprechenden Kapiteln nachzulesen. Obwohl fast jedes Medikament jede mögliche Erscheinungsform hervorrufen kann, ergeben sich doch erkennbare Häufigkeitsbeziehungen zwischen der Einnahme bestimmter Pharmaka und dem Auftreten gewisser Hautveränderungen. Aus diesem Grund wechselt auch die Häufigkeit der verschiedenen Morphen im Laufe der Jahrzehnte, da sie davon abhängt, welche Arzneimittel im gegebenen Zeitpunkt gerade vorwiegend eingenommen werden.

1., 2. Primär- und Sekundärefloreszenzen

a) Morbilliforme (S. 239), scarlatiniforme (S. 232), rubeoliforme (S. 236), pityriasiforme (S. 352), großmakulöse und papulöse Exantheme sowie deren Mischformen (zumeist nach Penicillin, Ampicillin, Barbituraten, Phenacetinabkömmlingen, Salicylaten und Hydantoinderivaten; früher besonders nach Sulfonamiden).

b) Lichenoide (S. 364) und erythematodesähnliche (S. 408) Ausschläge (eventuell nach Penicillin, Atebrin und dessen Derivaten; früher besonders nach Salvarsan und Gold).

c) Urticaria und Ödema Quincke (S. 318) (zumeist nach Penicillin, Insulin und Seren zur passiven Immunisierung).

d) Erythema exsudativum multiformeartige (S. 376) Reaktionen (eventuell nach Barbituraten, Phenacetinabkömmlingen, Salicylaten, Pyrazolonderivaten, Phenolphthalein; früher Sulfonamide).

e) Erythema nodosumähnliche (S. 381) Veränderungen (eventuell nach Salicylaten; früher besonders nach Sulfonamiden, Wismut, Jodiden und Bromiden).

f) Erythrodermien (S. 512), die als großmakulöse Exantheme oder mit Veränderungen eines Kontaktekzems (S. 325) beginnen (eventuell nach Penicillin, Ampicillin, Lokalanästhetica; früher auch nach Sulfonamiden, Chinin und sehr häufig nach Schwermetallen, insbesondere nach Wismut, Gold sowie Salvarsan).

g) Purpura meist kleinfleckiger Art (S. 510) (nicht so selten nach Barbituraten, Salicylaten, eventuell INH; früher häufig nach Sedormid und Adalin, Sulfonamiden, Chinin, Jodiden).

h) Akneartige Erscheinungen (S. 517) ohne Komedonen (sogenannte Jod- oder Bromakne) bzw. mit Bildung bis über haselnußgroßer, rotbrauner, weicher Knoten vorwiegend im Gesicht (sogenanntes Jododerma oder Bromoderma tuberosum; früher häufig nach Jodiden und Bromiden).

3. Phänomene — Keine Bemerkung.

4. Zahl

Variiert zwischen einigen und zahllosen Effloreszenzen.

5. Lokalisation

Richtet sich nach den imitierten Dermatosen.

6. Anordnung — Oft symmetrisch.

Abb. 188. Makulöses Arzneimittelexanthem nach Nadisan
Abb. 189. Großmakulöses Arzneimittelexanthem nach Phenolphthalein
Abb. 190. Erythrodermisches Arzneimittelexanthem nach Injektion von kolloidalem Gold
Abb. 191. Medikamentös bedingte Purpura nach Irgapyrin

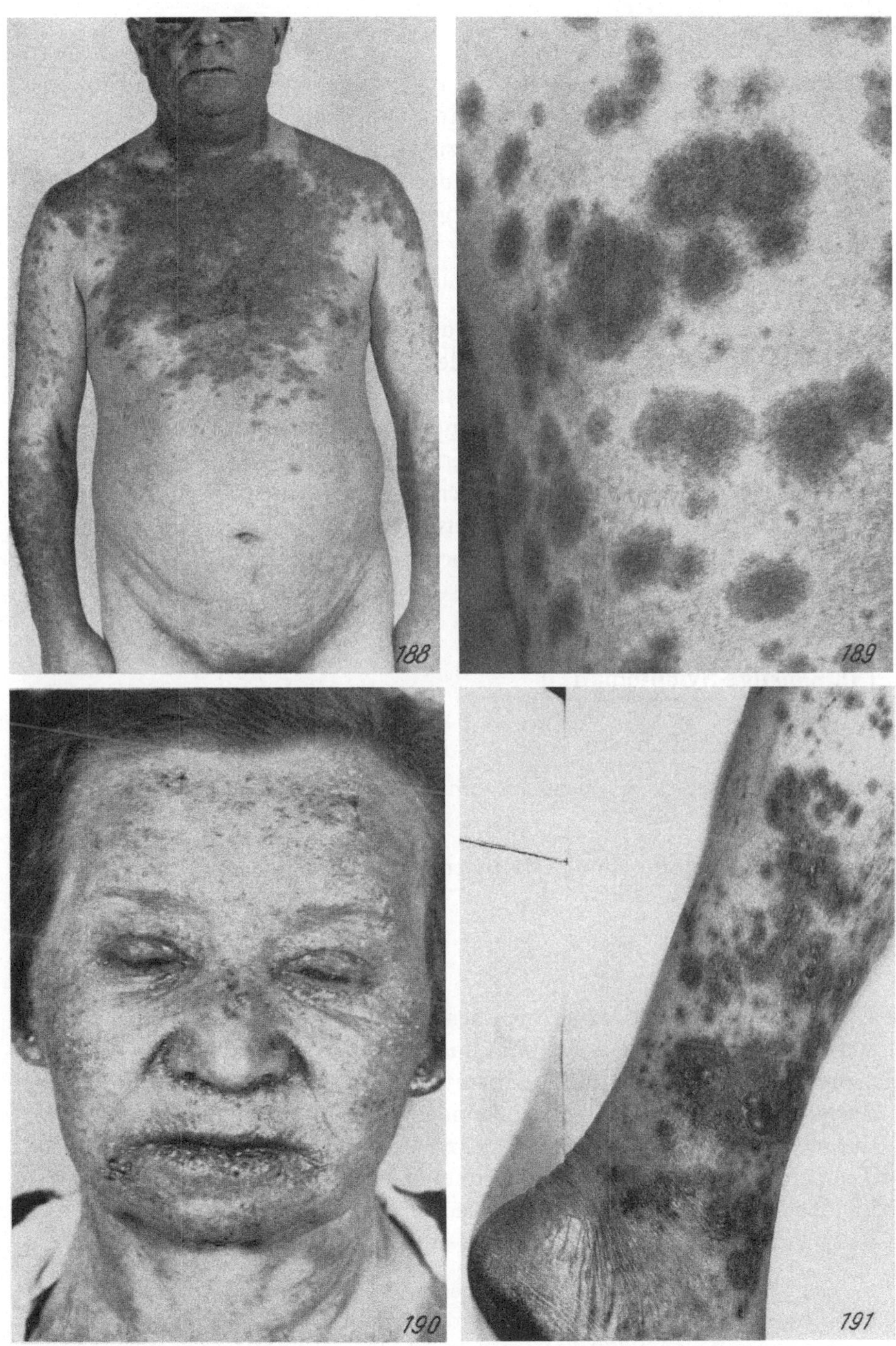

Abb. 188—191

7. Sonderformen

a) *Fixes Arzneimittelexanthem* (häufig): Ein einziger oder einige münzen- bis handtellergroße, blaurote, rundliche, mäßig scharf begrenzte Flecke, eventuell mit zentraler subepidermaler Blasenbildung; Auftreten nach der jeweilig auslösenden Medikation immer an derselben Körperstelle (zumeist nach Barbituraten, Phenacetinabkömmlingen, Salicylaten, Pyrazolonderivaten, Phenophthalein, Paraaminobenzoesäure; früher auch nach Sulfonamiden, Gold, Salvarsan).

b) *Lyellsche Dermatose* (englisch aussprechen) (sehr selten): Leichte, sehr ausgedehnte, fast universelle Rötung der Haut, deren Epidermis sich flächenhaft ablöst, wobei Erosionen resultieren. Es entsteht der Eindruck einer „ausgedehnten zweitgradigen Verbrennung"! Folge einer Nekrolyse der Epidermiszellen, insbesondere im Stratum basale und spinosum (Zusammenhang mit einer Medikation nicht immer klar erkennbar, aber meist gegeben, insbesondere nach Barbituraten, Gold; andere Ursachen werden auch in Erwägung gezogen).

II. Sonstige Symptomatik

1. Sichtbare Schleimhäute

Können, müssen aber nicht im Sinne der imitierten Dermatose mitbeteiligt sein.

2. Subjektive Symptome — Oft Juckreiz oder Brennen der Haut.

3. Lnn. — Frei.

4. Allgemeinsymptome

Die morbilliformen, scarlatiniformen usw., aber auch die Erythema exsudativum multiforme und nodosumartigen Exantheme gehen meist mit subfebrilen oder febrilen Temperaturen und mehr minder schwerer Beeinträchtigung des Allgemeinbefindens einher. Auch die Erythrodermien verlaufen mit Fieber. Die Lyellsche Dermatose ist mit hohen Temperaturen und schwer konsumierenden Allgemeinsymptomen verbunden. Beteiligung innerer Organe (Bronchialmuskulatur, Niere usw.) ist in vielen Fällen möglich und löst entsprechende Erscheinungen aus.

5. Der Nachweis einer Medikamentenüberempfindlichkeit kann am erscheinungsfreien Patienten mitunter durch Prick-, Intrakutan- oder Epikutantestungen (S. 70/71) gelingen, doch sind die Resultate meist unbefriedigend. Am aufschlußreichsten, aber durchaus nicht ungefährlich, ist der Expositionstest mit kleinen Dosen des fraglichen Medikamentes.

Waren schon einmal schwerere Reaktionen vorhanden, insbesondere solche, die in Richtung eines Lyellschen Syndroms weisen, so ist der Expositionstest streng kontraindiziert!

III. Verlauf und Prognose

1. Altersdisposition — Keine.

2., 3. Inkubationszeit, Prodrome — Keine.

4. Beginn und Verlauf

Sie hängen in erster Linie von der Dosierung und vom Sensibilisierungsgrad bzw. Sensibilisierungstyp ab. Sofern die Patienten bereits sensibilisiert sind, treten urticarielle und fixe Varianten oft schon nach Minuten, morbilliforme, scarlatiniforme usw. Typen nach einigen Stunden und ekzematöse, erythrodermische oder Purpuraformen nach ein bis einhalb Tagen auf. Obwohl die meisten Varianten mit subfebrilen oder febrilen Temperaturen einhergehen können, tritt doch meist schon nach einigen Tagen eine Besserung ein, sofern der ursächliche Kontakt sistiert. Bei urticariellen Eruptionen besteht die Gefahr eines Glottisödems bzw. zusätzlicher anaphylaktischer Beschwerden bis zum Kollaps. Erythrodermien sind meist langwierig und hartnäckig. Fixe Arzneimittelexantheme sind harmlos und rezidivieren nach jeder auslösenden Medikation an derselben Stelle. Die Lyellsche Dermatose setzt rapide ein und verläuft unter hohem Fieber und schwerster Beeinträchtigung des Allgemeinzustandes.

5. Prognose

Sie hängt in erster Linie vom Sistieren des ursächlichen Medikamentengebrauches ab. Ist eine Eliminierung nicht sofort möglich (z. B. bei Verkennung der Situation oder nach Injektion eines Depotpräparates, dessen Abbau eben einige Zeit in Anspruch nimmt), so dauern die Beschwerden meist unter Verschlechterung an, wobei lebensbedrohliche Situationen eintreten können. Hört die Medikation auf, so klingen die meisten Arzneimittelexantheme in 1—2 Wochen ab. Nur die Erythrodermien dauern meist wesentlich länger an. Die Lyellsche Dermatose ist vom Beginn weg eine besonders schwere Reaktion, die ohne Corticosteroidmedikation auch bei Ausschaltung des ursächlichen Pharmakons fast immer letal endet.

IV. Histologie

Keine Bemerkung.

V. Diagnose und DD

Die Diagnose ergibt sich aus dem klinischen Bild im Zusammenhang
mit der jeweiligen Medikation. In DD kommen naturgemäß die diversen imitierten Dermatosen und die entsprechenden Exantheme der
Lues II (S. 594). Der Verdacht auf eine medikamentöse Genese liegt
immer dann besonders nahe, wenn die Erscheinungen einer imitierten
Dermatose nicht voll entsprechen (z. B. scarlatiniformes Exanthem, aber
keine Tonsilitis und keine Himbeerzunge usw.).

VI. Ätiologie und Pathogenese

Arzneimittelexantheme sind in überwiegender Mehrzahl allergische
Reaktionen. Die kleinmolekularen Medikamente konjugieren sich als
Haptene mit körpereigenem Eiweiß, wodurch dieses denaturiert und zu
einem „Halb-auto-antigen" wird, dessen determinierende Gruppe das
konjugierte Medikament darstellt. Die folgende Stimulierung der immunologisch kompetenten Zellen des RHS führt zur Bildung von Antikörpern, die gegen diese determinierende Gruppe, d. h. also gegen das
Medikamentenmolekül spezifisch gerichtet sind und auch mit ihm allein
in Antigen-Antikörper-Reaktion treten können. Je nach Situation, deren
Gründe man noch nicht überblickt, werden entweder zirkulierende Antikörper vom IgG- bzw. IgM-Typ oder sekundär sessile Antikörper des
IgE-Typs, wesentlich seltener auch sensibilisierte Zellen (S. 330) gebildet. Die jeweilige Krankheitsmorphe, die nach erfolgter Sensibilisierung
beim Antigenrekontakt durch die Antigen-Antikörper-Reaktion hervorgerufen wird, hängt im wesentlichen von der Art der gebildeten Antikörper ab. So dürften z. B. bei den scarlatiniformen, morbilliformen
usw. Arzneimittelexanthemen vorwiegend IgM-Globuline, bei urticariellen und fixen Varianten IgE-Typen, bei Erythrodermien sensibilisierte Zellen und bei den Purpuraformen IgG-Globuline in Reaktion
treten. Bei den Purpuraformen liegen überdies besondere Antigene vor,
die durch Anlagerung des Medikamentes an Thrombozyten (allergisch
thrombozytopenische Formen) oder an Endothelien (Varianten vom
Typ der allergischen Vaskulitis) entstehen.
Es liegt in der Natur der Sache, daß chemische Verbindungen mit
besonders reaktionsbereiten Gruppen häufiger zur Konjugation mit
körpereigenen Proteinen kommen und daher öfter Sensibilisierung auslösen, als solche mit stabileren Endgruppen. In diesem Sinne besonders
reaktiv sind Penicillin und Ampicillin, die übrigens oft Antigengemeinschaft mit Cephalosporinen zeigen, ferner die sogenannten Paragruppenmedikamente, denen das Aufscheinen eines Benzolringes mit zwei Sub-
stituenten in Parastellung gemeinsam ist (Sulfonamide, Lokalanästhe-

tica, Phenacetinabkömmlinge, PAS, Paraaminobenzoesäure, Chloramphenicol), sowie Barbiturate, Salicylate, Hydantoinderivate, Pyrazolonabkömmlinge, Phenolphthalein und in früheren Zeiten auch Salvarsan, Wismut bzw. Gold.

Bei Arzneimitteln, die von vornherein körper- bzw. artfremde Proteine, also Vollantigene, enthalten (z. B. ACTH, Insulin, Zellpräparate, Seren zur passiven Immunisierung), kommt die Sensibilisierung ohne den Umweg über eine Konjugierung direkt zustande.

Die Sensibilisierung nimmt 8—14 (—21) Tage in Anspruch. Ihr Zustandekommen wird offensichtlich in vielen Fällen durch zusätzliche, noch nicht völlig überblickbare Faktoren (Darmindispositionen, Infekte, Alkoholgenuß, Schwankungen des autonomen Nervensystems) beeinflußt. Nur so ist es verständlich, daß ein Patient mitunter ein Medikament monate- ja jahrelang einnehmen kann, ohne eine Allergie zu entwickeln und erst dann plötzlich sensibilisiert wird, so daß entsprechende Hautreaktionen auftreten. Ist die immunologische Information einmal eingetreten, so hält sie meist lebenslänglich an — die krankhaften Manifestationen werden bei jedem später erfolgenden Kontakt mit dem ursächlichen Medikament in Erscheinung treten. Bei Depotpräparaten (z. B. Depotpenicillin, Goldsalze) ist es möglich, daß dieselben Injektionen, die anfänglich zur Sensibilisierung führten, auch nach dem Absetzen der Medikation 2—3 Wochen später ein Exanthem oder eine Urticaria auslösen, weil noch immer kleine, unabgebaute Mengen des Pharmakons im Gewebe liegen. Tritt unmittelbar nach der Verabreichung eines Medikamentes, das der Patient noch nie im Leben bekommen hat, eine allergische Reaktion auf, so handelt es sich meist um eine Vorsensibilisierung durch ein anderes Arzneimittel mit Antigengemeinschaft (z. B. Ampicillin, Penicillin und Cephalosporine oder die Paragruppenmedikamente untereinander). Beim Penicillin kommt hier auch ein früherer unbemerkter Kontakt durch spurenweises Vorkommen in Injektionsspritzen oder in Nahrungsmitteln in Frage („stumme Sensibilisierungen").

Die akneiformen Reaktionen auf Jodide und Bromide dürften nicht auf allergischer Basis, sondern durch eine direkte Reizung der Follikel infolge einer teilweisen Ausscheidung mit dem Talg zustande kommen.

VII. Therapie

Bei schwereren Formen Einweisung ins Spital.

1. Die wichtigste Maßnahme ist die *Eliminierung* des auslösenden Medikamentes.

2. Bei schwereren Reaktionen mit Fieber bzw. Gefahr des Glottisödems oder anaphylaktischen Symptomen führt man einen Corticosteroidstoß

(S. 90) durch, wobei man von einer Initialdosis von 6—12 Cortison-äquivalenten in der üblichen Weise absteigt. In besonders dringlichen Fällen injiziert man sofort 10—20 Cortisonäquivalente. Die Lyellsche Dermatose erfordert aus vitaler Indikation wesentlich höhere Dosen; hier muß oft mit 60—100 (!) Cortisonäquivalenten begonnen werden, um die lebensgefährliche Reaktion unter Kontrolle zu bringen; das ist besonders dann der Fall, wenn ein injiziertes Medikament noch nicht völlig ausgeschieden ist, so daß der Antigenkontakt weiter anhält (z. B. nach i.m.-Injektion von Goldpräparaten).

3. Bei Nierenbeteiligung und schwereren Allgemeinsymptomen sind überdies Infusionen und zielgerichtete interne Maßnahmen nötig.

4. Bei leichten Reaktionen 10%iges Calcium gluconicum (1—2mal täglich 10 ml langsam i.v.).

5. Eventuell *Laxantien* zur Eliminierung von Medikamentenresten aus dem Darm (am besten Karlsbader Salz, 2 gestrichene Kaffeelöffel auf ein halbes Glas Wasser 1—2mal täglich).

6. Gegen Juckreiz Antihistaminika (S. 93).

7. Lokal blande Puder oder Salben (von geringer Bedeutung).

Urticaria
Nesselausschlag   (sehr häufig)
Ödema Quincke   (häufig)
Abb. 8, 193—195

Diese überwiegend allergisch bedingten Dermatosen sind durch rezidivierende Ausbrüche von Urticae bzw. flüchtige, umschriebene ödematöse Schwellungen mit heftigem Juckreiz charakterisiert.

I. Hauterscheinungen

1. Primäreffloreszenzen — *Urticae*

Größe: punkt- (**Urticaria papulosa**) bis münzengroß und größer (**Urticaria gigantea**).

Abb. 192. Fixes Arzneimittelexanthem nach Pyramidon
Abb. 193. Urticaria
Abb. 194. Urticarieller Ausbruch nach passiver Tetanusimmunisierung
Abb. 195. Ödema Quincke nach Penicillinmedikation

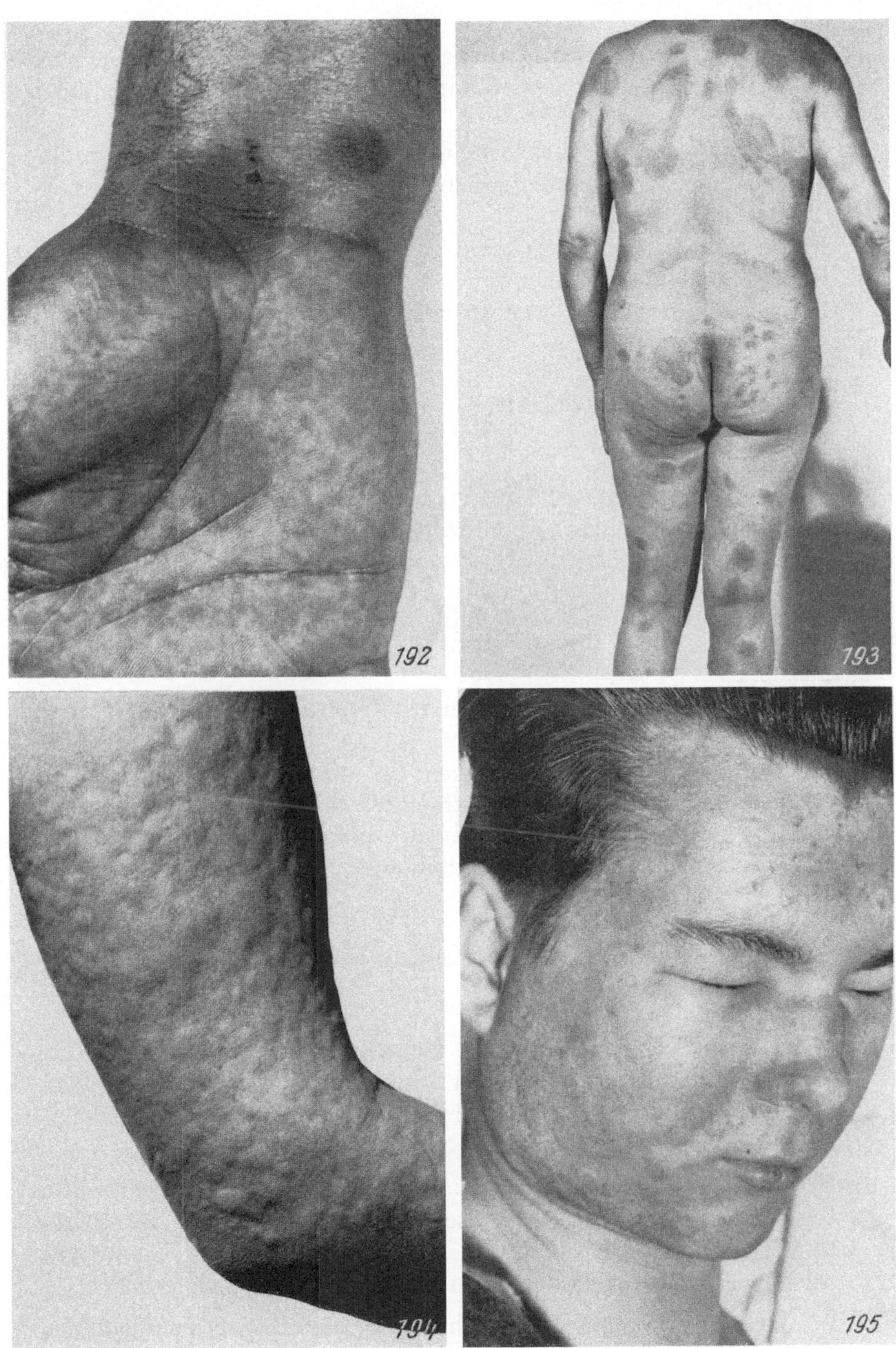

Abb. 192—195

Farbe: hellrot (**Urticaria hyperämica rubra**); seltener weißgelb (**Urticaria anämica porcellanea** bei Kapillarkompression durch Papillarkörperödem).

Form: rund oder polyzyklisch (Konfluenz); Ringe (**Urticaria anularis**) oder serpiginöse Formen (**Urticaria figurata**) bei zentraler Rückbildung.

Rand: scharf, dem umschriebenen Papillarkörperödem entsprechend.

Konsistenz: leicht erhöht.

Oberfläche: normal bis leicht gespannt.

2. Sekundäreffloreszenzen

Keine oder lediglich Kratzeffekte.

3. Phänomene

Häufig Dermographismus: leichte Traumatisierung, z. B. stumpfes Kratzen der Haut löst nach einer Minute Quaddelbildung aus.

4. Zahl

Sehr variabel von einigen bis zu „völlig übersät".

5. Lokalisation

Jede Lokalisation ist möglich. An der strafferen Haut von Kopf, Stirne, Palmae und Plantae erscheinen Urticae oft nur als geringgradig erhabene hautfarbene oder hellrote Spannungen; im lockeren Gewebe der Lider, der Lippen und der Handrücken treten sie hingegen als ausgeprägte, hautfarbene oder hellrote, prall ödematös gespannte Schwellungen auf, die zum Lidverschluß oder zur Rüsselbildung führen können.

6. Anordnung

Unregelmäßig disseminiert mit Neigung zur Konfluenz.

7. Sonderformen

a) Man spricht von einem **Ödema Quincke,** wenn die unter I/5 geschilderten flüchtigen ödematösen Schwellungen, die meist an Lidern, Lippen, Handrücken oder Zunge lokalisiert sind, allein ohne zusätzliche Quaddelbildung an anderen Stellen auftreten.

b) Bei der **Urticaria bullosa** (sehr selten) entstehen auf einzelnen Urticae bis haselnußgroße, seröse, straffe, subepidermale Blasen infolge besonders starker Transsudation im Papillarkörper. Sie kommt bei Kindern als **Strophulus infantum** meist extern bedingt vor.

c) Bei der **Urticaria pigmentosa** (sehr selten) hinterlassen die Quaddeln, deren Bildung durch Reibung auszulösen ist, langfristig persistierende Restpigmentationen, denen histologisch eine Infiltration des Stratum papillare mit Mastzellen zugrunde liegt. Die Erkrankung beginnt in früher Kindheit, begleitet die Patienten während ihres Lebens, kann mit Mastzellinfiltrationen in den Röhrenknochen kombiniert sein und wird als gutartige *Mastzellretikulose* betrachtet.

d) Beim sogenannten Lichen urticatus (= **Urticaria chronica perstans**) (sehr selten) zeigen die Quaddeln bereits einen papulösen Einschlag infolge zellulärer Infiltration. Sie bestehen daher länger, werden aufgekratzt, sekundär infiziert usw. Bei langdauernden immer wiederkehrenden Schüben kann es dann sogar zu einer Hypertrophie der Epidermis mit verrukösem Einschlag und zu chronischen Lnn.-Vergrößerungen, also zum Bild der sogenannten **Prurigo** kommen. Diese Erscheinungen traten früher häufiger, vor allem bei Kindern auf, werden aber derzeit in Europa kaum gesehen.

II. Sonstige Symptomatik

1. Sichtbare Schleimhäute

Sie können mitbetroffen werden. Bei urtikarieller Reaktion im Rachen besteht Gefahr des *Glottisödems!* Bei analogen Veränderungen an der Bronchialschleimhaut treten Asthmaanfälle mit Dyspnoe auf. Diese Komplikationen (sehr selten) stellen sich aber nur in schwersten Fällen ein (z. B. Serumexantheme).

2. Subjektive Beschwerden

Heftigster Juckreiz bestehender Quaddeln.

3. Lnn. — Bleiben unbeteiligt.

4. Allgemeinsymptome

Bei akuter Urticaria oft Verdauungsbeschwerden (Durchfälle oder Obstipationen usw.), bei schweren Ausbrüchen eventuell auch subfebrile Temperaturen, asthmatische Beschwerden, Glottisödem; bei Serumexanthemen auch Gelenksbeschwerden.

III. Verlauf und Prognose

1., 2., 3. Altersdisposition, Inkubation, Prodrome — Keine.

4. Beginn und Verlauf

Die Urticae treten in variabler Intensität schubweise auf und bilden sich in 2—48 Stunden zurück. Die Schübe rezidivieren in Abständen von Stunden bis Tagen.

5. Prognose

Gefahr besteht nur dann, wenn in seltensten Fällen Glottisödem auftritt. Die Prognose quoad sanationem ist von der Ätiologie abhängig und teilweise dubiös, weil die Patienten manchmal jahrelang von urticariellen Schüben gequält werden. Meist klingen aber die Ausbrüche nach 1—12 Wochen ab; in diesem Fall lag eine „**akute Urticaria**" vor. Rezidivieren die Schübe längere Zeit, so spricht man von „**chronischer Urticaria**".

IV. Histologie

Sie zeigt die der Urtica (S. 26) entsprechende Erweiterung der Kapillaren mit Ödem im Papillarkörper.

V. Diagnose und DD

Die Diagnose einer Urticaria bereitet keine Schwierigkeiten, da Urticae, Juckreiz und Verlauf typisch sind. Beim Ödema Quincke kommen eventuell Orbitalphlegmonen, Lippenfurunkel, Erysipel (S. 121) oder kardiale bzw. renale Ödeme in DD.

VI. Ätiologie und Pathogenese

Die Quaddelbildung ist die Folge der Wirkung von H-Substanzen, wie Histamin, Bradykinin usw. (S. 26). Sie werden entweder extern eingebracht oder im Gewebe freigesetzt. Ursachen hiefür können sein:

1. Insektenstiche, insbesondere Wanzen (Cimex lectularius) und Mücken (Culices), deren Speichelsekret entweder H-Substanzen direkt oder proteolytische Fermente enthält, die zur Freisetzung von Histamin usw. im Gewebe führen; auch Kontakte mit Brennesseln usw. wirken in analoger Weise: sogenannte **Urticaria ab externis (e insectibus, e cimicibus usw.).**

2. Physikalische Ursachen: Die Freisetzung der H-Substanzen kann in seltenen Fällen durch Wärme oder Kälte bzw. Druck ausgelöst werden: **Physikalisch bedingte Urticaria, Kälteurticaria usw.** Letztere kann über ein Glottisödem beim Baden im kalten Wasser zum plötzlichen Ertrinkungstod führen! Die Ursache für diese Hautreaktion bei Kälte ist letztlich unbekannt (sehr selten).

3. Allergische Urticaria (am häufigsten): Freisetzung der H-Substanzen durch den allergischen Reaktionsmechanismus vom Soforttyp (S. 70/71, 94): Antikörper IgE-Globuline? Als Antigene kommen in Frage:

a) Medikamente, insbesondere Penicillin, Analgetica, Schlafmittel, Laxantien der Phenolphthaleinreihe und Sera zur passiven Immunisierung (TAT, Di. usw.) im Sinne der Serumkrankheit.

b) Nahrungsmittel, insbesondere Erdbeeren, Eier, Schalentiere usw. Bei Kindern ist die Proteinbarriere der Darmschleimhaut oft noch insuffizient, so daß ganze Moleküle derartiger Nahrungsmittel resorbiert und als Antigen wirksam werden können. Bei Erwachsenen geschieht dies meist nur auf der Basis einer Magen-Darm-Indisposition mit Dysbakterie.

c) Eingeweidewürmer, insbesondere Ascariden, produzieren Proteine, die als Antigene wirksam werden und eine chronische Urticaria hervorrufen können (selten).

d) In Fokalinfekten werden mitunter denaturierte oder bakterielle Proteine gebildet, die als Antigene eine chronische Urticaria auslösen (selten).

4. Psychogene Urticaria: Es scheint, daß chronische urticarielle Schübe auch rein psychogen, etwa im Sinne einer Konversionsneurose entstehen können; diese Ursache ist aber keineswegs häufig.

VII. Therapie

Einweisung ins Spital nur bei drohendem Glottisödem oder besonders chronischem Verlauf erforderlich.

1. Allgemeintherapie (trägt Hauptgewicht)

Kausale Behandlung, je nach der vorliegenden Ursache:

a) *Beseitigung von Ungeziefer mit DDT* (bei VI/1).

b) *Vermeidung von Kälteeinwirkung* und allmähliche *„Abhärtung"* durch tägliches kühles Duschen (bei VI/2).

c) *Feststellung eines ursächlichen exogenen Antigens* (Medikament oder Nahrungsmittel) durch genaue Anamnese und Testung (S. 70) mit folgender *Eliminierung* (bei VI/3 a, b).

d) *Eventuelle exakte Fokussuche und -sanierung* (aufwendig) (VI/3 d).

e) *Suche nach Eingeweidewürmern* und Behandlung (bei VI/3 c).

f) *Psychotherapeutische Beratung* lediglich als ultima ratio! (VI/4).

Symptomatische Therapie, eventuell zusätzlich zur Kausalbehandlung:

g) *Calcium gluconicum 10%ig*, 10 ml 1mal täglich i.v., insgesamt bis zu 10mal (Calcium per os obstipiert stark! Calcium i.m. schmerzt!).

h) *Antihistaminika* (S. 93) wirken gut, ermüden aber.

i) *Hypostamin®*, 3—6mal täglich 1 Tablette per os (behindert die Freisetzung von Histamin durch Blockierung der Histidindecarboxylase).

k) *Karlsbader Salz*, 1mal täglich 1—2 gestrichene Kaffeelöffel auf ein halbes Glas lauwarmen Wassers durch einige Tage, eventuell auch als längere Kur zur Behebung einer chronischen Obstipation und zur Beschleunigung der Ausscheidung.

l) *Nahrungskarenz* bzw. Tee und Zwieback durch einige Tage, dann vorsichtiger Nahrungsaufbau mit sogenannten Eliminierungsdiäten.

m) *Klima-* bzw. *Milieuwechsel.*

n) *Corticosteroide* sind nur zur Abkürzung bzw. Unterdrückung einer *akuten* Urticaria, deren kurzfristige Ursache bekannt ist, als Stoß mit einer Initialdosis von 4—5 Corticosteroidäquivalenten und folgendem Abbau um 1 Tablette jeden 4. Tag anzuwenden (S. 90). Bei ausgedehnteren oder bedrohlichen Schleimhauterscheinungen ist mit einer höheren Corticosteroiddosis einzuleiten. — Bei der chronischen Urticaria sind Corticosteroide aber *kontraindiziert,* weil die Erhaltungsdosis ziemlich hoch liegt, so daß Komplikationen eintreten, während die echte Heilung ausbleibt.

o) *Spezifische Desensibilisierung* (S. 94) auf der Basis einer exakten Allergentestung; sie ist kostspielig, langwierig und rentiert sich nur in eminent chronischen Fällen, wo sie nicht immer, aber doch zufriedenstellend zielführend ist.

2. Lokaltherapie (steht im Hintergrund)

a) 1% Carbol-Menthol-Spiritus (Rp./ Phenoli liquefacti, Mentholi āā 1,0, Äthanoli ad 100,0) wirkt kühlend.

b) Mitunter werden kühle oder heiße Bäder lindernd empfunden.

Kontaktekzem
Dermatitis ab externis   (sehr häufig)

Abb. 28, 34, 50, 51, 69, 196—199

> Das akute oder chronische, überwiegend allergisch bedingte Kontaktekzem ist lediglich durch das klinische Gesamtbild, in welchem verschiedene Effloreszenzenarten in variablen Kombinationen aufscheinen können, und durch das histologische Ekzembläschen (S. 30) charakterisiert. Die althergebrachte Unterscheidung zwischen der „akuten, eher monomorphen" Kontaktdermatitis und dem „chronischen, eher polymorphen" Kontaktekzem ist im Prinzip überflüssig.

I. Hauterscheinungen

1. Primäreffloreszenzen

Es können allein („monomorph") oder in variablem Nebeneinander („polymorph") auftreten:

a) *Maculae.* Flächenhafte Rötungen beherrschen mitunter das Bild (**Ekzema maculosum aut erythematosum**), meist bilden sie jedoch die Basis, auf der sich andere Effloreszenzen entwickeln.
Größe: bis handflächengroß und größer.
Farbe: bei akuten Formen hellrot, bei chronischen Formen blaurot.
Form: rundlich oder unregelmäßig, eventuell dem Kontakt entsprechend.
Rand: unscharf oder Auflösung in kleinste Maculae (sehr typisch).
Konsistenz: normal oder leicht erhöht.
Oberfläche: vergröbertes Relief oder andere Effloreszenzen.

b) *Papulae.* Sie stehen meist auf makulösen, flächenhaften Rötungen und überwiegen bei chronischen Formen (**Ekzema papulosum**).
Größe: stecknadelspitz- bis über stecknadelkopfgroß.
Farbe: selten hautfarben; meist hellrot bis blaurot.
Form: halbkugelig erhaben (= Ekzemknötchen, S. 26, 38/40).
Rand: unscharf.
Konsistenz: leicht erhöht.
Oberfläche: leicht gespannt oder Bläschen oder Sekundäreffloreszenz.

c) *Vesiculae.* Auch sie stehen meist auf entzündlichen Flecken oder auf Knötchen und überwiegen (**Ekzema vesiculosum**) bei akuten Formen (Dermatitis ab externis) und Exazerbationen mit Transsudation.
Größe: um stecknadelkopf- (meist) bis erbsengroß und größer.
Inhalt: Serum.

Form: halbkugelig, bei größeren Blasen eventuell auch ovoid.
Lagerung: primär intraepidermal, später scheinbar subepidermal.
Decke: zart, vulnerabel.

d) *Pustulae.* Sie treten selten primär auf (**Ekzema pustulosum;** z. B. Sublimatdermatitis). Qualitäten wie c).

e) Bei entsprechenden Kombinationen spricht man vom **Ekzema maculopapulosum, Ekzema vesiculo-pustulosum** usw.

2. Sekundäreffloreszenzen

Auch hier besteht große Polymorphie: Neben *Kratzeffekten* treten vor allem bei akuten Formen nach dem Platzen der Bläschen *Erosionen, Nässen* (**Ekzema madidans**), *Krusten* (**Ekzema crustosum**), *Schuppenkrusten, Sekundärinfektionen* (**Ekzema impetiginosum**), bei chronischen Formen bzw. in Rückbildungsphasen reichlich *Schuppen* (**Ekzema squamosum**), eventuell auch Hyperkeratosen mit *schwieliger Verdickung* (**Ekzema hyperkeratoticum**) auf.

3. Phänomene

Bei chronischen Formen kann Lichenifikation eintreten: durch dichte Aggregierung von Knötchen entstehen plateauartige Erhabenheiten mit vergröberter Hautfelderung.

4. Zahl

Je nach Ursache sehr variabel. Flächenhafte Rötungen treten eventuell solitär, andere Effloreszenzen meist in großer Zahl auf.

5. Lokalisation

Je nach dem auslösenden Kontakt ist jede Lokalisation möglich (**Ekzema faciei, frontis, labiorum oris, manus, pedis** usw.), so daß aus der Lokalisation Rückschlüsse auf die Ursache möglich sind (z. B. Gesicht: Kosmetika, Lippen: Lutschen der Kinder, Hände: Berufstätigkeit usw.). Am häufigsten werden die Hände betroffen (*professionelle und nichtprofessionelle Kontaktekzeme*). Die sogenannte Generalisation führt zur Ausbreitung über weite Körperflächen (**Ekzema generalisatum**). Bei der häufigen Lokalisation in den Axillen und Schenkelbeugen spricht man vom **Ekzema intertriginosum** (= „Intertrigo").

Abb. 196. Allergisches Kontaktekzem, akut vesiculöse Form (Dermatitis pratensis)
Abb. 197. Degeneratives Kontaktekzem, subakute nässend-schuppende Form (Waschmittelkontakt)
Abb. 198. Allergisches Kontaktekzem, subakute nässend-schuppende Form (Hutbandkontakt)
Abb. 199. Restpigmentationen nach photoallergischem Kontaktekzem durch Bergamotteöl in Kölnischwasser

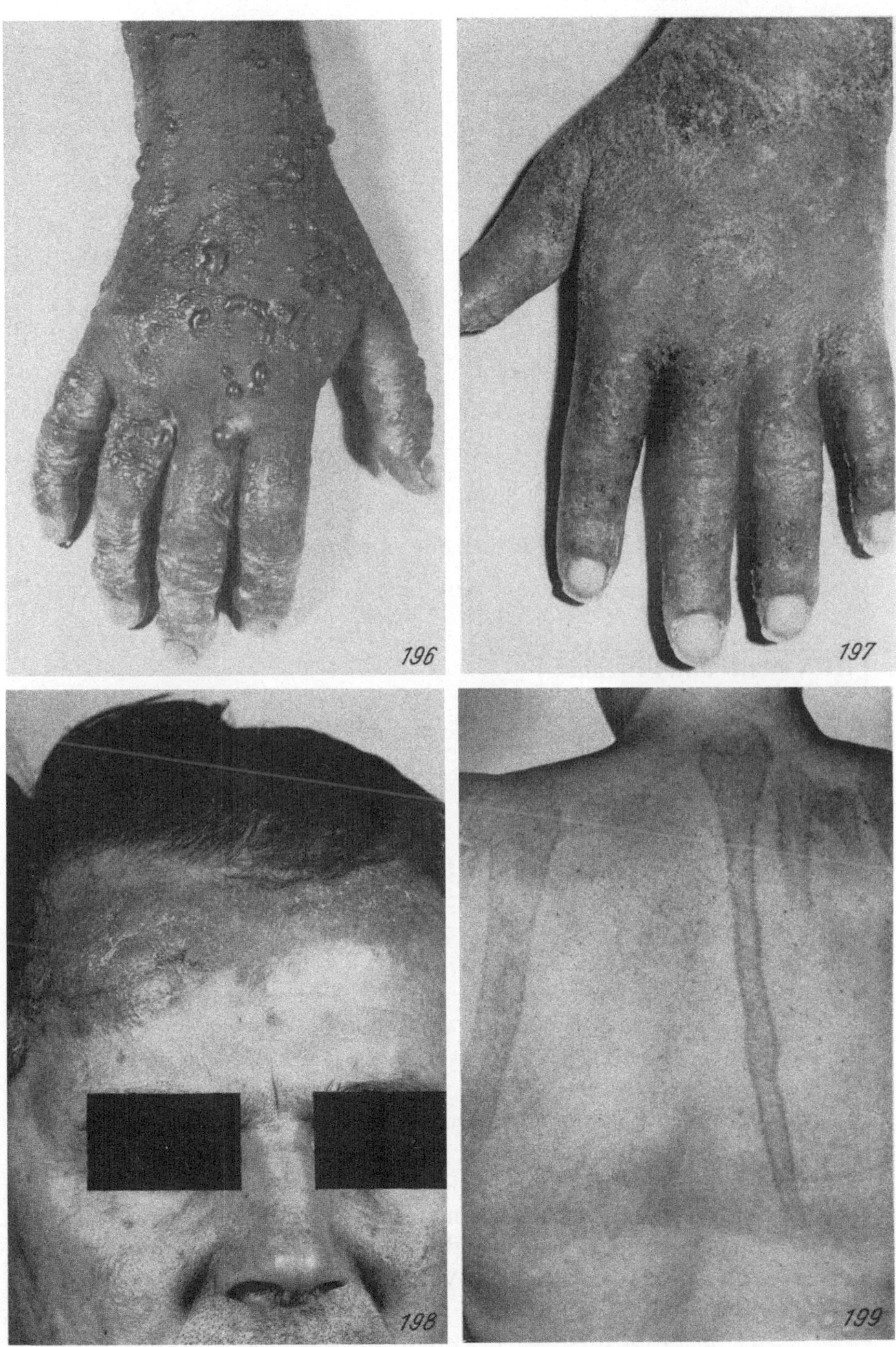

Abb. 196—199

6. Anordnung

Sie kann asymmetrisch und unregelmäßig sein; häufiger ist symmetrische Anordnung mit Tendenz zur Gruppierung, Aggregierung und Konfluenz makulöser Veränderungen.

7. Sonderformen

Bei universeller Ausbreitung ekzematöser Veränderungen entsteht die **Erythrodermia ekzematosa** (S. 514).

II. Sonstige Symptomatik

1. Schleimhäute — Immer frei.

2. Subjektive Symptome

Juckreiz oder Brennen variabler Intensität.

3., 4. Lnn.-Schwellungen und Allgemeinsymptome

Treten nur als Folgen von Sekundärinfekten und bei Erythrodermie auf.

III. Verlauf und Prognose

1. Altersdisposition — Kinder und Greise erkranken seltener.

2., 3. Inkubation und Prodrome — Keine.

4. Beginn und Verlauf

Sie hängen von der Intensität der Schädigung bzw. von der Antigenkonzentration und vom Sensibilisierungsgrad des Patienten ab. Sind diese Faktoren stark ausgeprägt, so entstehen nach 6—18 Stunden akutexsudative Veränderungen (**akutes Ekzem** oder **akute Dermatitis ab externis**), sind sie geringgradig, so entwickeln sich allmählich **chronische Ekzeme,** die aber gegebenenfalls akut exazerbieren können. Dauert die auslösende Noxe an, so bestehen die Ekzeme weiter; beim allergischen Kontaktekzem nehmen überdies Empfindlichkeit und Ausdehnung mit persistierendem Antigenkontakt zu, so daß es schließlich zur Ausbreitung der ekzematösen Veränderungen auch auf Körperstellen kommt, die keine direkte Berührung mit dem Allergen haben (sogenanntes Streuphänomen): es entsteht ein **Ekzema generalisatum,** im schwersten Falle sogar eine **Erythrodermia ekzematosa.** Sistiert die auslösende Noxe, so klingen die Veränderungen mehr minder rasch unter Schuppung und eventuellen Restpigmentationen, letzten Endes aber immer mit Restitutio ad integrum ab. Stellt sich die auslösende Noxe wieder ein, so treten Rezidive auf, die mit zunehmender Zahl immer heftiger werden und zur Generalisierung tendieren.

5. Prognose

Sie hängt im obigen Sinne davon ab, ob die Ursache ausgeschaltet wird oder fortdauert; dementsprechend ist einerseits in jedem Zeitpunkt Heilung mit Restitutio ad integrum, andererseits ein langwieriges Ekzemleiden möglich, das mit chronischen, abortiven und akut exazerbierten Phasen, eventuell auch mit freien Intervallen und Rezidiven durch Monate und Jahre fortbesteht. Berufs- und Privatleben werden entsprechend beeinträchtigt. Im übrigen bringen aber Ekzeme keine Gefahren quoad vitam mit sich, sofern sich nicht Sekundärinfektionen oder die seltene Erythrodermie einstellen. — Eine einmal eingetretene allergische Sensibilisierung hält meist lebenslänglich an.

6. Komplikationen

Impetiginisierung und Sekundärinfektionen sind häufige Folgen des Kratzens.

IV. Histologie

Sie zeigt fast immer charakteristische Ekzembläschen, die als intraepidermale Altération cavitaire beginnen, durch ballonierende Degeneration wachsen und schließlich subepidermal erscheinen (S. 56). Überdies findet man bei akuten Formen ein interzelluläres Ödem und Spongiose, bei chronischem Verlauf meist Akanthose und Hyperkeratose sowie eine mehr minder ausgeprägte lympho- und leukozytäre Infiltration von Epidermis und Corium.

V. Diagnose und DD

Die Diagnose des Kontaktekzems bereitet im allgemeinen keine Schwierigkeiten, obwohl eine charakteristische Effloreszenz fehlt. Abzugrenzen sind eventuell andere Dermatosen des ekzematösen Formenkreises, wie Neurodermitis disseminata, seborrhoisches Ekzem usw. Zur Feststellung einer ursächlichen Alkalischädigung kann man die Alkaliresistenz prüfen; bei der Suche nach auslösenden Antigenen eines allergischen Kontaktekzemes hilft die Epikutantestung (S. 71, Abb. 66).

VI. Ätiologie und Pathogenese

Die Entwicklung der ekzematösen Effloreszenzen durch vermehrte Transsudation aus den Kapillaren des Papillarkörpers und lympholeukozytäre Infiltration mit konsekutiver Stoffwechselstörung in der Epidermis ist eine unspezifische Reaktion, der verschiedene Ursachen zugrunde liegen können:

1. **Allergisches Kontaktekzem** (am häufigsten): Auf der Basis einer Allergie vom Spättyp unter Beteiligung zellulärer Antikörper. Die Antigene sind kleinmolekulare chemische Verbindungen, die bei lokalen Kontakten durch die Epidermis ins Stratum papillare vordringen und sich dabei mit körpereigenem Eiweiß konjugieren; diese „Eiweißschienen" werden dabei denaturiert und zu Vollantigenen (eigentlich Halb-Autoantigenen!), in denen die angelagerten Moleküle als „Haptene" determinierende Gruppen bilden. Die Komplexe werden in die Lnn. transportiert und lösen hier die Sensibilisierung vom Spättyp aus, d. h. sie regen die Produktion sensibilisierter kleiner Lymphozyten (sogenannter zellulärer Antikörper) an, die in höchst spezifisch gerichteter Weise mit der determinierenden Gruppe des Antigens, also mit dem Hapten, in Antigen-Antikörper-Reaktion treten können. Obwohl diese Reaktion beim Antigenerstkontakt nach 8—20 Tagen abgeschlossen ist und die gebildeten Antikörperzellen wieder abgebaut werden, hält die Sensibilisierung meist lebenslänglich an, weil die einmal eingelangte „immunologische Information" in den Zellen des lymphatischen Systems genetisch verankert wird. Auf ihrer Basis regt ein späterer Antigen-Rekontakt die überstürzte Produktion zahlreicher einschlägig sensibilisierter Lymphozyten mit Antikörperfunktion an. Sie gelangen im Laufe von 6—18 Stunden auf dem Blutweg an jene Hautstelle, an der das Antigen wieder eingedrungen ist, reagieren mit diesem und lösen dabei die Transsudation und Infiltration aus, die klinisch mit Ekzemeffloreszenzen erkennbar wird; bei diesem Vorgang spielt Histamin im Gegensatz zu den allergischen Reaktionen vom Soforttyp keine Rolle! Eine Generalisation tritt dann ein, wenn auch das Antigen auf dem Blutweg in die Haut gelangt; das geschieht entweder im Gefolge eines massiven lokalen Antigenkontaktes mit hochgradiger Resorption oder bei allgemeiner Applikation des Antigens (z. B. Penicillin); allergische Kontaktekzeme können also mitunter auch hämatogen ausgelöst werden, sofern sich schon vorher durch lokale Kontakte an der Haut eine Sensibilisierung vom Spättyp entwickelte. — Als Haptene kommen zahllose Verbindungen in Frage, wobei die Potenz als Allergen der chemischen Reaktionsaktivität und dem Hautpenetrationsvermögen proportional ist. Schädigungen des Fett-Säure-Mantels der Haut bzw. degenerative Ekzeme begünstigen das Eindringen eines Haptens und somit die Entwicklung einer Allergisierung vom Spättyp. Beispiele für Haptene:

a) *Paragruppen-Chemikalien* (Verbindungen, die einen Benzolring mit zwei substituierten Gruppen in Parastellung enthalten); z. B. Lokalanästhetica, Analgetica der Phenazetinreihe, Sulfonamide, Paraaminosalicylsäure, Paraphenylendiamin und Anilinfarben...

b) *Penicillin.*

c) *Chromate, Nickel, Quecksilber* ...

d) *Oleoresine, Terpentin, Pflanzenextrakte, ätherische Öle* ...

e) Beim Ekzema intertriginosum dürften Schweiß oder die Stoffwechsel-produkte saprophytärer Bakterien als Antigene fungieren.

Auch die Ursachen und Vehikel für das Zustandekommen von Kontakten mit derartigen Haptenen sind mannigfaltig; z. B.:

α) In der *privaten* Sphäre:
Kosmetika, vom Friseur angewendete Präparate, Parfums.
Lokale Anwendung entsprechender Medikamente (Cave! Insbesondere Penicillin und Sulfonamide sind hochpotente Kontaktallergene und daher für Lokalgebrauch an der Haut ungeeignet).
Tragen von Kleidungsstücken, die mit Anilinfarben gefärbt, speziell appretiert oder ungenügend geschwemmt sind.
Lederwaren, die mit Lorbeeröl oder Quecksilber gebeizt sind.
Schmuckstücke und Schnallen, die Nickel als Legierungsmetall bzw. als Auflage enthalten.
Warten von Pflanzen (Primeln) und Liegen im Gras (Schafgarbe).

β) In der *beruflichen* Sphäre (*Professionelles allergisches Ekzem*):
Hier kann man für jede Berufsgruppe eine eigene Liste aufstellen. Z. B.:
Friseure: Dauerwellenpräparate, Haarfarben, Parfums ...
Anstreicher: Alkalien, Terpentin, Farben, Formol ...
Maurer: Chromate im Zement, Alkalien ...

2. **Degeneratives Kontaktekzem** (häufig): Als Folge immer wiederkehrender chemischer und mechanischer Reizungen bzw. Schädigungen des Fett-Säure-Mantels an der Oberfläche der Epidermis. Degenerative Ekzeme treten an den Händen auf und sind meist berufsbedingt, wobei die Patienten vielfach selbst an der Erkrankung Schuld tragen, weil sie vorgeschriebene Schutzmaßnahmen (z. B. Tragen von Schutzhandschuhen) mißachten und die Haut nach der Arbeit unsachgemäß reinigen und pflegen. Die Schädigung des Fett-Säure-Mantels der Haut tritt in höherem Alter leichter ein und leistet der zusätzlichen Entwicklung eines allergischen Kontaktekzemes Vorschub, weil sie das Eindringen von Haptenen erleichtert. — Die schädigenden Substanzen sind vor allem alkalische Waschmittel, organische Lösungsmittel und Seifen, die zur Erzielung eines besseren Scheuereffektes Sandzusätze enthalten. Berufsgruppen, die für die (meist vermeidbare!) Anwendung solcher Reinigungsmittel bzw. für die Außerachtlassung entsprechender Schutzmaßnahmen besonders anfällig sind, wären z. B.: Hausfrauen, Mechaniker, Maurer, Färbereiarbeiter usw.

3. Photoallergisches Kontaktekzem (sehr selten): Ebenfalls auf der Basis einer Allergie vom Spättyp, aber durch Kontaktsubstanzen hervorgerufen, die erst unter der Einwirkung ultravioletter Strahlung zum Hapten werden: z. B. das Bergamotteöl (Extrakt einer Zitrusfrucht aus der Türkei; spielt als Grundlage vieler Parfums eine wichtige Rolle).

4. Ebenso selten sind Kontaktekzeme, die rein mechanisch durch Kratzen oder durch Kontakt mit Chemikalien ausgelöst werden, die obligat reizen und daher die Erscheinungen eines Ekzems auslösen (z. B. Vesikantien).

5. In der Umgebung von Fistelöffnungen und im Gehörgang bei chronisch sezernierender Otitis media ruft der Eiter oft Kontaktekzeme hervor.

VII. Therapie

Einweisung ins Spital bei schweren Formen oft erforderlich.

Die einzige kausal wirkende Maßnahme ist die endgültige Ausschaltung des ursächlichen Kontaktes. Beim allergischen Kontaktekzem ist es manchmal sehr schwierig oder gar nicht möglich, das auslösende Hapten zu finden („kriminalistischer Spürsinn!"). Dann kann eventuell das Tragen von Schutzhandschuhen usw. Abhilfe schaffen. Professionelle Ekzeme können zum Berufswechsel zwingen und in Ausnahmefällen sogar Rentenbegehren rechtfertigen. — Symptomatische Therapie wäre:

1. Allgemeintherapie

a) *Calcium gluconicum*, 10%, 1mal täglich 10 ml durch 10 Tage.

b) *Entwässernde* Maßnahmen (Milchtage, Diuretica usw.). (S. 94.)

c) *Antihistaminika* bewähren sich zur Juckreizbekämpfung (Kratzen führt zu Exazerbationen!); sie wirken nur durch dämpfende Nebeneffekte!

d) Milieuwechsel, allgemein umstimmende Maßnahmen (Eigenblutinjektionen usw.) bringen manchmal Erfolge.

e) Corticosteroide allgemein und Immunosuppressiva sind normalerweise kontraindiziert, da die Risiken mit der Schwere der Erkrankung in keinem Verhältnis stehen. Bei der Erythrodermia ekzematosa kann ihr Einsatz erwogen werden.

2. Lokaltherapie (trägt das Hauptgewicht)

a) *Corticosteroidhältige Salben* (S. 97). Sie sind heutzutage die souveräne Behandlungsform des Ekzems und können auch auf nässende Flächen in Verbandform aufgebracht werden. Sie bewirken rasche

Besserung, müssen aber bei chronischen Ekzemen oft monatelang angewendet und mitunter gewechselt werden, sofern die Antigenelimierung nicht gelingt.

b) Ältere, heute fast überholte Maßnahmen sind: kühlende Umschläge mit 1% Borwasserlösung oder lichtem Kamillentee auf nässenden Ekzemen; Verbände und Fetten mit blander Kühlsalbe; Trokkenpinselung; Anwendung von Schwefel, Salicylsäure und Teer in verschiedensten Vehikeln zur Besserung von Resorption, Verhornung oder Reaktionsbereitschaft. Vor der Corticosteroidära war die Behandlung eines Ekzems eine Kunst, die viel Erfahrung und Einfühlungsvermögen erforderlich machte. Heute ist sie eher ein finanzielles Problem, da die meisten Corticosteroidsalben teuer sind.

Konstitutionelles Ekzem
Neurodermitis disseminata, atopische Dermatitis
(häufig)

Abb. 200—202

Diese chronische, konstitutionell-allergisch bedingte Dermatose ist durch ekzematöse Veränderungen mit Licheninfizierung, Prädilektionsstellen, Juckreiz, häufige Kombination mit Heuschnupfen, allergischem Asthma und „Stigmen" sowie durch den Verlauf charakterisiert.

I. Hauterscheinungen

1. Primäreffloreszenzen

Der Polymorphie des ekzematösen Formenkreises entsprechend können Maculae, Papulae und Vesiculae allein oder nebeneinander auftreten. Ihre Qualitäten entsprechen jenen, die beim Kontaktekzem geschildert sind. Siehe S. 325.

2. Sekundäreffloreszenzen

Neben *Schuppen* und *Kratzeffekten* bilden sich auf aufgescheuerten bzw. *erodierten Stellen* seröse oder hämorrhagische *Krusten*. In lichenifizierten Arealen treten Rhagaden auf. Die chronische Entzündung führt zu *Hyper- und Restpigmentationen*.

3. Phänomen

Die Neurodermitis zeigt das Phänomen der Lichenifizierung (= Lichenifikation): Dichte Aggregierung von Knötchen führt im Bereich der

ekzematösen Herde zur Bildung plateauartiger Erhabenheiten mit vergröberter Hautfelderung.

4. Zahl

Sie variiert je nach Reaktionstyp in weiten Grenzen.

5. Lokalisation

Jede ist möglich; typische Prädilektionsstellen sind jedoch Ellenbeugen,
Kniekehlen, Handgelenke und Hände in jeder, Gesicht, Hals und Kopf
vor allem in der ersten Manifestationsphase.

6. Anordnung

Symmetrisch. Durch Konfluenz fleckenförmiger Veränderungen entstehen unscharf begrenzte flächenhafte Rötungen variabler Ausdehnung. —
Knötchen stehen entweder auf solchen Flächen vereinzelt bzw. dicht
aggregiert (= Lichenifizierung) oder in unveränderter Haut disseminiert.
— Bläschen treten meist auf solchen Knötchen seltener auf fleckigen Herden auf.

7. Auf dieser Basis unterscheidet man einen ekzemartigen, einen lichenoiden und einen pruriginösen Typ der Neurodermitis disseminata.

II. Sonstige Symptomatik

1. Sichtbare Schleimhäute — Nicht beteiligt.

2. Subjektive Symptome

Ununterbrochener oder anfallsweiser *heftiger Juckreiz* bei Tag und
Nacht (ein führendes Symptom!).

3. Die Lnn.

Werden nur bei Sekundärinfektionen mitbetroffen.

4. Allgemeinerscheinungen

a) Die Neurodermitis ist bei rund 30% der Patienten mit einer Pollen-
    überempfindlichkeit kombiniert, die in der Saison zum Heuschnupfen
    oder zum allergischen Asthma bronchiale führt.

b) Die Patienten sind konstitutionell „stigmatisiert"; sie zeigen schütte-
    res Wachstum der lateralen Augenbrauen (= Hertoghesches Zeichen),
    leptosomen oder athletischen Habitus, vegetative Dystonie mit her-
    abgesetzter Schweißproduktion und paradoxem Dermographismus
    albus (= Streichen über die Haut löst Abblassung aus) und in geistig-
    psychischer Hinsicht überdurchschnittliche Intelligenz, aber Empfind-

samkeit, Introversion, Minderwertigkeitskomplexe, Reizbarkeit oder Passivität.

c) Häufig liegen auch Eosinophilie und Hypo- bzw. Anazidität vor.

III. Verlauf und Prognose

1. Altersdisposition

Die erste Manifestationsphase der Neurodermitis disseminata setzt überwiegend als sogenanntes Ekzema infantum oder „Milchschorf" im 3.—6. Lebensmonat ein. Späterer Beginn im Schulalter oder in der Pubertät ist sehr selten.

2., 3. Inkubation und Prodrome — Keine Bemerkung.

4. Beginn und Verlauf

Die Hautveränderungen treten mehr oder minder rasch, akut und ausgedehnt auf und ziehen sich dann außerordentlich langwierig in ständigem Wechsel von akuten Exazerbationen, Remissionen und chronischen Stadien über Monate und Jahre hin, ehe eine Abheilung eintritt. Der weitere Verlauf spielt sich in Schüben ab, die durch mehr oder minder langdauernde freie Intervalle getrennt sind. Die zweiten und dritten Manifestationsphasen treten vorwiegend zum Schulbeginn und in der Pubertät auf.

5. Prognose

Sie ist quoad vitam gut, sofern nicht schwere Komplikationen (siehe unten) eintreten. Im übrigen ist aber die Neurodermitis disseminata ein außerordentlich quälendes und chronisches Leiden, das die Lebensfreude der Patienten stark beeinträchtigt. Nachschübe und Exazerbationen sistieren zwar in der Mehrzahl der Fälle nach der ersten, zweiten oder dritten Manifestationsphase im Kleinkindes- bzw. im Schulalter oder nach der Pubertät; mitunter rezidivieren sie jedoch bis zum 30. Lebensjahr und in wenigen Ausnahmefällen noch länger.

6. Komplikationen

a) *Pyodermien und Furunkeln* sind erstaunlicherweise selten, können aber bei Kleinkindern und Säuglingen lebensgefährlich werden.

b) Besonders ernste, prognostisch dubiöse Komplikationen sind die Superinfektionen mit dem Herpes-simplex- oder dem Vakzine-Virus, das **Ekzema herpeticatum** und das **Ekzema vaccinatum** (beide sehr selten). Auf den ekzematösen Arealen entwickeln sich beim Ekzema herpeticatum zahlreiche stecknadelkopfgroße, seröse oder hämorrhagische Bläschen und Krusten, beim Ekzema vaccinatum hingegen typische zentral gedellte Vakzinepusteln (S. 244); sie sind mehr minder dicht disseminiert und hinterlassen Narben. Hohes Fieber und schwere Allgemeinsymptome begleiten die Hauterscheinungen und bedrohen neben der Enzephalitisgefahr das Leben der Patienten. Erst nach 8—14 Tagen tritt im günstigsten Falle mit zunehmender Immunisierung Besserung und Heilung ein. Der Entwicklung des Ekzema vaccinatum wird durch die Tatsache Vorschub geleistet, daß Neurodermitiker meist nicht gegen Pocken geimpft werden, weil die erste Manifestationsphase schon vom 3. Monat bis zum 3. Lebensjahr andauert, so daß die rechtzeitige Erstvakzination nach den Gesetzen unterlassen werden muß (S. 242).

IV. Histologie

Sie entspricht derjenigen des Kontaktekzemes.

V. Diagnose und DD

Die geschilderte Symptomatik ist so charakteristisch, daß kaum je diagnostische Schwierigkeiten auftreten.

VI. Ätiologie und Pathogenese

Die Neurodermitis disseminata scheint auf der Basis einer bestimmten erblichen Konstitution mit „allergischem Terrain" durch ablaufende Antigen-Antikörper-Reaktionen (vom Soforttyp?) zu entstehen; als Antigene kommen eventuell Nahrungsmittel oder Bakterien- bzw. Pilz-(Candida albicans-)Proteine, die infolge einer Dysbakterie des Darmes anfallen, in Frage. Die Hypothesen einer ursächlichen Schweißsekretionsstörung oder einer Konversionsneurose sind noch fragwürdiger.

VII. Therapie

Einweisung ins Spital bei schwereren Ausbrüchen und bei Komplikationen erforderlich.

1. Allgemeintherapie

a) *Calcium i.v.* usw. wie beim Kontaktekzem (S. 332).

b) *Klimawechsel* (Oberengadin oder italienische Adriaküste) wirkt gut.

c) Erfolge bringt auch die *spezifische Desensibilisierung* (S. 94).

d) *Corticosteroide* allgemein sind wegen der hohen Erhaltungsdosis und der schweren Exazerbation nach dem Absetzen in der Regel *kontraindiziert*.

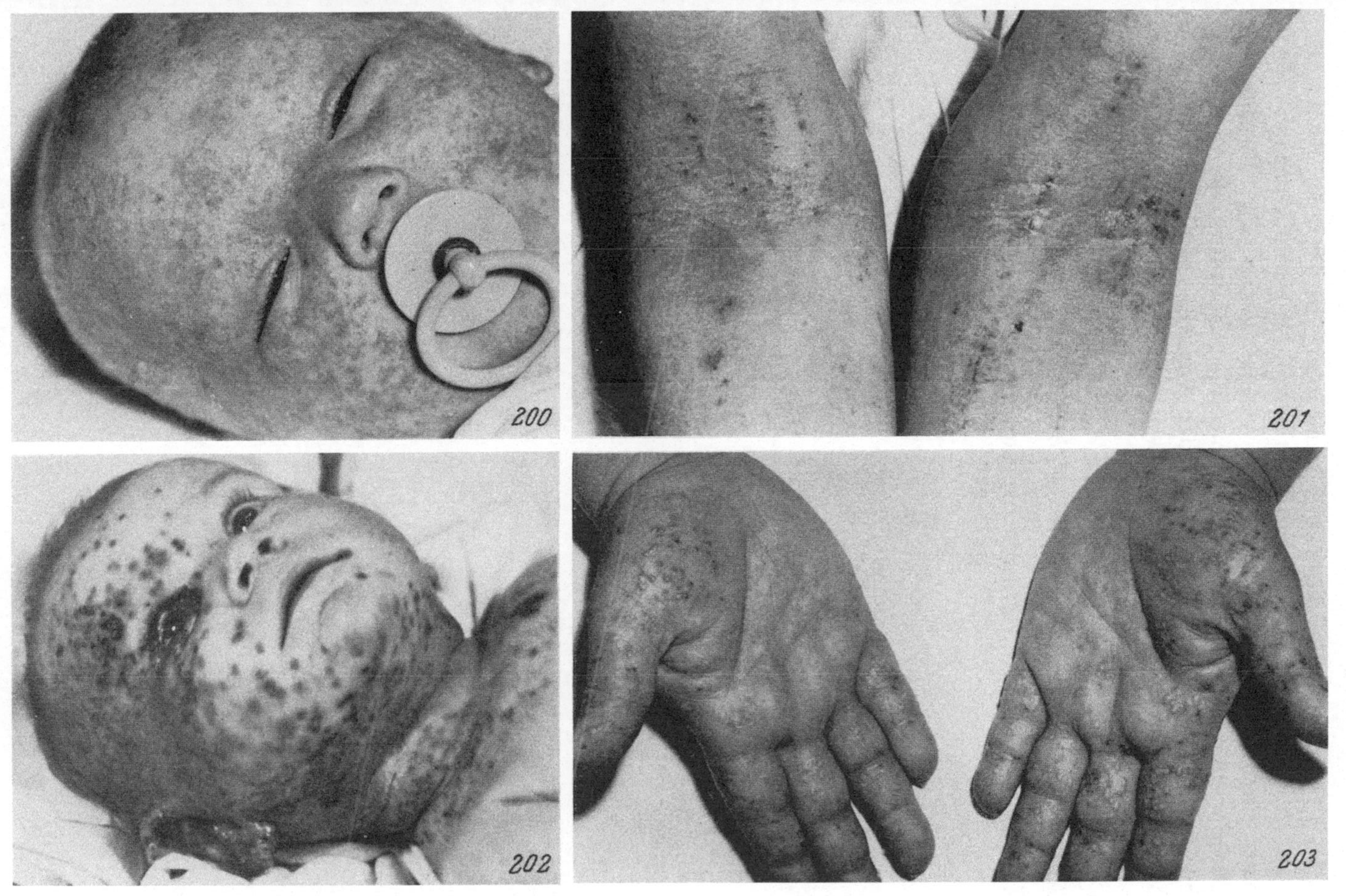

Abb. 200. Konstitutionelles Ekzem, erste Manifestationsphase beim Säugling mit Prädilektion am Kopf und im Gesicht
Abb. 201. Konstitutionelles Ekzem, spätere Manifestationsphase mit Prädilektion in den großen Gelenksbeugen
Abb. 202. Konstitutionelles Ekzem mit Herpes-Virus-Sekundärinfektion (Ekzema herpeticatum)
Abb. 203. Dyshidrotisches Ekzem, Bläschenbildung an den Palmae und Fingerbeugeseiter.

e) Bei pyogenen Komplikationen setzt man *Antibiotika* ein.

f) Beim Ekzema herpeticatum gibt es keine spezifische Therapie. Beim Ekzema vaccinatum ist eventuell Antivakzine-Human-Gammaglobulin einzusetzen (sehr teuer). Zudem wendet man bei den Virus-Superinfekten fieberdrückende Medikamente und abschirmende Antibiotika an. Man sollte auch Ekzemkinder in freien Intervallen einer Vakzination *unter klinischer Überwachung* zuführen!

2. Lokaltherapie

a) Am besten bewähren sich *corticosteroidhältige Kühlsalben* (S. 97).

b) In subakuten Phasen verringert Steinkohlenteer die Ekzemneigung.

17. Ätiologisch ungeklärte Hautkrankheiten

Dyshidrotisches Ekzem
Cheiro- bzw. Podopompholyx (= Handflächen-
bzw. Fußblasensucht)   (sehr häufig)
Abb. 18, 203

|| Diese Ekzemform ungeklärter Ätiologie ist durch Bildung von
|| Bläschen und Pusteln an den Palmae und Plantae charakterisiert.

I. Hauterscheinungen

1. Primäreffloreszenzen

Vesiculae
> Größe: stecknadelkopf- bis kleinlinsengroß.
> Inhalt: Serum.
> Form: halbkugelig erhaben; nur kaum merklich vorgewölbt (weil das
> Stratum corneum an Palmae und Plantae so dick ist!).
> Lagerung: primär intraepithelial, später „subepidermal" (S. 56).
> Decke: die oberen Epidermisschichten.

2. Sekundäreffloreszenzen

Sekundäre Pusteln, die oft zu bis über münzengroßen, die Epidermis
unregelmäßig unterminierenden Eiterräumen konfluieren.
Kratzeffekte, Erosionen, Nässen, Rhagaden, seröse, eitrige, eventuell
auch hämorrhagische *Krusten,* groblamellöse *Schuppen* und *Schuppenkrusten* nach geplatzten Blasen und Pusteln.

3. Phänomene — Keine.

22*

4. Zahl — Meist zahlreiche Effloreszenzen.

5. Lokalisation

Plantae, Palmae, Zehen und Finger plantar bzw. volar.

6. Anordnung

Symmetrisch verstreut mit Tendenz zur Konfluenz.

7. Sonderformen — Keine.

II. Sonstige Symptomatik

1. Sichtbare Schleimhäute — Frei.

2. Subjektive Symptome

Meist starker Juckreiz, eventuell auch Brennen.

3., 4. Lnn., Allgemeinerscheinungen

Bei den häufigen Sekundärinfektionen treten als septische Komplikationen Lymphangitis, Lympadenitis, Fieber usw. auf.

III. Verlauf und Prognose

1. Altersdisposition

Meist jüngere Erwachsene; besonders im Sommer.

2., 3. Inkubation, Prodrome — Keine.

4. Beginn und Verlauf

Die Entwicklung der Bläschen setzt mehr minder rasch in 2—7 Tagen ein und beginnt fast immer an den Füßen; es kommen laufend neue Bläschen schubweise nach, während die älteren pustulieren, platzen usw. und wieder heilen. Erst nach Wochen und Monaten kommt es schließlich zur Restitutio ad integrum. Rezidive bzw. Exazerbationen sind in den Sommermonaten häufig.

5. Prognose

Der Verlauf ist langwierig, Rezidive sind häufig. Septische Komplikationen können gefährlich werden.

6. Sonderformen — Keine.

IV. Histologie

Sie zeigt Ekzembläschen und entzündliche Veränderungen.

V. Diagnose und DD

Die Veränderungen und der Verlauf sind typisch, doch muß immer nach einer eventuellen ursächlichen Fuß- bzw. Nagelmykose gefahndet werden. (S. 154, 167.) Eventuelle DD wären:

a) Kontaktekzem der Hände und Sohlen (meist nicht an allen diesen Stellen gleichzeitig, weniger stark vesikulöse Reaktion, S. 325).

b) Pilzinfektion an den Sohlen (vorwiegende Schuppung, Pilzbefund positiv, S. 154).

VI. Ätiologie und Pathogenese

Einweisung ins Spital bei schweren Formen mitunter erforderlich.

Ungeklärt. (Trotz des Namens, der aus älteren Zeiten stammt, kein Zusammenhang mit der Schweißbildung.) Eventuell nervöse Faktoren? In manchen Fällen liegt eine id-Reaktion vor auf Stoffwechselprodukte von Hyphomyceten, die an der Sohlenhaut oder an den Zehennägeln eingenistet sind (d. h. eine allergische Reaktion auf hämatogen herangebrachte Pilzantigene).

VII. Therapie

1. Allgemeintherapie

a) Calcium gluconicum i.v. (S. 93).

b) Entwässernde Maßnahmen (S. 94).

c) Bei Sekundärinfekten Antibiotika (S. 89), Bettruhe, Hochlagerung.

d) Griseofulvin (4mal täglich 0,125 durch 3 Monate per os), sofern eine zusätzliche Fuß- oder Nagelmykose verifizierbar ist (verhindert oft Rezidive!) (S. 90).

e) Eventuell ein kurzer Corticosteroidstoß (S. 90).

f) Klimawechsel (Meeresküste).

2. Lokaltherapie

g) Mazeration der Blasen, Pusteln und Krusten mit 0,25% Rivanoldiachylon-Verbänden (mazeriert ideal und desinfiziert gleichzeitig, ohne wie die Antibiotika Pilzinfekte anzuregen).

h) Abtragen von Pusteln und „Eiterseen" mit der Schere (insbesondere bei Lymphangitis erforderlich, um die Eiterung zu eliminieren).

i) Ist die Mazeration vollendet und läßt die Blasenbildung nach, so geht man auf corticosteroidhältige Salben, eventuell mit Zusätzen von 1—2% Acidum salicylicum über; sie werden zunächst als Verbände angewendet.

k) Diese Pflege muß man nach der Abheilung einige Monate lang fortsetzen (1—2mal täglich). Außerdem ist womöglich leichteres Schuhwerk zu tragen.

Nummuläres Ekzem
Ekzem en plaques   (häufig)
Abb. 204

Diese chronische Ekzemform ungeklärter Ätiologie ist durch vorwiegend aus Bläschen aufgebaute, münzengroße Herde charakterisiert.

I. Hauterscheinungen

1. Primäreffloreszenzen

Stecknadelspitz- bis stecknadelkopfgroße *Ekzembläschen* (überwiegend in akuteren Phasen) und *Ekzemknötchen* (überwiegend in chronischeren Phasen); übrige Qualitäten siehe beim Kontaktekzem (S. 325). Sie stehen auf leicht entzündlich gerötetem Grund, bilden jeweils durch dichte periphere Apposition bis über *münzengroße Herde*, die unscharf eventuell auch kleinbogig begrenzt und bei zentraler Rückbildung anulär sind.

2. Sekundäreffloreszenzen

Nach dem Platzen der Bläschen treten punktförmige *Erosionen, Nässen, Krusten*, daneben auch *Schuppen, Schuppenkrusten* und bei Rückbildung *Restpigmentationen* auf.

3. Phänomene — Keine.

4. Zahl

In jedem Herd stehen bis zu zwei Dutzend Vesiculae bzw. Papulae. — Die Zahl der Herde variiert bis zu einigen Dutzend.

5. Lokalisation

Streckseiten der Extremitäten und Hände, Stamm.

6. Anordnung

In den Herden sind die Effloreszenzen gruppiert bzw. aggregiert. — Die Herde sind asymmetrisch disseminiert.

7. Sonderformen — Keine.

II. Sonstige Symptomatik

1., 3., 4. Schleimhäute, Lnn., Allgemeinerscheinungen — Keine Symptome.

2. Subjektive Symptome

Gelegentlicher Juckreiz, meist leichtes Brennen.

III. Verlauf und Prognose

1. Altersdisposition — Keine; selten bei Kindern.

2., 3. Inkubation, Prodrome — Keine.

4. Beginn und Verlauf

Zunächst Entwicklung eines einzelnen Herdes, seltener einiger Plaques durch Apposition von Bläschen oder Knötchen, die bald Sekundäreffloreszenzen aufweisen. Weitere Herde folgen mehr oder minder rasch nach. Der Einzelherd bleibt meist durch Monate bestehen. Der Gesamtverlauf ist dementsprechend chronisch, wobei akute und chronische Phasen wechseln, hier und dort spontane Rückbildungen und neue Herde auftreten und vielfach auch nach freien Intervallen wieder Nachschübe erfolgen.

5. Prognose

Die Erkrankung ist ungefährlich, quoad sanationem aber dubiös; stellt sich nämlich nicht innerhalb eines Jahres Heilung ein, was nur bei der

Hälfte der Patienten der Fall ist, so zieht sich das nummuläre Ekzem jahrelang hin.

6. Sonderformen — Keine.

IV. Histologie

Sie entspricht derjenigen des Kontaktekzemes (S. 329).

V. Diagnose und DD

Die Diagnose bereitet kaum Schwierigkeiten. DD:

a) Psoriasis vulgaris (keine Knötchen, Bläschen usw., scharf umschriebene Plaques, Schuppung, Lokalisation, S. 356).

b) Pilzinfektionen (meist nur eine Effloreszenzenart, schärfere Begrenzung, positiver Pilzbefund, S. 67, 160).

c) Eventuell noch psoriasiformes Basaliom (S. 420), Lues II (S. 594).

VI. Ätiologie und Pathogenese

Sie sind ungeklärt. Wenigstens bei einem Teil der Fälle dürfte ein Fokus mit Streuung von bakteriellen Antigenen, die an einzelnen Hautstellen zur allergischen Reaktion vom Spättyp Veranlassung geben, ursächliche Bedeutung haben. Dafür spricht vor allem die Wirksamkeit der antibiotischen Therapie.

VII. Therapie

Kann meist ambulant erfolgen.

1. Allgemeintherapie — Sie trägt das Hauptgewicht:

a) Promptes Ansprechen in den meisten Fällen auf *Penicillin* (1 Mega eines 48-Stunden-Depot-Präparates, 1mal täglich i.m. durch 14 Tage) und andere Antibiotika (S. 88, 89).

b) *Fokussuche und eventuelle -sanierung.*

2. Lokaltherapie

c) *Corticosteroidhältige Salben,* einfetten oder als Verband (S. 97).

d) *Steinkohlenteer* (S. 100) zur weiteren Beruhigung in Rückbildungsphasen. Cave, eventuell Reizung!

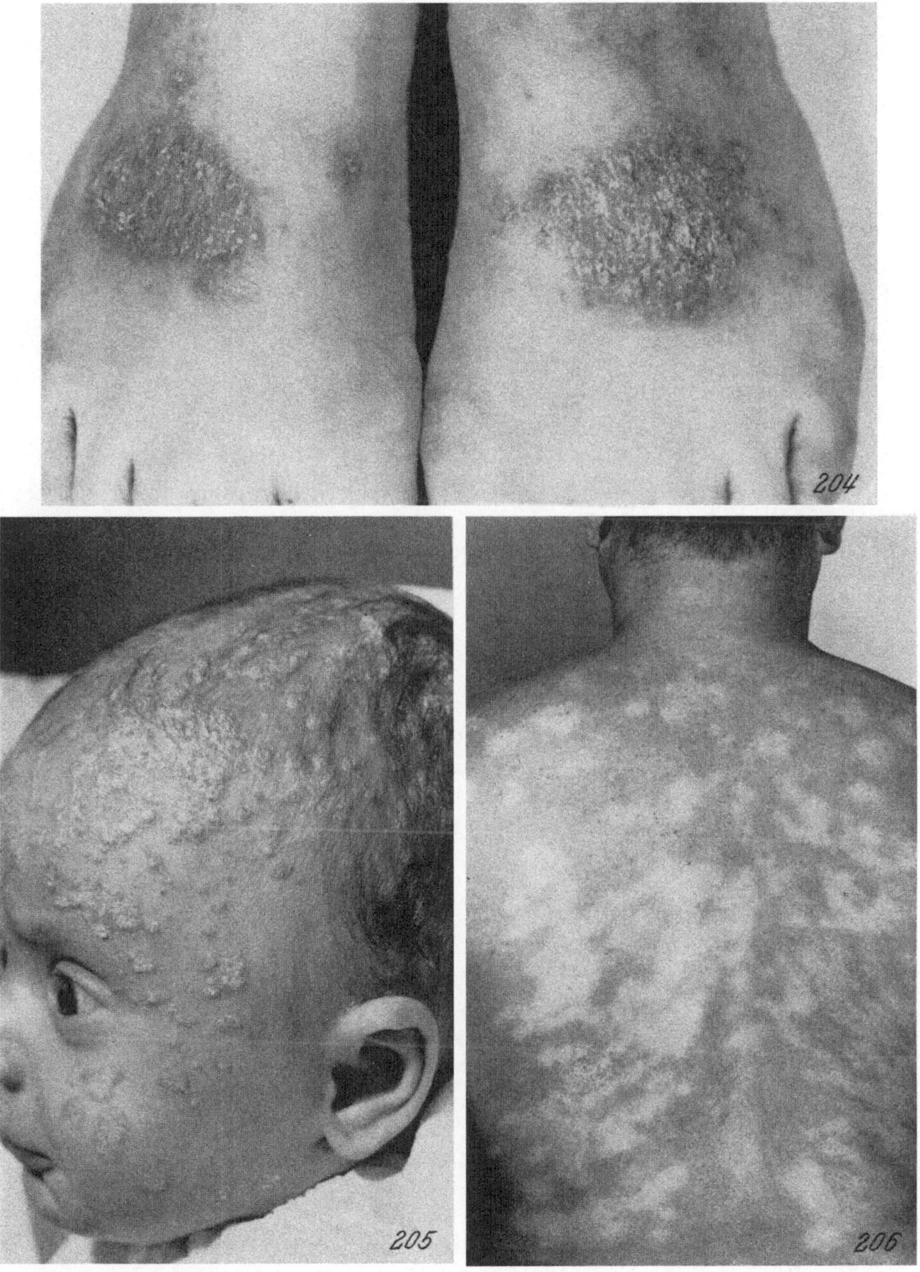

Abb. 204. Nummuläres Ekzem, umschriebene Herde an beiden Fußrücken
Abb. 205. Seborrhoisches Ekzem; leicht plaqueartig erhabene, feinlamellös schuppende Herde am Kopf und im Gesicht
Abb. 206. Seborrhoisches Ekzem, pseudo-vitiligo-artige Maculae mit feiner Schuppung

Seborrhoisches Ekzem
Ekzema seborrhoicum

(häufig)

Abb. 205, 206

|| Diese chronische Dermatose ungeklärter Natur ist durch rosa Flecke mit feinlamellöser Schuppung an seborrhoischen Stellen bei fehlendem Juckreiz charakterisiert.

I. Hauterscheinungen

1. Primäreffloreszenzen

Maculae

Größe: stecknadelspitz- bis -kopf- bis handflächengroß.

Farbe: fast hautfarben („pseudo-vitiligo-artig"), rosa, gelbrot bis hell- bzw. dunkelrot.

Form: rundlich, unregelmäßig oder polyzyklisch (Konfluenz).

Rand: sehr unscharf, verliert sich oder löst sich auf.

Konsistenz: nahezu normal.

Oberfläche: zeigt die

2. Sekundäreffloreszenzen

Typische seborrhoische, feinlamellöse (pityriasiforme), weißgelbe bis gelbe, „fettige" *Schuppen*.

3. Phänomene — Keine.

4. Zahl

Meist nur einige Herde an den Prädilektionsstellen; nur bei Generalisation zahlreiche Herde mit Tendenz zur Konfluenz.

5. Lokalisation

Prädilektionsstellen sind die seborrhoischen Areale, insbesondere Kopfhaut, Gesicht, Ohren, Hals und Brust.

6. Anordnung

Symmetrisch disseminiert mit Tendenz zur Konfluenz.

7. Sonderformen

a) **Das Ekzema seborrhoicum capitis** (häufig) dehnt sich über die ganze Kopfhaut aus und ist mit fettem Haar verbunden. Im schwersten Fall, bei der **Porrigo aminatacea** (= Tinea asbestinea; selten), ist der Haarboden mit asbestsplitterartigen, seborrhoischen Schuppen bedeckt, die die Haarschäfte spelzenartig (der Spelz = Getreideart, die Spelze = Gräserblütenstand) umgeben.

b) Die abortive Variante der leicht schuppenden „*Pseudo-Vitiligo-Flek-ken*" (selten) tritt bei Kindern im Gesicht auf.

c) Bei *akut generalisierenden Formen* (sehr selten) findet man neben den Maculae Knötchen und eventuell Erosionen, Nässen, Krusten.

d) Die universelle Ausbreitung beim Kind heißt **Erythrodermia desquamativa Leiner** (sehr selten).

II. Sonstige Symptomatik

1., 2., 3. Schleimhäute, subjektive Symptome, Lnn.

Frei, kein Juckreiz!

4. Allgemeinerscheinungen

Die Patienten zeigen die „seborrhoische Konstitution", d. h. im Bereich der seborrhoischen Areale wird in vermehrtem Maße minderwertiger Talg gebildet, der sich an der Oberfläche schlecht verteilt.

III. Verlauf und Prognose

1. Altersdisposition

Beginn meist schon in der Kindheit.

2., 3. Inkubation, Prodrome — Keine.

4. Beginn und Verlauf

Die seborrhoischen Ekzemherde bestehen meist in abortiven und leichten Varianten, eventuell mit mäßigen Exazerbationen und Remissionen jahrzehntelang fort. Spontane Rückbildungen sind ebenso selten wie rasche Generalisationen oder Erythrodermien.

5. Prognose

Sie ist ungefährlich, aber quoad sanationem ungünstig; viele Patienten leiden oft lebenslänglich an abortiven Formen.

6. Sonderformen

Die **Erythrodermia desquamativa Leiner** entwickelt sich im 2.—3. Lebensmonat rasch aus einem leichten seborrhoischen Ekzem. Sie juckt nicht, ist eventuell mit Durchfällen verbunden, sonst aber ungefährlich und klingt in der Regel nach 6 Wochen ab.

IV. Histologie

Sie ähnelt sowohl der Psoriasis als auch dem Ekzem.

V. Diagnose und DD

Die Diagnose erfolgt nach Klinik und Verlauf. DD:

a) Ausgedehnte Soormykosen sind insbesondere bei Kleinkindern sehr ähnlich (mehr exsudativer Charakter, Pilzbefund positiv, S. 170).

b) Pityriasiforme Exantheme und seborrhoische Papeln der Lues II (andere Luessymptome, positive Serologie und Treponemenbefunde) (S. 596, 598).

c) Pityriasis rosea (Orientierung in Spaltrichtung, Collerette-Schuppung, Gesicht frei, Verlauf, S. 352).

d) Psoriasis vulgaris (S. 356), Pemphigus erythematosus (S. 400).

e) Beim Ekzema seborrhoicum capillitii: die Psoriasis capillitii (meist einige Plaques mit Zwischenräumen, weitere Psoriasiseffloreszenzen, S. 356), eventuell auch Pediculosis capitis (S. 190) und bei Kindern eine Pilzerkrankung der Kopfhaut (S. 164).

f) Bei der Erythrodermia desquamativa Leiner: Ausgedehnte Neurodermitis (juckt, S. 333), kongenitale Ichthyosis (schon post partum manifest, S. 420), Dermatitis exfoliativa Ritter (tritt in den ersten vier Lebenswochen auf, schweres Krankheitsbild, S. 106).

VI. Ätiologie und Pathogenese

Ungeklärt. Nervöse Einflüsse und Fokalinfekte scheinen eine gewisse ursächliche Rolle zu spielen.

VII. Therapie

Macht nur bei schwersten Formen Einweisung ins Spital erforderlich.

1. Allgemeinbehandlung

a) Fokussuche und Sanierung.

b) In schwersten Fällen eventuell auch Corticosteroide allgemein (S. 90).

c) Bei jungen Frauen mit Seborrhoe eventuell Ovulationshemmer.

2. Lokalbehandlung

d) *Corticosteroidhältige Salben* (S. 97) sind die souveräne Therapie.

e) Corticosteroidhältige Salben mit Zusatz von 5% Sulfur präcipit.

f) Am Kopf *teer- und schwefelhältige Haarwässer oder Shampoos,* eventuell auch *Selensulfid* als Shampoo (nur einige Monate. Reizt sonst).

g) Teerpräparate, Schwefelbäder, blande Salben sind möglich, aber veraltet.

Verrucae seborrhoicae
Senile Warzen   (sehr häufig)

Abb. 10, 207, 208, 209

> Diese papillomähnlichen Veränderungen sind durch bis münzengroße gelb- bis schwarzbraune, rundliche, scharf begrenzte, flach erhabene Knötchen bzw. Scheiben mit verrukös-„bröckliger" Oberfläche, späte Manifestation, völlige Harmlosigkeit und die Histologie charakterisiert.

I. Hauterscheinungen

1. Primäreffloreszenzen

Knötchen bzw. flach erhabene Scheiben
 Größe: linsen- bis über münzengroß.
 Farbe: gelb- bis schwarzbraun, selten mehr hautfarben.
 Form: rundlich oder oval, flach erhaben, eventuell basal eingeschnürt.
 Rand: scharf begrenzt.
 Konsistenz: mäßig derb erhöht.
 Oberfläche: verrukös gefurcht, wie „bröcklig". Nach dem Abkratzen der „Bröckel" bleibt eine Fläche mit Punktblutungen.

2., 3. Sekundäreffloreszenzen, Phänomene — Keine.

4. Zahl — Einige bis zu sehr vielen.

5. Lokalisation

Vor allem am Stamm (seborrhoische Areale).

6. Anordnung — Regellos disseminiert.

II. Sonstige Symptomatik

Keine.

III. Verlauf und Prognose

1. Altersdisposition

Seborrhoische Warzen treten ab dem 50. Jahr auf.

2., 3. Inkubation und Prodrome — Keine.

4. Beginn und Verlauf

Die seborrhoischen Warzen entwickeln sich langsam und vermehren sich allmählich.

5. Prognose

Verrucae seborrhoicae bilden sich zwar nicht mehr von selbst zurück, sind aber völlig harmlos. Eine maligne Entartung kommt nicht vor.

IV. Histologie

Sie zeigt eine Akanthose, wobei die Zellen denen des Basalioms ähneln, geringe Hyperkeratose und Papillomatose.

V. Diagnose und DD

Die Diagnose bereitet kaum Schwierigkeiten. In DD kommen eventuell

a) Senile Keratosen (hautfarben, harte Hyperkeratose als Sekundäreffloreszenz, Histologie, S. 477).

b) Nävuszellnävi (andere Form, Farbe, frühere Manifestation, Histologie, S. 462).

c) Basaliom (Farbe, halbkugeliges Knötchen, derb, eventuell Exulzeration, Histologie, S. 422).

VI. Ätiologie und Pathogenese

Unbekannt. Es dürfte sich entweder um eine Virusinfektion oder um einen spät manifesten Nävus handeln.

VII. Therapie

Erfolgt ambulant.

1. Zerstörung mit der Kaltkaustik (S. 103).

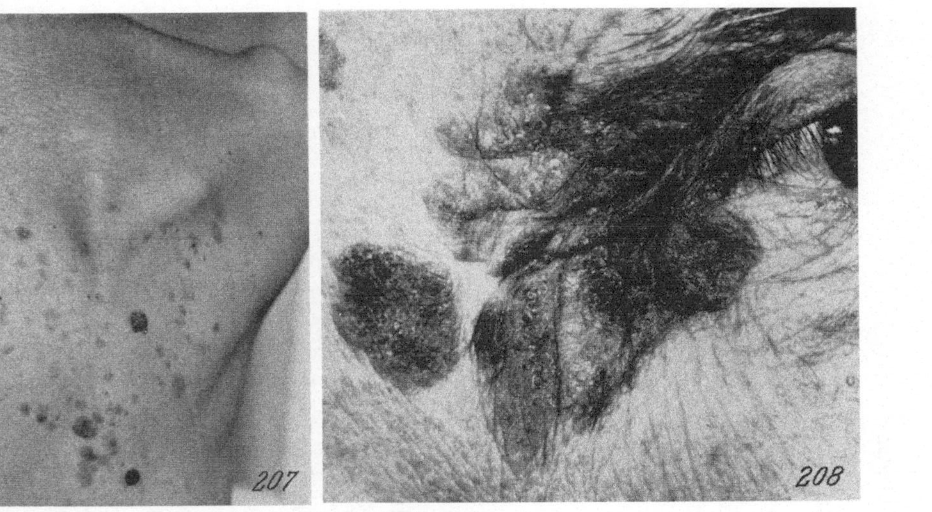

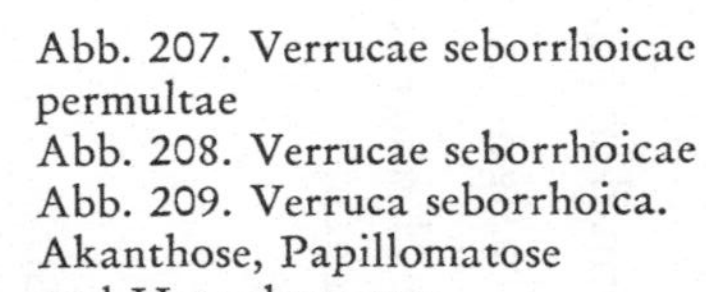

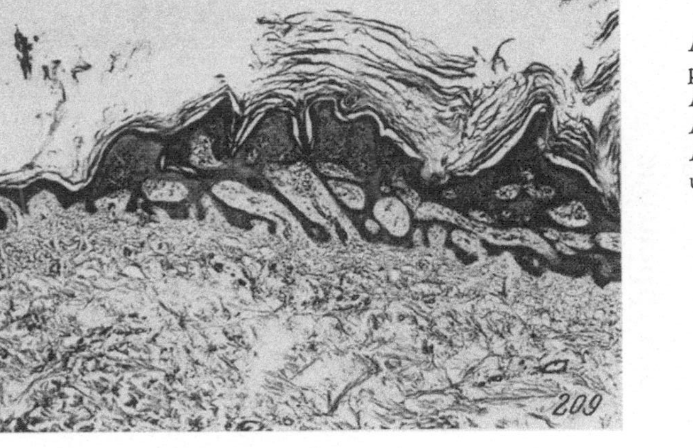

Abb. 207. Verrucae seborrhoicae permultae
Abb. 208. Verrucae seborrhoicae
Abb. 209. Verruca seborrhoica.
Akanthose, Papillomatose und Hyperkeratose

2. Exkochleation mit dem scharfen Löffel (S. 104).

3. Vereisung mit flüssigem Stickstoff (S. 103).

4. Vereisung mit Kohlensäureschnee zu wiederholten Malen. Keine Röntgenbestrahlungen!

Pityriasis rosea
Schuppenrose (häufig)

Abb. 210—212

Dieses ätiologisch ungeklärte, harmlose akute Exanthem, ist durch bis münzengroße, rosa, ovale, in der Spaltrichtung orientierte Flecken mit feinlamellös-colleretteartiger Schuppung und vorzugsweiser Lokalisation am Stamm charakterisiert.

I. Hauterscheinungen

1. Primäreffloreszenzen

Flecken
>   Größe: stecknadelkopf- bis über münzengroß (peripheres Wachstum).
>   Farbe: rosa, lachsrosa bzw. gelbrot.
>   Form: oval (rascheres Wachstum in einem Durchmesser).
>   Rand: nicht besonders scharf.
>   Konsistenz: normal.
>   Oberfläche: bedeckt mit den

2. Sekundäreffloreszenzen

Feinlammellöse, kleiemehlartige Schuppen (Kleie, griechisch pityron, deshalb Pityriasis).

3. Phänomene

Die Schuppen zeigen das Phänomen der Collerette (= Halskrause): die ältesten zentralen Schuppen fallen zuerst ab, so daß der gegen die Mitte der Effloreszenzen gerichtete Schuppenrandsaum an einen „Wallenstein-Kragen" erinnert.

4. Zahl

Variiert zwischen einem Dutzend und Hunderten.

5. Lokalisation

Stamm- und rumpfnahe Teile der Extremitäten.

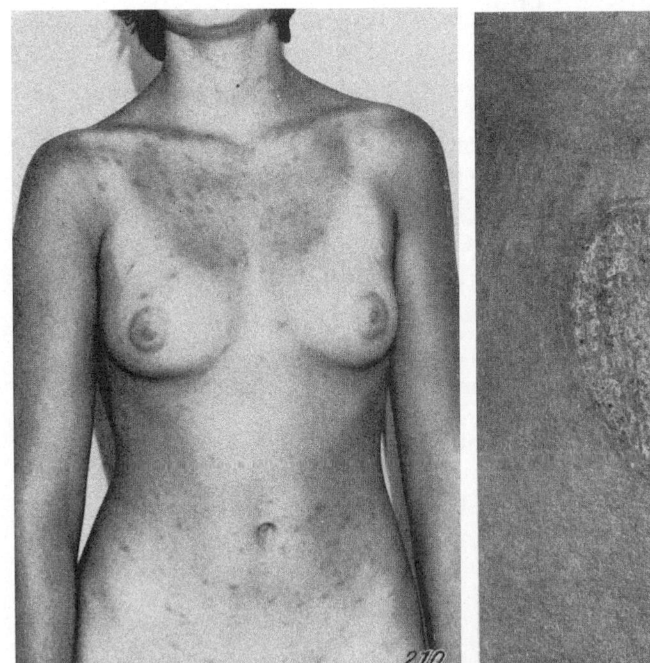

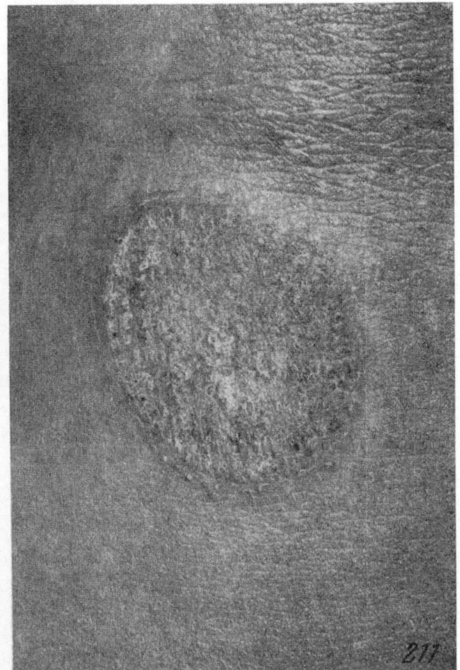

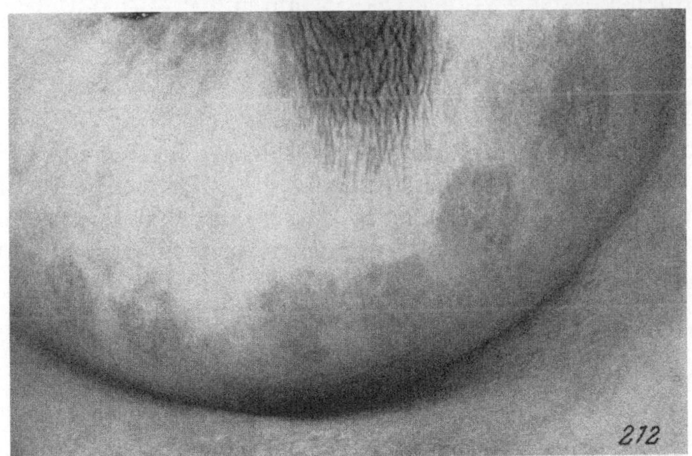

Abb. 210. Pityriasis rosea; Orientierung des Exanthems am Stamm in der Spalt-
richtung
Abb. 211. Pityriasis rosea; Plaque primaire
Abb. 212. Pityriasis rosea; Einzeleffloreszenzen

6. Verteilung

Symmetrisch disseminiert und ohne Neigung zur Konfluenz. Die ovalen Flecken sind mit ihren Längsdurchmessern in der Spaltrichtung der Haut orientiert.

7. Sonderformen

Wird die Pityriasis rosea von außen gereizt, so treten stärkere Entzündungserscheinungen auf: sogenannte **Pityriasis rosea irritata;** die Flecken sind dann hell- bis dunkelrot und bekommen einen zunehmend papulösen Einschlag.

II. Sonstige Symptomatik

1., 3. Sichtbare Schleimhäute und Lnn. — Sind nicht mitbeteiligt.

2. Subjektive Symptome — Keine; nur bei Irritation Juckreiz.

4. Allgemeinerscheinungen — Keine.

III. Verlauf und Prognose

1. Altersdisposition

Keine. Am häufigsten zwischen 15—35 Jahren.

2., 3. Inkubation und Prodrome — Keine.

4. Beginn und Verlauf

Das Exanthem beginnt unbemerkt mit einer größeren Effloreszenz am Stamm, dem sogenannten *Plaque primaire.* Während der folgenden 10 Tage treten in Schüben weitere Flecken auf, die maximal münzengroß werden. Dann bleibt der Zustand stationär, bis nach 3—6 Wochen spontane Heilung eintritt.

5. Prognose

Harmlose Krankheit; tritt nur einmal im Leben auf.

6. Komplikationen

Reizung durch starkes Schwitzen oder Fehlbehandlung führt zur Pityriasis rosea irritata mit Ekzematisation.

IV. Histologie

Sie zeigt nur eine leichte unspezifische Entzündung.

V. Diagnose und DD

Die Diagnose ergibt sich aus der charakteristischen klinischen Morphologie. Eventuelle DD wären:

a) Pityriasiforme id-Reaktionen bei Fußmykosen (S. 157; morphologisch nahezu gleichartig, positiver Pilzbefund an Zehen).

b) Pityriasiforme Exantheme der Lues II (S. 596; mehr braunrot, keine echten Colleretten, weitere Luessymptome, positive Serologie).

c) Ekzema seborrhoicum (S. 346; gelbrote Effloreszenzen, keine Colleretten, chronischer Verlauf.

d) Medikamentöse Exantheme (S. 311; Zusammenhang mit Medikation).

e) Pityriasis versicolor (S. 176; braun, Konfluenz, positiver Pilzbefund).

VI. Ätiologie und Pathogenese

Unbekannt; möglich wären: Virusinfektion, Allergie gegen Wäscheappretur oder id-Reaktion bei Soormykose des Darmes.

VII. Therapie

Kann fast immer ambulant erfolgen.

Sie wirkt abkürzend:

1. Allgemeinbehandlung

Kommt nur in Ausnahmefällen in Frage!

a) 1—2 künstliche Fieberstöße koupieren die Dermatose in wenigen Tagen. Es fragt sich aber, ob eine derart eingreifende Maßnahme bei dieser harmlosen Dermatose gerechtfertigt ist!

2. Lokaltherapie — Sie darf nicht reizen:

a) Blande *Kühlsalben* oder *Trockenpinselungen* mit kleinen Zusätzen von *Corticosteroiden* (S. 97).

b) Eventuell auch *Zusatz von 5% Sulfur präcipitatus* zur Trockenpinselung.

c) Sport und Arbeiten mit starkem Schwitzen sind zu unterlassen.

23*

Psoriasis vulgaris
Schuppenflechte   (sehr häufig)

Abb. 13, 31, 44, 48, 213—219

> Diese ätiologisch ungeklärte, chronische Dermatose ist durch ent-
> zündliche, scharf begrenzte, leicht erhabene Scheiben mit groß-
> lamellöser, silbergrauer Schuppung, typische Prädilektionsstellen
> und das Fehlen von Allgemeinsymptomen charakterisiert.

I. Hauterscheinungen

1. Primäreffloreszenzen

Geringgradig erhabene Scheiben (fast Flecken).

> Größe: punkt- (**Psoriasis punctata**), tropfen- (**Psoriasis guttata**) bzw.
> münzen- (**Psoriasis nummularis**) bzw. handflächengroß (**Psoriasis
> geographica,** weil konfluierte Herde wie „Kontinente" aussehen).
> Vergrößerung durch peripheres Wachstum.
> Farbe: hellrot bis blaurot.
> Form: rundlich oder polyzyklisch konfluiert.
> Rand: scharf begrenzt.
> Konsistenz: geringgradig erhöht.
> Oberfläche: gespannt, im allgemeinen aber bedeckt von den

2. Sekundäreffloreszenzen

Typische großlamellöse, silbergraue, eventuell leicht glänzende (durch
Lufteinschlüsse zwischen den parakeratotischen Zellen), locker haftende
Schuppen.

3. Phänomene

a) Kerzentropfenphänomen: Schuppen können wie Wachs abgekratzt
   werden.

b) Auspitz-Phänomen: Kratzt man nach Entfernung der Schuppen über
   die dünne Oberfläche der Primäreffloreszenz (sogenanntes letztes
   Häutchen), so treten durch Verletzung der Papillenspitzen punktförmige Blutungen auf.

c) Isomorpher Reizeffekt oder Köbner-Phänomen: Eine Traumatisierung der unveränderten Haut (z. B. Kratzer, Stich) löst die Entwicklung einer psoriatischen Effloreszenz aus.

4. Zahl

Variiert zwischen einigen und außerordentlich vielen.

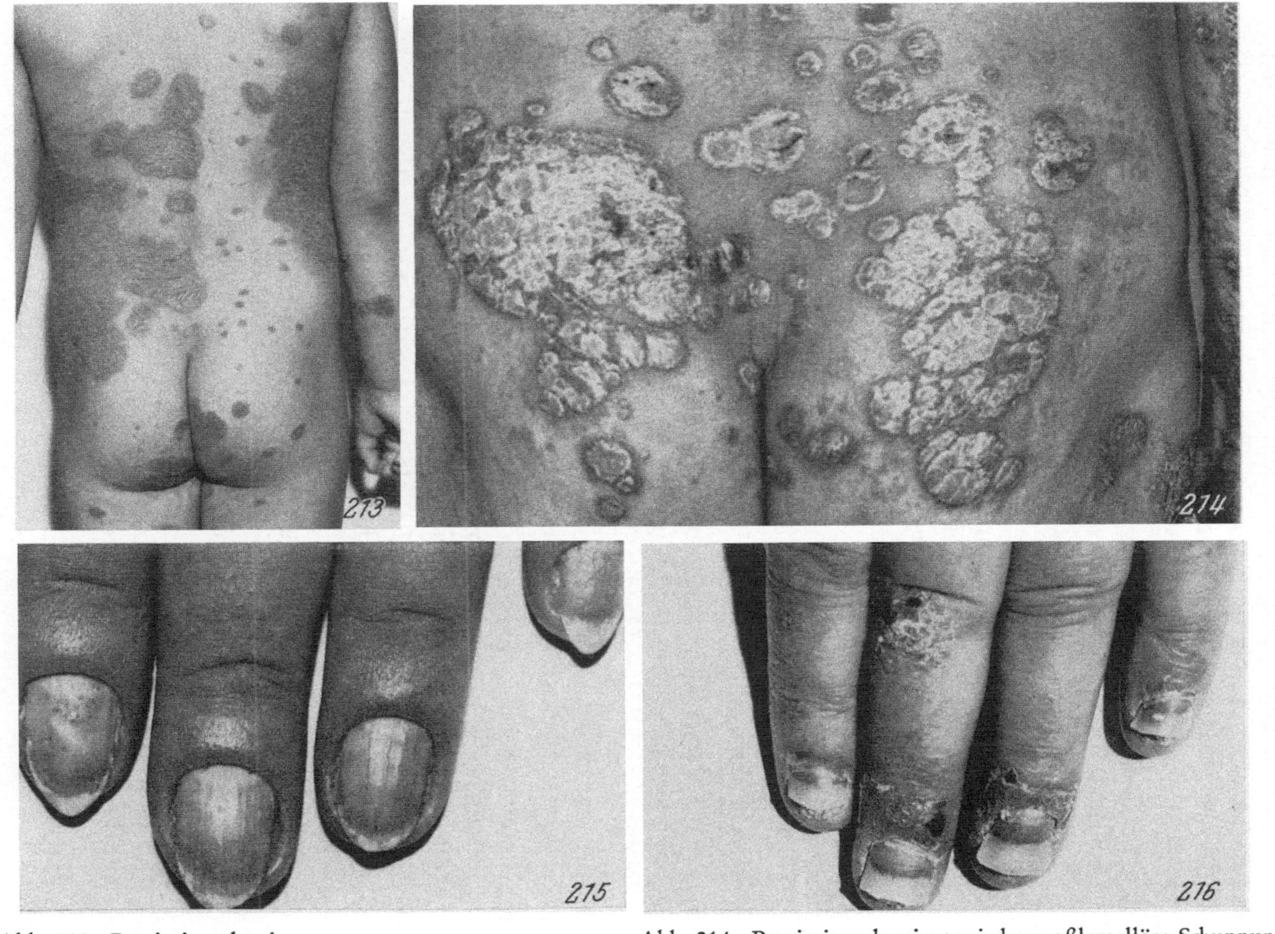

Abb. 213. Psoriasis vulgaris
Abb. 215. Psoriasis vulgaris; Tüpfelnägel

Abb. 214. Psoriasis vulgaris; typische großlamellöse Schuppung
Abb. 216. Psoriasis vulgaris; subunguale Parakeratosen

5. Lokalisation

Vor allem an den Prädilektionsstellen: Streckseiten der Ellbogen und Knie, Sakralregion, Nabel, Kopfhaut (Psoriasis capillitii: führt *nie* zum Ausfall der Haare oder zur Störung ihres Wachstums) und Nägel (Psoriasis unguium). Letztere tritt in zwei Formen auf:

α) Tüpfelnägel: Punktförmige Dellen in der Nagelplatte, infolge kleinster Psoriasisherde an der Matrix, die die Nagelbildung temporär stören. Sie werden erst später nach dem Vorwachsen der Nagelplatte sichtbar.

β) Subungunale Parakeratosen, infolge psoriatischer Herde am Nagelbett. Sie schimmern zunächst als „Ölflecken" durch die Nagelplatte, heben diese aber später ab, so daß sie mißfärbig und brüchig wird.

6. Verteilung

Symmetrisch disseminiert, später konfluiert.

7. Sonderformen

a) Bei der **Psoriasis anularis aut serpiginosa** (selten) treten Ring- und Schlangenlinienformen auf infolge zentraler Abheilung in runden oder polyzyklischen Herden.

b) Bei der **Psoriasis ostracea** (sehr selten) treten besonders dicke, austernschalenartige (daher der Name) Schuppen auf.

c) Entwickeln sich so zahlreiche Herde, daß fast die gesamte Haut betroffen ist, so liegt eine **Psoriasis universalis** oder **Erythrodermia psoriatica** (S. 512) (sehr selten) vor.

d) Eine seborrhoische Variante, die **Psoriasis seborrhoica** (sehr selten) zeigt kleinlamellöse, gelbe Schuppen und Vorzugslokalisation an der Brust und am Rücken.

e) Beim **Typus inversus** (sehr selten) treten psoriatische Herde an Intertrigostellen, Palmae und Plantae auf (sonst kaum betroffen); sie sind meist atypisch unscharf begrenzt und neigen zum Nässen oder zur Pustelbildung.

f) Die **Psoriasis pustulosa** (sehr selten) ist durch Bildung von stecknadelkopfgroßen, intraepithelialen Pusteln (= große Munrosche

---

Abb. 217. Psoriasis pustulosa; inverser Befall der Handflächen mit Pustelbildung

Abb. 218. Psoriasis vulgaris; beginnende Abheilung nach Cignolin mit Bildung heller Höfe

Abb. 219. Psoriasis vulgaris; Akanthose, Parakeratose, geringes entzündliches Infiltrat

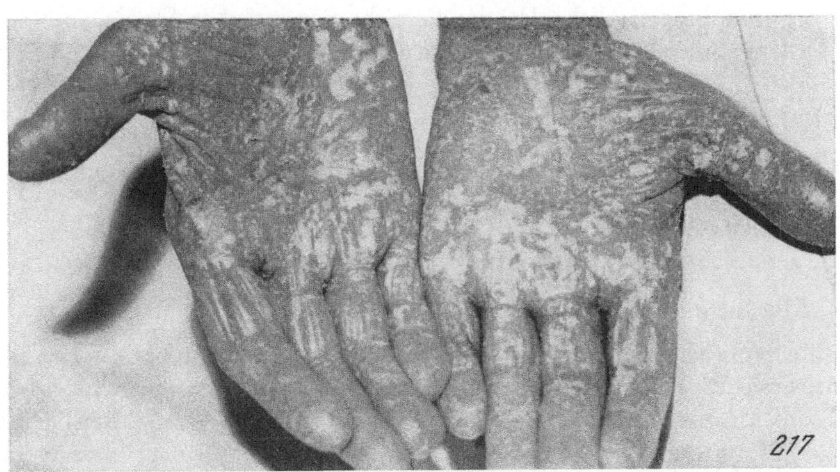

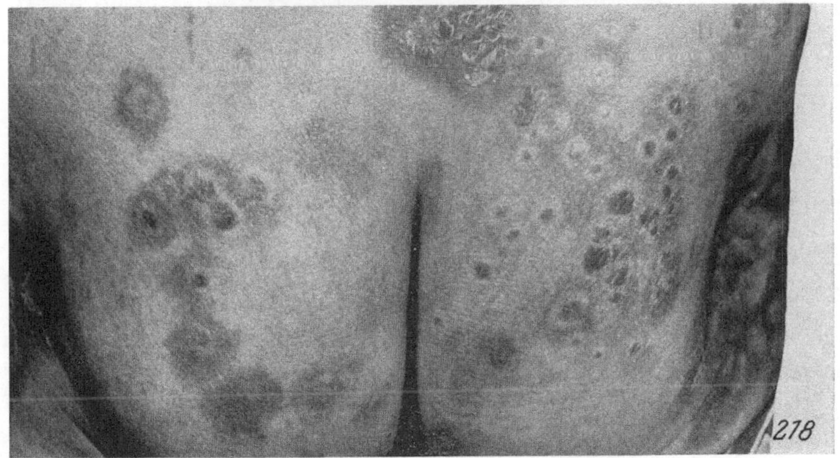

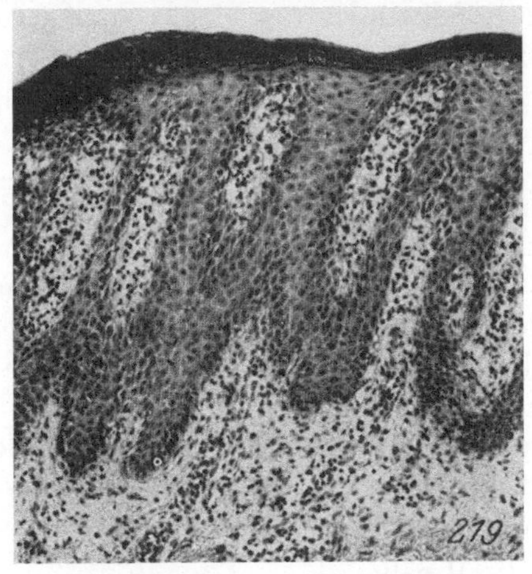

Abb. 217—219

Mikroabszesse; siehe IV) im Bereiche psoriatischer Herde, insbesondere an den Palmae und Plantae gekennzeichnet.

II. Sonstige Symptomatik

1. Sichtbare Schleimhäute

Außer der Glans penis fast nie betroffen.

2., 3. Subjektive Symptome und Lnn. — Keine bzw. nicht betroffen.

4. Allgemeinsymptome

Zählen nicht zum Bild der einfachen Psoriasis vulgaris. Nur bei der schweren Psoriasis universalis und pustulosa treten subfebrile bis febrile Temperaturen auf. Bei der Psoriasis arthropathica (sehr selten) leiden die Psoriatiker gleichzeitig an den Beschwerden einer chronischen Polyarthritis, die vor allem Zehen und Finger betreffen und zu Versteifungen führen können.

III. Verlauf und Prognose

1. Altersdisposition

Keine konstante; beginnt meist im 15.—40. Jahr.

2., 3. Inkubation, Prodrome — Keine.

4. Beginn und Verlauf

Die Psoriasis vulgaris beginnt entweder allmählich mit wenigen Effloreszenzen an den Prädilektionsstellen („chronisch-umschriebener Typ") oder meist bei Kindern mit einer disseminierten Eruption („akut exanthematischer Typ"). Die Herde können monatelang unverändert oder langsam wachsend fortbestehen. In anderen Fällen kommt es zu Remissionen mit völligem Schwinden der Herde, häufiger aber mit Persistenz an den Prädilektionsstellen. Nach variabel langen freien oder fast freien Intervallen können in wenigen Tagen neue Schübe folgen.

5. Prognose

Quoad vitam gut; nur die seltenen Formen der Psoriasis universalis, pustulosa und arthropathica beeinträchtigen das Allgemeinbefinden, was bei älteren Personen Gefahren bringen kann, wobei die echte Psoriasis pustulosa in der Regel letal endet. Die Prognosis quoad sanationem ist aber wegen der großen Rezidivneigung sehr ungünstig, obwohl jede einzelne Effloreszenz mit Restitutio ad integrum bzw. mit temporären Restpigmentationen abheilen kann. Viele Patienten werden während des ganzen Lebens von der Psoriasis vulgaris („treueste Freundin") begleitet, wobei freie Intervalle, Ausbrüche und einzelne persistierende Herde abwechseln.

IV. Histologie

Sie zeigt in typischer Weise: a) Ausgeprägte Akanthose bei b) Verdünnung des Stratum germinativum über den Papillenspitzen (deshalb Auspitz-Phänomen, I/3/b), c) das Fehlen des Stratum granulosum, d) hochgradige Parakeratose fast ohne normale Verhornung und e) intraepidermale umschriebene Leukozytenanhäufung, die sogenannten „Munroschen Mikroabszesse“. Dazu kommen chronische Entzündungszeichen mit lympho-histiozytärer Infiltration im Stratum papillare.

V. Diagnose und DD

Die Diagnose ergibt sich bei häufigen Varianten aus der charakteristischen Morphologie, Lokalisation und Verlaufsweise meist leicht. Wichtige DD wären:

a) Psoriasiforme Exantheme der Lues II (weitere Luessymptome, positiver Treponemenbefund, positive Serologie, S. 596).

b) Bei Einzelherden psoriasiforme Basaliome (S. 421) und Morbus Bowen (S. 480; keine großlamellösen Schuppen, Verlauf, Histologie).

c) Bei Psoriasis capillitii das Ekzema seborrhoicum (andere Schuppen, kontinuierliche Ausbreitung über die ganze Kopfhaut, S. 346).

d) Bei Psoriasis unguium die Onychomykose (positiver Pilzbefund, S. 167).

e) Bei Psoriasis universalis: DD der Erythrodermien, siehe S. 514.

VI. Ätiologie und Pathogenese

Die alte Theorie einer Fettstoffwechselstörung ist obsolet. — Mehrere Faktoren spielen zusammen, von denen nur zwei bekannt sind: einerseits die psoriatische Konstitution (familiäres Auftreten mit unregelmäßiger Dominanz in 30—40% der Fälle) und andererseits Fokalinfekte (häufig chronische Tonsilitis mit akuter Exazerbation vor der ersten Eruption; Heilung nach Sanierung).

VII. Therapie

Macht meist Einweisung ins Spital erforderlich.

1. Allgemeintherapie

(Von geringer Bedeutung) Auswahl:

a) *Fokussuche und -sanierung,* eventuell als kausale Therapie.

b) „Unspezifische Umstimmung" mit 10 Eigenblutinjektionen, 5—6 künstlichen Fieberstößen oder Klimawechsel (Oberengadin, italienische Adriaküste).

c) *Zytostatika* und *Corticosteroide* wirken rein symptomatisch unterdrückend und kommen nur in schwersten Fällen unter klinischer Überwachung zur Anwendung. — Z. B. *Methotrexate®* (S. 92) an jedem 5.—7. Tag 3mal 0,005 oder 0,0075 in Intervallen von 12 Stunden; Fortsetzung durch Monate; bremst die erhöhte Zellteilung im Stratum germinativum und normalisiert dadurch die Akanthose und Parakeratose. *Corticosteroide* werden in üblicher Weise mit hohem Initialstoß von 10—20 Cortisonäquivalenten und langsamem Abbau zur Erhaltungsdosis angewendet. Sie sind aber in einfachen Fällen streng kontraindiziert, weil die Erhaltungsdosis so hoch ist, daß Komplikationen auftreten, und weil nach dem Absetzen schwere psoriatische Schübe folgen.

d) Die alte *Arsentherapie gilt heute als Kunstfehler,* weil Arsen cancerogen wirkt.

e) Diätformen, insbesondere die fettarme *Gersondiät sind obsolet.*

2. Lokaltherapie

(Trägt das Hauptgewicht); Prinzip: Zuerst Abschuppung der Herde, dann starke Reizung zur Resorption.

a) *Standardtherapie:* Tägliches Bad mit Einseifen und Abbürsten der Psoriasisherde zur Schuppenentfernung. Dann Auftragen von 10⁰/o Schwefel-, 10⁰/o Salicylsäurevaseline; sie ist mäßig effektvoll, bewährt sich aber zur Einleitung der Behandlung. Die Psoriasis capillitii wird dabei mit *Wattehauben mit 3⁰/o Salicylsäure in Olivenöl* über Nacht und Kopfwäsche am Morgen behandelt.

b) Auf einzelne abgeschuppte Herde kann man *5⁰/o weiße Präcipitatsalbe* oder *puren Holzteer* (nicht am Kopf; S. 100), am besten aber corticosteroidhältige Salben, optimal mit Okklusivverbänden (S. 97, 102) applizieren.

c) Die *Cignolintherapie* (S. 101) führt nach Abschuppung der Herde fast immer zur Heilung eines Schubes; sie reizt aber stark, erfordert Erfahrung und kann meist nur stationär durchgeführt werden. Bei beginnender Abheilung treten um die gereizten Herde weiße Höfe auf; es kann ein temporäres Pseudoleukoderm restieren.

d) Höhensonne in Erythemdosen bewährt sich mitunter. *Röntgen-* und *Buckybestrahlungen* dürfen nur mit großer Vorsicht eingesetzt werden.

e) Gereizte Veränderungen, pustulöse und erythrodermische Formen können zunächst nur mit blanden oder corticosteroidhältigen Salben behandelt werden.

f) Darüber hinaus hat jede Schule ihr eigenes bevorzugtes Verfahren.

Parapsoriasis   (sehr selten)

Abb. 220

Unter diesem Begriff faßt man aus historischen Gründen vier verschiedenartige, ätiologisch ungeklärte Dermatosen zusammen, die in Wirklichkeit weder mit der Psoriasis vulgaris noch mit der Pityriasis rosea verwandt sind, und die auch untereinander mit Ausnahme der beiden Pityriasis-lichenoides-Formen keine Beziehungen haben:

1. Pityriasis lichenoides et varioliformis acuta. Sie zeigt ein „buntes Bild", weil die schubweise auftretenden, primären, linsengroßen, entzündlichen Maculae rasch zu Papeln werden, auf denen seröse Bläschen und Krusten bzw. hämorrhagische Nekrosen entstehen, die narbig heilen. Die disseminierte Aussaat am Stamm beginnt plötzlich, eventuell mit subfebrilem Unwohlsein, verläuft in Schüben und heilt nach 3—12 Wochen spontan ab; ein Übergang in die Pityriasis lichenoides chronica ist möglich. Wichtigste DD: Lues II. Ambulante Therapie: Corticosteroidsalben und Höhensonne.

2. Pityriasis lichenoides chronica. Sie zeigt bis linsengroße, entzündliche, flach erhabene Knötchen, die später eine zentral haftende „kollodiumhautartige" Schuppe tragen, braun werden und mit temporärer Depigmentation abheilen können. Die disseminierte Aussaat am Stamm beginnt und verläuft ohne sonstige Symptome chronisch durch Jahre. Wichtigste DD: Lues II. Therapie: Keine wirksame; Corticosteroidsalben.

3. Parapsoriasis en plaques. Sie zeigt bis über münzengroße, gelbrote bis -braune, ovale Flecken, mit vergröbertem Hautrelief oder geringer feinlamellöser Schuppung. Die disseminierte, symmetrische Aussaat am Stamm zeigt Orientierung in der Spaltrichtung und beginnt bzw. verläuft ohne sonstige Symptome chronisch durch viele Jahre. Ein Übergang in die Mykosis fungoides ist möglich („paraneoplastisches Syndrom"). DD: Erstes Stadium der Mykosis fungoides, seborrhoisches Ekzem. Therapie: Keine wirksame; Corticosteroidsalben, Höhensonne.

4. Parapsoriasis variegata. Diese extreme Rarität zeigt bis linsengroße braunrote Papulae in netzförmiger Anordnung am Stamm und an den Extremitäten. Der im übrigen symptomlose Verlauf ist ungemein chronisch. Auch hier ist die Entwicklung einer Mykosis fungoides möglich. Keine wirksame Therapie.

Lichen ruber planus
Knötchenflechte   (häufig)

Abb. 14, 22, 27, 46, 221—227

|| Diese ätiologisch ungeklärte, chronische Dermatose, ist durch typische polygonale, flach erhabene Knötchen an bestimmten Prädilektionsstellen und quälenden Juckreiz charakterisiert.

I. Hauterscheinungen

1. Primäreffloreszenzen — Knötchen.

Größe: stecknadelkopf- bis kleinlinsengroß.
Farbe: gelbrot, braunrot bzw. blaurot bis lila.
Form: polygonal (infolge Begrenzung in der Hautfelderung) und flach erhaben („lichenoid"), also pyramidenstumpfförmig.
Rand: scharf begrenzt.
Konsistenz: derb.
Oberfläche: glänzt wachsartig und ist von den sehr feinen (Lupe!) weißen „Wickhamschen" Streifen netzartig durchzogen.

2. Sekundäreffloreszenzen

a) Eventuell feinlamellöse oder follikulär-pfropfartige Schuppen.

b) Nach Abheilung oft temporäre Rest- oder De-pigmentation.

3. Phänomen

Der Lichen ruber planus zeigt den isomorphen Reizeffekt (= „Köbner-Phänomen"): Nach Traumatisierung der unveränderten Haut (z. B. Operation, Kratzer) können neue Lichenpapeln entstehen.

4. Zahl

Sie variiert zwischen einigen Dutzend an den Prädilektionsstellen und Hunderten am ganzen Körper. Sehr selten ist ein solitäres Lichenknötchen, das klinisch fast immer verkannt wird.

5. Lokalisation

Als Prädilektionsstellen werden bevorzugt: Beugeseiten der Handgelenke und Unterarme, Sakralregion, Streckseiten der Unterschenkel, Scrotum, Penis und Schleimhaut von Mund und Genitale. Beim Lichen ruber generalisatus wird der ganze Körper betroffen, nur Gesicht, Kopf-

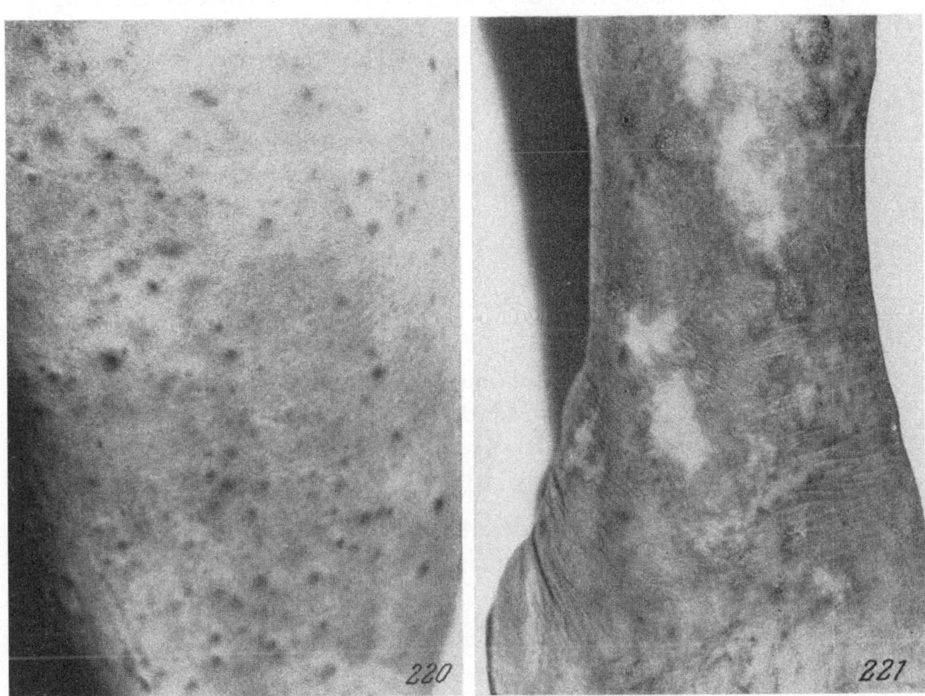

Abb. 220. Parapsoriasis lichenoides chronica; Verteilung der Effloreszenzen am Oberschenkel
Abb. 221. Lichen ruber verrucosus an der Streckseite des Unterschenkels

haut, Palmae und Plantae bleiben fast immer frei. Der seltene Lichen ruber unguium führt zur Dellung und Abhebung des Nagels.

6. Anordnung

Überwiegend symmetrisch mit Gruppierung an den Prädilektionsstellen und Apposition dicht nebeneinanderstehender Knötchen. Direkte Konfluenz ist selten.

7. Sonderformen — (Alle sehr selten):

a) Beim **Lichen ruber anularis,** der das Genitale bevorzugt, entstehen durch Apposition bis zu 1 cm im Durchmesser große Ringe („Gemmen").

b) Der **Lichen ruber striatus und moniliformis** zeigt strich- bzw. kettenförmige Anordnungen als Folge des Köbner-Phänomens.

c) Beim **Lichen ruber bullosus** bilden sich auf den Knötchen bis linsengroße subepidermale Vesiculae; er trat früher bei Arsenkuren auf.

d) Beim **Lichen ruber verrucosus** vergrößern sich die Effloreszenzen bis zu mehreren Zentimeter im Durchmesser großen, blauroten, verrukös-hyperkeratotisch vorragenden Knoten; er tritt an den Streckseiten der Unterschenkel, wahrscheinlich infolge von Durchströmungsstörungen auf.

e) Treten zahlreiche am ganzen Körper disseminierte Knötchen auf, so spricht man vom **Lichen ruber generalisatus aut exanthematicus**.

II. Sonstige Symptomatik

1. Sichtbare Schleimhäute

Glans und Vulva werden von anulären Formen bevorzugt. Überdies gibt es an der Schleimhaut des Mundes (**Lichen ruber mucosae oris**) und der Vulva *drei weitere Veränderungen:*

a) Feine, grauweiße, netzartige Streifchen (analog zu Wickhamschen Streifen) an der Wangenschleimhaut; sie sind häufig, sehr charakteristisch und können auch als einziges Symptom auftreten.

b) Bis linsengroße, weiche, flach erhabene Lichenknötchen an der Zungenoberseite („zuckerplätzchenartig"). Sie sind selten.

c) Bläschen bzw. Erosionen (nach raschem Platzen) sind sehr selten.

2. Subjektive Symptome

Heftigster quälender Juckreiz. Er kann den Hauterscheinungen vorausgehen, sie überdauern und beim Lichen ruber generalisatus fast unerträglich sein. Die Patienten kratzen nicht, sie scheuern! Mundschleimhautveränderungen rufen mitunter lästiges Brennen und Speichelfluß hervor.

3., 4. Lnn.-Beteiligung und Allgemeinsymptome — Fehlen.

Abb. 222. Lichen ruber planus; Verteilung am Handrücken
Abb. 223. Lichen ruber planus; typische polygonale Knötchen am Handgelenk
Abb. 224. Lichen ruber planus. Granulose und Hyperkeratose über einem umschriebenen, von unten her dicht an die Epidermis angepreßten chronisch entzündlichen Infiltrat, das auch die Struktur des Stratum basale verwischt. (125fach)

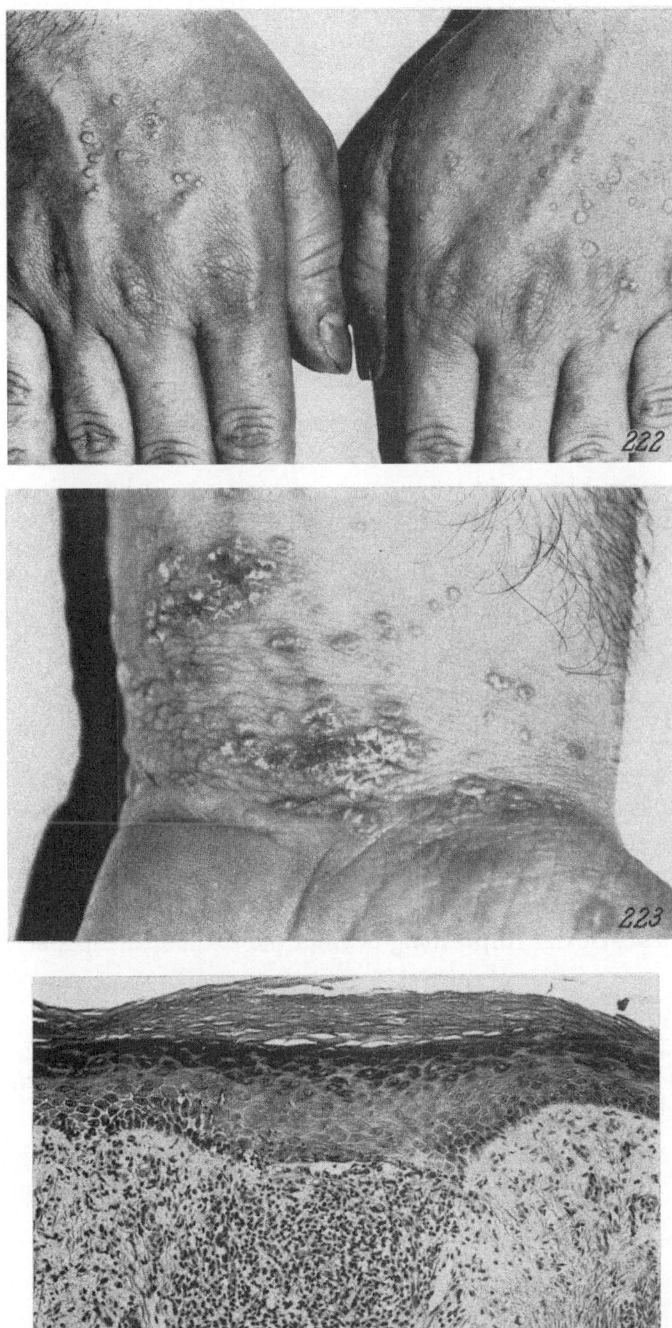

Abb. 222—224

III. Verlauf und Prognose

1. Altersdisposition

Keine konstante, aber Hauptbefall im 30.—50. Jahr.

2., 3. Inkubationszeit und Prodromalerscheinungen — Keine.

4. Beginn und Verlauf

Der Lichen ruber beginnt meist mit einer raschen Aussaat an den Prädilektionsstellen, seltener schleichend mit wenigen Knötchen und sehr selten mit exanthematischer Eruption. Meist folgen bald weitere Schübe, bis nach einigen Wochen ein stationärer Zustand eintritt.

5. Die Prognose

ist quoad vitam et sanationem gut; fast immer setzt nach längstens 3 Monaten spontane restlose Rückbildung der Hauterscheinungen ein; nur der Lichen ruber mucosae oris und der Lichen ruber verrucosus sind sehr dauerhaft.

6. Besondere Verlaufsformen und Komplikationen

In seltenen Fällen kommt es während mehrerer Jahre immer wieder zu Nachschüben.

IV. Histologie

Die Epidermis ist verbreitert. Sie zeigt Hyperkeratose (S. 55), Akanthose (S. 53) und eine sehr typische Granulose (S. 55), die die Ursache der Wickhamschen Streifen ist. Charakteristisch ist ferner das dichte vorwiegend lymphozytäre Infiltrat in den Papillen und oberen Teilen des Stratum texticulare, das dicht an die Epidermisunterseite angepreßt ist (diese Art der Anpressung bedingt die flache Lichenpapel; S. 38).

V. Diagnose und DD

Die Diagnose ergibt sich aus den typischen Knötchen, den Prädilektionsstellen, dem Jucken und der Histologie. DD:

a) Lichenoide Exantheme der Lues II (andere Lokalisation, weitere Luessymptome, positiver Treponemenbefund, Serologie, S. 594).

Abb. 225. Lichen ruber planus; anuläre Herde an der Glans
Abb. 226. Lichen ruber mucosae oris. Reiserartige Effloreszenzen an der Wange
Abb. 227. Lichen ruber mucosae oris. Zuckerplätzchenartige Effloreszenzen an der Zunge
Abb. 228. Erythema migrans am Beginn. Zeckenbißstelle noch zentral erkennbar

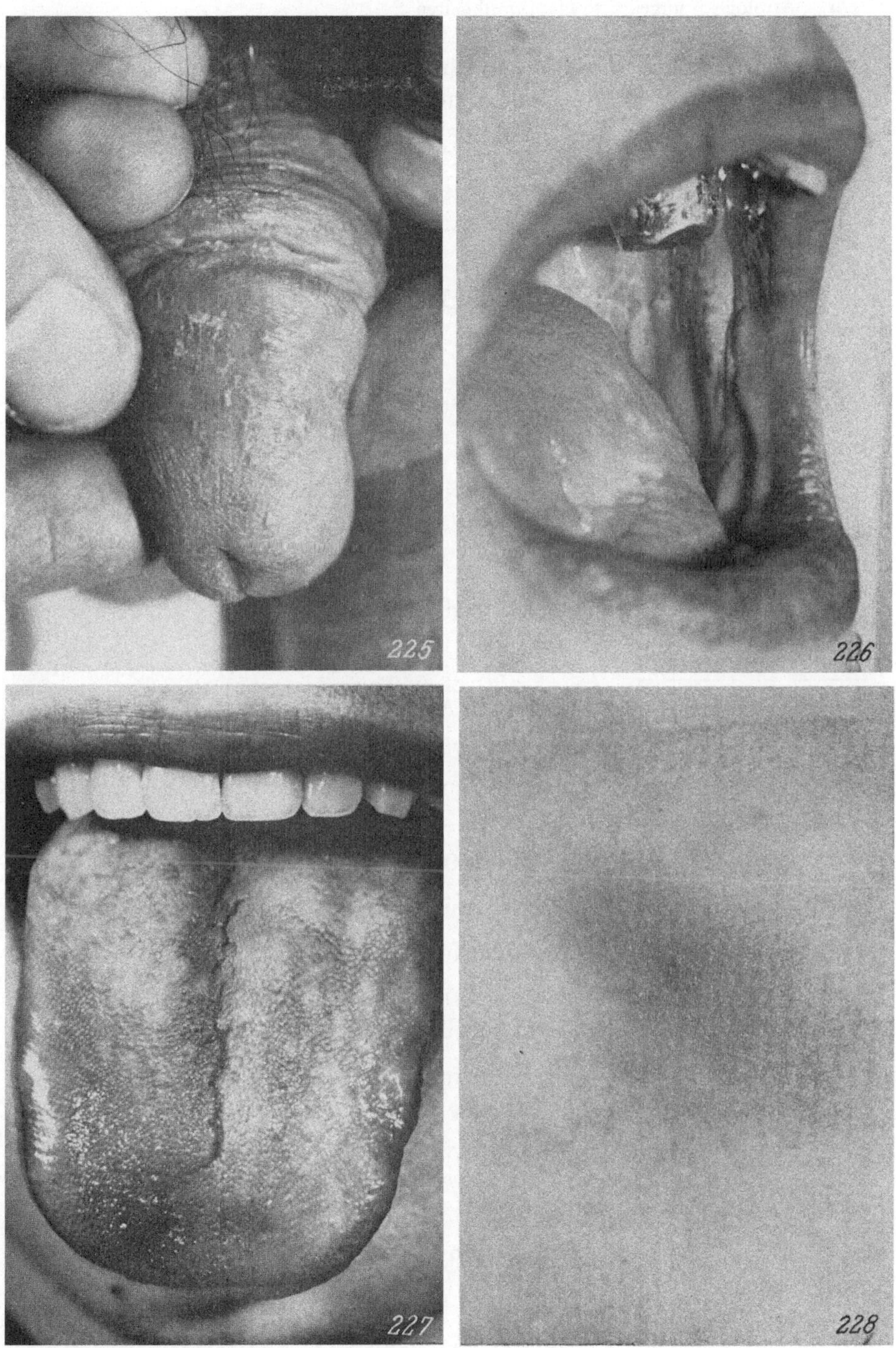

Abb. 225—228

b) Verrucae planae juveniles (nicht entzündliche, rundliche Knötchen an Gesicht und Handrücken, Kinder, kein Juckreiz; S. 209).

c) Extrem selten: Lichen scrophulosorum (S. 149) und trichophyticus.

d) Beim Lichen ruber mucosae oris eventuell die Plaques opalines der Lues II (Luessymptome, positiver Treponemenbefund, Serologie, S. 599).

e) Und Leukoplakien (andere Klinik und Histologie; S. 551).

VI. Ätiologie und Pathogenese

Unbekannt.

VII. Therapie

Kann überwiegend ambulant erfolgen.

1. Allgemeintherapie

Sie kürzt die Erkrankungsdauer ab. Auswahl:

a) Wismutinjektionen: 2mal pro Woche 1 ml 5% Bismutum subsalicylicum in öliger Lösung tief i.m., insgesamt 12—15mal; Cave Embolia cutis medicamentosa!

b) Nikotinsäureamid: 3mal täglich 0,1 durch 2—3 Monate.

c) In langwierigen Fällen eventuell einige künstliche Fieberstöße.

d) Antihistaminika zur Juckreizstillung (S. 93).

e) Corticosteroide allgemein (S. 90) sind wegen der hier sehr hohen Erhaltungsdosis nur in Extremfällen erlaubt, sonst kontraindiziert.

f) Die wirksame Arsentherapie (cancerogen) und die Applikation von Goldpräparaten (anaphylaktische Schocks) sind heute obsolet.

2. Lokaltherapie

Sie wirkt vorwiegend lindernd:

a) Corticosteroidhältige Salben (S. 97).

b) 1% Phenolum liquefactum-, 1% Menthol-Alkohol (kühlt).

c) 2% Salicylsäure-Lanolin-Vaseline (schälend, normalisiert Verhornung).

d) Kühle Kleiebäder lindern den Juckreiz gut (S. 98).

e) Gelegentlich auch Cignolintherapie (S. 101) zur raschen Resorption.

f) Bei umschriebenem Lichen ruber verrucosus eventuell auch Bucky- oder Röntgenbestrahlungen.

Erythema migrans   (häufig)

Abb. 228

Diese chronische Dermatose (Rickettsien-Infektion?), die im Anschluß an Zeckenbisse und eventuell auch andere Insektenstiche auftritt, ist durch einen peripherwärts „wandernden", makulösen, blauroten Kreis bzw. später Ring charakterisiert (wandern, lateinisch migrare).

I. Hauterscheinungen

1. Primäreffloreszenzen

Macula. Zu Beginn ist manchmal noch der Zeckenbiß bzw. ein persistierendes Knötchen im Zentrum erkennbar (S. 200).

Größe: wächst langsam von 0,5 cm Durchmesser auf 20 und mehr Zentimeter Durchmesser an.

Farbe: blaurot, gelegentlich mit kleinsten Blutungen.

Form: zunächst ein Kreis, später entsteht durch peripheres Fortschreiten bei zentraler Abheilung ein 1—2 cm breiter Ring. Bei Rezidiven im Zentrum bilden sich sehr selten Schützenscheibenformen.

Rand: außen, später auch innen ziemlich scharf.

Konsistenz: normal, eventuell auch leicht infiltriert.

Oberfläche: normal.

2. Sekundäreffloreszenzen — Keine.

3. Phänomene

„Wandert" das Erythema migrans über Gelenkbeugen hinweg, so wird die Ringform aufgerissen. Man hat dann den Eindruck, daß einzelne Flecke weiterwandern.

4. Zahl

Solitär (nur bei mehreren Zeckenbissen eventuell multipel).

5. Lokalisation — Meist Beine oder Stamm.

6., 7. Anordnung, Sonderformen — Keine Bemerkung.

24*

II. Sonstige Symptomatik

1. Sichtbare Schleimhäute — Frei.

2. Subjektive Symptome

Gelegentlich Juckreiz oder Brennen.

3. Lnn.

Gelegentlich zu Beginn regionäre Lnn.-Vergrößerung.

4. Allgemeinsymptome

Mitunter initial leichtes Fieber, Kopfschmerz.

III. Verlauf und Prognose

1. Altersdisposition — Meist jüngere Erwachsene.

2. Inkubationszeit

Sie kann einige Wochen bis Monate dauern.

3. Prodrome — Keine.

4. Beginn und Verlauf

Das Erythema migrans beginnt Wochen bis Monate nach dem ursächlichen Zeckenbiß, eventuell mit den unter II. geschilderten sonstigen Symptomen allmählich. Im Verlaufe von Monaten breitet sich der Fleck bzw. der spätere Ring oft über weite Körperpartien aus. Schließlich tritt aber spontane Abblassung und Restitutio ad integrum ein.

5. Prognose

Harmlose (das Erythema migrans hat mit der Zeckenencephalitis nichts zu tun!), aber sehr chronische Erkrankung.

6. Sonderformen — Keine.

IV. Histologie

Sie zeigt eine mäßige lymphozytär-eosinophile Infiltration.

V. Diagnose und DD

Die Diagnose ergibt sich aus der blauroten Farbe, der Ringform, dem Wandern und dem chronischen Verlauf. Eventuelle DD wären: Erysipeloid (hellere Farbe, andere Lokalisation, anderer Verlauf), fixe Arzneimittelexantheme (keine Ringe, andere Lokalisation, in Anamnese Medikamentenkontakt).

VI. Ätiologie und Pathogenese

Man nimmt heute an, daß es sich um eine Infektion mit einer Rickett-
sienart handelt, weil mehrfach positive Rickettsien-Agglutinationen
beim Erythema migrans gefunden worden sind. Als Überträger kommen
der Ixodes ricinus, vielleicht auch andere Insektenarten in Frage.
Autoinfektionen durch Gewebsübertragungen aus Herden sind gelungen.
Die Erkrankung kommt nur in Europa vor.

VII. Therapie

Erfolgt ambulant.

1. Allgemeintherapie

a) *Penicillin* führt zur raschen Rückbildung. 1mal täglich 1 Mega eines
72-Stunden-Depotpräparates durch 8—14 Tage.

b) Eventuell auch *Tetrazykline* bei Penicillinallergie.

2. Lokaltherapie

c) Bestrahlungen mit *Höhensonne* in Erythemdosen. Beginn mit
30 Sekunden, jeden 2. Tag um 15 Sekunden länger. Insgesamt
5—10mal.

d) *Ichthyolhältige Salben* zur Resorptionsförderung.

Acrodermatitis atrophicans (häufig)

Abb. 56, 229

> Diese chronische, ätiologisch ungeklärte Dermatose ist durch blau-
> rote Infiltrate mit folgender Atrophie an den Extremitäten
> charakterisiert.

I. Hauterscheinungen

1. Primäreffloreszenzen

Maculae bis *flächenhafte Infiltrate.*
    Größe: bis zu mehreren Handflächen groß.
    Farbe: dunkel blaurot.
    Form: unregelmäßig.
    Rand: unscharf begrenzt.
    Konsistenz: leicht teigig geschwollen. (**„Stadium infiltrativum.“**)
    Oberfläche: fast normal.

2. Sekundäreffloreszenzen

Unter allmählicher Abblassung kommt es zur *Atrophie* aller Hautschichten inklusive Subcutis, die mit zigarettenpapierartiger Verdünnung, Fältelung, Teleangiektasien, Einsinken betroffener Areale und deutlichem Hervortreten der subkutanen Venen und der Sehnen einhergeht (**„Stadium atrophicum"**); manchmal treten in der Atrophie bindegewebige Knoten auf.

3. Phänomene — Keine.

4. Zahl — Ein Areal oder einige Areale.

5. Lokalisation

Vor allem die Akren der Extremitäten, insbesondere Streckseiten von Händen und Füßen, Ellbogen, Knie.

6. Anordnung

Zunächst regionär, symmetrisch; später eventuell Konfluenz über weite Partien der Extremitäten.

II. Sonstige Symptomatik

1., 2. Sichtbare Schleimhäute, subjektive Symptome — Frei.

3. Lnn.

Meist anfänglich regionäre Lnn.-Vergrößerung.

4. Allgemeinsymptome

Allgemeinzustand unbeeinträchtigt, aber Senkung erhöht, plasmozelluläre Reaktion im Sternalmark.

III. Verlauf und Prognose

1. Altersdisposition

Betrifft überwiegend Frauen im 30.—50. Jahr.

2., 3. Inkubation, Prodrome — Nichts bekannt.

4. Beginn und Verlauf

Das Stadium infiltrativum beginnt allmählich, schreitet langsam von distal nach proximal zu fort und geht nach Monaten ins Stadium atrophicum über.

5. Prognose

Quoad vitam gut; ohne Therapie breitet sich die Atrophie aber meist über die ganzen Extremitäten aus.

6. Sonderformen — Keine.

IV. Histologie

Sie zeigt eine charakteristische Verdünnung der Epidermis unter Verlust des Rete Malpighi, eine schmale bandförmige lymphozytäre Infiltration im Corium, die von der Epidermis durch einen freien Streifen getrennt ist, und im tieferen Corium verstreute fleckenförmige Lymphozyteninfiltrate. Die Fasern sind verquollen, Follikel und Talgdrüsen gehen unter, Schweißdrüsen bleiben erhalten. Später schwindet das subkutane Fett fast völlig.

V. Diagnose und DD

Die Diagnose bereitet keine Schwierigkeiten. Eventuelle DD wären:

a) Chronische Erfrierungen (knotige Infiltrate, andere Lokalisation, Juckreiz, keine Atrophie).

b) Acrozyanose (Intensitätsschwankungen, keine Infiltration, keine Atrophie, junge Leute).

c) Sklerodermia circumscripta (andere Lokalisation, Auftreten typischer sklerodermatischer Verhärtungen; S. 382).

VI. Ätiologie und Pathogenese

Die Ätiologie ist ungeklärt; man denkt an eine Virusinfektion, die durch Zecken übertragen werden soll. (Allgemeinsymptomatik, Autoinfektionsversuche, Zeckenbißanamnese, gute Wirkung der Antibiotikatherapie.)

VII. Therapie

Erfolgt ambulant.

1. Allgemeintherapie

a) Das Stadium infiltrativum und die Allgemeinsymptome sprechen auf *Penicillin* (1mal täglich 1 Mega eines 72-Stunden-Depotpräparates durch 14 Tage; Wiederholung nach 3 Monaten) gut an und bilden sich nach 2—6 Monaten zurück. Die Atrophie ist hingegen ein unbeeinflußbarer Endzustand.

b) An Stelle des Penicillins können *Tetrazykline* (4mal täglich 0,25 durch 14 Tage per os) angewendet werden.

2. Lokaltherapie — Keine wirksame.

Erythema exsudativum multiforme
Scheibenrose (häufig)
Abb. 20, 230—233

> Diese ätiologisch nur teilweise geklärte akute Dermatose ist durch das Nebeneinander von Flecken, Blasen und Knötchen mit typischem lila Farbton und Schützenscheibenformen, bestimmte Prädilektionsstellen, seltene Schleimhautbeteiligung und Rezidive charakterisiert.

I. Hauterscheinungen

1. Primäreffloreszenzen

Es können mehrere Effloreszenzenarten allein oder nebeneinander (eben „multiform") auftreten. Und zwar:

a) *Maculae* bzw. flach erhabene *Scheibchen*. Sie überwiegen beim **Erythema exsudativum maculosum.**

   Größe: erbsen- bis münzengroß (zentrifugales Wachstum).
   Farbe: rosa bis lila (sehr charakteristisch).
   Form: runde Scheiben, Ringe (**Erythema exsudativum anulare,** durch zentrale Abheilung), „schützenscheiben"-(„Iris"-)artig (bei zentralen Rezidiven in Ringen) oder polyzyklisch (**Erythema exsudativum figuratum,** Konfluenz von Scheiben und Ringen).
   Rand: scharf abgezirkelt.
   Konsistenz: nahezu normal.
   Oberfläche: unverändert oder leicht gespannt.

b) *Papulae* überwiegen beim **Erythema exsudativum papulosum.**
   Größe: bis erbsengroß.
   Form: halbkugelig.
   Übrige Qualitäten: wie bei I/1/a.

c) *Vesiculae und Bullae* überwiegen beim **Erythema exsudativum vesiculosum** und stehen auf unveränderter Haut oder auf einer entzündlichen Scheibe (**„Herpes iris"**).

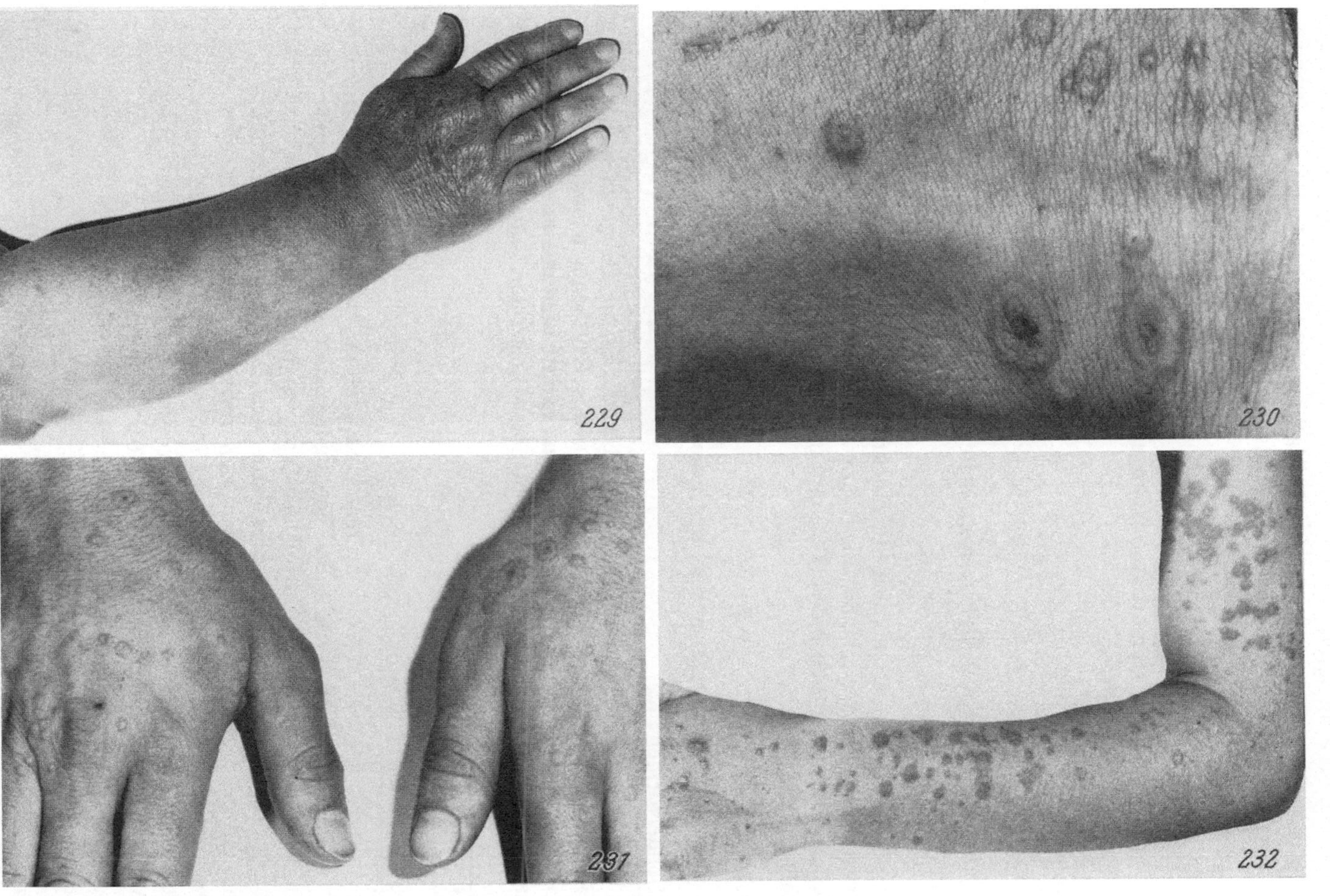

Abb. 229. Akrodermatitis atrophicans, lividrote Verfärbung an Handrücken und Unterarm
Abb. 230. Erythema exsudativum multiforme; Schützenscheibenform
Abb. 231. Erythema exsudativum multiforme; typische Verteilung am Handrücken
Abb. 232. Erythema exsudativum multiforme; Verteilung der Effloreszenzen

Größe: bis erbsengroß.
Inhalt: Serum, Blut (**Erythema exsudativum hämorrhagicum**).
Art: subepidermal (entzündliche Transsudation unter das Epithel).
Decke: daher straff gespannt.

2. Sekundäreffloreszenzen

Sekundäre *Pusteln*, saumartige *Schuppen* (Residuen der Blasenkrägen), *Erosionen* und *Krusten*.

3. Phänomene — Keine.

4. Zahl

Ein bis zwei Dutzend Effloreszenzen, selten mehr.

5. Lokalisation

Jede Lokalisation ist möglich; Prädilektionsstellen sind die freigetragenen Körperpartien (Handrücken bzw. Streckseiten der Unterarme, Gesicht, Hals, eventuell Fußrücken) und in seltenen Fällen die sichtbaren Schleimhäute.

6. Anordnung

Symmetrisch disseminiert mit gelegentlicher Konfluenz.

7. Sonderformen

Rein papulöse und andere Varianten, bei denen die Beugeseiten der Hände und Unterarme (**Typus inversus des Erythema exsudativum multiforme**) oder der ganze Stamm (**Typus exanthematicus aut generalisatus des Erythema exsudativum multiforme**) betroffen sind.

II. Sonstige Symptomatik

1. Sichtbare Schleimhäute

Sie erkranken selten sowohl in Kombination mit Hautveränderungen als auch allein. Man spricht bei Beteiligung aller sichtbaren Mucosae von einer **Ektodermosis plurioficialis** (Steven-Johnson-Syndrom), bei bloßer Erkrankung der Mundschleimhaut von der **Baaderschen Stomatitis** und bei Veränderungen an den Konjuktiven von der **Fuchsschen Conjunctivitis.** — Da die Blasen an den Mucosae mazerieren, sieht man hier meist nur noch Erosionen oder Krusten (besonders Lippen), die einfach dem Bild einer Stomatitis (S. 546), Balanitis (S. 562), Vulvitis (S. 566) oder Conjunctivitis entsprechen.

2. Subjektive Symptome

Hautveränderungen verursachen nahezu keine, Schleimhauterscheinungen jedoch starke Schmerzen (Eßbehinderung!).

3. Lnn. — Werden nicht beteiligt.

4. Allgemeinsymptome

Können fehlen (Typus minor) oder in subfebrilen Temperaturen, Gelenkschmerzen, erhöhter Senkung und Linksverschiebung der Leukozyten gegeben sein; selten hohes Fieber mit schwerer toxischer Beeinträchtigung des Allgemeinzustandes (Typus major).

III. Verlauf und Prognose

1. Altersdisposition

Überwiegendes Auftreten bei jüngeren Männern.

2., 3. Inkubation und Prodrome — Selten grippeartige Prodrome.

4. Beginn und Verlauf

Plötzliches Einsetzen in mehr oder weniger klarem Zusammenhang mit ursächlichen Faktoren. Entwicklung in mehreren Schüben während einiger Tage, dann allmählich Alterung; nach längstens drei Wochen spontane Heilung. Stellen sich Allgemeinerscheinungen ein, so geschieht dies im Laufe der ersten zwei Wochen. Reine Hautformen verlaufen meist leicht (Typus minor), Schleimhautformen schwerer (Typus major), die Ektodermosis plurioficialis meist sehr schwer.

5. Prognose

Quoad vitam et sanationem im allgemeinen gut; lediglich schwerste Typus-major-Formen (sehr selten) können gefährlich werden. Die symptomatischen Varianten und der Typus anginosus treten nur einmal auf, sofern die Ursache danach dauernd ausgeschaltet wird. Beim idiopathischen Typus annuus kommt es hingegen sehr häufig zu mehrfachen Rezidiven, die vor allem im Frühjahr und Herbst auftreten und erst nach einigen Jahren sistieren.

IV. Histologie

Sie zeigt ein Ödem des oberen Coriums, eventuell mit subepidermaler Blasenbildung und eine geringgradige akut-polymorphzellige, vorwiegend perivaskuläre Infiltration im Stratum papillare.

V. Diagnose und DD

Die Diagnose ist trotz der Polymorphie in der Regel leicht, da die Erscheinungen sehr charakteristische Morphen, Farben und Prädilektionsstellen zeigen und zu Rezidiven neigen. Eventuelle DD wären: das

Pemphigoid (S. 402), die Epidermolysis toxica Lyell (S. 314), der akute
Erythematodes (S. 411); bei reinen Schleimhautformen fast jede anderweitig bedingte Stomatitis (S. 546), Balanitis (S. 562), Vulvitis (S. 566)
oder Conjunctivitis und darüber hinaus eventuell auch die Lues I und II
(S. 588; S. 594) (positiver Treponemenbefund, positive Serologie usw.).

VI. Ätiologie und Pathogenese

Man unterscheidet *symptomatische* Formen und die *idiopathische
Variante* des **Erythema exsudativum multiforme.** Die ersteren hängen
in einer noch ungeklärten Weise mit einer Medikamentenverabreichung
(insbesondere Sulfonamide), einer Erkrankung an Tularämie, Leukämie,
Pilzinfektionen, eventuell auch Carcinom u. a. oder einer Tosillitis (sogenannter **Typus anginosus**) zusammen (Allergie?). Beim idiopathischen
Typus annuus ist die Ursache völlig ungeklärt; die alte Hypothese einer
Lichtdermatose ist obsolet. Es ist möglich, daß ein Zusammenhang mit
einer Mykoplasma pneumoniae-Infektion besteht.

VII. Therapie

Macht bei schwereren Formen Einweisung ins Spital erforderlich.

1. Allgemeintherapie

(Trägt das Hauptgewicht): Kausale Behandlung:

a) Bei symptomatischen Formen *Vermeidung auslösender Medikamente* (S. 316) oder *Behandlung der Grundkrankheit* (z. B. Tularämie, S. 130).

b) Beim Typus anginosus *Tonsillektomie.*
Symptomatische Therapie: eventuell zusätzlich zur Kausalbehandlung:

c) *Natrium salicylicum* 6,0 täglich als Klysma durch 1 Woche (Rp./
Natrii salicylici 6,0, Mucilaginis Salep 15,0, Aquae ad 50,0).

d) *Butazolidin*® oder *Irgapyrin*®: 1 Amp. tief i.m. 1mal täglich durch
5 Tage (Cave! Infiltrate nach oberflächlicher Injektion!).

e) Eventuell *Penicillin* (S. 88): 1 Mega Depot täglich durch 8—10 Tage.

f) Kurzfristiger *Corticosteroidstoß* (S. 90) absteigend von 4 Cortisonäquivalenten täglich, jeden vierten Tag um 1 Äquivalent. Diese
Therapie ist am wirksamsten, aber cave Kontraindikationen.

g) Exakte *Fokussuche und -sanierung.*

h) Bei älteren Patienten eventuell auch *Fahnden nach okkultem Neoplasma.*

2. Lokaltherapie — (Steht im Hintergrund):

a) *Blande Trockenpinselung* oder *Kühlsalbe* (S. 96).

b) *Corticosteroidhältige Salben* (S. 97).

c) Abmazerieren von Krusten (Lippen) mit *Salben- oder Ölverbänden.*

d) Eventuell Schleimhautpflege mit *Kamillentee* usw.

e) Eventuell *lokalanästhetische Lutschtabletten* 10 Minuten vor dem Essen zur Erleichterung der Nahrungsaufnahme bei Schleimhautbefall.

Erythema nodosum Hebrae
Knotenrose   (selten)

Abb. 234

> Diese akute, ätiologisch ungeklärte, dem Erythema exsudativum multiforme nahestehende Dermatose ist durch entzündliche, tiefliegende, schmerzhafte Knoten an den Streckseiten der Unterschenkel und mittelgradige Allgemeinsymptome charakterisiert.

I. Die Primäreffloreszenzen sind um pflaumengroße, runde oder ovale, kalottenartig erhabene, derbe, tief kutan liegende Knoten bzw. flache Infiltrate mit normaler oder gespannter, glänzender Oberfläche. Ihre Farbe wechselt mit der Alterung der Effloreszenzen von akutem Hellrot über Blaurot nach Grün, Gelb und Hellbraun (wie bei einem Hämatom, daher auch „Erythema contusiforme"). Die Zahl variiert zwischen einer und einigen Veränderungen, die vorwiegend an den Streckseiten der Unterschenkel lokalisiert und meist symmetrisch disseminiert sind. Kombinationen mit Erythema exsudativum multiforme kommen vor.

II. Die Knoten sind sehr druckschmerzhaft. Es bestehen fast immer Fieber, Kopf- bzw. Gelenkschmerzen, Senkungsbeschleunigung und Leukozytose mit Linksverschiebung.

III. Das Erythema nodosum tritt überwiegend bei Kindern und jungen Erwachsenen, häufiger bei Frauen auf. Es setzt plötzlich ein, eventuell im Anschluß an eine Angina, meist aber ohne erkennbare Ursache. Die Knoten vermehren sich während der folgenden Tage oder Wochen in einigen Schüben, bestehen dann unter dem beschriebenen Farbwechsel

2—3 Wochen fort (daher buntes Bild, weil man ältere und jüngere Effloreszenzen nebeneinander sieht) und heilen mit Restitutio ad integrum ab. „Symptomatische Formen" treten nur einmal auf, sofern die Ursache danach dauernd ausgeschaltet wird. „Idiopathische Formen" können durch mehrere Jahre im Frühling und Herbst rezidivieren.

IV. Die Histologie zeigt im tiefen Corium akut entzündliche Infiltrate mit einzelnen Eosinophilen, eventuell auch mit Langhansschen Riesenzellen und perikapillaren Blutungen.

V. Die Diagnose macht keine Schwierigkeiten, da die Morphologie der Knoten, die Prädilektionsstellen, die Schmerzhaftigkeit und die Allgemeinerscheinungen charakteristisch sind. Die DD betrifft die knotigen Erkrankungen an den Unterschenkeln.

VI. Die Ätiologie des Erythema nodosum ist letzten Endes ungeklärt. Zusammenhänge mit der Tuberkulose wurden vor allem bei Kindern vermutet, aber nie eindeutig nachgewiesen. Die sonstigen ursächlichen Faktoren sind mit denjenigen des Erythema exsudativum multiforme (S. 380) identisch.

VII. Meist Einweisung ins Spital ratsam. Die Therapie deckt sich mit derjenigen des Erythema exsudativum multiforme (S. 380). Überdies sollte immer nach einer Tbc gefahndet werden.

Sklerodermia circumscripta
Umschriebene Darrsucht der Haut   (selten)

Abb. 54, 235, 236, 240

> Diese chronische Kollagenose ist durch weißgelbe verhärtete Plaques, die oft von einem lila Ring umgeben sind, charakterisiert. Die Erkrankung beginnt mit einem entzündlichen Initialstadium und geht erst später in die sklerodermatische Phase über.

I. Zunächst treten rosa bis blaurote, rundlich oder irregulär geformte, ziemlich scharf begrenzte, in der Konsistenz leicht erhöhte Plaques auf, die allmählich Handflächengröße erreichen. Später zeigt sich im Zentrum eine weißgelbe Färbung sowie Verhärtung mit wachsartigem Glanz und leichtem Einsinken. Sie ist zunächst noch vom Rest des entzündlichen Infiltrates ringförmig umgeben („lilac ring"), vergrößert sich aber allmählich auf dessen Kosten, während der Ring seinerseits wieder peripher weiterwachsen kann. Schließlich kommt es entweder zum atrophi-

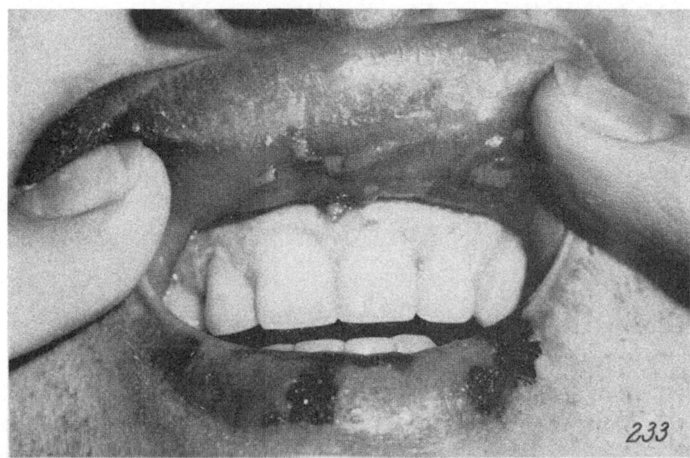

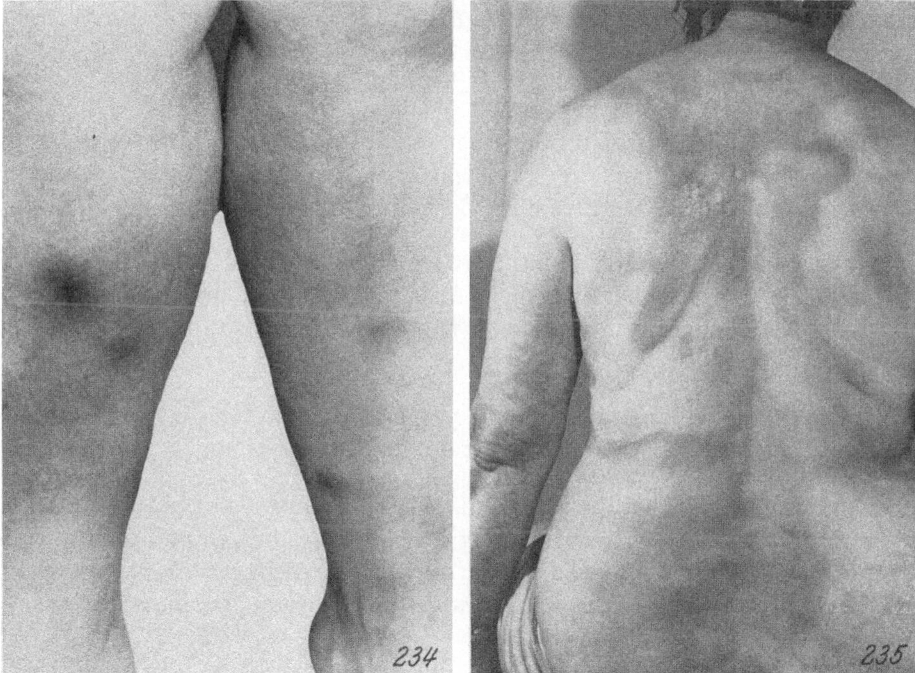

Abb. 233. Erythema exsudativum multiforme; Schleimhautbeteiligung
Abb. 234. Erythema nodosum
Abb. 235. Sklerodermia circumscripta; zahlreiche Herde am Stamm

schen Endstadium oder zur Abheilung mit Restitutio ad integrum. Die *fleckförmige Variante* (Sklerodermie en plaques) zeigt einen oder mehrere Herde am Stamm. Die *bandförmige Abart* (auch Säbelhiebsklerodermie = Sklerodermie en coup de sabre, weil die Veränderung der Narbe nach einem Säbelhieb ähnelt) ist meist am Kopf bzw. an der Stirne paramedian lokalisiert.

II. Bei Kindern führt die Säbelhiebsklerodermie im Gesicht oft durch konsekutive trophische Störungen zur Atrophie der unterliegenden Weichteile bzw. Knochen und zum Erscheinungsbild der Hemiatrophia faciei.

III. Die zircumskripte Sklerodermie kann in jedem Alter auftreten und ist beim weiblichen Geschlecht häufiger. Sie entwickelt sich im Laufe von Monaten, wobei das infiltrative Stadium nach einigen Wochen in das sklerodermatische übergeht. Nach Monaten oder Jahren wird entweder ein atrophischer Endzustand oder Abheilung mit Pigmentverschiebungen bzw. Restitutio ad integrum erreicht. Die Prognose der fleckförmigen Varianten ist günstiger als diejenige der bandförmigen Abarten.

IV. Die Histologie entspricht derjenigen der diffusen Sklerodermie, wobei man im Initialstadium ein sehr deutliches, entzündliches vorwiegend rundzelliges Infiltrat mit Ödem im Corium erkennt.

V. Die Diagnose bereitet keine Schwierigkeiten, sobald die Induration eingetreten ist. Im entzündlichen Anfangsstadium kommen eventuell das Erythema migrans (S. 371) oder fixe Arzneimittelexantheme (S. 314) in DD.

VI. Die Ätiologie ist unbekannt. In pathogenetischer Hinsicht liegt auch hier ein Schwund der Grundsubstanz des Bindegewebes vor.

VII. Ambulante Therapie möglich. Die zircumskripte Sklerodermie spricht gut auf Penicillin (1mal täglich 1 Mega eines Depotpräparates i.m. durch 3 Wochen, Wiederholung der Kur nach einigen Monaten) an. Überdies kann physikalische Therapie mit Unterwassermassage eingesetzt werden.

Abb. 236. Sklerodermia circumscripta; progressiver entzündlicher Rand, oben verhärteter, glänzender Endzustand
Abb. 237. Sklerodermia diffusa; typische Spannung der Gesichtshaut („Vogelgesicht")
mit perioralen Falten und kleinen Teleangiektasien
Abb. 238. Sklerodermia diffusa; Sklerodaktylie
Abb. 239. Granuloma anulare mit wallartiger Konfluenz der Randknötchen

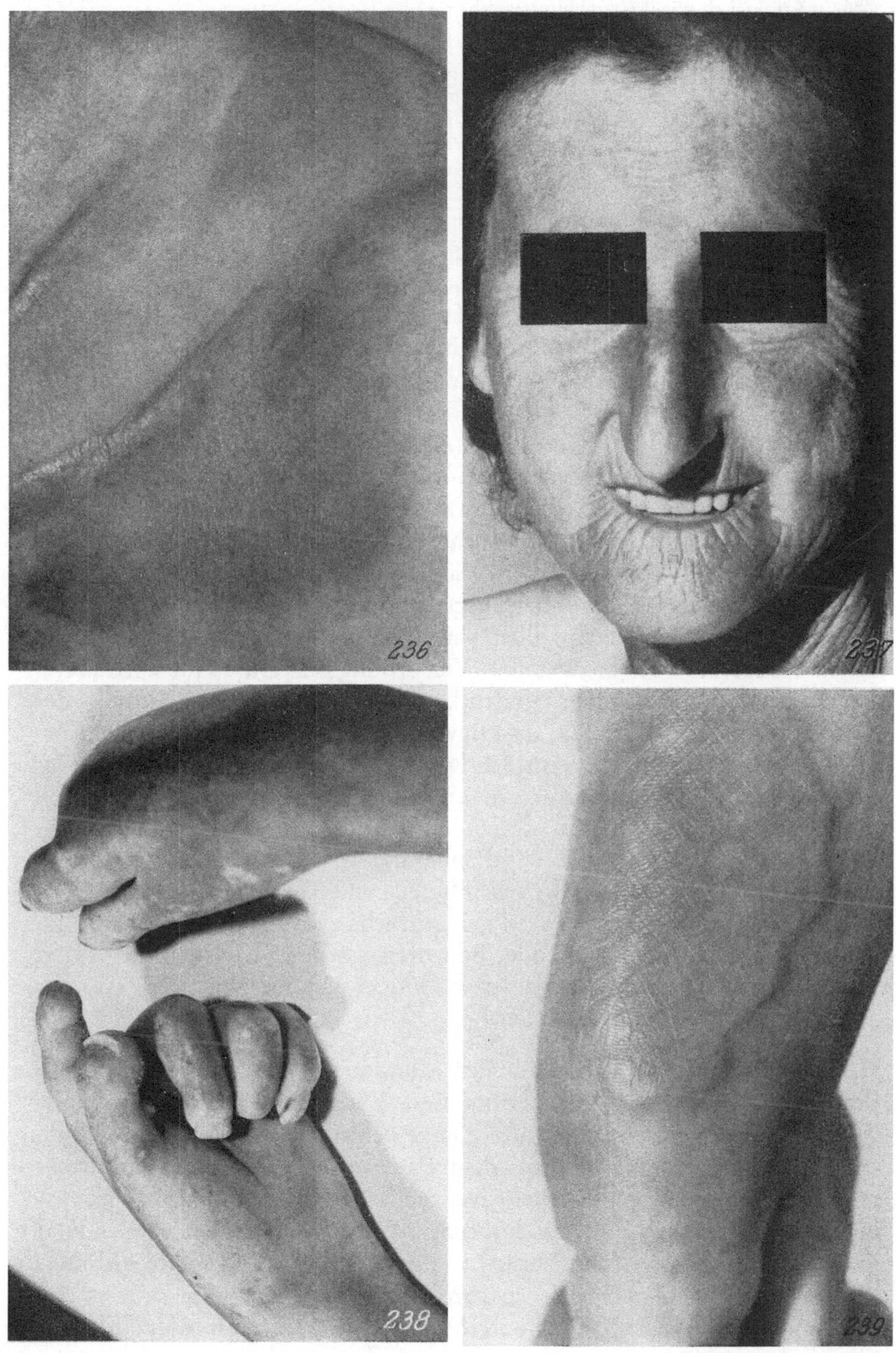

Abb. 236—239

Sklerodermia diffusa progressiva
Allgemeine Darrsucht der Haut   (sehr selten)

Abb. 54, 237, 238

> Diese chronische Kollagenose ernster Prognose ist durch allmählich zunehmende großflächige Verhärtung der Haut mit Fixierung an die Unterlage und konsekutiver Bewegungsbehinderung charakterisiert. Sie verläuft in drei Stadien, den Morbus Raynaud-artigen Prodromalerscheinungen, dem ödematösen Abschnitt und der schließlichen Verhärtung.

I. Im Anfangsstadium treten als Zeichen vasomotorischer Störungen temporäre blaurote oder weißgelbe Verfärbungen (durch Akrocynanose und Akroasphyxie) insbesondere an den Fingern, aber auch an anderen Stellen auf. Häufig bilden sich auch etwa stecknadelkopfgroße, ramöse Teleangiektasien, vorwiegend im Gesicht. Es folgt das ödematöse Stadium, in welchem mehr minder ausgedehnte Hautpartien mit unscharfer Grenze leicht teigig geschwollen sind. Schließlich tritt die Induration unter weißgelber oder braungelber Verfärbung ein. Die Haut wird bretthart, läßt sich nicht mehr eindrücken oder abheben und ist mit der Unterlage so fest verbacken, daß Bewegungen und sogar die Zirkulation in größeren Gefäßen beeinträchtigt werden. Die Folgen sind das typische Maskengesicht, das den meist älteren Patientinnen ein wesentlich jüngeres Aussehen verleiht, ferner Mikrostoma und Verkrümmungen der Finger (Sklerodaktylie, Krallenhände) oft mit Exulzerationen an den Fingerkuppen. Durch fleckige Hyper- und Depigmentierungen, Zunahme der Teleangiektasien und gelegentliche Atrophien kommt manchmal ein scheckiges Bild zustande. Betroffen werden vor allem die Akren (sogenannter Akrosklerosetyp) bzw. Finger, Unterarme und Gesicht, aber auch andere Körperregionen.

II. Die sichtbaren Schleimhäute des Mundes werden mitgegriffen, sehr charakteristisch ist die Verkürzung und Verhärtung des Zungenbändchens, das ein Herausstrecken der Zunge behindert. Im Anfangsstadium treten während der vasomotorischen Paroxysmen auch Sensibilitätsstörungen auf. Später verursachen eventuelle Ulcera und Durchblutungsbehinderungen durch die Umschnürung Schmerzen. An dem Prozeß sind immer die quergestreiften Muskeln (führt zu Schwächegefühl, Müdigkeit, Atrophie und eventuell zu cardialer Insuffizienz), meist auch die Schleimhäute von Ösophagus und Magen (Schluckbeschwerden, Mobilitätsminderung) und oft auch die Lungen (Lungenfibrose) beteiligt.

III. Die diffuse Sklerodermie betrifft in überwiegender Mehrzahl Frauen in der Menopause oder knapp davor. Die erste Phase kann dem zweiten

Stadium jahrelang vorausgehen, wobei sich meist Müdigkeitsgefühl, Schlaf- und Appetitlosigkeit oder uncharakteristisches Unwohlsein einstellen, und die jeweiligen vasomotorischen Paroxysmen im Sinne des Morbus Raynaud in variablen Intervallen, oft kälteinduziert auftreten.
Das zweite Stadium geht nach Monaten fließend in das dritte über.

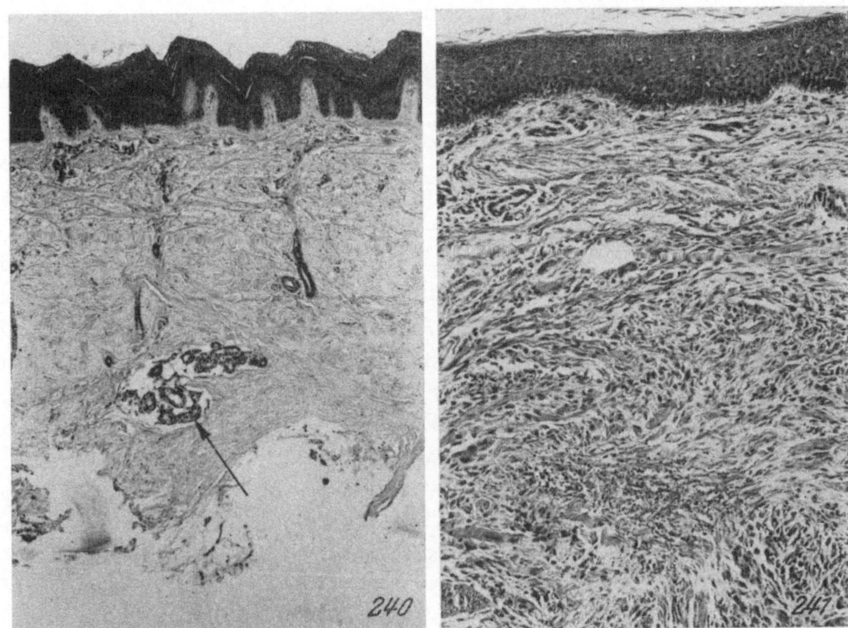

Abb. 240. Sklerodermia circumscripta. Neben der Verdichtung des Kollagens im Corium infolge Schwund der Grundsubstanz, Einmauerung der Schweißdrüsenendstücke (Pfeil), die normalerweise schon im Fettgewebe der Subcutis liegen (vgl. Abb. 2). (50fach)
Abb. 241. Granuloma anulare. Umschriebene Nekrobiose im Corium mit „palisadenartig" angeordneten Zellen in der Umgebung. (125fach)

Dieses nimmt langsam progredient an Intensität und Ausdehnung zu. Die Prognose ist schlecht. Es kommt nur selten zum Stillstand oder sogar Rückgang des Prozesses, der etwa in der Hälfte der Fälle noch nach 4—7 Jahren zum letalen Ende durch die Beteiligung innerer Organe, insbesondere des Herzmuskels oder der Niere führt.

IV. Die Histologie zeigt im voll ausgeprägten Stadium eine Verdickung des Coriums, dessen kollagene Bündel homogenisiert, verbreitert und infolge Schwund der Bindegewebsgrundsubstanz dicht aneinander gepreßt sind. Die Gefäßwände sind verdickt, die Lumina eingeengt. Die Talgdrüsen schwinden ebenso wie die Follikel meist völlig, die Schweißdrüsen atrophieren.

V. Die Diagnose ausgeprägter Fälle ist einfach. Im Anfangsstadium sind Erscheinungen der Raynaudschen Symptomatik anderer Genese abzugrenzen.

VI. Die Ätiologie ist unbekannt, wahrscheinlich spielen hormonelle Einflüsse eine gewisse Rolle. Auch die Möglichkeit einer immunologischen Autoaggression wurde in Erwägung gezogen. Pathogenetisch liegt ein Schwund der Grundsubstanz des Bindegewebes mit Vermehrung des Kollagens auf der Basis einer zunächst nur funktionellen, später organischen Gefäßstörung vor.

VII. Initiale Einweisung ins Spital ratsam. Eine zuverlässige Therapie existiert nicht. Versuche mit Penicillin (1 Mega eines Depotpräparates i.m. 1mal täglich durch 3 Wochen, Wiederholung der Kur mehrmals in Abständen von 4—6 Monaten), gefäßerweiternden Medikamenten (z. B. Lamuran® 3mal täglich 1—2 Tabletten, Complamin® 3mal täglich 1—2 Tabletten, eventuell auch der Acetylcholinesteraseblocker Ubretid® 2mal täglich 1 Tablette) durch Monate und physikalische Therapie sind angezeigt. Corticosteroide versagen. Auch der Erfolg einer Applikation von Kaliumparaaminobenzoat (= Potaba®; täglich 12,0 p.o. durch Monate) ist eher zweifelhaft. Lokal kommen Einreibungen oder Bäder (!) mit DMSO (Dimethylsulfoxyd = Dolicur®) in Frage. Die Hände müssen insbesondere vor feuchter Kälte und Schnürung (etwa beim Tragen schwerer Taschen im Winter) geschützt werden.

Granuloma anulare
Ringgranulom   (häufig)
Abb. 58, 239, 241

> Diese chronische Dermatose unbekannter Ätiologie ist durch erbsengroße hautfarbene, derbe, ringförmig an Händen oder Füßen angeordnete, subjektiv symptomlose Knötchen und die Histologie charakterisiert.

I. Hauterscheinungen

1. Primäreffloreszenzen — *Knötchen.*

Größe: linsen- bis bohnengroß.
Farbe: hautfarben; sehr selten livid oder gelbrot.

Form: halbkugelig oder ovoid; bei Konfluenz wallartig.
Rand: ziemlich scharf begrenzt.
Konsistenz: hart, derb.
Oberfläche: normal oder leicht gespannt, glänzend.

2., 3. Sekundäreffloreszenzen, Phänomene

Keine. Es kommt nie zur Exulzeration.

4. Zahl

5—20 Knötchen bilden einen Herd. Oft ist nur ein Herd vorhanden, manchmal sind es einige; nur sehr selten treten viele Herde auf (Übergänge zur Nekrobiosis lipoidica).

5. Lokalisation

Sie betrifft überwiegend Hände und Füße.

6. Anordnung

Die Knötchen stehen in 3—4 cm im Durchmesser großen Herden ringförmig dicht nebeneinander, wobei durch Konfluenz oft ein Randwall entsteht. Die Herde sind disseminiert.

II. Sonstige Symptomatik

Keine.

III. Verlauf und Prognose

1. Altersdisposition — Kann in jedem Alter auftreten.

2., 3. Inkubation und Prodrome — Keine.

4. Beginn und Verlauf

Die Knötchen entwickeln sich ohne subjektive Symptome allmählich in einigen Schüben und bleiben dann jahrelang stationär. Schließliche Rückbildung mit Restitutio ad integrum ist aber möglich.

5. Prognose

Das Granuloma anulare ist eine völlig harmlose Krankheit, die aber jahrelang persistieren kann.

6. Sonderformen — Keine Bemerkung.

IV. Histologie

Sie zeigt eine typische „rheumatoide" Struktur. Im mittleren Corium liegt ein ziemlich scharf umschriebener nekrobiotischer Herd, der von einigen Reihen palisadenförmig angeordneter Lymphozyten, Riesenzellen und Zellen des RHS umgeben ist. Fettfärbungen fallen im Gegensatz zur Nekrobiosis lipoidica negativ aus.

V. Diagnose und DD

Die Diagnose bereitet keine Schwierigkeiten. Bei den seltenen multiplen Varianten führt die Histologie mit Fettfärbung zur DD der Nekrobiosis lipoidica diabeticorum (S. 508).

VI. Ätiologie und Pathogenese

Ungeklärt.

VII. Therapie

Erfolgt ambulant.

1. Allgemeinbehandlung — Keine wirksame.

2. Lokalbehandlung

b) *Lokale Hyperämisierung* durch Frieren der Haut mit *Chloräthyl* oder *flüssigem Stickstoff* zu wiederholten Malen.

c) Einreibung mit Dimethylsulfoxyd-hältigen Salben, 1mal täglich durch einige Wochen; führt oft zur Resorption.

d) Nach einer *Biopsie* bilden sich Granulomata anularia aus ungeklärten Gründen sehr oft spontan zurück.

3. Auf jeden Fall nach einem Diabetes fahnden.

Vitiligo
Scheckhaut   (häufig)

Abb. 242, 243

> Dieser ätiologisch ungeklärte, umschriebene totale Pigment-
> schwund der Haut ist durch grauweiße, scharf begrenzte, disse-
> minierte Flecke mit bestimmten Prädilektionsstellen, durch meist
> dauernden Bestand und durch völlige Therapieresistenz charak-
> terisiert.

I. Hauterscheinungen

1. Primäreffloreszenzen — *Flecke.*

Größe: linsen- bis über handflächengroß (peripheres Wachstum).
Farbe: weiß („völlig depigmentiert"), eventuell mit hyperpig-
mentiertem Saum. Auch die Haare im Herd sind weiß
(„Poliosis").
Form: rundlich, polyzyklisch (durch Konfluenz) oder irregulär.
Rand: sehr scharf begrenzt.
Konsistenz und Oberfläche: normal.

2., 3. Sekundäreffloreszenzen, Phänomene — Keine.

4. Zahl

Sie variiert von einigen bis zu so vielen, daß fast universelle Depigmentation besteht und normale Stellen auffallen.

5. Lokalisation

Jede Partie kann betroffen werden, doch sind Gesicht, Handrücken,
Mamillen und Anus Prädilektionsstellen.

6. Anordnung

Symmetrisch disseminiert mit teilweiser Konfluenz.

7. Sonderformen

Kleinstfleckige und nahezu universelle Varianten.

II. Sonstige Symptomatik

Keine.

III. Verlauf und Prognose

1. Altersdisposition

Die Vitiligo kann in jedem Lebensalter auftreten, bevorzugt aber jüngere Frauen.

4. Beginn und Verlauf

Die Vitiligo beginnt schleichend an den Prädilektionsstellen und verläuft schubweise mit jahrelangen stationären Phasen oder mit rascher Ausdehnung.

5. Prognose

Spontane Rückbildungen sind sehr selten; meist persistiert die im übrigen völlig harmlose Störung lebenslänglich. Bei Negern ist sie besonders auffällig und lästig, weil sie hier zur sozialen Verfemung führt.

IV. Histologie

Es fehlt nur das Melanin in den Basalzellen und Chromatophoren.

V. Diagnose und DD

Die Diagnose ist einfach, weil keine andere Dermatose so völligen, scharf begrenzten Pigmentschwund zeigt. Eventuelle DD:

a) Leukoderma syphiliticum (weniger depigmentiert, weniger scharf begrenzt, Prädilektionsstelle Rücken, pos. Serologie, S. 599).

b) Lepra (Anästhesie im Fleckbereich, Anamnese, pos. Lepromintest).

c) Pityriasis versicolor alba (weniger depigmentiert, schuppt, eventuell zusätzlich Pityriasis versicolor, pos. Pilzbefund, S. 176).

d) Nävus depigmentosus (weniger depigmentiert, Segmentanordnung, S. 444).

e) Nävus anämicus (mehr rosafarben, Anordnung segmental, S. 446).

f) Sekundäre Depigmentationen nach Psoriasis, Lichen ruber planus usw. (anderes Farbkolorit, Anamnese).

VI. Ätiologie und Pathogenese

Ungeklärt. Es gibt allerdings auch eine symptomatische Vitiligo, die unter dem Einfluß von Hydrochinonmonobenzyläther bei Arbeitern in der Gummifabrikation an den Händen auftritt und nach Eliminierung des Kontaktes prompt abheilt.

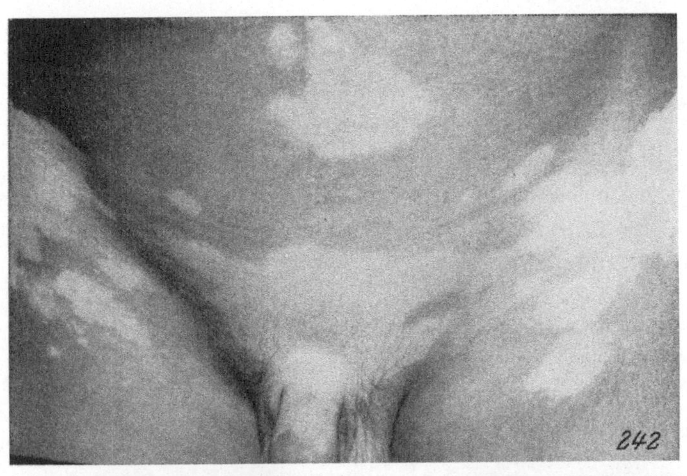

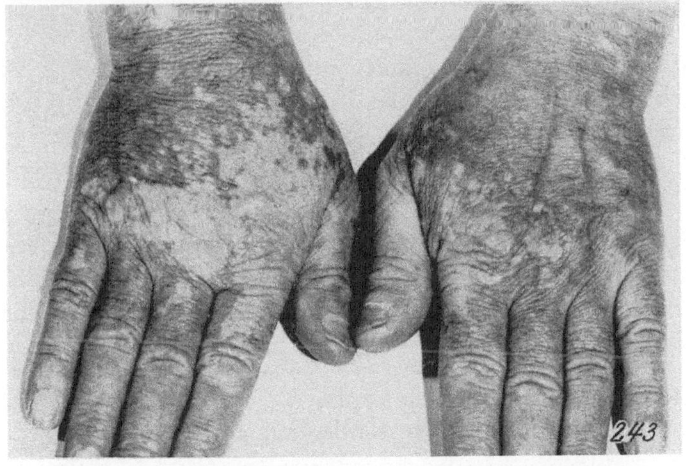

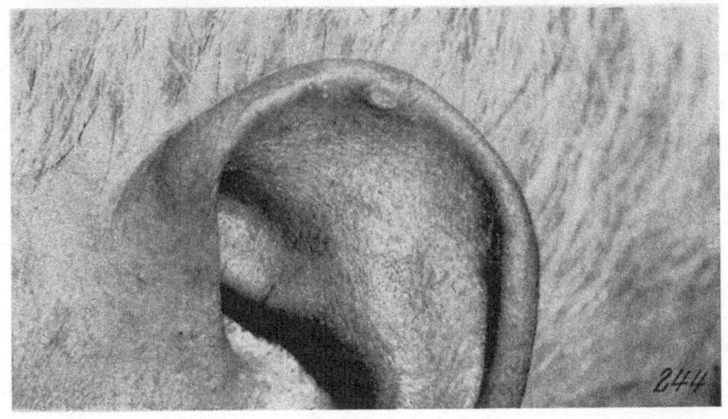

| VII. Therapie |

Eine wirklich wirksame Behandlung ist unbekannt. Das Meladinin aus der ägyptischen Droge Ami majus bewährte sich nicht. Am besten ist Überschminken und Sonnenschutz, damit die umgebende normale Haut nicht bräunt und der Gegensatz weniger hervortritt.

Chondrodermatitis nodularis helicis   (selten)

Abb. 244

|| Diese ätiologisch ungeklärte, chronische Veränderung ist durch ein druckschmerzhaftes Knötchen an der Helix der Ohrmuschel charakterisiert.

I. Das *Knötchen* ist meist hautfarben, halbkugelig erhaben, ziemlich scharf begrenzt und hart, es kann *schuppen* und mitunter auch temporär *exulzerieren*. Charakteristisch ist die regelmäßige Lokalisation am Apex der Helix (über dem Darwinschen Tuberculum), wobei meist nur eine Ohrmuschel (häufiger die rechte) betroffen wird.

II. Dazu kommen heftige Schmerzen, die vor allem nach Druck oder Kälteeinwirkung kurzfristig bis stundenlang auftreten.

III. Die Veränderung entwickelt sich vorwiegend bei Männern im 40. bis 50. Jahr innerhalb weniger Wochen und bleibt dann meist unverändert bestehen. Der Arzt wird wegen der Schmerzhaftigkeit, die oft beim Schlafen stört, aufgesucht.

IV. Die Histologie zeigt eine Akanthose, Parakeratose und lymphozytär-rundzellige Infiltration im Corium; der Ohrknorpel selbst ist unverändert.

V. Die Diagnose ist durch die charakteristische Lokalisation und Schmerzhaftigkeit leicht. Verwechslungen mit Basaliomen, Spinaliomen, Gichttophi, Keratosen, Verrucae usw. kommen vor (alle schmerzlos, Histologie).

VI. Ätiologie und Pathogenese sind ungeklärt.

18. Durch immunologische Autoaggression bedingte Hautkrankheiten

Pemphigus vulgaris
Blasensucht   (selten)
Abb. 52, 245—247, 250

> Diese Autoaggressionskrankheit ist durch eine Akantholyse mit Bildung suprabasaler Blasen in scheinbar normaler Haut charakterisiert.

I. Die Primäreffloreszenzen sind erbsen- bis pflaumengroße, seröse, halbkugelig erhabene, intraepitheliale und suprabasale Vesiculae bzw. Bullae, deren dünne Decke schlaff und zerreißlich ist. Sie stehen zunächst auf scheinbar unveränderter Haut, da die primär vorgegebene Akantholyse nicht sichtbar ist. Erst nachfolgende Sekundärinfekte führen zur Entzündung. Als Sekundäreffloreszenzen treten sekundäre Pusteln, nässende Erosionen, schuppenartige Blasenkrägen, seröse und eitrige Krusten sowie Restpigmentationen auf. Das Nebeneinander aller Effloreszenzen ergibt ein „buntes Bild". Die Akantholyse führt zu den *positiven Nikolskizeichen*, und zwar: *an scheinbar unveränderter Haut:* Schon mäßig festes Reiben bewirkt Exkoriation der suprabasalen Epithelien; *an der Blase:* Die Blasen können durch einseitigen Fingerdruck in der akantholytischen Epidermis weitergeschoben werden. Die Jodprobe, d. h. ein Epikutantest (S. 71) mit 50% Jod-Kali-Vaseline fällt negativ aus. Die Zahl schwankt zwischen einem und zahlreichen Dutzenden. Jede Lokalisation ist möglich. Die Blasen treten einzeln auf und können konfluieren.

II. Die Schleimhäute von Mund und Vulva werden oft, die Conjunktiven und andere Mucosae seltener mitbetroffen. Schmerzen entstehen erst durch die Erosionen bei Bewegungen bzw. bei der Nahrungsaufnahme.

Sekundärinfektionen und interkurrente Erkrankungen verursachen eventuell entsprechende Allgemeinerscheinungen. Später führt der Flüssigkeitsverlust durch die Erosionen zum Protein- und Salzverlust mit Entkräftung.

III. Der Pemphigus vulgaris beginnt meist zwischen 40—60 Jahren. Erosionen an der Mundschleimhaut können dem ersten Blasenschub an der Haut wochenlang vorausgehen. Die Blasenbildung beginnt vereinzelt, meist im Zusammenhang mit kleinen Traumen; Sekundäreffloreszenzen und Sekundärinfekte folgen in 24—48 Stunden; dann bestehen die verkrusteten Erosionen usw. ohne Tendenz zur Reepithelisierung wochen- bis monatelang fort. Zudem treten laufend neue Blasen auf. Das Tempo dieses Ablaufes kann rascher („akut") oder langsamer („chronisch") sein. Der unbehandelte Pemphigus vulgaris endet immer letal; die Erscheinungen dehnen sich im Laufe von Wochen oder Monaten über weite Körperpartien aus, bis schließlich Entkräftung, sekundäre Infekte oder interkurrente Erkrankungen den Tod herbeiführen. — Unter Corticosteroiden tritt fast immer Heilung ein.

IV. In der lichtmikroskopischen Histologie ist die präformierte Akantholyse kaum erkennbar; erst die resultierenden Spaltbildungen bzw. suprabasalen Blasen treten deutlich in Erscheinung. Sie enthalten die sogenannten *akantholytischen* vom Stratum spinosum abgelösten, abgerundeten Zellen, deren Plasma durch Schrumpfung beim Fixieren randwärts verdichtet erscheint. Elektronenoptisch zeigt sich eine Auflösung der Desmosomen.

V. Die Diagnose ergibt sich aus den intraepidermalen Blasen, den positiven Nikolskiphänomenen, der Schleimhautbeteiligung, dem Verlauf und der Histologie. Eventuelle DD siehe S. 407.

VI. Es liegt eine Autoaggressionskrankheit mit Bildung von im Serum zirkulierenden Autoantikörpern gegen die körpereigene Kittsubstanz der Epidermis-Desmosomen vor, die zu deren Auflösung, d. h. also zur Akantholyse mit ihren klinischen Folgen führt. Wahrscheinlich wird die Antikörperbildung durch Substanzen von Bakterien angeregt, die zufällig mit der Kittsubstanz der Desmosomen Antigengemeinschaft haben (S. 58). — Alle anderen ätiologisch-pathogenetischen Hypothesen sind heute überholt.

VII. Zumindest initiale Einweisung ins Spital immer erforderlich. Zur 1. Allgemeintherapie dienen:

a) Corticosteroide (S. 90); sie sind zwar heute das Mittel der Wahl und führen auf lange Sicht zur Heilung, wirken aber rein symptomatisch durch Unterdrückung der Akantholyse. Man bringt den

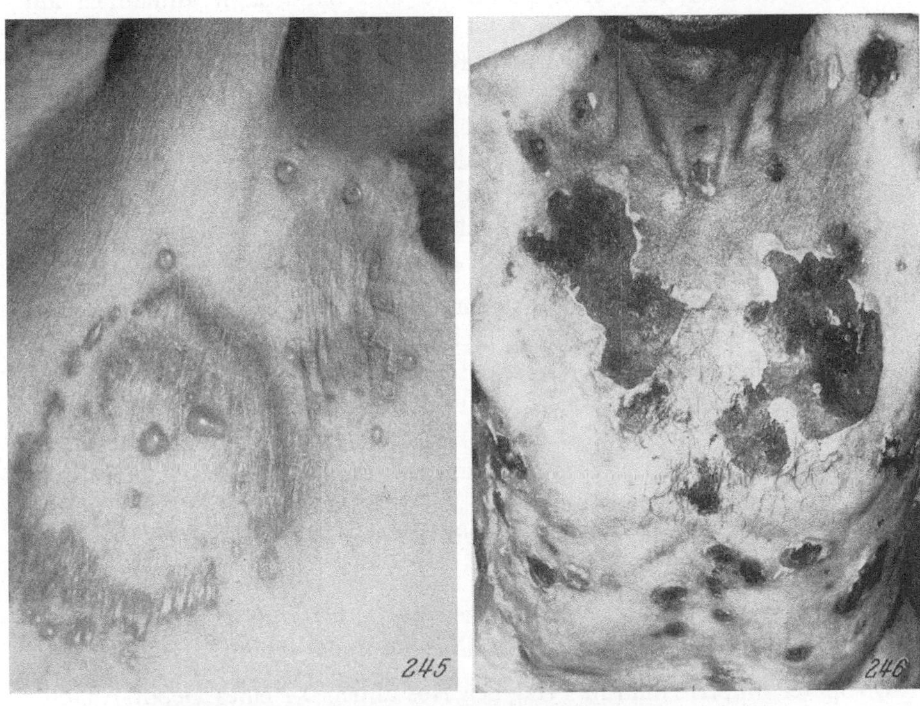

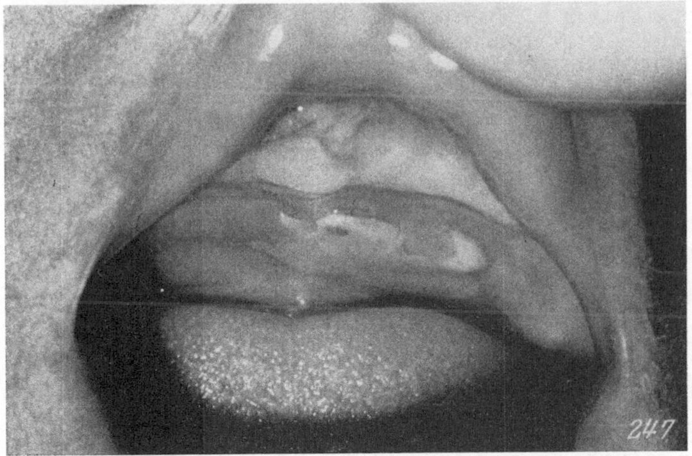

Abb. 245. Pemphigus vulgaris; Blasenbildung auf scheinbar unveränderter Haut
Abb. 246. Pemphigus vulgaris; großflächige Erosionen mit Schuppenkrägen nach akantholytischer blasiger Abhebung der suprabasalen Epidermisschichten
Abb. 247. Pemphigus vulgaris; Erosionen an Gingiva und Oberlippe

Pemphigus zunächst mit einem hochdosierten Stoß von 10—20 Corticosteroideinheiten unter Kontrolle und baut dann allmählich auf eine Erhaltungsdosis von 2—4 Tabletten täglich ab, die jahrelang weiterzugeben ist. Monatliche Kontrollen und weitere Reduktionsversuche sind erforderlich. Treten beim Abbau des Primärstoßes oder bei späteren Dosisreduktionsversuchen Blasenschübe auf, so muß neuerlich hoch dosiert und wieder abgebaut werden. Gelingt es auf diese Weise, den Pemphigus vulgaris durch etwa 3 Jahre zu unterdrücken, so erschöpft sich die Krankheit; das Corticosteroid kann gänzlich abgesetzt werden, der Patient ist geheilt.

b) Die Immunosuppressiva, insbesondere Imurel®, wirken zwar kausal, reichen aber allein nicht zur Heilung aus. Man kann sie jedoch zur Unterstützung der Corticosteroide einsetzen, wodurch eine Verringerung der Erhaltungsdosis auf 1—2 Corticosteroideinheiten möglich wird. Man gibt zunächst durch 4 Wochen 4mal täglich 0,05 Imurel® (Wirkungsanlaufzeit); dann reduziert man auf 2mal 0,05 Imurel pro die, später eventuell auf 1mal 0,05 täglich und setzt diese Medikation neben dem Corticosteroid unter laufenden Kontrollen monatelang fort (S. 93).

c) Bis zur Abheilung der Effloreszenzen unter dem ersten Corticosteroidstoß erhält der Kranke Antibiotika und proteinreiche Kost.

d) Später injiziert man in 14tägigen Abständen 0,1 eines Depot-Anabolikums, um der Corticosteroid-Osteoporose entgegenzuwirken.

2. Die Lokaltherapie kommt heutzutage mit blanden Salbenverbänden bzw. entsprechender Mundpflege aus.

Pemphigus vegetans
Wuchernde Blasensucht (sehr selten)

Abb. 249

Diese Pemphigusvariante ist zunächst wie der Pemphigus vulgaris durch eine Akantholyse mit Bildung suprabasaler Blasen in scheinbar normaler Haut charakterisiert, doch treten zusätzlich im Bereich der entstehenden Erosionen papillomatöse Vegetationen auf.

I. Sie sind bis zu 1 cm hoch, braunrot, von Furchen durchzogen, scharf begrenzt, weich und nässen; die Sekretzersetzung führt zu einem eigenartigen süßlichen Fötor. Das Nikolskiphänomen an den Blasen ist posi-

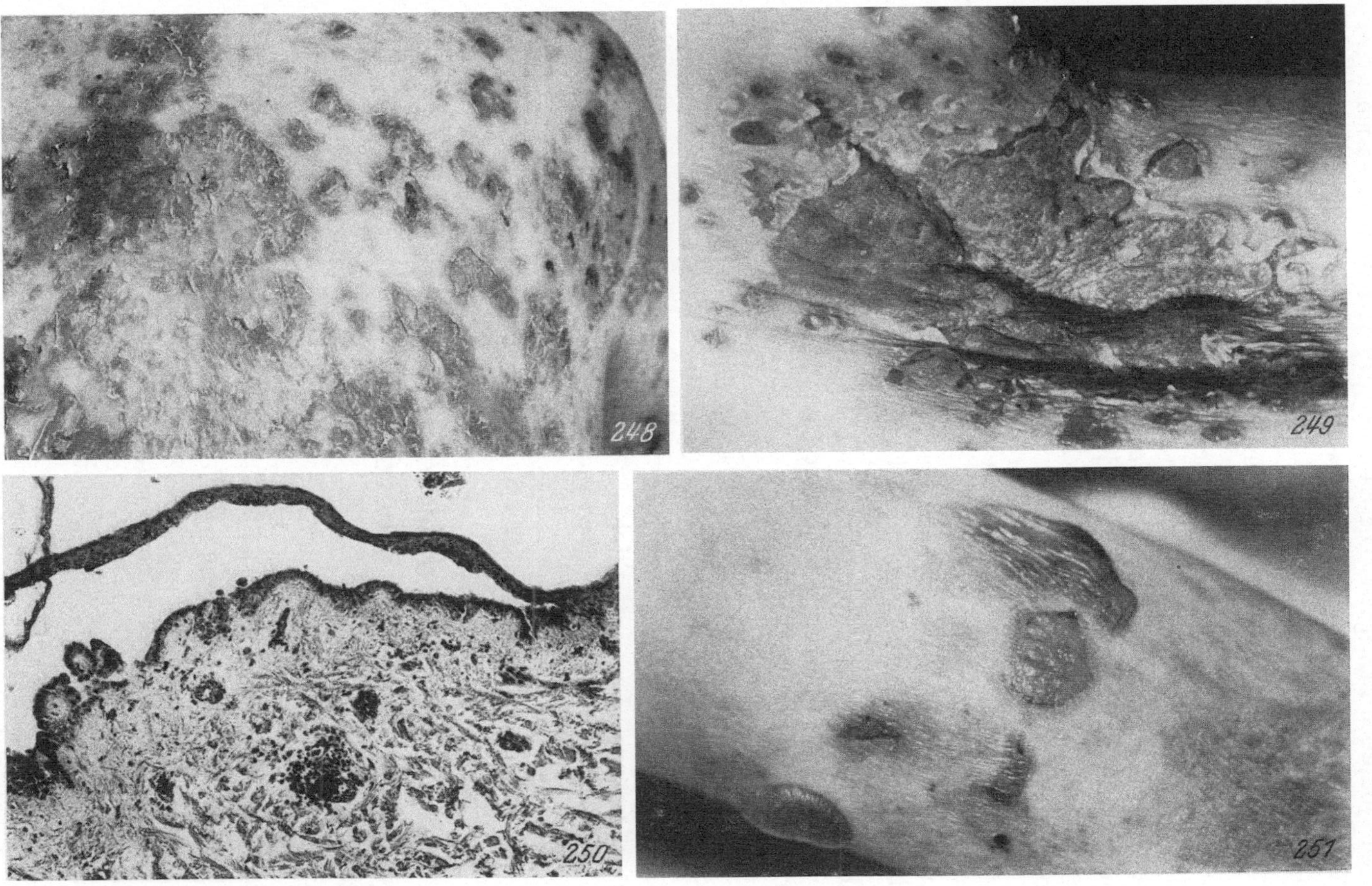

Abb. 248. Pemphigus erythematodes; Verteilung am Rücken
Abb. 249. Pemphigus vegetans in der Axilla
Abb. 250. Pemphigus vulgaris; typische intraepidermale, suprabasale Blasenbildung infolge Akantholyse. (50fach)
Abb. 251. Pemphigoid, subepidermale Blasenbildung, teilweise in entzündlich veränderter Haut

tiv. Die Jodprobe ist negativ. Die Zahl der Effloreszenzen ist variabel. Jede Lokalisation ist möglich, doch werden Intertrigostellen, Gesicht und Mund bevorzugt.

II. Analoge Mundschleimhautveränderungen sind häufig.

III. Der Pemphigus vegetans beginnt meist im 20.—40. Jahr. Die Blasen bilden sich in rezidivierenden Schüben, die Vegetationen entstehen in Wochen und Monaten. Spontanremissionen und lokale Rezidive kommen vor. Die Prognose ist nicht unbedingt infaust, doch ist mit jahrelangem Verlauf zu rechnen, sofern keine Corticosteroidbehandlung erfolgt.

IV. Die Histologie entspricht zunächst derjenigen des Pemphigus vulgaris (S. 396). Später sieht man die papillomatöse Proliferation mit Akantholyse, Hyperkeratose, akantholytischen suprabasalen Spaltbilbildungen und intraepithelialen Mikroabszessen.

V. Eventuelle DD wären chronische Pyodermien (S. 106) und tiefe Pilzinfektionen (S. 161), ferner luxurierende Papeln der Lues II (S. 598) und Herde des Morbus Darier.

VI. Die Ätiologie gleicht wohl der des Pemphigus vulgaris (S. 396). Die Ursache der Vegetation ist unbekannt.

VII. Zunächst Einweisung ins Spital, später ambulante Behandlung. Die allgemeine Therapie erfolgt wie beim Pemphigus vulgaris (S. 396). Die Vegetationen sprechen auch lokal auf Corticosteroidsalben gut an.

Pemphigus erythematodes oder seborrhoicus
Erythematodes- oder seborrhoeähnliche
Blasensucht (sehr selten)

Abb. 248

Diese chronische Pemphigusvariante ist durch Akantholyse unter dem Stratum granulosum (S. 58) mit Bildung haselnußgroßer, zerreißlicher Blasen, denen Erosionen und graue („Erythematodes-ähnliche") oder gelbbraune („Seborrhoe-ähnliche") Schuppenkrusten folgen, sowie durch die Lokalisation in den seborrhoischen Arealen (S. 17) charakterisiert.

I. Die Nikolskiphänomene sind positiv, die Jodprobe ist negativ. Die Zahl der Veränderungen ist variabel, Konfluenz kommt häufig vor.

II. Beteiligung der Mundschleimhaut ist möglich, aber selten.

III. Die Erkrankung, die auch aus einem Pemphigus vulgaris hervor- bzw. in einen Pemphigus foliaceus übergehen kann, tritt meist im 40. bis 60. Jahr auf, verläuft ohne Therapie remissionslos in jahrelang rezidivierenden Schüben, endet aber meist nicht letal.

IV. Die Histologie zeigt akantholytische Spalt- und Blasenbildung (S. 58) im oberen Stratum spinosum mit entsprechenden Erosionen und Krusten.

V. In DD kommen der subchronische Erythematodes bullosus und das Ekzema seborrhoicum (S. 346).

VI. Die Ätiologie dürfte der des Pemphigus vulgaris entsprechen; es ist aber unbekannt, warum die Akantholyse hier subgranulär erfolgt.

VII. Zu Beginn Einweisung ins Spital. Zur Therapie dienen wie beim Pemphigus vulgaris Corticosteroide, doch liegt die Erhaltungsdosis hier meist etwas höher um 3—4 Corticosteroideinheiten pro die (S. 90).

Pemphigus foliaceus
Abblätternde Blasensucht   (sehr selten)

Diese Pemphigusvariante ist durch eine ganz oberflächliche Akantholyse mit Bildung subcornealer Blasen charakterisiert.

I. Man sieht sie fast nie, weil ihre hauchdünnen Decken sofort abgerieben werden. Es verbleiben rosa Erosionen, die nässen, verkrusten und von den schuppenartigen Blasenkrägen umgeben sind. Sekretzersetzung führt zu üblem Fötor. Die Nikolskiphänomene sind positiv. Die Jodprobe ist negativ. Die Zahl der Effloreszenzen nimmt in kurzer Zeit so zu, daß unter Konfluenz das Bild einer Erythrodermie mit schuppiger „Abblätterung" (= lateinisch exfoliatio; deshalb der Name) entsteht.

II. Schleimhautbefall und subfebrile Temperaturen kommen vor.

III. Der Pemphigus foliaceus beginnt meist im 30.—50. Jahr und verläuft schubweise. Die „akute" Form älterer Personen führt in 2—3 Jahren zum letalen Ende. Die „chronische" Variante jüngerer Menschen kann jahrzehntelang fortbestehen. Corticosteroide führen zur Heilung.

IV. Die Histologie zeigt zunächst eine akantholytische Blasenbildung unter dem Stratum corneum bzw. nur noch das Fehlen des Stratum corneum, eventuell mit zusätzlicher Akanthose.

V. Eventuelle DD wären Erythrodermien anderer Genese (S. 512), der Pemphigus erythematodes (S. 400), der Erythematodes chronicus faciei (S. 408) und das Ekzema seborrhoicum (S. 346).

VI. Es ist nicht sicher, ob auch dem Pemphigus foliaceus in allen Fällen die gleiche Ätiologie zugrunde liegt wie dem Pemphigus vulgaris (S. 395).

VII. Die Therapie ist dieselbe wie beim Pemphigus vulgaris (S. 396).

Pemphigoid
Alterspemphigoid und juveniles Pemphigoid (selten)
Abb. 17, 35, 53, 251, 252

> Diese chronische Autoaggressionskrankheit ähnelt in manchen Symptomen dem Pemphigus vulgaris, in anderen der Dermatitis herpetiformis; sie ist durch subepidermale Blasen in scheinbar normaler Haut oder auf bzw. neben entzündlichen Maculae oder Urticae charakterisiert.

I. Die Primäreffloreszenzen sind bis um haselnußgroße, gelegentlich auch hämorrhagische, halbkugelige, bei Konfluenz eventuell achterförmige, subepidermale *Vesiculae bzw. Bullae,* deren straffe und resistente Decke von den Epithelschichten gebildet wird. Sie stehen meist *auf scheinbar unveränderter Haut,* mitunter aber auch auf münzengroßen, rundlichen oder polyzyklisch geformten scharf begrenzten, *entzündlichen Flecken oder leicht urticariell erhabenen Primäreffloreszenzen,* die in manchen Fällen neben den Blasen auftreten. Als Sekundäreffloreszenzen findet man *sekundäre Pusteln* und *nässende Erosionen.*
Krusten bilden sich hier seltener, weil die festen Blasendecken tagelang halten können, während die Reepithelisierung des Blasengrundes sehr rasch einsetzt und oft schon vor dem Platzen der Blasendecke abgeschlossen ist. Die entstehenden *Schuppensäume* umgeben dann bereits *Restpigmentationen.* Die Nikolskizeichen sind negativ. Die Jodprobe (= Epikutantest mit 50⁰/₀ Jod-Kali-Vaseline) ist mitunter positiv. Die Zahl der Effloreszenzen variiert zwischen einigen und sehr vielen. Prädilektionsstellen sind Abdomen, Oberschenkel und Unterarme. Die disseminierten Blasen können konfluieren.

II. Die Mundschleimhaut wird bei einem Drittel der Patienten betroffen; andere Mucosae bleiben meist frei. Juckreiz kann bestehen. Allgemeinsymptome treten nur in ausgedehntesten Fällen auf.

III. Das Pemphigoid betrifft in der Regel alte Leute („Alterspemphigoid") oder Kinder („juveniles Pemphigoid"). Es setzt langsam ein; dann bilden sich laufend neue Effloreszenzen; die Abheilung einzelner Blasen durch Reepithelisierung des Blasengrundes erfolgt meist in wenigen Tagen, vielfach noch unter den intakten Blasendecken. Die Prognose quoad vitam ist gut; das Pemphigoid führt bei Kindern fast nie, bei Greisen nur auf der Basis eines schlechten Allgemeinzustandes zum letalen Ausgang. Trotz außerordentlich chronischem Verlauf tritt in allen Fällen auch ohne Therapie nach 1—3 Jahren Spontanheilung ein. Ein Teil der betagten Patienten kommt allerdings schon früher aus Altersgründen ad exitum. Außerdem zählt das Alterspemphigoid zu den sogenannten *paraneoplastischen Hautsyndromen,* da es zwar durchaus nicht immer, aber doch in statistisch signifikanter Weise mit Carcinomen korreliert ist.

IV. Die Histologie zeigt subepidermale Blasenbildung durch dermoepidermale Separation (S. 58); dabei bleibt die Basalmembran, die nur stellenweise aufgelöst ist, am Corium haften und bildet hier den Blasengrund. In älteren Blasen wird bereits die Reepithelisierung des Blasengrundes vom Rande her deutlich, so daß sogar eine „intraepidermale" Blase vorgetäuscht werden kann. Im Blaseninhalt und im Stratum papillare sind reichlich Eosinophile erkennbar.

V. Die Diagnose ergibt sich aus den subepidermalen Blasen, die auf oder neben entzündlichen Veränderungen entstehen, den negativen Nikolskis, der Reepithelisierungstendenz, dem Alter der Patienten, dem chronischen Verlauf und der Histologie. DD siehe S. 407.

VI. Es liegt eine Autoaggressionskrankheit vor mit im Serum zirkulierenden Autoantikörpern gegen die Strukturen der Basalmembran; ihre Ursache ist letztlich unbekannt; beim Alterspemphigoid wäre es in manchen Fällen denkbar, daß die Anregung zur Antikörperbildung durch Mukoproteine zustande kommt, die in Carcinomen innerer Organe entstehen, als körperfremd empfunden werden und zufällig mit den Strukturen der Basalmembran Antigengemeinschaft haben.

VII. Initiale Einweisung ins Spital erforderlich. Zur Allgemeintherapie dienen Immunosuppressiva und Corticosteroide; ihr Einsatz muß aber wohl überlegt werden, da beiden Therapieformen Risiken anhängen, während das Pemphigoid eine relativ gutartige Dermatose ist. In leichten Fällen wird man besser ohne Allgemeinbehandlung zuwarten; das gilt vor allem für das juvenile Pemphigoid der Kinder. In schweren Fällen tendiert man beim Alterspemphigoid eher zum Einsatz der Immunosuppressiva, da die hohen Corticosteroiddosen für alte Patienten besondere Gefahren bringen, beim juvenilen Pemphigoid hingegen zur Corticosteroidbehandlung, weil die Immunosuppressiva eventuell teratogene Schäden bewirken könnten. Die Langzeittherapie macht in jedem Falle laufende Kontrollen erforderlich (S. 92/93).

a) Immunosuppressiva (S. 93) (nur beim Alterspemphigoid!):

α) Imurel®: Zunächst 4mal täglich 0,05 durch 4—6 Wochen, dann Reduktion der Dosis auf 2mal täglich 0,05 durch Monate.

β) Methotrexate®: Nur an jedem 5.—7. Tag 3mal 0,005 oder 0,0075 in Intervallen von 12 Stunden. Fortsetzung durch Monate.

b) Corticosteroide (S. 90): Anwendung wie beim Pemphigus (S. 396) mit hochdosiertem Initialstoß für die Langzeitmedikation durch Monate. Beim Alterspemphigoid muß man meist mit 15—30 Corticosteroideinheiten beginnen, während die Erhaltungsdosis um 3 Tabletten liegt und wie beim Pemphigus durch gleichzeitigen Einsatz von Immunosuppressiva reduzierbar wird. Beim juvenilen Pemphigoid ist die Dosierung im Einvernehmen mit dem Kinderarzt festzulegen.

Die Lokalbehandlung kommt mit blanden und antibiotischen Salben und Salbenverbänden aus.

Dermatitis herpetiformis
Duhringsche Krankheit   (selten)

Abb. 11, 15, 21, 253, 254

> Diese chronische Autoaggressionskrankheit (?) ist durch subepidermale Blasen und Knötchen auf entzündlichen Flecken bzw. flach erhabenen Plaques, einen positiven Jodtest, Freibleiben der Schleimhäute, starken Juckreiz und Auftreten in jungen Jahren charakterisiert.

I. Die Bläschen sind bis über stecknadelkopfgroß, serös, seltener hämorrhagisch, halbkugelig und subepidermal gelegen, so daß ihre Decke ziemlich straff erscheint. Sie stehen meist auf bis münzengroßen, bei Konfluenz auch größeren, rundlichen bzw. polyzyklischen, mäßig scharf begrenzten, entzündlich geröteten Flecken oder leicht erhabenen Plaques.

Abb. 252. Pemphigoid, subepidermale Blasenbildung, teilweise in entzündlich veränderter Haut
Abb. 253. Dermatitis herpetiformis Duhring. Blasen auf entzündlichen Veränderungen
Abb. 254. Dermatitis herpetiformis Duhring. Blasen auf entzündlichen Veränderungen

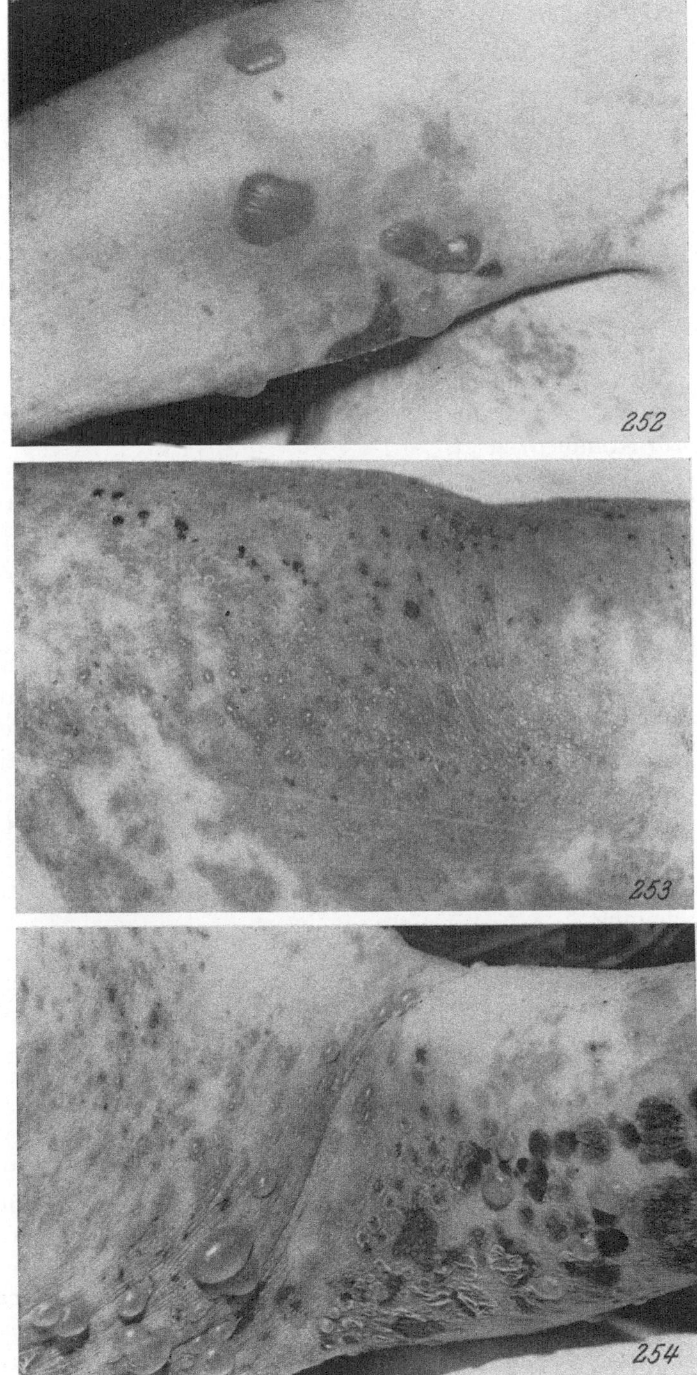

Abb. 252—254

Daneben findet man um stecknadelkopfgroße, hautfarbene oder rosa, halbkugelig erhabene Knötchen. Als Sekundäreffloreszenzen treten Erosionen, Kratzeffekte, seröse, eventuell auch eitrige oder hämorrhagische Krusten, später Schuppen und temporäre Restpigmentationen auf. Die Jodprobe fällt positiv aus, d. h. beim Epikutantest (S. 71) mit 50%igem Kaliumjodat in Vaseline bilden sich im Laufe von 24 Stunden an der Auflagestelle Bläschen. Auch die perorale Applikation von 1,0 Kaliumjodat führt zu einem Blasenschub, der aber eventuell gefährlich werden kann. Nikolski-Zeichen negativ. Die Zahl der Effloreszenzen variiert zwischen einigen Dutzenden und vielen Hunderten. Sie sind vorwiegend am Stamm, den stammnahen Partien der Extremitäten und an der Kopfhaut lokalisiert. Die Bläschen oder Knötchen stehen oft in Gruppen, daher der Name „herpetiformis", in anderen Fällen sind die Erscheinungen spiegelbildlich symmetrisch disseminiert, wobei sich eine Tendenz zur Konfluenz zeigt.

II. Die Schleimhäute bleiben immer frei. Es besteht starker Juckreiz. Die Lnn. werden nur bei eventuellen Sekundärinfekten mitbetroffen. Allgemeinerscheinungen treten kaum auf, doch besteht meist eine Eosinophilie um 10%.

III. Die Dermatitis herpetiformis beginnt meist zwischen dem 15. und 30. Jahr. Männer werden bevorzugt. Sie setzt allmählich ein und verläuft kontinuierlich bzw. mit mehr minder heftigen Schüben eminent chronisch durch ein bis zwei Jahrzehnte, ohne den Patienten ernstlich zu gefährden; der Juckreiz wird allerdings sehr quälend empfunden. Die einzelnen Bläschen entwickeln sich jeweils in 24—48 Stunden, platzen bald, machen Krusten Platz und kommen nach 14 Tagen zur Rückbildung, während neue auftreten. Die Sulfontherapie bringt Heilung.

IV. Die Histologie zeigt typische subepidermale Blasenbildung durch dermoepidermale Separation (S. 58). Im Blaseninhalt und im Stratum papillare sind reichlich Eosinophile vorhanden.

V. Die Diagnose ergibt sich aus den eingangs erwähnten Symptomen. In DD kommen die blasenbildenden Dermatosen (S. 407) sowie eventuell die Scabies (Milbengänge, Prädilektionsstellen; S. 195) und manche Formen der Neurodermitis disseminata (andere Prädilektionsstellen, Korrelation mit Allergosen und Stigmen, Verlauf; S. 333).

VI. Ätiologie und Pathogenese sind ungeklärt. Manche Ergebnisse immunfluoreszenzmikroskopischer Untersuchungen deuten auf eine Autoaggressionskrankheit hin. Auch eine Jodallergie wurde in Erwägung gezogen, aber nicht gesichert. Bei alten Leuten kann eine Hauterkrankung nach Art der Dermatitis herpetiformis als paraneoplastische Hautveränderung auf ein Carcinom hindeuten.

VII. Initiale Einweisung ins Spital angezeigt. Die Dermatitis herpetiformis spricht regelmäßig und gut auf die perorale Applikation von *Sulfonen* der Lepratherapie an (siehe S. 90). Man gibt zunächst bis zur Besserung 2—3mal täglich 0,1 Diaminodiphenylsulfon und reduziert dann allmählich auf eine Erhaltungsdosis von 1mal täglich 0,1 Diamino-diphenylsulfon, die jahrelang weiterzugeben ist. Laufende Kontrollen sind wegen der Nebenwirkungen erforderlich (S. 90). Diaminodiphenyl-sulfon muß ad hoc aus den USA importiert werden; nur in Fällen von Unverträglichkeit gegenüber diesem Medikament wendet man Corti-costeroide an (S. 90), die dann wie beim Pemphigus dosiert werden müssen; die Erhaltungsdosis liegt aber meist sehr hoch! Auch *Sulfapy-ridin* war hier als einziges Sulfonamid wirksam (2—3mal täglich 1,0, später 1mal täglich 0,5 durch Monate); einschlägige Präparate werden aber nicht mehr erzeugt.

Differentialdiagnose von Pemphigus, Pemphigoid und Dermatitis herpetiformis Duhring

Sie ergibt sich aus Unterschieden im klinischen Bild, im Verlauf, in der Histologie und im therapeutischen Ansprechen:

1. Pemphigus vulgaris: intraepidermale Blasen mit schlaffer, dünner, leicht zerreißlicher Decke; sie stehen primär immer auf scheinbar un-veränderter Haut; die Nikolskiphänomene sind positiv; die Jodprobe ist negativ; sichtbare Schleimhäute werden meist mitbetroffen; kein Juckreiz; tritt im mittleren Lebensalter auf und setzt mehr minder stürmisch ein; endet ohne Corticosteroidbehandlung immer letal; histo-logisch intraepidermale suprabasale Blasen mit akantholytischen Zellen; spricht nur auf Corticosteroide an (Immunosuppressiva wirken unter-stützend!).

2. Pemphigoid: subepidermale Blasen mit straffer, dickerer, recht resi-stenter Decke; sie stehen auf unveränderter Haut oder auf entzündlichen Flecken bis geringgradig erhabenen Plaques, die neben den Blasen primär auftreten; die Nikolskiphänomene sind negativ; die Jodprobe ist mit-unter schwach positiv; Mundschleimhaut bei einem Drittel der Patienten betroffen, andere Schleimhäute immer frei; nur gelegentlich Juckreiz; tritt bei alten Leuten und Kindern auf; setzt langsam ein; verläuft chronisch, kommt aber nach 1—3 Jahren zur Spontanheilung; histolo-gisch subepidermale Blasenbildung durch dermoepidermale Separation über der Basalmembran; spricht auf Corticosteroide und Immuno-suppressiva an.

3. Dermatitis herpetiformis Duhring: subepidermale Bläschen und Blasen mit straffer, dickerer, recht resistenter Decke; sie stehen oft gruppiert auf entzündlichen Flecken und leicht erhabenen Plaques, die neben den Blasen und auch Knötchen primär auftreten; die Nikolskiphänomene sind negativ; die Jodprobe ist eindeutig positiv; Schleimhäute immer frei; starker Juckreiz; Eosinophilie; Beginn im 2.—3. Jahrzehnt; verläuft chronisch in Schüben eventuell durch Jahrzehnte, äußerst lästig, aber ohne ernstliche Gefährdung des Patienten; histologisch subepidermale Blasenbildung durch dermoepidermale Separation mit Destruktion der Basalmembran; im Blaseninhalt reichlich Eosinophile; spricht auf Sulfapyridin und Sulfone an.

Lupus erythematodes
Schmetterlingsflechte

Abb. 5, 255—260

> Diese Autoaggressionskrankheit (?) ist in ihrer harmlosen chronischen Form durch gerötete scheibenförmige Herde mit zentraler Schuppung und Atrophie vorwiegend im Gesicht charakterisiert, während sich die lebensgefährliche akute Variante durch fleckige oder großflächige Rötungen mit Schwellung insbesondere im Gesicht und an den Händen, schwere Allgemeinsymptome im Sinne des Libman-Sacks-Syndroms und Lupus erythematodes-Zellen im Blut auszeichnet.

1. Lupus erythematodes chronicus discoides   (selten)

Abb. 5, 255—258

I. Man findet linsen- bis über handflächengroße (peripheres Wachstum), hell- bis blaurote oder irregulär geformte, scharf begrenzte, leicht konsistenzerhöhte *Maculae* oder *flach erhabene Scheiben.* Im weiteren Verlauf kommt es im Zentrum zur Bildung von charakteristischen gelbbis graubraunen Schuppen mit feinen 1 mm langen stachelartigen Fortsätzchen an der Unterseite, die den Follikeltrichtern entsprechen und zum Vergleich mit einem „Tapezierernagel" anregten. Schließlich treten atrophische Narben auf. Meist einer oder mehrere Herde vorwiegend im Gesicht, an den Ohren, an der Kopfhaut. Eventuell Konfluenz mehrerer Herde, insbesondere über Wangen und Nase in „Schmetterlingsform"; mitunter Auftreten von zahlreichen disseminierten Herden auch am Nacken, an den oberen Extremitäten und am Stamm (sogenannter **Lupus erythematodes chronicus disseminatus**).

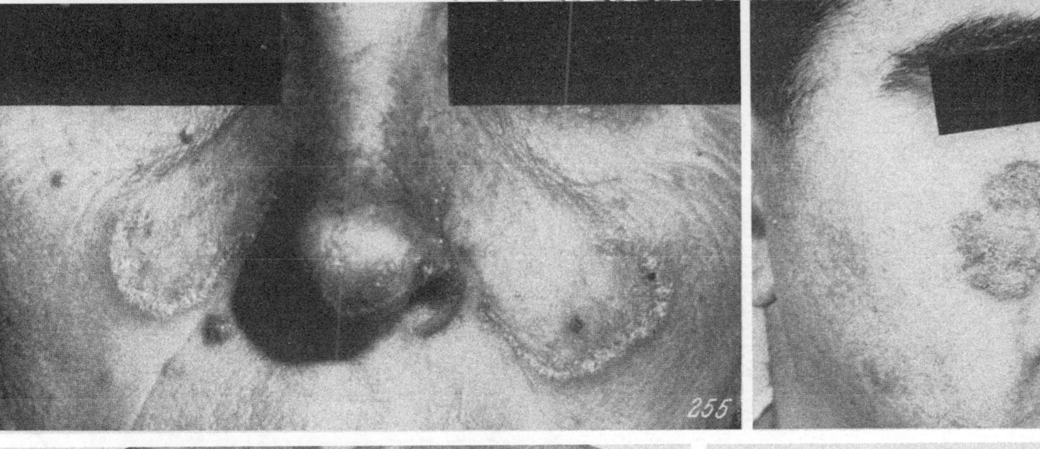

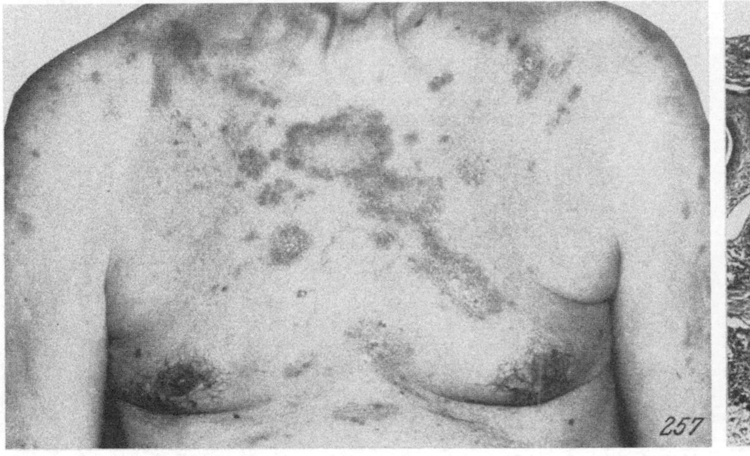

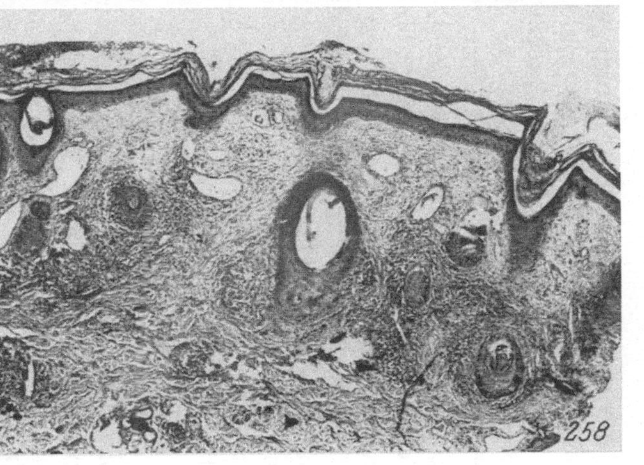

Abb. 255. Lupus erythematodes chronicus discoides (Schmetterlingslokalisation)
Abb. 256. Lupus erythematodes chronicus discoides
Abb. 257. Lupus erythematodes chronicus disseminatus
Abb. 258. Lupus erythematodes chronicus discoides. Hyperkeratose mit „Pfropfbildung" in den Follikelmündungen, die den Reißnagel-schuppen entsprechen. Chronisch entzündliche Infiltrate im Corium vorwiegend um Gefäße, Follikel und Drüsenstrukturen. (50fach)

II. Die Schleimhaut des Mundes kann miterkranken.

III. Überwiegendes Auftreten bei Frauen zwischen 25—45 Jahren. Meist Beginn mit raschem Wachsen eines Herdes bis zu einer gegebenen Größe. Dann nur noch langsames peripheres Fortschreiten, während gleichzeitig im Zentrum als Zeichen der chronischen Entzündung die typische Schuppenbildung einsetzt. Tritt baldige Abheilung ein, so kommt es meist zur Restitutio ad integrum. In anderen Fällen zieht sich der Verlauf über Jahre und Jahrzehnte hin, bis es schließlich doch zur Abheilung mit Atrophie kommt und das „Weitergrasen" am Rande sistiert. Neue Herde können sich allenthalben entwickeln. Übergänge in den Lupus erythematodes chronicus disseminatus sind selten, solche in den Lupus erythematodes acutus visceralis extrem selten. Im allgemeinen ist die Krankheit quoad vitam harmlos, aber ohne Therapie quoad sanationem dubiös.

IV. Die Histologie zeigt Hyperkeratose mit follikulären Pfröpfen, Atrophie des Rete Malpighii, intrazelluläres Ödem der Basalzellen, fleckenförmige, lymphozytäre Infiltrate um die Gefäße und Drüsen im Corium sowie eine basophile Degeneration der kollagenen und elastischen Fasern.

V. Die Diagnose ergibt sich nach der klinischen Symptomatik. In DD kommen eventuell chronische Lichtausschläge, Ekzema seborrhoicum (S. 346), Psoriasis vulgaris (S. 356), Tuberculosis luposa cutis (S. 143), Pilzinfektionen (S. 160) und tuberöse Syphilide (S. 601).

VI. Die Ätiologie ist ungeklärt. Manches weist auf eine ererbte Disposition hin. Bei einem Drittel der Patienten sind im Serum antinukleäre Faktoren nachweisbar. In vielen Fällen führen Sonnenbestrahlung oder andere Irritationen zur Exazerbation bzw. zum Neuauftreten eines Herdes. Es liegt also wahrscheinlich ein multifaktoriell bedingtes Krankheitsgeschehen vor.

VII. Die Therapie kann bei geringer Ausdehnung ambulant erfolgen. Während man früher nur eine Lokalbehandlung, vor allem Vereisungen mit Kohlensäureschnee durchführen und eventuell Versuche mit Gold- oder Wismutinjektionen machen konnte, hat man heute mit den Amino- und Chlorchinolinen der Antimalariatherapie zusätzliche Medikamente zur Hand, die den Lupus erythematodes chronicus discoides zur raschen Abheilung bringen, sofern sie nur frühzeitig eingesetzt werden (z. B. Resochin®, 2mal täglich 1 Tablette à 0,25 Chlorchinolin durch 2—4 Wochen, dann Reduktion auf 1mal täglich 1 Tablette durch 1—3 Monate. Wiederholte Kontrollen der Leukozyten und des Augenbefundes in 14- bzw. 28tägigen Abständen sind wegen der möglichen leukopenischen und cornea- bzw. retinaschädigenden Nebenwirkungen erforderlich. Zusätzlich bewähren sich corticosteroidhältige Salben lokal ausgezeichnet. Sonnenschutz des Gesichtes durch breite Hüte ist in lichten Monaten anzuraten.

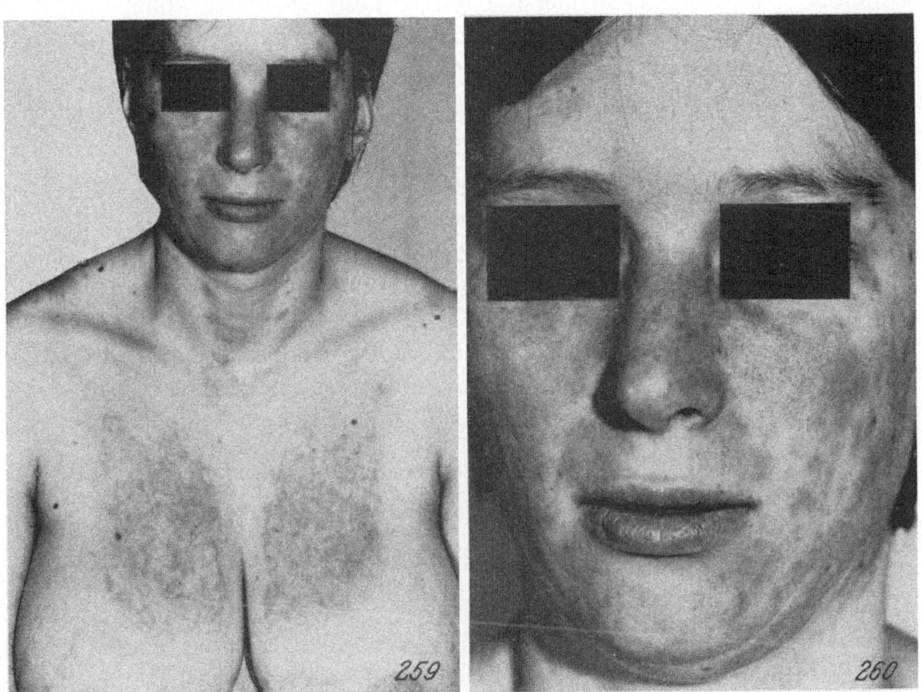

Abb. 259. Lupus erythematodes visceralis, subakute Verlaufsform mit Hauterscheinungen in Form von flächenhaften Rötungen
Abb. 260. Lupus erythematodes visceralis, subakute Verlaufsform mit flächenhaften Rötungen im Gesicht

2. Lupus erythematodes visceralis   (sehr selten)

Abb. 259, 260

I. Diese schwere Allgemeinerkrankung kann mit und ohne Hautveränderungen ablaufen. Treten sie auf, so handelt es sich entweder um Exantheme, die aus münzen- bis handflächengroßen, hell- bis dunkelroten, variabel geformten, unscharf begrenzten Flecken aufgebaut sind, oder um flächenhafte, unscharf begrenzte, helle bis livide Rötungen, die vielfach mit starker Schwellung verbunden sind. Sekundäreffloreszenzen fehlen zumeist, obwohl gelegentlich Neigung zu Blutungen und Geschwürsbildungen besteht. Vorzugslokalisationen sind Gesicht, Finger, Zehen, Handflächen und Sohlen, aber auch die oberen Stammpartien. Vielfach stellt sich eine Alopecia diffusa ein.

II. Mundschleimhautveränderungen in Form entsprechender Rötungen kommen ebenso vor wie generalisierte Lnn.-Schwellungen. Schmerzen bestehen im Zusammenhang mit den Organbeteiligungen. Die mehr minder schweren Allgemeinerscheinungen bestehen oft in hohem Fieber und den übrigen Symptomen des Libman-Sacks-Syndroms (Polyarthritis, Nephritis, Polyserositis, Endocarditis usw., erhöhte Senkung, Anämie, Leukopenie, Gammaglobulinämie; Lupus erythematodes-Zellen und antinukleäre Faktoren im Serum).

III. Die Erkrankung betrifft vorwiegend Frauen zwischen 18—30 Jahren. Sie beginnt mehr minder stürmisch spontan, kann aber auch in seltenen Fällen aus dem chronisch discoiden oder disseminierten Lupus erythematodes hervorgehen. Bei ganz akutem Verlauf kommen die Patienten schon nach wenigen Wochen ad exitum. In etwas mitigierteren und subakuten Fällen kann sich die Erkrankung unter zeitweisen Remissionen und Exazerbationen monate- und jahrelang hinziehen, bis die Beteiligung der inneren Organe schließlich zum letalen Ende führt.

IV. Die Histologie entspricht derjenigen des chronischen Lupus erythematodes (S. 410).

V. In DD kommen von dermatologischer Seite im Beginn eventuell das Erysipel (S. 121) und die Dermatomyositis (kein Fieber, S. 413).

VI. Man nimmt an, daß eine akute immunologische Autoaggression durch Bildung von Antikörpern insbesondere gegen Blutzellen und den Gefäßbindegewebsapparat vorliegt. Möglicherweise sind Streptokokken-infekte unterschwelliger Art für die immunologische Sensibilisierung verantwortlich, welche dann auf Grund zufälliger Antigengemeinschaften zur immunologischen Autoaggression führt.

VII. Einweisung ins Spital erforderlich. Zur Therapie dienen hochdosierte und langdauernde Corticosteroidstöße (S. 90). Hier sind oft Initial- und Erhaltungsdosen von 40—50 bzw. von 4—5 Cortisonäquivalenten erforderlich, die naturgemäß mit entsprechenden Komplikationen belastet sind. Zur Zeit von fieberhaften Exazerbationen ist zusätzlich antibiotische Abschirmung, interne Betreuung und Pflege erforderlich. Fokalinfekte sind exakt zu suchen und zu sanieren. Der Einsatz von Zytostatika und Immunosuppressiva (S. 92/93) wäre auf Grund der ätiologischen Hypothesen vertretbar, ist aber in seiner Wirksamkeit wegen der Seltenheit der Erkrankung noch nicht zu überblicken. Antimalariamittel versagen hier völlig.

Dermatomyositis   (sehr selten)

Abb. 261, 262

> Diese chronische Autoaggressions(?)-krankheit ist durch temporär rezidivierende, rötliche Flecken bzw. Schwellungen, vor allem im Gesicht, fortschreitende Muskelschwäche, häufige Korrelation mit Carcinomen innerer Organe und hohe Letalität charakterisiert.

I. Die mehr minder zahlreichen, flüchtigen flächenhaften Rötungen bzw. Schwellungen sind münzen- bis handflächengroß, recht charakteristisch rosa oder rötlichviolett („heliotrop") gefärbt, rundlich, eventuell auch „brillenartig" geformt, ziemlich scharf begrenzt und manchmal von kleinen Knötchen oder Teleangiektasien durchsetzt bzw. von Schuppen bedeckt. Sie treten vorwiegend im Gesicht, insbesondere periorbital, seltener am Hals oder an den Handrücken auf. Die sogenannte „Poikilodermatomyositis" zeigt zusätzlich fleckige Hyper- und Depigmentationen, Teleangiektasien und kleine Atrophien.

II. Die Beteiligung der quergestreiften Muskulatur führt zur Schwächung, vor allem des M. deltoides und des Ösophagus (Heben der Arme und Schlucken behindert), diejenige anderer Organe (Herzmuskel, Lunge [Fibrose], glatte Muskulatur, lymphatisches System, Nervensystem, Skelett) zu entsprechenden Symptomen. Daneben treten unspezifische Müdigkeit, Schmerzen in Muskelgruppen, depressive Stimmungslage, Gewichts- und eventuell Haarverluste auf. Meist besteht Lymphozytopenie mit Eosinophilie und Erhöhung der IgG-Fraktion sowie der Kreatinausscheidung. Bei älteren Betroffenen ist in der Mehrzahl der Fälle ein gleichzeitiges Organcarcinom nachzuweisen.

III. Auftreten ohne Geschlechtsdisposition meist erst nach dem 50. Jahr entweder mit ziemlich akutem Einsetzen oder schleichend, wobei die unspezifische Symptomatik anderen Erscheinungen oft monatelang vorauseilt. Weiterer Verlauf in Schüben. Etwa zwei Drittel der älteren Patienten kommen innerhalb von zwei Jahren ad exitum, bei Kindern sind Konsolidierungen meist mit Defektheilungen häufiger.

IV. Die Histologie zeigt Atrophie der Epidermis sowie Ödembildung mit Faserverquellung, leichter Rundzellinfiltration und Gefäßerweiterungen im oberen Corium. In der Muskulatur kommt es zum fleckförmigen Verlust der Querstreifung mit interfibrillärer Rundzellinfiltration.

V. Die Diagnose ergibt sich aus dem „charakteristischen Gesamtbild mit den uncharakteristischen Details", wobei aber die Heliotropfarbe

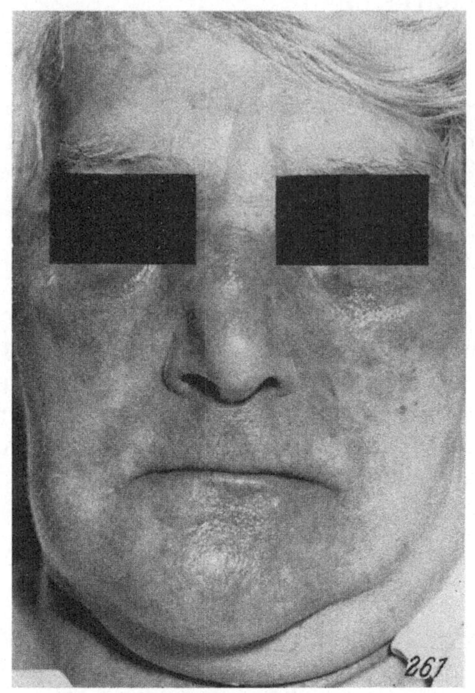

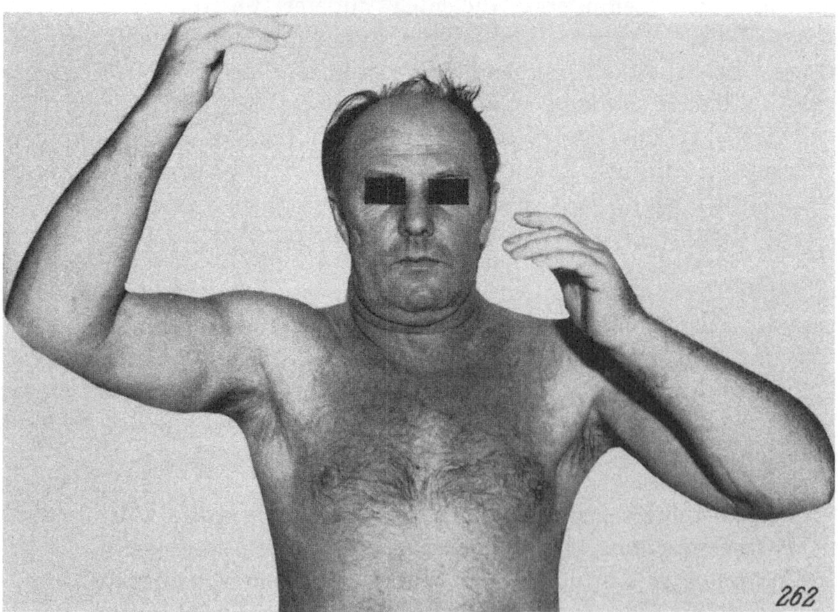

Abb. 261. Dermatomyositis; uncharakteristische flächenhafte Rötung im Gesicht
Abb. 262. Dermatomyositis; uncharakteristische flächenhafte Rötung am Hals. Der
Patient kann die Arme nicht höher heben, weil der M. deltoides mitbetroffen ist

und Inkonstanz der Hauterscheinungen sowie die Muskelschwäche weitgehend typisch sind. Eventuelle DD wären der Lupus erythematodes (S. 411) und die Trichinose.

VI. Die Ätiologie ist nicht sicher geklärt; es dürfte eine Autoaggressionskrankheit vorliegen, wobei zumindest bei Korrelation mit Carcinomen antigene Tumorproteine die Sensibilisierung bedingen könnten.

VII. Zumindest initiale Einweisung ins Spital erforderlich. Bei Erwachsenen muß man vor allem nach einem Organcarcinom fahnden. Darüber hinaus ist eine hochdosierte und lang dauernde Behandlung mit Corticosteroiden (S. 90), eventuell auch in Kombination mit Immunosuppressiva (S. 93) durchzuführen.

19. Erbliche Hautkrankheiten

Epheliden
Sommersprossen   (sehr häufig)

Abb. 296, als Nebenbefund

> Diese dominant erblichen unter dem Einfluß des Sonnenlichtes
> entstehenden Pigmentvermehrungen sind durch kleine hellbraune
> Flecken vorwiegend im Gesicht und an den Handrücken charak-
> terisiert.

I. Hauterscheinungen

1. Primäreffloreszenzen — *Flecke.*

> Größe: stecknadelspitz- bis kleinlinsengroß.
> Farbe: hellbraun (wie Milchkaffee).
> Form: rundlich oder polygonal.
> Rand: scharf.
> Konsistenz und Oberfläche: normal.

2., 3. Sekundäreffloreszenzen, Phänomene — Keine.

4. Zahl

Sie variiert von einigen bis zu sehr vielen.

5. Lokalisation

Es werden vor allem die freigetragenen, lichtexponierten Partien, also
Gesicht und Handrücken betroffen.

6. Anordnung

Angedeutet symmetrisch mehr minder dicht disseminiert.

II. Sonstige Symptomatik

Keine.

III. Verlauf und Prognose

1. Altersdisposition

Epheliden treten ab dem 4. Lebensjahr auf.

2., 3. Inkubation, Prodrome — Keine.

4. Beginn und Verlauf

Sie entwickeln sich mehr oder weniger rasch während der Sommermonate unter dem Einfluß des Sonnenlichtes und bilden sich im Winter langsam zurück. Dieser Vorgang wiederholt sich Jahr für Jahr.

5. Prognose

Das Auftreten von Epheliden kann im späteren Leben sistieren. Bei anderen Personen treten die Veränderungen mit zunehmendem Alter noch stärker hervor. Im übrigen sind Epheliden völlig harmlos.

IV. Histologie

Sie zeigt nur Melaninvermehrung in der Basalis.

V. Diagnose und DD

Die Diagnose bereitet keine Schwierigkeiten. In DD kämen eventuell:

a) Nävi spili (S. 443), Lentigines (S. 456) und flache Nävuszellnävi (S. 462) (größer, solitär oder vereinzelt, bestehen dauernd, lichtunabhängig, Histologie).

VI. Ätiologie und Pathogenese

Epheliden sind dominant erblich. Hellhäutige, insbesondere rothaarige Menschen werden häufiger betroffen. Die Entstehung und Vermehrung der Epheliden wird durch den ultravioletten Teil des Sonnenlichtes stimuliert.

VII. Therapie

Erfolgt ambulant.

1. Vorbeugen mit Lichtschutzsalben.

2. Bleichen mit perhydrolhältigen Salben (z. B. Perhydroli 15,0, Eucerini ad 50,0) mildert, kann aber die Haut reizen.

3. Eine effektive Beseitigung wäre nur durch Fräsen mit der besonders hochtourigen Schreusschen Fräse (30 000 Touren/min) möglich.

Xeroderma pigmentosum   (sehr selten)

Abb. 263, 264

> Diese durch eine angeborene rezessiv-hereditäre Überempfind-lichkeit gegen Lichtstrahlen (keine Porphyrie!) bedingte, thera-peutisch unbeeinflußbare Dermatose ist durch das rezidivierende Auftreten von Hautentzündungen, vor allem an den freigetra-genen Körperpartien, nach Einwirkung von Tages- und Sonnen-licht charakterisiert.

I. In ihrem Gefolge entstehen poikilodermieartige Hyperpigmentatio-nen, narbig schrumpfende Atrophien und Teleangiektasien, später auch Hyperkeratosen und schließlich Spinaliome, seltener Basaliome oder Melanome. Durch Narbenschrumpfungen und

II. Beteiligung der Conjunktiven kommt es zu Entstellungen.

III. Notwendigkeit zur Einweisung ins Spital ergibt sich zu wiederholten Malen. Die Erkrankung beginnt nach der Geburt und endet meist schon im 2.—3. Jahrzehnt durch das unbeherrschbare Auftreten maligner Neoplasien der Haut letal. Eine tardive Form, die erst später manifest wird, ist extrem selten und gutartiger.

Epidermolysis bullosa hereditaria
Stoßblasensucht   (sehr selten)

Abb. 265, 266

> Diese erblichen Dermatosen sind durch Bildung verschieden gro-ßer, seröser Blasen mit Erosionen und Krusten nach Traumen von außen, vorwiegend an Händen und Füßen charakterisiert.

Man unterscheidet:

1. Epidermolysis bullosa simplex. Hier heilen die *intraepidermalen* Blasen rasch und narbenlos ab. Das ungefährliche Leiden beginnt post

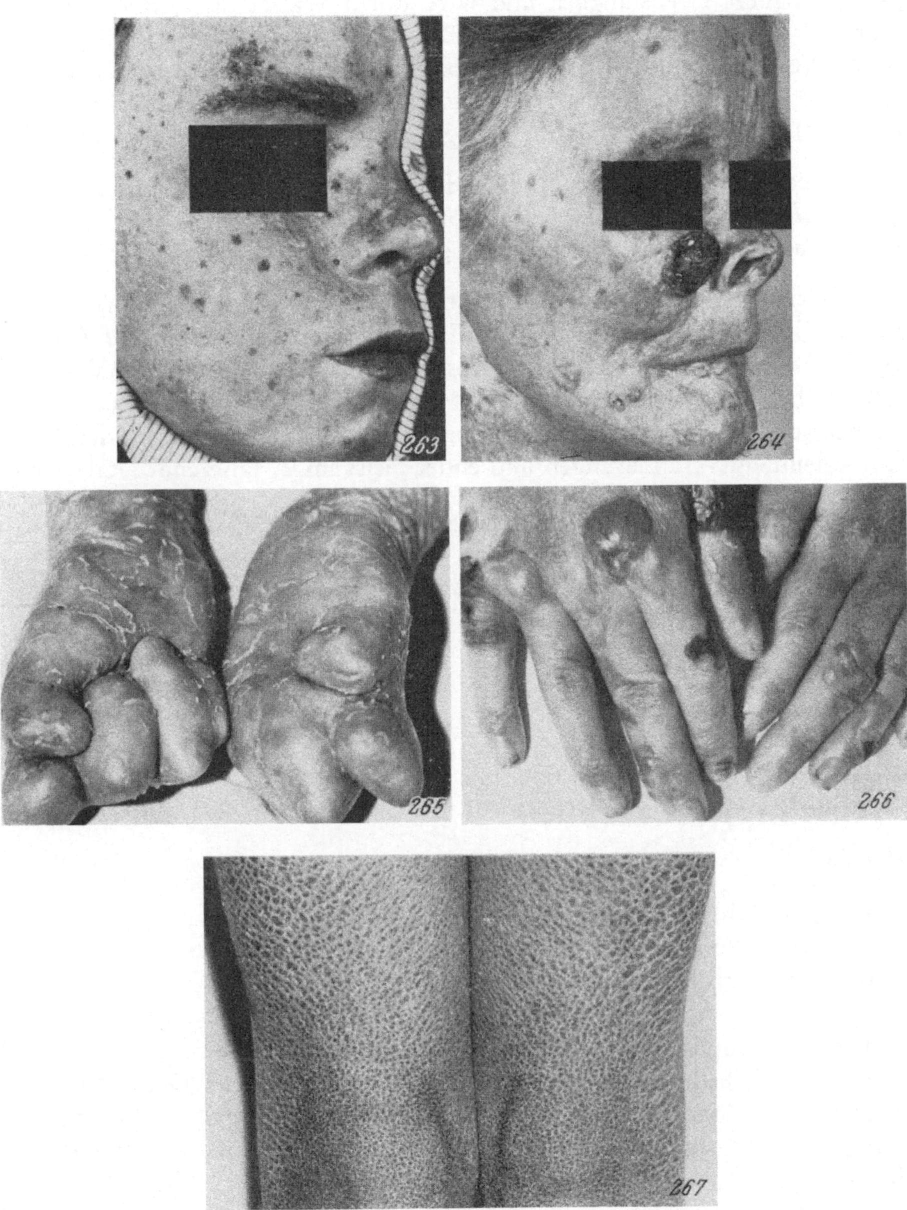

Abb. 263. Xeroderma pigmentosum. Moulage der Patientin. Teleangiektasien, Erosionen, Pigmentationen im Alter von 12 Jahren

Abb. 264. Xeroderma pigmentosum. Dieselbe Patientin im Alter von 65 Jahren, jetzt mit Carcinomentwicklung, Atrophie, Narben, Keratosen, Schrumpfungen

Abb. 265. Epidermolysis bullosa dystrophicans

Abb. 266. Epidermolysis bullosa simplex

Abb. 267. Ichthyosis vulgaris serpentina

27*

partum, dauert lebenslänglich und wird durch Wärme stimuliert. Eine abortive Form, die erst im 3.—10. Jahr beginnt, heißt **Weber-Cockaynesche Krankheit.** Die Blasenbildung erfolgt durch Degeneration der Basalzellen (Aktivierung zytolytischer Fermente durch das stoßende Trauma?). Autosomal *dominanter* Erbgang.

2. **Epidermolysis bullosa letalis.** Hier führen großflächige *dermoepidermale Separationen* mit Blasenbildungen schon im 1. Jahr zum letalen Ende. Autosomal *rezessiver* Erbgang.

3. **Epidermolysis bullosa dystrophica.** Hier heilen die *subepidermalen* Blasen mit atrophischen Narben ab. Einer mitigierten autosomal *dominanten Form* steht die schwere autosomal *rezessive Form* gegenüber. Letztere beginnt post partum, betrifft das ganze Integument, führt zu Verwachsungen von Fingern und Zehen bzw. zu ernährungsbehindernden Schleimhautveränderungen und endet meist im 2. Jahrzehnt letal.

VII. Bei schweren Formen Einweisung ins Spital. Lediglich symptomatische Therapie mit Salbenverbänden. Bei Sekundärinfekten eventuell Antibiotika. Prophylaktisch: Vermeidung von Wärme und Traumen, weiche luftige Kleidung und Teppiche, häufiges Einfetten.

Ichthyosis
Fischschuppenkrankheit   (selten und sehr selten)
Abb. 267

> Diese erblichen Hyperkeratosen sind durch trockene, rauhe Haut mit Bildung grauer, polygonaler, hyperkeratotischer Schuppen charakterisiert.

I., II. Die Schuppen können sehr klein (**Ichthyosis simplex**), aber auch linsengroß, „fischschuppen"-, „schlangenhaut"- oder „stachel"-artig (**Ichthyosis serpentina, hystrix**) sein oder großflächige, pergamentähnliche Membranen („Kollodiumbaby") bzw. Hornpanzer mit tiefen Einrissen bilden.

III. Man unterscheidet kongenitale bzw. späte und abortive bis schwere universelle Formen.

VI. Man differenziert heute aus genetischer Sicht:

1. Die **Ichthyosis vulgaris** (selten) tritt meist abortiv bis mittelgradig, vorwiegend an den Extremitätenstreckseiten auf und ist häufig mit

allergischen Ekzemen kombiniert. Sie manifestiert sich im Kindesalter und hält lebenslang an. Autosomal *dominanter* Erbgang.

2. Die **an das X-Chromosom gebundene rezessive Ichthyosis.**

3. Die **lamelläre Ichthyosis** mit autosomal *rezessivem* Erbgang.

4. Die **Hyperkeratosis epidermolytica** mit besonderer Erodierbarkeit der ichthyotischen Haut und autosomal *rezessivem* Erbgang.

Die Varianten 2.—4. sind sehr selten, treten kongenital und meist schwer (Maskengesicht, Ektropium usw.) bzw. universell auf und enden in Extremfällen letal.

VII. Bei schweren Formen Einweisung ins Spital. Therapie: keine ursächliche. Symptomatisch bewährt sich Aufenthalt in feuchtem Klima! Salben mit Salicyl- bzw. Vitamin-A-Säure.

20. Basaliom, benigne Tumoren und Zysten der Haut

Basaliom
Basalzellenepitheliom

(sehr häufig)

Abb. 268—273

> Diese „semimaligne" epitheliale Neoplasie ist am häufigsten durch grauweiße derbe, oft zentral exulzerierte Knötchen, die fast immer im Gesicht lokalisiert sind (in seltenen Varianten auch durch andere Morphen), sowie durch eine typische Histologie und das Fehlen jeglicher Metastasierung charakterisiert.

I. Hauterscheinungen

Variantenreich! Die häufige Form, das **Basalioma nodulare,** zeigt als

1. Primäreffloreszenzen — ein *Knötchen.*

Größe: bis über bohnengroß (langsam anwachsend).
Farbe: perlmutterartig grauweiß.
Form: rundlich und halbkugelig erhaben.
Begrenzung: scharf.
Konsistenz: hart.
Oberfläche: von feinsten Teleangiektasien durchzogen. Infolge zentralen Zerfalles bei gleichzeitigem peripheren Fortschreiten entsteht bald das **Ulcus rodens,** d. h. als

2. Sekundäreffloreszenzen — ein *Ulcus.*

Größe: bis über münzengroß (langsame Vergrößerung).
Form: rundlich oder unregelmäßig.

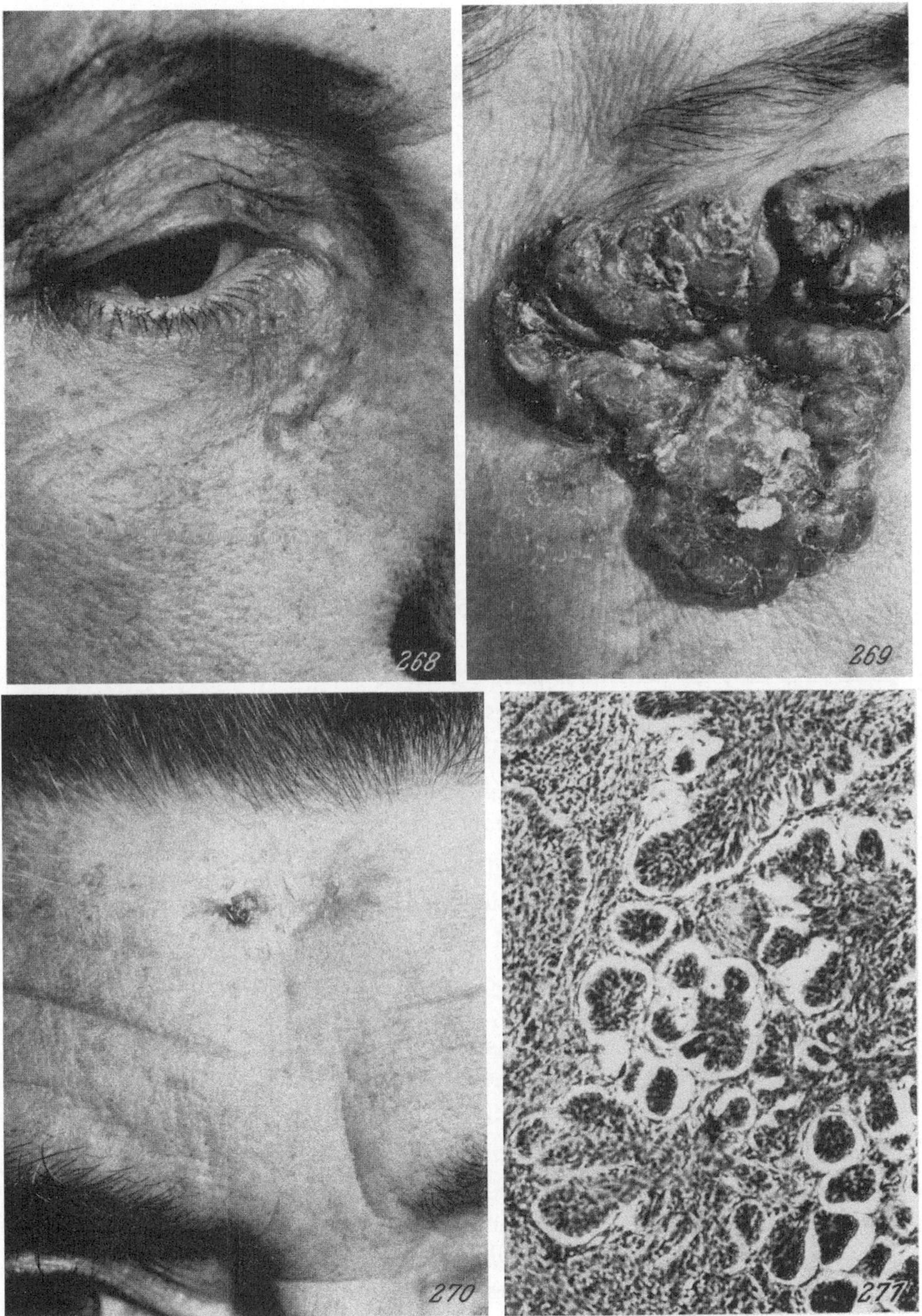

Abb. 268. Basaliom; noch „nodulär" vor zentraler Exulzeration
Abb. 269. Basaliom; rasch destruktiv wachsende Form („Ulcus terebrans")
Abb. 270. Basaliom; cicatricierende Variante
Abb. 271. Basaliom. Typische „spitzentuchartige" Nester im Corium (125fach)

Rand: er zeigt dem ehemaligen Basalioma nodulare entsprechend grauweiße Farbe, springt leicht vor, ist scharf begrenzt, hart und ebenfalls von Teleangiektasien durchzogen.

Grund: graurötlich, vulnerabel und meist von einer serösen bzw. hämorrhagischen, nur mit Blutung abhebbaren Kruste bedeckt. Das Basalioma nodulare bzw. das Ulcus rodens können in der Regel über der Unterlage verschoben werden, da sie kaum zur Tiefe wachsen.

3., 4. Phänomene: Keine. — Zahl

Das Basaliom ist ein solitärer Tumor. — Multiple Varianten sind selten und meist psoriasiform (siehe Sonderformen).

5. Lokalisation

Jede Lokalisation ist möglich, doch sind Gesicht und Hals Prädilektionsstellen, weil hier das Sonnenlicht einwirkt. Psoriasiforme Basaliome bevorzugen den Stamm.

6. Anordnung — Multiple Basaliome sind disseminiert.

7. Seltene, aber wichtige Sonderformen sind:

a) Das **pigmentierte Basaliom** ist ein Basalioma nodulare bzw. Ulcus rodens von dunkelbrauner Farbe (weil die Zellen Melanin führen).

b) Das **zystische Basaliom** ist ein Basalioma nodulare, in dem durch Zelluntergang eine Cyste entstanden ist.

c) Das **Ulcus terebrans** ist ein Ulcus rodens, das sehr rasch wächst bzw. mit der Unterlage verlötet und hier durch Knorpel oder Knochendestruktionen zu Mutilationen führen kann.

d) Das **psoriasiforme Basaliom** erscheint als eine bis kleinhandflächengroße, bräunliche Scheibe, die flach erhaben, scharf begrenzt, derb und von Schuppen bedeckt ist. Es kommt auch multipel vor und bevorzugt den Stamm. Es hat Ähnlichkeit mit einem Psoriasisherd und entsteht bei flächenhafter Ausbreitung der Basaliomnester im oberen Corium.

e) Das **Basalioma cicatricans** zeigt sich als eine bis handflächengroße atrophische Narbe, in der hier und dort, vor allem am Rand Basaliomknötchen und kleinere Ulcera erkennbar sind. Es entsteht bei teilweiser Spontanheilung eines psoriasiformen Basalioms.

f) Das **sklerodermiforme Basaliom** ist eine eventuell bis mehrere Zentimeter im Durchmesser große, gelblichweiße, unscharf begrenzte plattenartige Verhärtung. Es entsteht bei einer zur Oberfläche parallelen Ausbreitung der Basaliomnester im tiefen Corium.

g) Innerhalb eines Basaliomherdes können sich auch Veränderungen von
2 oder 3 Varianten nebeneinander finden.

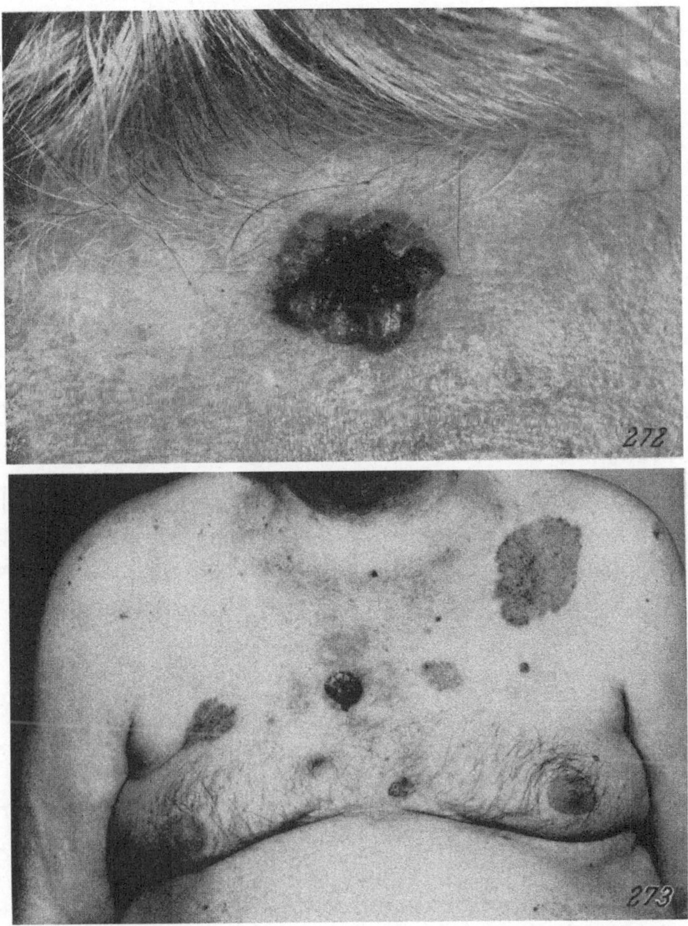

Abb. 272. Pigmentiertes Basaliom; bereits mit zentraler Exulzeration
(„Ulcus rodens")
Abb. 273. Basaliom; multiple, „psoriasiforme" Variante

II. Sonstige Symptomatik

1. Sichtbare Schleimhäute

Sie sind nie primärer Ausgangspunkt eines Basalioms, können aber
insbesondere beim Ulcus terebrans einbezogen werden.

2. Lnn. — Werden nicht beteiligt.

3. Subjektive Symptome — Fehlen.

4. Allgemeinsymptome — Fehlen.

III. Verlauf und Prognose

1. Altersdisposition
Das Basaliom tritt meist nach dem 50. Jahr auf.

2., 3. Inkubation, Prodrome — Keine.

4. Beginn und Verlauf
Es beginnt unbemerkt und vergrößert sich in vielen Monaten allmählich unter Destruktion der Umgebung. Nur bei großer Indolenz des Patienten und beim rasch wachsenden Ulcus terebrans werden schließlich auch Knorpel und Knochen angegriffen, so daß Nebenhöhleneröffnungen oder Mutilationen an Nase, Augen, Ohren usw. folgen.

5. Prognose
Spontanheilungen sind kaum möglich. Richtige Behandlung führt zur Heilung; nach insuffizienter Behandlung kommen Rezidive. Die Prognose quoad vitam ist gut, da das Basaliom nie metastasiert.

6. Die schwere Verlaufsform ist das Ulcus terebrans.

IV. Histologie

(Charakteristisch)

Im Corium liegen verschieden große, gelappte oder „drüsenschlauch"- bzw. „spitzentuch"-artige, scharf begrenzte Nester aus dicht gedrängten basalzellähnlichen basophilen Zellen mit runden oder ovoiden Kernen. Zentrale Hornperlenbildung kommt vor. Die Nester sind durch einen typischen Spalt von der Umgebung getrennt (Fixierungsfolge). Im Sinne der Varianten findet man eventuell zusätzlich Exulzeration, Pigmentgehalt der Tumorzellen, Zysten mit Detritus oder Narbenbildung.

V. Diagnose und DD

Die Diagnose oder Verdachtsdiagnose ergibt sich aus der klinischen Morphologie bei fehlenden Metastasen. Eindeutige Klärung bringt nur die Histologie. — In DD kommen:

a) Das Carcinoma spinocellulare (S. 485; seltener, eher exophytisch, andere Prädilektionsstellen, Metastasen, Histologie).

b) Beim pigmentierten Basaliom des Melanom (S. 470; Farbwechsel, weicher, rascheres Wachstum, Satelliten und Metastasen, Nävuszell-nävus-Anamnese, Histologie) und dessen DD (S. 473).

c) Beim psoriasiformen Basaliom die Psoriasis (S. 356; silbergraue Schuppen, Phänomene, multipel, Prädilektionsstellen, Verlauf, Histologie), der Morbus Bowen (S. 480; Histologie) und der Morbus Paget mamillae (S. 482; Lokalisation, Histologie).

d) Beim Basalioma cicatricans eventuell das ulcero-serpiginöse Syphilid (S. 601; Form, Lokalisation, pos. Serologie, Histologie).

e) Beim Basalioma sclerodermiforme die zirkumskripte Sklerodermie (S. 382; roter Hof, Lokalisation, Histologie).

VI. Ätiologie und Pathogenese

Das Basaliom ist *kein Carcinom* (überholte Auffassung), da es verdrängend, aber nicht infiltrierend wächst und nie Metastasen setzt. Man hält es heute für ein Hamartom mit später Manifestation. Diese wird begünstigt durch langjährige intensive Sonneneinwirkung (Freilandberufe), insbesondere bei schwach Pigmentierten (rotblonde aus Irland eingewanderte Farmer im tropischen Australien bekommen sehr häufig Basaliome!), sowie durch Arsenkontakt (insbesondere Arsenkuren in der Jugend, z. B. bei alten Psoriatikern). Auf Präcancerosen entstehen fast immer Spinaliome! Die klinischen Varianten sind durch Unterschiede in der Wachstumsgeschwindigkeit, Expansionsrichtung, Regression und Narbenbildungstendenz bedingt.

VII. Therapie

Kann meist ambulant erfolgen.

So früh als möglich — nur Lokaltherapie:

1. Die Exzision in toto (Therapie der Wahl) führt zu rezidivfreier Heilung.

2. Röntgenbestrahlungen sind nur indiziert, wenn das Basaliom wegen der Lokalisation (z. B. Augenwinkel), dem Alter des Patienten oder der Ausdehnung inoperabel ist; es gibt manchmal Rezidive. Man appliziert 4—6000 r einer mittelharten (um 60 kV) Röntgenstrahlung fraktioniert in 8—12 täglichen Dosen à 500 r.

3. Mehrtägige Verbände mit zytostatischen Salben (Podophyllin, Colchicin, synthetische) zerstören nach einigen Wiederholungen die Basaliomnester selektiv mit Vernarbung; das Rezidivrisiko ist aber groß.

Benigne Hauttumoren
ektodermaler Genese (sehr selten)

Man unterscheidet in Abhängigkeit vom Mutterboden, vom histologischen Aufbau und vom Reifungsgrad der Zellen:

1. **Trichoepitheliome**

2. **Epithelioma calcificans Malherbe**

3. **Zylindrome**

4. **Syringome**

5. **Spiradenome**

6. **Klarzellenhidradenom**

7. **Hidradenoma papilliferum**

8. **Syringocystadenoma papilliferum**

9. **Ekkrines Porom**

I. All diese Tumoren sind durch solitäre, bei manchen Formen auch multiple, bis pflaumengroße, hautfarbene oder rötlichbraune, vorgewölbte, in der Cutis liegende, meist scharf begrenzte, harte, weiche oder auch zystische *Knoten*, eventuell mit Schuppung und Exulzeration sowie durch eine typische Histologie charakterisiert.

II. Keine Bemerkung.

III. Die Entwicklung geht meist langsam, expansiv vor sich und kommt bei gegebener Größe zum Stillstand. Die Möglichkeit seltener carcinomatöser Entartungen bei einigen Formen ist umstritten.

IV. Die Histologie zeigt in jedem Falle ein charakteristisches Substrat, das überhaupt erst die richtige Diagnose ermöglicht.

V. Die Diagnose und DD erfolgen im allgemeinen erst histologisch. In DD kommen vor allem das Basaliom und andere Hautgeschwülste.

VI. Es handelt sich um nävusartige (?) Geschwulstbildungen, die von der Epidermis oder deren Anhangsgebilden (Drüsenendstücke und Ausführungsgänge) ausgehen, wobei die Tumorzellen unterschiedliche Reifegrade erreichen.

VII. Als ambulante Therapie kommt nur die Exzision in toto in Frage.

Milien
Hautgrieß   (Hirse, lateinisch milium)   (sehr häufig)

Abb. 16, 274

> Diese subepithelialen Hornzysten sind als bis stecknadelkopf-
> große, weißgelbe, derbe Knötchen charakterisiert. Sie können
> primär im Gesicht oder sekundär in manchen Narben und bei
> einigen anderen Dermatosen auftreten.

I. Hauterscheinungen

1. Primäreffloreszenzen — *Knötchen.*

   Größe: stecknadelspitz- bis stecknadelkopfgroß.
   Farbe: weißgelb.
   Form: halbkugelig erhaben.
   Rand: scharf.
   Konsistenz: hart.
   Oberfläche: leicht gespannt.

2., 3. Sekundäreffloreszenzen, Phänomene — Keine.

4. Zahl — Einzelne bis Dutzende.

5. Lokalisation

Bei primären Milien das Gesicht, insbesondere über dem Jochbein. Bei
sekundären Milien das Randgebiet von Verbrennungsnarben (S. 278),
im Gefolge der Epidermolysis bullosa dystrophica (S. 420) oder der
Porphyria cutanea tarda an den Händen usw.

6. Anordnung

Gruppiert, disseminiert, meist angedeutet symmetrisch.

7. Sonderformen — Keine.

II. Sonstige Symptomatik

Keine.

III. Verlauf und Prognose

1., 2., 3. Altersdisposition, Inkubation, Prodrome — Keine.

4. Beginn und Verlauf

Die Entwicklung erfolgt allmählich. Ist eine bestimmte Größe erreicht,
so bleibt die Veränderung fortbestehen, sofern sie nicht mechanisch ge-
öffnet wird.

5. Prognose — Völlig harmlose kosmetische Störung.

IV. Histologie

Sie zeigt eine kleine subepidermale Hornzyste.

V. Diagnose und DD

Auf Grund der Klinik leicht. In DD kommt eventuell ein inzipientes Basaliom (S. 422) und die Acne comedonica (S. 517).

VI. Ätiologie und Pathogenese

Es handelt sich um Retentionszysten durch spontanen (primäre Milien) oder narbenbedingten (= sekundäre Milien) Verschluß von Follikeln.

VII. Therapie

Ambulante Spaltung mit der Lanzette oder der kaltkaustischen Nadel und Entleerung des zystischen Hornkügelchens.

Atherom
Grützbeutel, Talggeschwulst
(Weizenmehlbrei, griechisch atheroma)   (sehr häufig)
Abb. 24, 275—277

Diese aus versprengten Keimen entstehenden Horn- oder Talgzysten sind durch kutan-subkutan gelegene bis über nußgroße, eventuell pseudofluktuierende Knoten charakterisiert.

I. Hauterscheinungen

1. Primäreffloreszenzen — *Knoten.*

Größe: bohnen- bis hühnereigroß (wächst langsam).
Farbe: normal.

Abb. 274. Milien (primärer Typ)
Abb. 275. Atherom
Abb. 276. Atheroma inflammatum
Abb. 277. Atherom der Kopfhaut

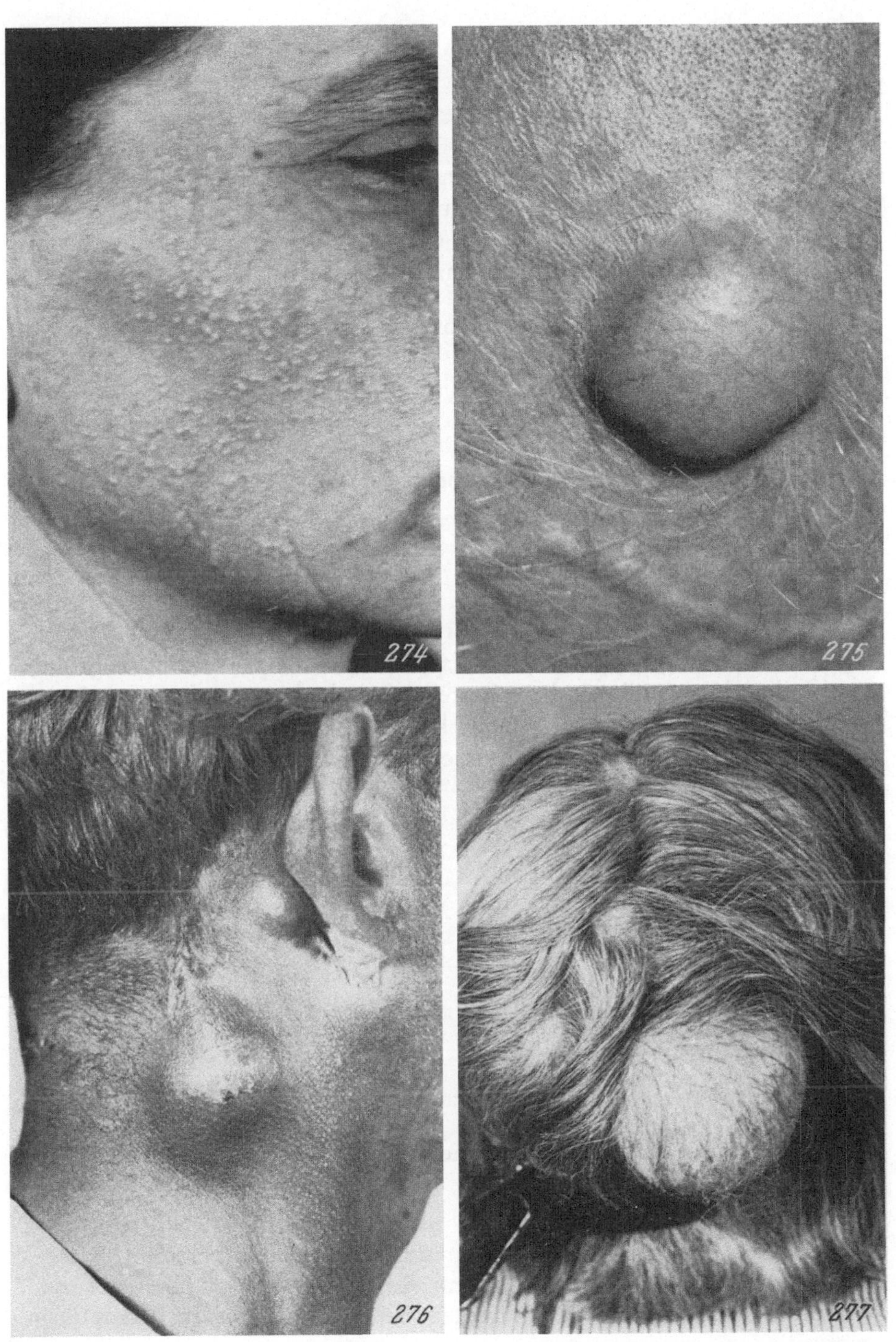

Abb. 274—277.

Form: rund, liegen im Corium und dehnen sich nach der Subcutis
   zu aus, so daß die Oberfläche kaum vorgewölbt wird und die
   Veränderung oft nur zu tasten ist.
Rand: mäßig scharf begrenzt.
Konsistenz: prall elastisch, eventuell Pseudofluktuation.
Oberfläche: unverändert. Mitunter sieht man im Zentrum eine haar-
   feine Öffnung, aus der sich der säuerlich-ranzig riechende weiß-
   gelbe Atherombrei in dünnem Strahl auspressen läßt.

2., 3. Sekundäreffloreszenzen, Phänomene — Keine.

4. Zahl — Meist einige.

5. Lokalisation

Gesicht, Stamm, Kopfhaut werden bevorzugt.

6. Anordnung — Regellos verteilt.

7. Sonderformen

An den Lidern, in der Mitte der Brust und am Scrotum können bis zu
einigen Dutzend knapp subepidermale stecknadelkopf- bis bohnengroße,
weißgelbe, vorgewölbte, scharf begrenzte, derbe knötchenförmige Horn-
zysten auftreten, die oft eine komedoartige stecknadelkopfgroße,
schwarzbraune Einlagerung aufweisen (sogenannte **syringeale Atherome**
bzw. **Sebocystomatosis**; selten).

II. Sonstige Symptomatik

Keine.

III. Verlauf und Prognose

1. Altersdisposition — Erwachsenenalter.

2., 3. Inkubation, Prodrome — Keine.

4. Beginn und Verlauf

Allmähliche Entwicklung und Vergrößerung. Schließlich kommt es entweder zur spontanen Entleerung mit Restitutio ad integrum oder zur
sekundären Entzündung mit narbiger Heilung (siehe unten, Komplikationen).

5. Prognose — Harmlose Störung.

6. Komplikationen

Vielfach tritt nach Traumatisierung bzw. durch Sekundärinfektion des Atherombreis eine Entzündung mit Schwellung, eitriger Einschmelzung und schließlicher narbiger Heilung ein: **Atheroma inflammatum.**

IV. Histologie

Sie zeigt eine epithelial ausgekleidete von Hornmassen und Detritus, aber nur sehr selten von Talg erfüllte Zyste im Corium, die sich gegen die Subcutis ausdehnt.

V. Diagnose und DD

Die Diagnose ist nicht immer klinisch zu stellen, da (DD) Lipome (S. 438) sehr ähnlich imponieren können. Andere Bindegewebstumoren (S. 434), Hautmetastasen (S. 492) oder Gummen (S. 601) sind härter. Im inflammierten Zustand sind der Furunkel (S. 113) und sonstige abszedierende Entzündungen zu differenzieren.

VI. Ätiologie und Pathogenese

Diesen Zystenbildungen liegen versprengte Keime der Epidermis zugrunde, die oft erst im späteren Leben zur klinischen Manifestation kommen.

VII. Therapie

Man kann nur zuwarten oder das Atherom in toto exzidieren. Bei der Operation muß der ganze Balg entfernt werden, da sonst von Resten der epithelialen Wand Rezidive ausgehen.
Inflammierte Atherome sind zu inzidieren und mit dem scharfen Löffel auszukratzen.

Dermatofibrom
Hartes Fibrom, Histiozytom, Fibromes en pastilles
(häufig)

Abb. 23, 278

Diese harmlose Tumorform unbekannter Ätiologie ist durch einen oder mehrere, disseminierte bis bohnengroße, mehr minder dunkel pigmentierte, schmerzlose Knoten charakterisiert.

I. Hauterscheinungen

1. Primäreffloreszenzen — *Knötchen bzw. Knoten.*

Größe: stecknadelkopf- bis erbsen- bis über bohnengroß.
Farbe: hellbraun bis schwarzbraun, je nach Pigmentgehalt.
Form: rund; kalottenförmig erhaben.
Begrenzung: mäßig scharf.
Konsistenz: hart; liegen deutlich im Corium.
Oberfläche: normal oder leicht verrukös.

2., 3. Sekundäreffloreszenzen, Phänomene — Keine.

4. Zahl

Solitär oder multipel bis zu einigen.

5. Lokalisation

Prädilektionsstellen sind die Extremitäten.

6. Anordnung

Multiple Dermatofibrome sind regellos disseminiert.

II. Sonstige Symptomatik

Keine.

III. Verlauf und Prognose

1. Altersdisposition

Überwiegendes Auftreten in mittleren Jahren.

2., 3. Inkubation, Prodrome — Keine.

4. Beginn und Verlauf

Allmählicher Beginn mit langsamer Vergrößerung und verschieden intensiver Pigmentierung im Laufe von Monaten. Dann wird ein stationärer Zustand erreicht, der jahrelang bzw. lebenslänglich anhält. Spontane Rückbildung ist aber möglich.

5. Prognose

Dermatofibrome sind völlig harmlos.

IV. Histologie

Sie variiert in weiten Grenzen. Dermatofibrome können vorwiegend aus spindeligen Fibroblasten zwischen kollagenen Bündeln, aber auch aus reichlichen Histiozyten mit Speicherfähigkeit für Fette und Eisen (sogenannte „Histiozytome"), Schaumzellen, neugebildeten Gefäßen und Riesenzellen aufgebaut sein. Zellreichere Formen gelten als „jünger" und sklerosieren oft zu dichteren faserreicheren Varianten. Die Epidermis kann normal oder hyperkeratotisch-papillomatös verändert sein. Stratum basale und papillare enthalten mehr oder weniger reichlich Melaninkörnchen.

V. Diagnose und DD

Die Diagnose bereitet kaum Schwierigkeiten, sofern harte, typische Formen vorliegen. Eventuelle DD wären:

a) Nävuszellnävi (weiche Konsistenz, Haare, Histologie; S. 462).

b) Melanom — nur bei sehr dunklen Dermatofibromen! (weich, zeigt die Charakteristika der malignen Degeneration; S. 470).

VI. Ätiologie und Pathogenese

Ungeklärt wie bei allen Tumoren.

VII. Therapie

Es kommt lediglich ambulante Exzision in toto in Frage.

28*

Papillome
Weiches Fibrom, Fibroma pendulans   (sehr häufig)
Abb. 279

> Diese harmlosen Tumoren ungeklärter Ätiologie sind durch nur wenige Millimeter große stiftchenartige Fortsätze oder durch gestielte weiche „pendulierende" Knoten charakterisiert.

I. Hauterscheinungen

1. Primäreffloreszenzen — *„Knötchen" bzw. Knoten.*

Größe: stecknadelkopf- bis haselnußgroß.
Farbe: hautfarben, eventuell auch hellbraun bei größerem Pigmentgehalt.
Form: stiftchenartig vorragend oder gestielt kugelig bzw. ovoid.
Rand: scharf.
Konsistenz: weich.
Oberfläche: normal oder leicht gespannt.

2., 3. Sekundäreffloreszenzen, Phänomene — Keine.

4. Zahl

Meist multipel, vor allem „Stiftchenformen" oft zahlreichst.

5. Lokalisation

Am Hals seitlich, in den Axillen, Stamm.

6. Anordnung — Regellos disseminiert.

II. Sonstige Symptomatik

Keine.

III. Verlauf und Prognose

1. Altersdisposition
Ältere Menschen ab 40. Jahr zunehmend.

2., 3. Inkubation, Prodrome — Keine.

4. Beginn und Verlauf
Allmähliche Entwicklung und eventuelle Vergrößerung in vielen Monaten bis zum Erreichen eines stationären Zustandes. Spontane Rückbildung kaum möglich, doch können größere Formen durch insuffiziente

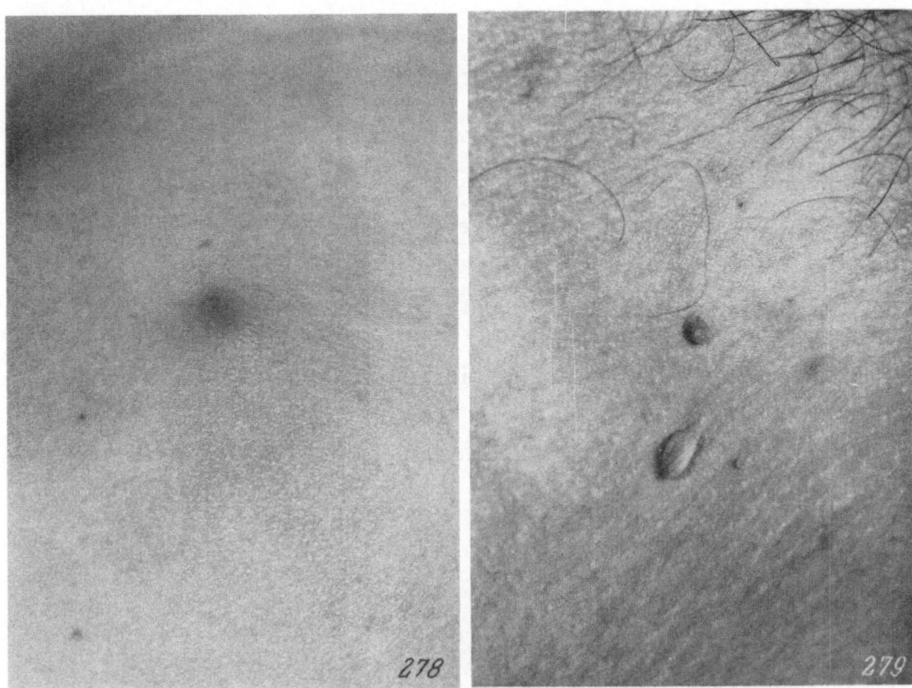

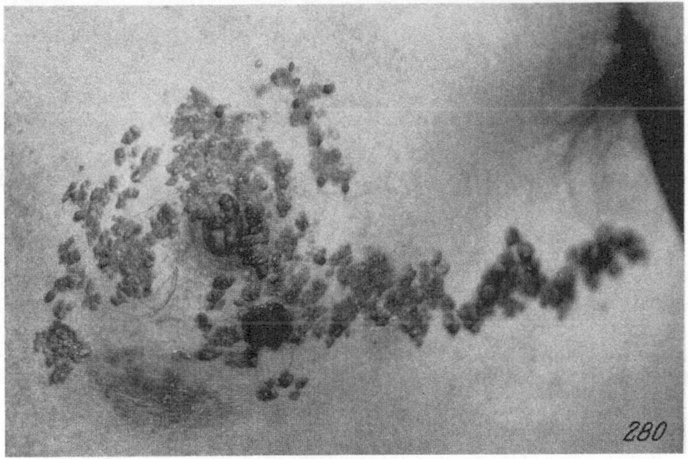

Abb. 278. Dermatofibrom („en pastilles"-Typ)
Abb. 279. Papillome am Hals
Abb. 280. Nävus striatus

Gefäßversorgung zur spontanen Nekrose kommen und dann mit Narbe abheilen.

5. Prognose

Völlig harmlose, rein kosmetisch störende Veränderung.

IV. Histologie

Sie entspricht normalem Corium, eventuell mit Papillomatose.

V. Diagnose und DD

Fehldiagnosen sind kaum möglich. In DD kommt bei größeren Formen eventuell der

a) Morbus Recklinghausen (Knopflochphänomen, Lokalisation usw.).

VI. Ätiologie und Pathogenese

Sie ist wie bei allen Tumoren unklar.

VII. Therapie

Ambulante Zerstörung bzw. Durchtrennung des Stiels mit Kaustik.

Subkutane Lipome   (häufig)

Diese harmlosen Tumoren unbekannter Ätiologie sind durch um pflaumengroße, weiche, oft gelappte, mäßig scharf begrenzte, meist schmerzlose Knoten in der Subcutis charakterisiert.

I. Hauterscheinungen

1. Primäreffloreszenzen — *Knoten.*

Größe: haselnuß- bis klein apfelgroß.
Farbe: normal.
Form: leicht kalottenförmig vorgewölbt.
Rand: mäßig scharf begrenzt, Grenze nur tastbar.
Konsistenz: weich bis prall elastisch, subkutan gelegen.
Oberfläche: normal.

2., 3. Sekundäreffloreszenzen, Phänomene — Keine.

4. Zahl

Selten solitär, meist multipel von einigen bis zu vielen.

5. Lokalisation

Jede möglich, insbesondere Rücken, Arme.

6. Anordnung — Regellos disseminiert.

II. Sonstige Symptomatik

1., 3., 4. Sichtbare Schleimhäute, Lnn., Allgemeinsymptome — Frei.

2. Subjektive Symptome

Manche Lipome verursachen spontan Schmerzen.

III. Verlauf und Prognose

1. Altersdisposition — Kinder werden selten betroffen.

2., 3. Inkubation, Podrome — Keine.

4. Verlauf und Prognose

Nach allmählicher Entwicklung erreicht das Lipom einen stationären Zustand, der lebenslänglich anhält. Weitere Knoten können im Laufe von Wochen, Monaten oder Jahren hinzukommen. Spontane Rückbildungen treten auch im Zustand der Inanition nicht ein.

5. Prognose — Völlig harmlose Störung.

6. Formen

Man unterscheidet *solitäre und multiple, schmerzlose und schmerzhafte Lipome mit Kapselbildung.* Zudem kommen noch sehr selten umschriebene lipomatöse Knotenbildungen ohne Kapselbildung vor, die in der Form nach Launois und Bensaude (französisch aussprechen) schmerzlos, in derjenigen nach Dercum (englisch aussprechen) schmerzhaft sind.

IV. Histologie

Sie zeigt lediglich eine umschriebene Vermehrung des Fettgewebes, die überwiegend von einer Bindegewebskapsel umgeben ist.

V. Diagnose und DD

Die Diagnose der Lipome bereitet keine Schwierigkeiten, da die Morphologie der weichen Knoten sehr charakteristisch ist. Mitunter müssen Atherome abgegrenzt werden, die einen Zusammenhang mit dem Corium erkennen lassen (S. 430).

VI. Ätiologie und Pathogenese

Ungeklärt.

VII. Therapie

Es kommt nur die, je nach Ausdehnung ambulante oder stationär durchgeführte Exzision in toto in Frage. Bei schmerzhaften Formen können Novocaininfiltrationen eine Besserung der Schmerzen bewirken.

Seltene benigne Hauttumoren mesodermaler Genese (sehr selten)

1. *Leiomyome* treten entweder multipel als bis erbsengroße, hautfarbene bzw. rosa, wechselnd harte (je nach dem Kontraktionszustand der aufbauenden glatten Muskelfasern), bei Kälteeinwirkung schmerzende *Knötchen* mit Prädilektion am Hals, oder als solitäre, bis haselnußgroße im übrigen analoge *Knoten* an Scrotum und Vulva auf. Erstere gehen von den Muskelfasern der Mm. arrectores pilorum, letztere von denjenigen der Tunica dartos bzw. der Labia majora aus. Als Therapie lediglich Exzision.

2. *Nävoxanthoendotheliom.* Es manifestiert sich in Form von einem oder einigen bis erbsengroßen, gelbbraunen oder braunen, scharf begrenzten, derben *Knoten* vorwiegend an der Kopfhaut. Es tritt nur bei Kindern auf und bildet sich spätestens in der Pubertät spontan durch Fibrosierung zurück. Sein Aufbau besteht aus reticulohistiozytären Elementen mit reichlichen Gefäßen und teilweiser Fettspeicherung. Als Therapie lediglich Exzision.

3. *Osteome, Chondrome, Myxome, Hibernome und Psammome* können von „versprengten Keimen" ausgehend auch in der Haut vorkommen und erscheinen dann als entsprechende, variabel große, verschieden harte, meist subkutan gelegene Knoten. Als Therapie lediglich Exzision.

4. *Lymphozytome* sind bis haselnußgroße, blau- oder braunrote, flach-gewölbte, meist rundliche, scharf begrenzte, weiche Tumoren, die mit Prädilektion solitär am Ohrläppchen (nach Ohrenstechen), an der Ma-milla oder an den Wangen (nach Insektenstich) bei Kindern und jungen Frauen auftreten. Mitunter besteht gleichzeitig eine Lymphozytose bis 20 000 im Blut. Sie sind aus dicht gelagerten Lymphozyten unter stellen-weiser Bildung von Lymphfollikeln aufgebaut. Zur Therapie dient hier Penicillin (1mal täglich ein Mega eines mittelfristigen Depotpräparates durch 14 Tage; eventuelle Wiederholung nach 3 Monaten). Das prompte Ansprechen deutet darauf hin, daß hier kein echter Tumor, sondern eine lymphoreticuläre Reaktion vorliegt.

21. Nävi (= Muttermale) und Phakomatosen (= Muttermalsyndrome) der Haut

Unter dem Nävus-Begriff faßt der Dermatologe sehr verschiedenartige Hautveränderungen zusammen, die alle auf kongenitaler (teils hereditärer) Basis als „Dysplasien" (Choristome, Hamartome) entstehen. Sie können schon bei der Geburt vorhanden sein (kongenitale Nävi) oder später, insbesondere um die Pubertät manifest werden (tardive Nävi). Einmal ausgebildet, bestehen sie fast unverändert fort; maligne Entartungen sind — Nävuszellnävi (Kapitel 22) ausgenommen — dementsprechend selten. Nävi sind aus den diversen Strukturelementen des Integuments bzw. aus Nävuszellen unter sehr variablen Beteiligungsverhältnissen im Sinne eines zuviel oder zuwenig aufgebaut; demgemäß unterscheidet man mit zum Teil sehr fließenden Grenzen: Epidermale Nävi, Pigment-, Gefäß- und Nävuszellnävi (letztere werden aber gemeinsam mit der Lentigo und dem Melanom besprochen). Treten Nävi multipel, systemisiert in Kombination mit analogen Erscheinungen an inneren Organen auf, so spricht man von Phakomatosen (Fleck, griechisch phakos).

Nävus striatus
Lineare, systemisierte Nävi (selten)

Abb. 280

> Dieser epidermale Nävus ist durch bis stecknadelkopfgroße, hautfarbene oder graubraune, rundliche bis polygonale, flach erhabene, scharf begrenzte, derbe Knötchen mit glatter oder verruköshyperkeratotischer Oberfläche charakterisiert.

I. Sie stehen in kleinerer, oft auch sehr großer Zahl dicht aggregiert bzw. konfluiert nebeneinander und bilden auf diese Weise linear geformte Gruppen. Diese Areale sind meist einseitig im Verlauf der Spalt-richtung oder eines Nervengebietes *systemisiert* (**Nävus unius lateris**).

II. Keine Bemerkung.

III. Der Nävus striatus manifestiert sich schon bei der Geburt oder in der Kindheit. Er entartet nicht maligen!

IV. Die Histologie zeigt vor allem Akanthose, Hyperkeratose, vermehr-tes Pigment im Stratum basale und geringe Papillomatose.

V. In DD kommen andere Nävi, selten ein Lichen ruber planus striatus (S. 366).

VI. Keine Bemerkung.

VII. Therapeutisch kommen nur Exzision oder Schleifen mit der Fräse in Frage.

Nävus spilus
Fleckförmiges Muttermal   (selten)

Abb. 281

Dieser Pigmentnävus ist durch münzen- bis handflächengroße, gelbbraune (wie „café au lait"), rundliche, ausgezackte oder unregelmäßige, scharf begrenzte Flecken charakterisiert.

I. Sie treten solitär bzw. bis zu einem halben Dutzend auf. Jede Lokali-sation ist möglich.

II. Keine Bemerkung.

III. Sie manifestieren sich schon bei der Geburt oder in den ersten Lebensjahren und sind völlig benigen; sie werden nie zu Melanomen. Multipel disseminierte Nävi spili treten im Rahmen der Phakomatose Morbus Recklinghausen auf.

IV. Histologisch findet man eine Pigmentvermehrung im Stratum basale und in den Chromatophoren neben freien Melaninkörnchen im Stratum papillare.

V. Die DD betrifft Lentigines (S. 456) und flache Nävuszellnävi (S. 462) vom junction-Typ, aus denen Melanome werden können (bei beiden mehr Substanz, eventuell dunklere Farbe, Histologie).

VI. Keine Bemerkung.

VII. Zur Therapie aus kosmetischen Gründen dienen Exzision und Vereisung mit flüssigem Stickstoff.

Nävus depigmentosus   (sehr selten)

Dieser „negative" Pigmentnävus ist durch depigmentierte, weißliche Flecke charakterisiert.

I., III. Klinik und Verlauf entsprechen im übrigen dem beim Nävus spilus Gesagten.

II. Keine Bemerkung.

IV. Die Histologie zeigt eine Verringerung des Pigments.

V. In DD kommen der Nävus anämicus (S. 446), die Vitiligo (S. 391) und andere Leukoderme (S. 392 und 599).

VI. Keine Bemerkung.

VII. Keine Therapie.

Nävus flammeus
Feuermal   (selten)

Abb. 282, 283

Dieser Blutgefäßnävus ist durch einen münzen- bis mehrere Handflächen großen, blaßrosa bis blauroten, unregelmäßig geformten, mit dem Diaskop exprimierbaren, ziemlich scharf begrenzten Fleck charakterisiert, dessen Konsistenz und Oberfläche normal sind.

I. Die Farbnuancen sind durch Unterschiede in der Zahl und Weite (temperaturabhängig) der Gefäßchen bedingt. Meist liegt ein solitärer

---

Abb. 281. Nävus spilus
Abb. 282. Nävus flammeus
Abb. 283. Nävus flammeus
Abb. 284. Nävus anämicus

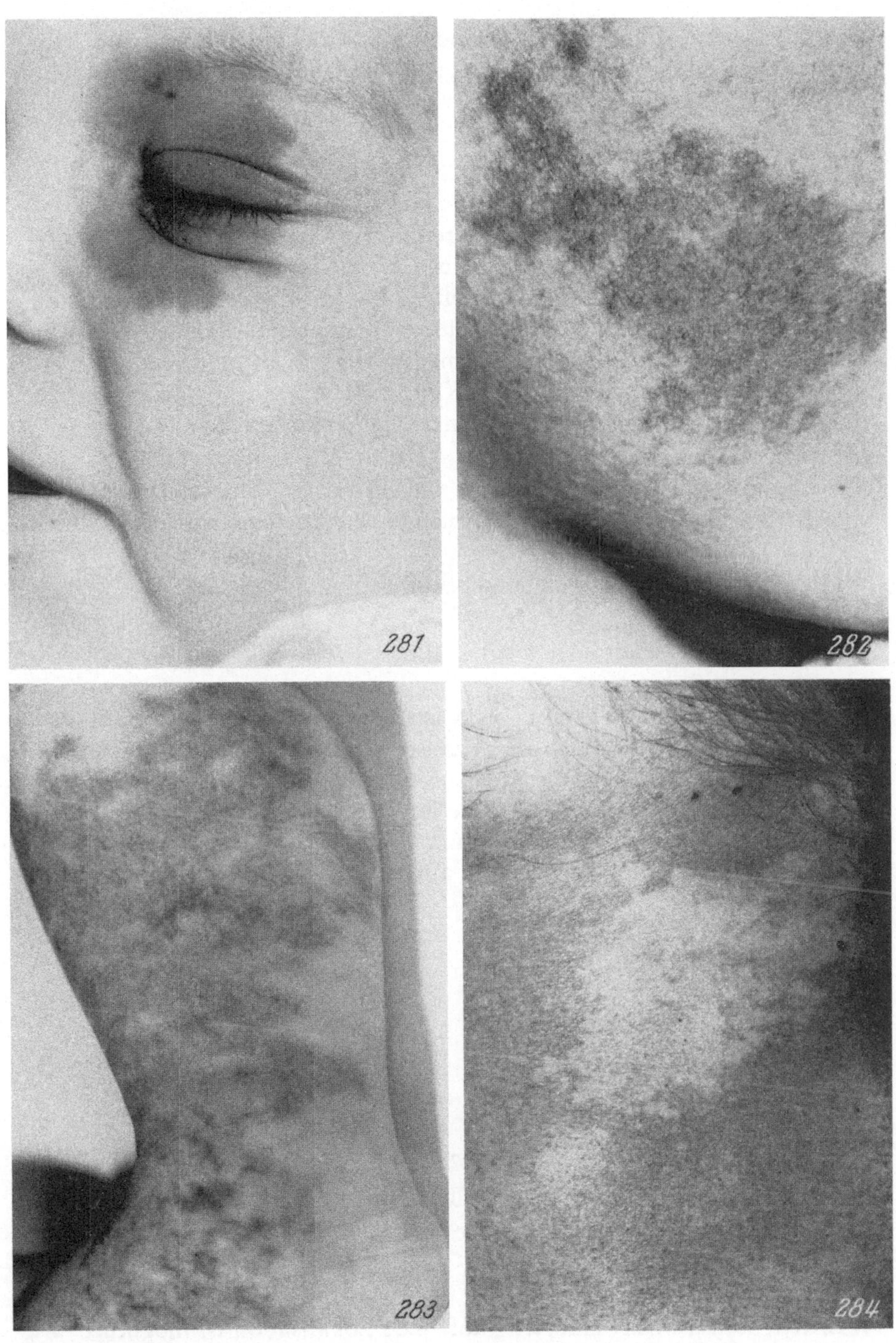

Abb. 281—284

Herd vor. Jede Lokalisation ist möglich; Stirn und Nacken sind Prädilektionsstellen (sogenannter „Storchenbiß"). Halbseitige Anordnung und

II. Schleimhautbeteiligung kommen vor.

III. Der Nävus flammeus ist angeboren und bildet sich vielfach, insbesondere bei rudimentären Formen, in den ersten Monaten und Jahren des Lebens spontan mehr minder weitgehend zurück. Er ist im übrigen völlig harmlos. Der Nävus flammeus kommt überdies im Rahmen der sehr seltenen *Sturge-* (deutsch aussprechen) *Weberschen* und der *Hippel-Lindauschen* Krankheit sowie des *Klippel-Trenaunay-* (französisch aussprechen) Syndroms als Symptom einer Phakomatose vor.

IV. Die Histologie zeigt vermehrte und erweiterte Gefäße lediglich im oberen Corium (das ist der Unterschied zum Hämangioma cavernosum).

V. In DD kommen eventuell entzündlich bedingte Flecken.

VI. Keine Bemerkung.

VII. Eine ambulante Therapie wird lediglich aus kosmetischen Gründen erforderlich. Dabei kommt nur Vereisung mit Kohlensäureschnee oder flüssigem Stickstoff in Frage, die zur Obliteration der Gefäßchen und nur bei großer Erfahrung zu kosmetisch zufriedenstellenden Resultaten führt, weil bei ungenügender Technik Scheckung durch unterschiedliche Rückbildung und Pigmentierungen auftritt. Röntgenbestrahlungen sind völlig nutzlos und *kontraindiziert!*

Nävus anämicus (sehr selten)

Abb. 284

Dieser „negative" Blutgefäßnävus ist durch einen verschieden großen, im Vergleich zur Umgebung etwas blasseren, unregelmäßigen Fleck mit normaler Konsistenz und Oberfläche charakterisiert.

I. Er tritt solitär, meist halbseitig auf. Jede Lokalisation ist möglich.

II. Keine Bemerkung.

III. Der Nävus anämicus ist angeboren und Folge einer verringerten Ausbildung des Plexus subpapillaris, der gerade noch die Ernährung, aber nicht mehr die normale Färbung der Oberfläche leisten kann.

IV. Keine Bemerkung.

V. In DD kommen die Hautkrankheiten mit Farbminderung, also Vitiligo (S. 391), Nävus depigmentosus (S. 444) und Leukoderme verschiedener Ätiologie.

VI. Keine Bemerkung.

VII. Es gibt keine Therapie.

Nävus stellatus
Nävus araneus, Sternnävus, Spinnennävus   (selten)
Abb. 285

Diese Nävusform ist durch eine punktförmige Gefäßerweiterung mit wenigen Millimetern langen radiär ausstrahlenden Gefäßreiserchen charakterisiert.

I. Die bis kleinlinsengroße Gesamtveränderung zeigt eine zentrale stecknadelspitz- bis stecknadelkopfgroße, dunkelrote, eventuell leicht prominierende Gefäßektasie mit sternförmig oder spinnenbeinartig (daher die Namen) nach peripher zu ausstrahlenden blauroten Gefäßreiserchen. Komprimiert man die zentrale Ektasie mit einem feinen Stäbchen, so verschwinden in sehr charakteristischer Weise auch die sternförmigen Gefäßreiserchen. Der Nävus stellatus tritt vorwiegend solitär im Gesicht auf, mehrere Veränderungen sind selten.

II. Keine Bemerkung.

III. Der Nävus stellatus manifestiert sich meist erst nach der Pubertät und ist völlig harmlos. Multiple Nävi stellati an der Brust können allerdings auch das Symptom einer Lebererkrankung sein.

IV. Keine Bemerkung.

V. In DD kommen eventuell die ähnlichen Teleangiektasien des Morbus Osler.

VI. Keine Bemerkung.

VII. Die Behandlung erfolgt durch gezielte Verödung der zentralen Gefäßektasie mit der kaltkaustischen Nadel, wonach auch die peripheren Reiserchen verschwinden.

Angiokeratoma Mibelli   (sehr selten)

Abb. 286

> Dieser Gefäßnävus ist durch stecknadelkopfgroße, blaurote, rundliche, eventuell leicht erhabene, scharf begrenzte, zunächst glatte, später verrukös-hyperkeratotische und schuppende Fleckchen bzw. Knötchen charakterisiert.

I. Sie stehen in großer Zahl dicht aggregiert oder konfluieren und formen so bis münzengroße unregelmäßige Herde. Meist sind mehrere Areale, vorwiegend symmetrisch an Händen und Füßen oder anderen Stellen vorhanden.

II. Keine Bemerkung.

III. Das Angiokeratoma Mibelli manifestiert sich oft bei Jugendlichen mit schlechter Zirkulation.

IV. Die Histologie zeigt im Corium erweiterte und vermehrte Gefäße sowie zusätzlich Hyperkeratose und Papillomatose.

V. In DD kommen eventuell der M. Bowen (S. 480), psoriasiforme Basaliome (S. 422), Nävi (S. 462) (Histologie).

VI. Keine Bemerkung.

VII. Ambulante Therapie: Kaltkaustik (S. 103).

Abb. 285. Nävus stellatus
Abb. 286. Angiekeratoma Mibelli
Abb. 287. Hämangioma cavernosum
Abb. 288. Hämangioma cavernosum in spontaner Sklerosierung

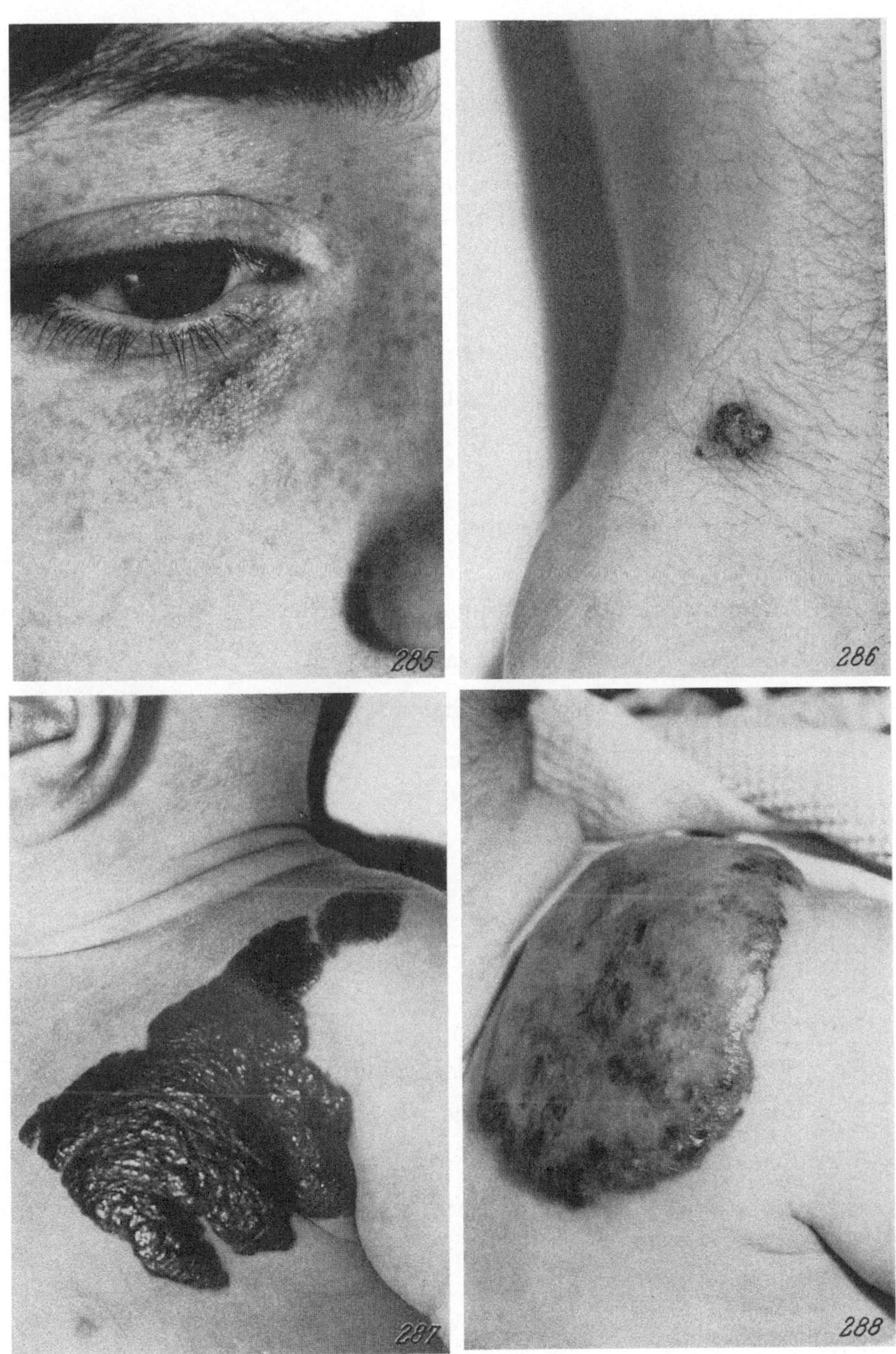

Abb. 285—288

29 Wodniansky, Dermatologie

Hämangioma senile
Altershämangiom (häufig)

> Diese Nävusform ist durch um stecknadelkopfgroße, dunkelrote, weich-kompressible, exprimierbare, meist multipel disseminierte Knötchen und das Auftreten in höherem Alter charakterisiert.

I. Hauterscheinungen

1. Primäreffloreszenzen — *Knötchen.*

   Größe: stecknadelkopf- bis kleinlinsengroß.
   Farbe: dunkelrot.
   Form: halbkugelig erhaben.
   Rand: scharf begrenzt.
   Konsistenz: weich, kompressibel, exprimierbar.
   Oberfläche: glänzend.

2., 3. Sekundäreffloreszenzen, Phänomene — Keine.

4. Zahl — Meist multipel, oft sehr zahlreich.

5. Lokalisation — Vorwiegend am Stamm.

6. Anordnung — Regellos disseminiert.

II. Sonstige Symptomatik

Keine.

III. Verlauf und Prognose

1. Altersdisposition

Als spät-tardiver Nävus Auftreten im Senium.

2., 3. Inkubation, Prodrome — Keine.

4. Beginn und Verlauf

Allmähliche Entstehung und Vermehrung der Knötchen, bis zu einem stationären Stadium.

5. Prognose — Völlig harmlos.

IV. Histologie

Sie zeigt im Corium vermehrte und erweiterte Gefäße.

V. Diagnose und DD

Die Diagnose bereitet nach der Morphologie keine Schwierigkeiten. Eventuelle DD wären:

a) Nävuszellnävi und Melanom (blassen unter dem Diaskop nicht ab, Histologie; S. 462, 470).

VI. Ätiologie und Pathogenese

Nävusbildung.

VII. Therapie

Wenn überhaupt, so ambulante Zerstörung mit der Kaltkaustik.

Hämangioma cavernosum
Blutschwamm   (je nach Form häufig, selten und sehr selten)

Abb. 287—290

Bei diesem Blutgefäßnävus sind in Abhängigkeit von der Lokalisation in Cutis oder Subcutis drei Erscheinungsformen zu unterscheiden:

I. Hauterscheinungen

A. Das **Hämangioma cavernosum cutaneum** (sehr häufig):

1. Primäreffloreszenzen — *Knötchen und Knoten.*

Größe: stecknadelkopf- bis haselnuß- bis handflächengroß.
Farbe: dunkelblaurot.
Form: rund, oval, polyzyklisch oder irregulär; kalottenförmig.
Rand: scharf begrenzt.
Konsistenz: weich bis prall elastisch; kompressibel, exprimierbar.
Oberfläche: meist glatt und glänzend.

2. Sekundäreffloreszenzen

Selten kann es vor allem nach Traumatisierung zur *Exulzeration*, eventuell auch zur *Blutung*, bei Sekundärinfektionen zur Krustenbildung kommen.

29*

3. Phänomene — Keine.

4. Zahl

Meist solitär bzw. herdförmig solitär, selten bis zu drei.

5. Lokalisation

Jede ist möglich, wobei die sogenannten Blaschkoschen Linien (in denen die Segmente zusammenstoßen) bevorzugt werden.

6. Anordnung

Ein Hämangiomherd kann aus mehreren, eventuell auch vielen kleinen, Hämangiomknötchen in dichter Apposition aufgebaut sein.

B. Das **Hämangioma cavernosum subcutaneum** (selten):

1. Primäreffloreszenzen — *Knoten.*

Größe: haselnuß- bis über pflaumengroß.
Farbe: normal oder geringgradig bläulich durchschimmernd.
Form: kugelig.
Rand: nicht besonders scharf begrenzt, tastbar.
Konsistenz: weich oder elastisch, kompressibel; in der Tiefe der Subcutis gelegen, weder mit der Oberhaut noch mit der Unterlage verbunden.

2., 3., 4. Sekundäreffloreszenzen, Phänomene, Zahl — Keine; solitär.

5. Lokalisation — Wie bei A.

C. Das **Hämangioma cavernosum cutaneo-subcutaneum** (sehr selten):

Es stellt eine Kombination von A. und B. dar.

II. Sonstige Symptomatik

Keine.

Abb. 289. Riesiges Hämangioma cavernosum im Rahmen des Thrombopenie-Syndroms von Kasabach-Merrit (Verbrauchskoagulopathie)
Abb. 290. Hämangioma cavernosum. Zahlreiche mit Blut erfüllte Gefäße im Corium (50fach)
Abb. 291. Lentigines. Die dunkle Effloreszenz im Zentrum wäre malignitätsanfällig
Abb. 292. Lentigines. Verbreiterung der Reteleisten, in deren Basalschicht zahlreiche Klarzellen mit großem Pigmentgehalt liegen. (50fach)

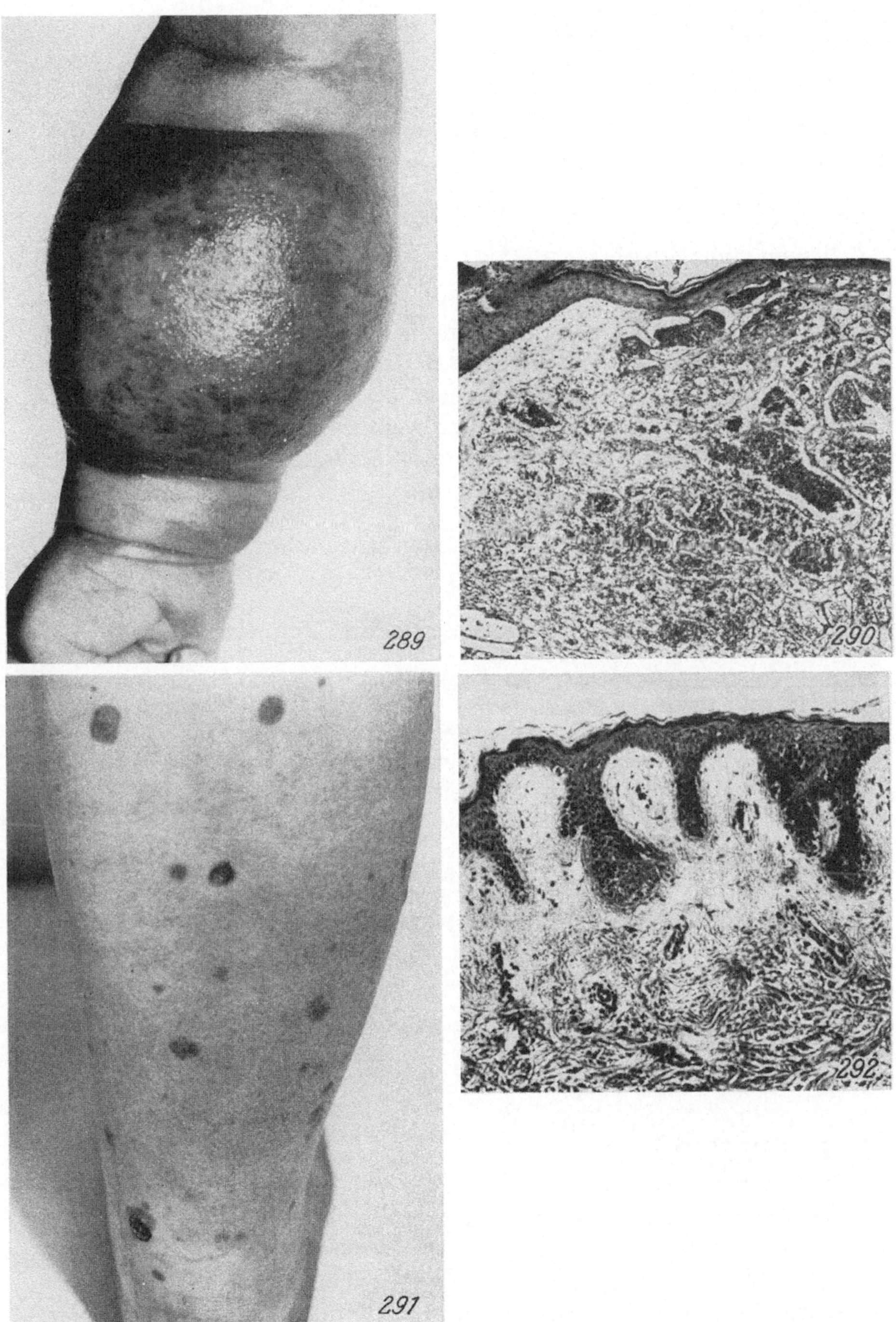

Abb. 289—292

III. Verlauf und Prognose

1. Altersdisposition

Hämangiomata cavernosa sind fast immer schon bei der Geburt vorhanden. Nur hin und wieder werden sie kurze Zeit später manifest.

2., 3. Inkubation, Prognose — Keine.

4. Beginn und Verlauf

Hämangiome vergrößern sich oft noch in den ersten Lebenswochen, erreichen aber dann ein stationäres Stadium, in welchem nur eine scheinbare, dem allgemeinen Wachstum des Kindes proportionale Größenzunahme erfolgt. Fast immer kommt es in den folgenden Jahren zur spontanen Sklerosierung mit restierender weißlicher Narbe. Mit Persistenz ist nur bei sehr großen Hämangiomata cavernosa zu rechnen.

5. Prognose

Harmlose Störung; maligne Degeneration tritt nie ein.

6. Komplikationen

Eventuell Blutungen oder Exulzerationen durch Traumen.

IV. Histologie

Sie zeigt je nach Variante im ganzen Corium, in der Subcutis oder in beiden Schichten vermehrte und erweiterte Gefäße.

V. Diagnose und DD

Die Diagnose der kutanen Hämangiome liegt auf der Hand. Bei subkutanen Formen kommen eventuell Lymphangiome (S. 455) in DD.

VI. Ätiologie und Pathogenese

Angeborene Nävusbildung.

VII. Therapie

Kann fast immer ambulant erfolgen.

1. Bei kleineren Hämangiomen ist *zuzuwarten.*

2. Wird unbedingte Behandlung gewünscht oder liegen größere Veränderungen vor, so bewähren sich *Röntgenbestrahlungen* an einer Spezialstation.

3. Auch Einspritzungen von Verödungslösungen führen bei guter Technik zu kosmetisch befriedigenden Resultaten.

4. Ulzerationen müssen vor Bestrahlungsbeginn zur Abheilung gebracht werden, wozu man antibiotische Salbenverbände anlegt.

Lymphangiome   (sehr selten)

Hier sind zwei Formen zu unterscheiden:

> A. Das **Lymphangioma circumscriptum cysticum** ist durch bis erbsengroße, hautfarbene, glasig durchschimmernde, halbkugelige, mit farbloser, beim Einstechen abrinnender Lymphe gefüllte Zystchen charakterisiert.

I. Sie stehen oft in großer Zahl innerhalb eines meist solitären und zosterartig halbseitig angeordneten, variabel großen, unregelmäßig geformten Herdes dicht aggregiert.

II. Keine Bemerkung.

III. Die Manifestation dieses Lymphgefäßnävus erfolgt um die Geburt oder in der Kindheit.

IV. Die Histologie zeigt vermehrte und zystisch erweiterte Lymphgefäße im Corium.

V., VI. Nävusbildungen.

VII. Therapeutisch kommt nur Exzision in Frage.

> B. Das **Lymphangioma cavernosum** ist durch einen in der Tiefe der Subcutis liegenden, variabel großen, hautfarbenen, sehr unscharf begrenzten, weichen, kompressiblen, mehr minder frei beweglichen Knoten charakterisiert.

I. Prädilektionsstellen sind Nacken, Hals, Lippen, wobei eine Makrocheilie entstehen kann.

II. Keine Bemerkung.

III. Dieser Lymphgefäßnävus ist angeboren.

IV. Die Histologie zeigt vermehrte und erweiterte Lymphgefäße im Corium und in der Subcutis.

V., VI. Nävusbildungen.

VII. Beste Therapie ist Exzision.

22. Nävi und Tumoren des Melanozytensystems

Lentigines
Linsenflecke   (sehr häufig)

Abb. 291, 292

> Die auf angeborener Grundlage entstehenden Lentigines sind durch um linsengroße, hell- bis schwarzbraune, scharf begrenzte Flecken charakterisiert. — Sie enthalten verschieden viel Pigment, reichliche Klarzellen, aber keine Nävuszellnester, stehen demnach mit fließenden Grenzen zwischen den Nävi spili und den flachen Nävuszellnävi und tragen eine geringe Potenz zur malignen Melanomentartung in sich.

I. Hauterscheinungen

1. Primäreffloreszenzen

Maculae bzw. *flache Erhabenheiten.*
Größe: stecknadelkopf- bis münzengroß.
Farbe: hell- bis schwarzbraun, je nach Pigmentgehalt.
Form: rundlich oder oval, flach.
Rand: ziemlich scharf begrenzt.
Konsistenz: normal bis geringgradig erhöht.
Oberfläche: normal.

2., 3. Sekundäreffloreszenzen, Phänomene — Keine.

4. Zahl

Solitär bzw. einige (fast bei jedem Menschen) oder viele.

5. Lokalisation — Jede ist möglich.

6. Anordnung — Regellos disseminiert.

7. Sonderformen

Treten zahlreiche disseminierte Lentigines auf, so spricht man von *Lentiginose*. Ihre Kombination mit Polyposis intestini im *Peutz-Jaegers-Syndrom* ist eine „Phakomatose" (S. 442).

II. Sonstige Symptomatik

Keine.

III. Verlauf und Prognose

1., 2., 3. Altersdisposition, Inkubation, Prodrome — Keine.

4. Beginn und Verlauf

Lentigines können bereits angeboren sein oder als früh- bzw. spättardive Nävi zur Manifestation kommen. Fast jeder Mensch trägt einige Lentigines. Sie können lebenslänglich unverändert, gelegentlich auch unter leichter Vergrößerung fortbestehen, aber auch zu spontaner Rückbildung kommen. Nur in ganz seltenen Fällen (Wahrscheinlichkeit 1 : 1—2 Millionen, wie beim flachen Nävuszellnävus!) degenerieren sie zu Melanomen, wobei chronische Traumatisierung (z. B. Lokalisation an Sohle, im Gürtelbund usw.) Vorschub leistet.

5. Prognose

Sofern keine maligne Entartung eintritt harmlose Störung. Bei beginnender Melanomentwicklung zeigt sich die entsprechende Symptomatik (siehe S. 472).

IV. Histologie

Sie zeigt eine Verbreiterung der Reteleisten mit vermehrten Klarzellen (= intraepidermale Nävuszellen?) im Stratum basale und reichlichen Melanophoren bzw. Pigmentkörnchen im Stratum papillare. Die vermehrten Klarzellen bedingen offenbar die Potenz zur malignen Degeneration und somit den Unterschied zum Nävus spilus, das Fehlen richtiger Nävuszellnester hingegen denjenigen zum Nävuszellnävus.

V. Diagnose und DD

In DD kommen lediglich der Nävus spilus und der flache Nävuszellnävus, die aber beide nur histologisch exakt abgegrenzt werden können (S. 443 und S. 462).

VI. Ätiologie und Pathogenese

Lentigines sind als Muttermäler auf angeborener Grundlage zu betrachten und können wie alle Nävi früher oder später zur Manifestation kommen.

VII. Therapie

Wenn man überhaupt behandeln will, so kommt nur die ambulante Exzision in toto in Frage, da man ja klinisch nie völlig sicher entscheiden kann, ob nicht doch ein Nävuszellnävus vorliegt, bei dem jedes kaltkaustische Eingreifen usw. kontraindiziert ist. Im gleichen Sinne empfiehlt sich die Exzision, wenn besonders dunkle oder leicht erhabene Lentigines an Stellen mit chronischer Traumatisierung lokalisiert sind.

Lentigo maligna
Prämelanosis circumscripta Dubreuilh (ein Franzose)
Melanosis circumscripta präblastomatosa   (sehr selten)

Abb. 293, 294, 302

> Diese Variante der Lentigo ist durch einen um münzengroßen, braunen Fleck im Gesicht, Auftreten im Greisenalter und obligate Degeneration zum malignen Melanom charakterisiert.

I. Die Primäreffloreszenz ist ein bis über münzengroßer, ungleichmäßig (= „wolkig") hell- und dunkelbrauner, runder, ovaler oder polyzyklischer (kleeblattartiger), scharf begrenzter Fleck bzw. geringgradig erhabener Plaque, der eventuell leicht schuppt. Bei maligner Degeneration entsteht ein schwarzbrauner Knoten, d. h. ein Melanom (S. 470); der solitäre Herd ist meist im Gesicht lokalisiert.

II. Keine Bemerkung.

III. Die Lentigo maligna manifestiert sich als spät-tardiver Nävus immer erst bei Greisen, vergrößert sich allmählich im Laufe von Jahren und entartet nach gegebener Zeit obligat an einer Stelle zum malignen

---

Abb. 293. Lentigo maligna noch ohne Entartung zum Melanom
Abb. 294. Lentigo maligna bereits mit malignem Melanom
Abb. 295. „Blauer Nävus" leicht erhaben und blauschwarz gefärbt
Abb. 296. Melanoma juvenile (bei Kind mit Epheliden als Nebenbefund)

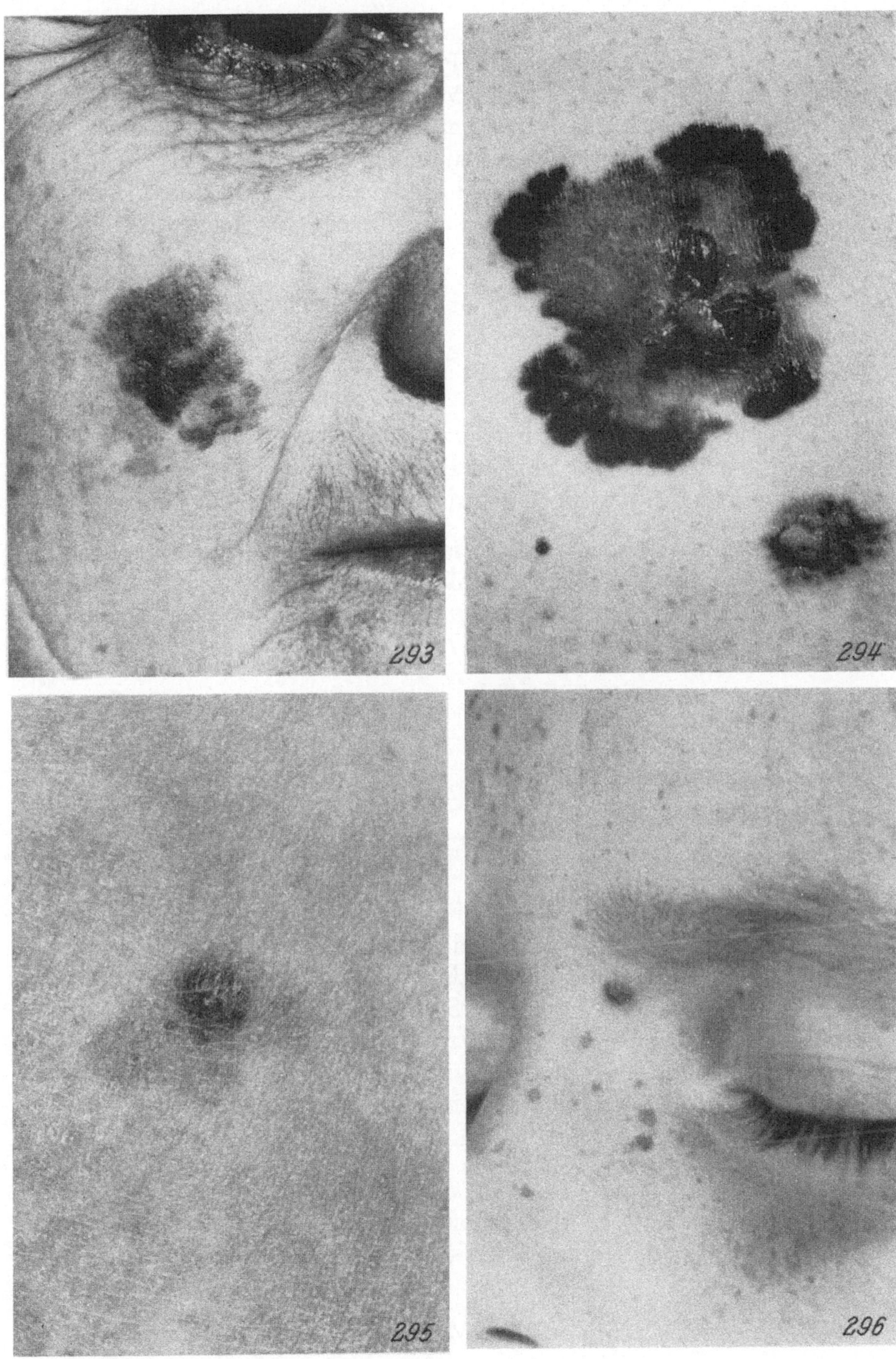

Abb. 293—296

Melanom. Ein Teil der greisen Patienten stirbt jedoch schon früher an interkurrenten Erkrankungen. Die Prognose der unbehandelten Lentigo maligna ist daher infaust, obwohl Melanome, die sich aus einer Lentigo maligna entwickeln, mitigierter verlaufen als andere. Als klinische Kennzeichen der einsetzenden bzw. laufenden Degeneration gelten jene 7 Symptome, die beim malignen Melanom (S. 472) angeführt sind. Bei Behandlung vor Beginn der Melanombildung tritt hingegen Heilung ein.

IV. Die Histologie zeigt das Bild einer Lentigo, gelegentlich mit Nävuszellnestern vom Junction-Typ.

V. Keine Bemerkung.

VI. Die Ursache für die Entstehung dieses spät-tardiven Nävuszellnävus ist unbekannt. Die maligne Degeneration nimmt von den Klarzellen bzw. von den Nävuszellnestern ihren Ausgang.

VII. Solange kein Verdacht auf Melanombildung vorliegt, genügt totale Abhebung der Epidermis durch Vereisung mit flüssigem Stickstoff ambulant (S. 103). Später sind stationäre Exzision und Röntgenbestrahlung angezeigt (siehe Melanom, S. 474).

Nävus caeruleus
Blauer Nävus (selten)

Abb. 295, 304

I. Dieser Pigmentnävus, der im Mongolenfleck ein nahezu physiologisches Analogon hat, ist durch einen stecknadelkopf- bis über linsengroßen, dunkel- bis schwarzblauen (tiefliegendes Pigment schimmert durch die oberen Schichten bläulich durch), rundlichen oder ovalen, scharf begrenzten, Flecken (eventuell auch leichte Erhabenheit im Sinne eines flachen weichen Knötchens) charakterisiert. Er ist solitär. Jede Lokalisation ist möglich.

II. Keine Bemerkung.

III. Der Nävus caeruleus ist angeboren, doch gibt es auch tardive Manifestationen. Er kann spontan fibrosieren und entartet nie zum malignen Melanom!

IV. Die Histologie zeigt reichlich Melanoblasten und Melanophoren in Haufen und Strängen im tieferen Corium, eventuell sogar in der Subcutis.

V. In DD kommen dunkle Nävuszellnävi vom Junction-Typ (S. 468/469), Lentigines (S. 456) und Melanom (andere Farbe, Histologie, S. 470).

VI. Keine Bemerkung.

VII. Eine Therapie ist nicht erforderlich, doch kommt gegebenenfalls nur Exzision in toto in Frage.

Melanoma juvenile   (sehr selten)

Abb. 296

> Diese auf angeborener Grundlage entstehende harmlose Neoplasie der Nävuszellen ist dadurch charakterisiert, daß sie klinisch einem flachen oder brombeerartigen Nävuszellnävus und histologisch einem malignen Melanom bzw. einem höchst junction-aktiven Nävuszellnävus (S. 467, 473) gleicht, fast nur bei Jugendlichen auftritt, aber weder maligen ist noch jemals maligen entartet!

I. Das juvenile Melanom ist meist weniger pigmentiert als ein analoger Nävuszellnävus und deshalb eher rotbraun gefärbt. Haare fehlen immer. Prädilektionsstelle ist das Gesicht.

II., III. Keine Bemerkung.

IV. Die Histologie zeigt lediglich feine Unterschiede gegenüber dem malignen Melanom (Anwesenheit von Spindel- und Riesenzellen, geringer Melaningehalt, reifere Zellen gegen das tiefere Corium zu), die aber dem Erfahrenen die eindeutige Differenzierung erlauben.

V. Die Diagnose kommt fast immer erst retrospektiv auf Grund der Histologie nach Totalexzision zustande, die meist unter der Annahme eines malignitätsanfälligen Nävuszellnävus bzw. eines Lupus vulgaris durchgeführt wird.

VI. Es liegt eine anlagebedingte Veränderung im Sinne eines Nävuszellnävus vor. Obwohl es sich offenbar um eine junction-aktive Form handelt, kommt es nie zur malignen Entartung, da die Voraussetzungen hiefür in der Kindheit offenbar fehlen und der Übergang in einen ungefährlichen intradermalen Nävuszellnävus durch das Absinken der Nävuszellen ins tiefere Corium noch vor der Pubertät stattfindet.

VII. An und für sich ist keine Therapie erforderlich; wird sie jedoch gewünscht, so kommt lediglich Totalexzision in Frage.

Nävuszellnävi   (je nach Variante verschieden häufig)

Abb. 25, 297—303, 306

> Die vier klinischen Varianten der Nävuszellnävi sind durch linsen- bis weit über handflächen- bzw. pflaumengroße, bräunliche bis tief dunkelbraune Flecken oder Knoten mit normaler, papillomatös-verruköser oder behaarter Oberfläche, durch das Vorhandensein von Nävuszellnestern in der Histologie und durch eine sehr unterschiedlich starke Entartungspotenz zum malignen Melanom charakterisiert.

Man unterscheidet vier Varianten:

A. Den **flachen Nävuszellnävus** (häufig):

1. Primäreffloreszenzen

Flecke oder flach *kalottenförmige Knötchen.*
  Größe: von unter linsengroß bis zu riesiger Ausdehnung.
  Farbe: hell- bis tief dunkelbraun.
  Form: rundlich oder unregelmäßig; flach bzw. kalottenförmig.
  Begrenzung: ziemlich scharf.
  Konsistenz: normal oder leicht erhöht. ·
  Oberfläche: zeigt keine Veränderungen, so daß

2. Sekundäreffloreszenzen fehlen.

B. Den **Nävus papillomatosus et (aut) verrucosus** (häufig):

1. Primäreffloreszenzen — *Knötchen oder Knoten.*
  Größe, Farbe: wie beim Typ A.
  Form: rundlich oder unregelmäßig, aber halbkugelig, plateauartig oder brombeerähnlich erhaben.
  Begrenzung: meist ziemlich scharf.
  Konsistenz: je nach Bindegewebsgehalt, weicher oder härter.
  Oberfläche: papillomatös gefurcht, eventuell mit Hyperkeratosen.

2. Sekundäreffloreszenzen — Eventuell Schuppen.

Abb. 297. Nävuszellnävus; flacher junction-aktiver Typ
Abb. 298. Nävuszellnävus; papulös-papillomatöser Typ, nur geringe Junction-Aktivität
Abb. 299. Nävuszellnävus; flach bis leicht papillomatöser behaarter Typ („Tierfellnävus")
Abb. 300. Nävuszellnävus; papillomatöser Typ

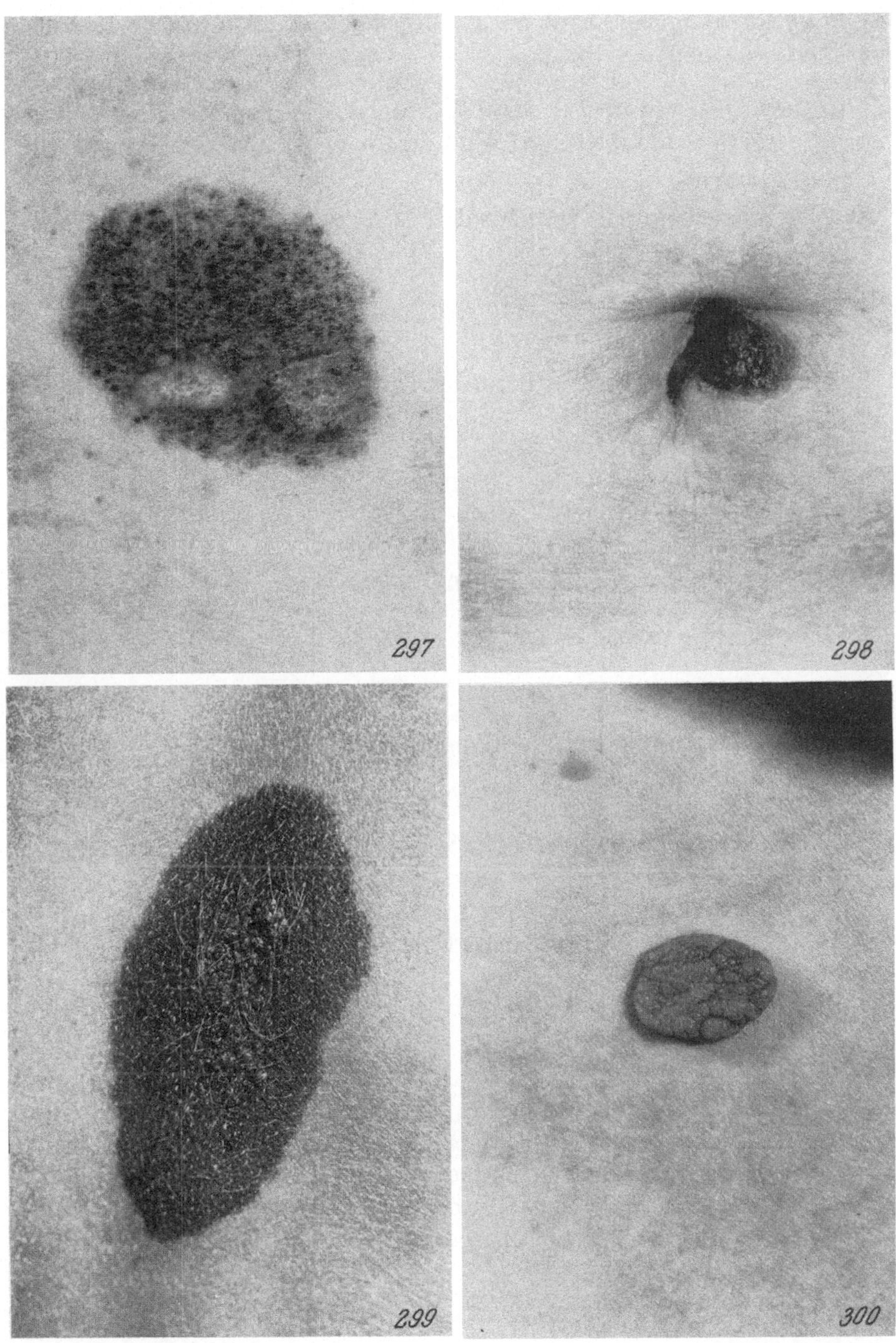

Abb. 297—300

C. Der **Nävus pilosus bzw. der Nävus papillomatosus aut verrucosus et pilosus** (selten):

Hier liegen Nävuszellnävi des Typs A. oder B. vor mit zusätzlicher, meist derber und dunkler, wechselnd dichter und langer Behaarung.

D. Die sogenannten **Gesichtsnävi („Hexenwarzen") vorwiegend älterer Menschen** (sehr häufig):

1. Primäreffloreszenzen — *Knötchen*.

> Größe: um linsengroß.
> Farbe: variiert zwischen normaler Hautfarbe und mittelbraun.
> Form: rund und halbkugelig vorspringend.
> Begrenzung: ziemlich scharf.
> Oberfläche: bis auf eventuell einige Borstenhaare unverändert.

2. Sekundäreffloreszenzen — Fehlen.

Für alle vier Varianten gilt gleicher Art:

3. Phänomene — Keine.

4. Zahl

Solitäres, aber auch multiples Vorkommen ist möglich.

5. Lokalisation

A., B. und C. treten in jeder Lokalisation, D. nur im Gesicht auf.

6. Anordnung

Multiple Nävuszellnävi sind meist disseminiert, doch ist bei A., B. und C. Konfluenz möglich.

7. Sonderformen

Abarten von A., B. und C., die sich über größere Areale oder ganze Körperpartien erstrecken (z. B. *Schwimmhosennävus, Tierfellnävus*) und dabei eventuell eine halbseitige Anordnung (*Halbseitennävus*) bzw. eine Systemisierung in Segmenten zeigen (*systemisierte Nävi*) oder mit nävoiden Veränderungen und Pigmentstörungen an inneren Organen kombiniert sind (*Pigmentphakomatosen*).

II. Sonstige Symptomatik

Keine bis zur eventuell malignen Entartung.

III. Verlauf und Prognose

1. Altersdisposition

Viele Nävuszellnävi treten angeboren auf; flache Nävuszellnävi manifestieren sich oft erst nach dem 10. Lebensjahr; Gesichtsnävi treten fast durchwegs bei älteren Menschen auf.

2., 3. Inkubation, Prodrome — Keine.

4. Beginn und Verlauf

Nach mehr minder rascher und unbemerkter Entwicklung bleibt der Nävuszellnävus in der Regel jahre- bzw. lebenslang unverändert bestehen. Flache Nävuszellnävi bilden sich nicht so selten eines Tages spontan zurück. Andererseits trägt theoretisch jeder Nävuszellnävus die Potenz zur Melanombildung in sich, denn das Melanom ist ja die maligne Geschwulst der Nävuszelle. Die tatsächliche Gefahr darf jedoch nicht überschätzt werden. Obwohl fast jeder Mensch zwischen 5 und 20 überwiegend flache Nävuszellnävi aufweist, stirbt doch nur jede 100 000. Person an einem Melanom; die Wahrscheinlichkeit der malignen Degeneration eines Nävuszellnävus liegt also zwischen 1 : 500 000 bis 2 000 000.

5. Prognose

Die Potenz zur malignen Entartung hängt von der Lagerung bzw. „Junction-Aktivität" (siehe Histologie und Pathogenese) der Nävuszellnester ab. Sie ist daher nur beim Junction-Typ tatsächlich ausgeprägt, beim Compound-Typ hingegen nur sehr bedingt und beim intradermalen Typ überhaupt nicht gegeben. Darüber hinaus wird die Melanombildung durch chronische Traumatisierungen (z. B. Lokalisation an der Sohle, im Gürtelbereich usw.) gefördert, während es sehr fraglich ist, ob auch akute Verletzungen (insbesondere kleinchirurgische Eingriffe) und die Gravidität hier tatsächlich Vorschub leisten. In diesem Sinne scheinen vor allem die seltenen tief dunkelbraunen flachen Nävuszellnävi gefährdet, insbesondere dann, wenn sie sich rasch entwickelt haben und entsprechend exponiert lokalisiert sind („bösartige Nävuszellnävi"). Alle anderen flachen, aber auch die papillomtös-verrukösen und die behaarten Nävuszellnävi sind hingegen kaum degenerationsfähig, es sei denn, sie liegen im Rahmen einer ausgedehnten Phakomatose vor. Bei den Gesichtsnävi schließlich fehlt die Entartungstendenz („gutartige Nävuszellnävi"). In praxi wird die Abschätzung der Malignitätsanfälligkeit eines Nävuszellnävus immer klinisch erfolgen müssen, da man ja wegen der fraglichen Stimulierung einer malignen Degeneration durch akute Verletzungen keine Biopsie machen darf. Die histologische Sicherstellung

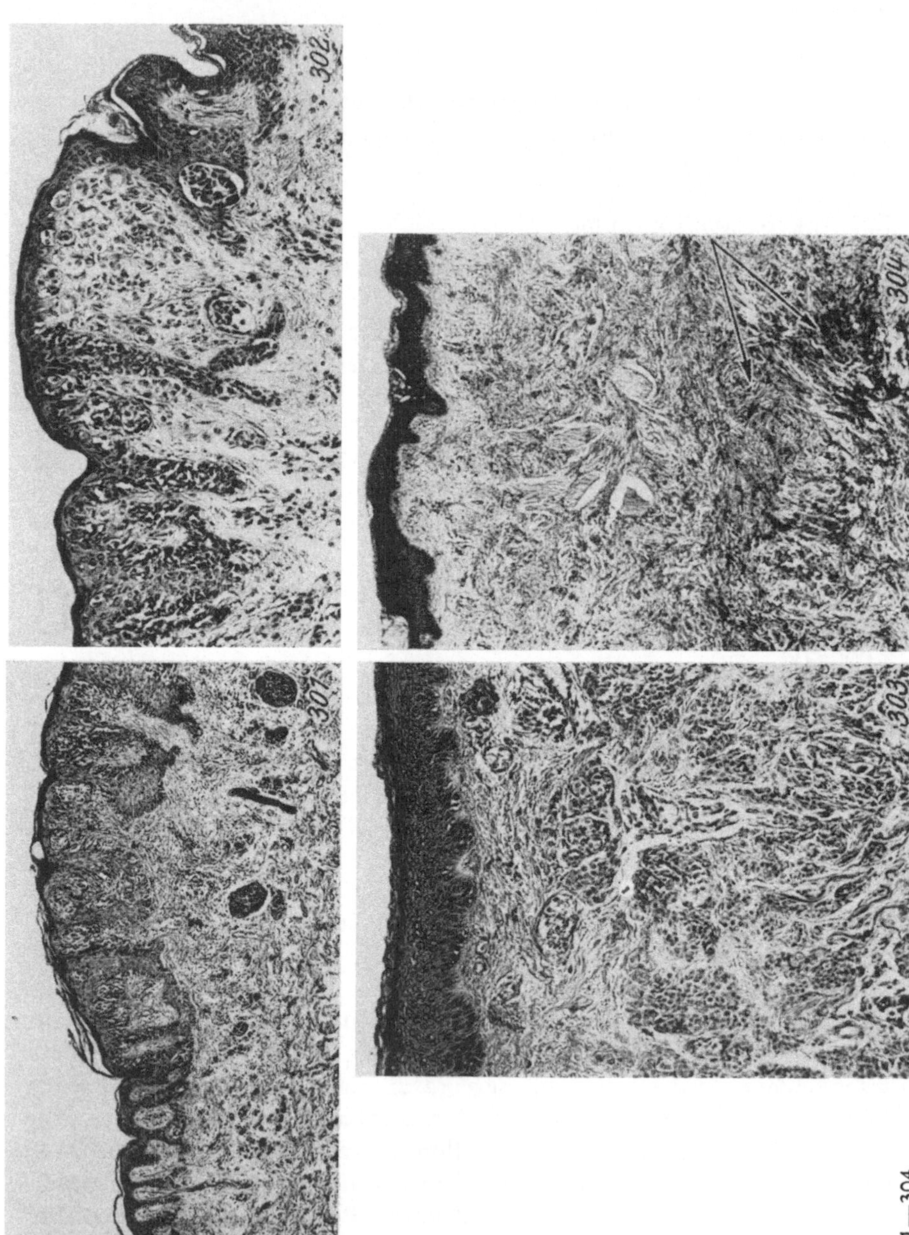

Abb. 301—304

ist hier nur retrospektiv nach einer Totalexzision möglich. Die maligne Entartung tritt auch bei gefährdeten Varianten nahezu nie vor der Pubertät ein. Die Exzision in toto vor diesem Zeitpunkt beseitigt die latente Gefahr völlig. Es wäre aber unsinnig, wollte man bei jedem Nävuszellnävus prophylaktisch zu dieser Maßnahme raten; sie ist selbstverständlich nur bei gefährdeten Nävuszellnävi angezeigt! — Ist die maligne Degeneration einmal eingetreten, so entspricht die Prognose derjenigen des Melanoms. Die klinischen Kennzeichen der einsetzenden bzw. eingetretenen Entartung siehe S. 472.

IV. Histologie

Das typische Element der Nävuszellnävi ist die Nävuszelle, die physiologisch in der Haut nicht vorkommt. Sie hat Basalzellgröße, ovoide oder spindelige Form, einen großen variabel dichten Kern und enthält meist reichlich, mitunter aber auch gar kein Melanin („amelanotische Nävuszelle"). Die Nävuszellen liegen in den herd- oder strangförmigen Nävuszellnestern nebeneinander. Je nach der Lagerung der Nävuszellnester unterteilt man die Nävuszellnävi in drei histologische Typen, die sich mit den klinischen Varianten keineswegs decken und deren Potenz zur Melanombildung different ist:

1. Beim reinen „*Junction-Typ*" liegen die Nävuszellnester knapp um die „Junction-line" (englisch: Verbindungslinie von Corium und Epidermis), teils im Stratum basale, teils im Stratum papillare. Er ist nach der Pubertät sehr selten, kommt nur beim flachen Nävuszellnävus vor (besonders tiefdunkelbraune Formen) und neigt wegen der hohen Junction-Aktivität (siehe Pathogenese) zur malignen Entartung.

2. Beim reinen „*intradermalen Typ*" sind die Nävuszellnester nur im tieferen Corium bis zur Mitte des Stratum papillare hinauf lokalisiert. Er ist häufig, liegt immer bei den Gesichtsnävi vor, kann aber auch bei den drei anderen klinischen Varianten gegeben sein und wird wegen der fehlenden Junction-Aktivität praktisch nie zum Melanom.

Abb. 301. Flacher Nävuszellnävus bzw. Lentigo maligna mit zahlreichen junction-aktiven Nävuszellnestern. (50fach)

Abb. 302. Nävuszellnester im Bereich eines junction-aktiven Nävuszellnävus. (125fach)

Abb. 303. Dermaler Nävuszellnävus. Die abgetropften Nävuszellnester liegen bereits im mittleren und tieferen Corium. Junction-Aktivität fehlt. (125fach)

Abb. 304. Nävus caeruleus. Man sieht nur noch das Pigment im tiefen Corium (Pfeile), aber keine Nävuszellen, die nach der Abtopfung bereits verschwunden sind. (50fach)

3. Beim „*Compound-Typ*" (englisch: zusammengesetzter Typ) findet sich eine Mischung der Charakteristika des Junction- und des intradermalen Typs. Er ist ebenfalls häufig, kommt bei den klinischen Varianten A., B. und C. vor und hat nur eine minimale Potenz zur malignen Degeneration, weil die Junction-Aktivität in den mehr minder zahlreichen Nävuszellnestern vom Junction-Typ gering ist.

Die Histologie der Nävuszellnävi zeigt überdies je nach der klinischen Variante in unterschiedlicher Quantität und Kombination vermehrte Bindegewebsstrukturen, Haarfollikel, Melaningranula und mitunter Papillomatose mit Verbreiterung, Akanthose und Hyperkeratose der Epidermis.

V. Diagnose und DD

Die Diagnose eines Nävuszellnävus bereitet insbesondere bei erhabenen und behaarten Varianten keine Schwierigkeiten. Sie muß aber ebenso wie die Entscheidung einer möglichen Malignitätsanfälligkeit oder die eventuelle Differenzierung immer rein klinisch erfolgen, da die Biopsie bei den Nävuszellnävi der Varianten A., B. und C. streng kontraindiziert ist! — Die DD flacher Nävuszellnävi:

a) Nävus spilus und Lentigines (rein makulös; Histologie retrospektiv, S. 443, 456).

b) Nävus caeruleus (blauschwarze Farbe, S. 460).

c) Verruca seborrhoica (scharf umschriebene plateauförmige Erhabenheit mit gefurchter Oberfläche, ältere Patienten, S. 349).

VI. Ätiologie und Pathogenese

Entstehung und Manifestation der Nävuszellnävi sind anlagebedingt im Sinne eines Hamartoms bzw. Choristoms. — Die Abstammung der Nävuszellen ist nicht eindeutig geklärt, doch gilt die mesodermale Theorie (Herkunft von Bindegewebszellen) heute als überholt; man nimmt derzeit an, daß sie aus den Klarzellen (Melanozyten, S. 15) des Stratum basale der Epidermis entstehen und erst durch „Abtropfung" ins Corium gelangen; demnach wären sie also indirekt ektodermaler Abstammung, da ja die Melanozyten von der Neuralleiste herkommen sollen (S. 15). Dieser Vorgang der Bildung im Ektoderm, des Durchstoßens der Basalmembran und der Aufnahme im mesodermalen Corium wird als „Junction-Aktivität" (englisch: Aktivität um die Grenzlinie zwischen Epidermis und Corium) bezeichnet und stellt den ersten Schritt einer Nävuszellnävusentstehung dar. Dabei dürfte die Entwicklung eines

Nävuszellnestes nur wenige Wochen in Anspruch nehmen. Nach dem Abtropfen ins Stratum papillare sinken die Nävuszellnester langsam tiefer ins Corium hinab, wo sie dann als „ruhende Nävuszellnester" jahrzehntelang unverändert liegen bleiben und schließlich durch Fibrosierung im Bindegewebe untergehen können. Da das Abtropfen und Tiefersinken in der Regel rasch vor sich geht, sind ganz reine Junction-Typ-Nävi sehr selten, Compound-Nävi hingegen häufig. — Die Potenz zur malignen Degeneration hängt nun vom Grad, von der Ausdehnung und von der Dauer der Junction-Aktivität bzw. von der Geschwindigkeit ab, mit der die Nävuszellnester absinken und zur Ruhe kommen. Theoretisch ist demnach jeder Nävuszellnävus zur Zeit seiner Entstehung entartungsgefährdet; praktisch tritt das Ereignis aber nur selten ein, weil in den meisten Fällen die umschriebene Neubildung von Nävuszellen bzw. die Junction-Aktivität schon nach kurzem wieder sistiert, während das Abtropfen und Tiefersinken schnell vor sich geht, so daß die Periode der Junction-Aktivität rasch durchlaufen und mit ruhenden Nävuszellen abgeschlossen wird.

VII. Therapie

Bei all jenen Nävuszellnävi, deren klinischer Aspekt (*Biopsie ist streng kontraindiziert!*) die Vermutung rechtfertigt, daß junction-aktive Areale vorhanden sind, d. h. also bei fast allen Veränderungen der Varianten A., B. und C. gibt es nur zwei Alternativen: Entweder völlig in Ruhe lassen — oder Exzision in toto. Alle anderen *kleinchirurgischen Maßnahmen* (scharfer Löffel, Vereisung, Verätzung, kaltkaustische oder kaustische Nadel usw.) sind *streng kontraindiziert und ebensolche Kunstfehler wie die Biopsie,* weil sie eventuell eine maligne Entartung stimulieren könnten. Zur Exzision ist unbedingt zu raten, wenn ein gefährdeter Nävuszellnävus (sogenannter *„bösartiger Nävuszellnävus";* siehe III.) insbesondere mit chronischer Traumatisierung vorliegt. Unter solchen Umständen muß man auch bei Kindern zur prophylaktischen Exzision vor der Pubertät drängen. Alle anderen Formen der Varianten A., B. und C. kann man in Ruhe lassen, ihr Letalitätsrisiko entspricht demjenigen seltener schicksalhafter Ereignisse. Liegen bereits Symptome einer Melanombildung vor, so ist die Therapie des Melanoms einzuleiten.

Nur die Gesichtsnävi D. dürfen mit der Kaltkaustik entfernt und bei guter Technik kosmetisch optimal eingeebnet bzw. depiliert werden, da sie als tief intradermale, ruhende Nävuszellnävi überhaupt keine Malignitätspotenz haben.

Melanoma malignum
„Pigment - Geschwulst"   (an der Grenze von selten und häufig)
Abb. 305—307

> Diese Neoplasie der Nävuszellen ist durch rasch wachsende, dunkelbraune, selten unpigmentierte, außerordentlich vulnerable Knoten, besondere Malignität, typische Histologie und vorwiegende Entstehung auf dem Boden eines junction-aktiven Nävuszellnävus charakterisiert.

I. Hauterscheinungen

1. Primäreffloreszenzen

Knötchen bzw. später ein *Knoten*.

Größe: erreicht rasch Haselnuß- bis Pflaumengröße.

Farbe: dunkel- bis schwarzbraun; beim amelanotischen Melanom graurot.

Form: rundlich und halbkugelig oder flach erhaben.

Begrenzung: ziemlich scharf; eventuell durch reaktive Entzündung verwischt.

Konsistenz: weich bis mäßig derb.

Oberfläche: besonders vulnerabel mit Blutungsneigung.

2. Sekundäreffloreszenzen

Erosionen und Ulzera mit schmierigen Belägen oder meist hämorrhagischen Krusten.

3. Phänomene — Keine.

4. Zahl

Melanome sind primär solitäre Tumoren. Bei lokaler lymphogener Metastasierung entstehen aber in der Umgebung einige „Satellitenknoten", bei hämatogener Aussaat zahlreiche disseminierte Hautmetastasen.

5. Lokalisation — Jede ist möglich.

Abb. 305. Melanoma malignum; schwächer pigmentierte Form ohne erkennbare, primäre Nävusbildung

Abb. 306. Melanoma malignum aus Lentigo oder flachem Nävuszellnävus hervorgehend

Abb. 307. Melanoma malignum. Das Corium ist von Strängen atypischer, variabel großer unreifer Zellen durchsetzt, die auch in die Epidermis und in die Gefäße infiltrieren. (125fach)

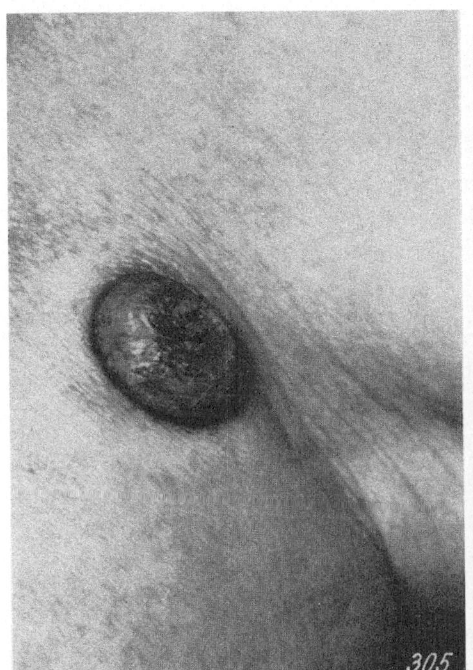

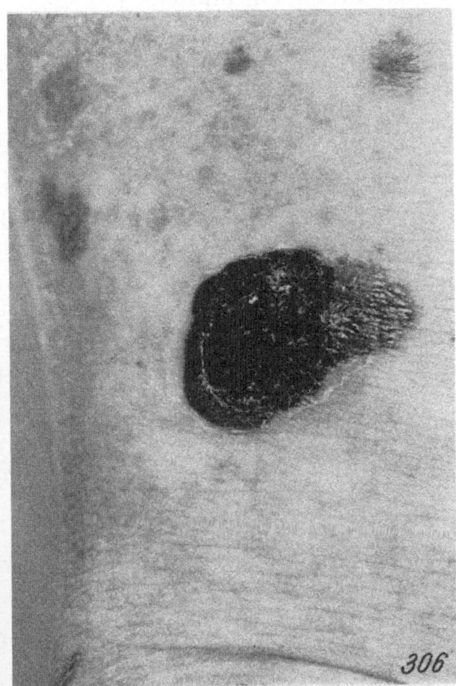

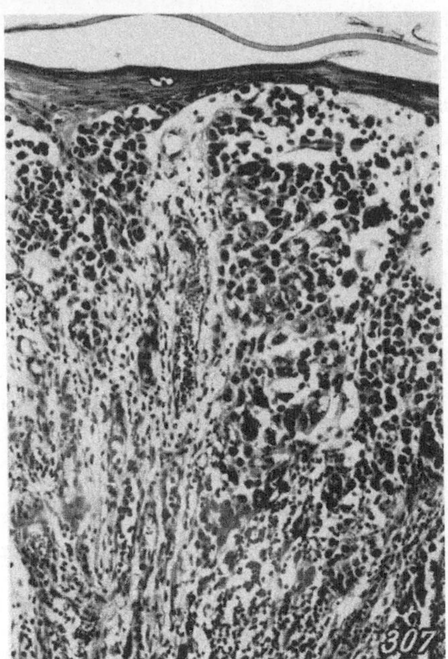

Abb. 305—307

II. Sonstige Symptome

1. Sichtbare Schleimhäute

Hier sind Melanome sehr selten.

2. Subjektive Symptome

Beim Beginn der malignen Entartung eines Nävuszellnävus tritt oft Juckreiz auf, weil das Vordringen der Tumorzellen in die Epidermis die Schmerzfasern unterschwellig reizt. Später kaum Schmerzen.

3. Lnn.

Derbe indolente Vergrößerung der regionären Lnn. infolge lymphogener Metastasierung, aber auch infolge entzündlicher Abwehrreaktion.

4. Allgemeinerscheinungen

Kommen nur durch Metastasen zustande.

III. Verlauf und Prognose

1. Altersdisposition

Vor der Pubertät sind maligne Melanome sehr selten.

2., 3. Inkubation, Prodrome — Keine.

4. Beginn und Verlauf

Sie entstehen nur bei 15—20% der einschlägigen Patienten in scheinbar unveränderter Haut. In der Regel gehen sie aus einem junction-aktiven Nävuszellnävus oder aus einer Lentigo bzw. Lentigo maligna hervor, die schon Jahre und Jahrzehnte vorher bestanden haben, aber auch erst kurz vorher manifest geworden sein können. Die *Kennzeichen der beginnenden oder schon laufenden malignen Entartung sind 7 Symptome:*

a) Plötzliche rasche Vergrößerung bzw. Knotenbildung (Substanzzunahme durch die maligne Zellvermehrung).

b) Plötzliche totale oder auch herdförmige Farbänderung, insbesondere Nachdunkeln zu braun- oder blauschwarzen Tönungen; selten auch Aufhellung bei Entwicklung eines amelanotischen Melanoms (hoher bzw. eventuell niedriger Pigmentgehalt der Tumorzellen).

c) Entzündungszeichen an der Effloreszenz (Abwehrreaktion).

d) Juckreiz (Einwucherung der Melanomzellen in die Epidermis).

e) Erhöhte Vulnerabilität mit Blutungsneigung, Erosionen, Exulzerationen bzw. Krusten (Destruktion der Epidermis).

f) Entstehung von „Satelliten-Melanomen" in der Haut um den Primärtumor (lokale Metastasierung).

g) Derbe indolente Schwellung der regionären Lnn. (entweder lymphogene Metastasierung oder entzündliche Abwehr).
   Das Melanom wächst ziemlich rasch und setzt schon sehr früh
   lympho- und hämatogene Metastasen (in die Knochen, vor allem
   Wirbeln, in Gehirn, Leber, Lunge und Haut).

5. Prognose

Sie ist sine therapia infaust. Letales Ende nach 1—3 Jahren durch Organ-
destruktion und Tumorkachexie. — Aber auch operierte Patienten haben
nur dubiöse Chancen, da die Behandlung wegen der frühen hämatogenen
Metastasierung oft zu spät kommt; die Überlebensrate nach 5 Jahren
hängt im wesentlichen davon ab, in welchem Stadium der Tumor
operiert wurde: Lag nach der internationalen Einteilung noch ein maximal T 1—N 1—M 0-Stadium („Tumor auf Ursprungsort beschränkt —
regionäre Lympho-Nodi frei oder lediglich vergrößert — keine Metastasen") vor, so erreicht sie über 80%, in fortgeschrittenen Fällen entsprechend geringere Werte.

IV. Histologie

Die Melanomzellen sind polymorph mit irregulären Kernformen und
-teilungen sowie reichlichem Pigment (fehlt nur beim amelanotischen
Melanom) und zeigen teilweise noch Ähnlichkeit mit Nävuszellen. Sie
infiltrieren das Corium in dicht gedrängten Strängen, greifen immer auf
die Epidermis und später auch auf die Subcutis über und dringen randwärts schrankenlos destruierend vor (auch in die Gefäße, deshalb die
frühe hämatogene Metastasierung). An der Oberfläche sind eventuell
Erosionen oder Ulzerationen vorhanden. Am Rande erkennt man meist
noch Areale des ursprünglichen junction-aktiven Nävuszellnävus bzw.
der Lentigo maligna. Das Tumorinfiltrat ist in der Tiefe von einem
chronisch entzündlichen Infiltrat umgeben, das große diagnostische Bedeutung hat, da es bei noch nicht entarteten Nävuszellnävi fehlt!

V. Diagnose und DD

Die Melanomdiagnose ist leicht, wenn der Tumor dunkelbraun pigmentiert ist und aus der Anamnese hervorgeht, daß schon früher an der
Stelle ein Nävuszellnävus vorlag. Bei amelanotischen Formen oder beim
Auftreten in scheinbar normaler Haut wird die Diagnose meist nur zu
vermuten und erst retrospektiv nach der Exzision (im Zweifelsfalle
immer!) histologisch zu verifizieren sein. In DD kommen:

a) Nävuszellnävi (längeres Bestehen; keine malignen Degenerations-
   zeichen, Histologie; S. 467).

b) Pigmentiertes Basaliom (derber, langsames Wachstum, keine Prämelanose in Anamnese, Histologie; S. 424).

c) Blauer Nävus (blauer Farbton, länger stationär, keine malignen Degenerationssymptome, Histologie; S. 460).

d) Dunkel pigmentierte Histiozytome (derb, langsame Entwicklung, keine malignen Degenerationssymptome, keine Nävusanamnese; Histologie; S. 434).

e) Beim amelanotischen Melanom alle Sarkome (Histologie; S. 490).

VI. Ätiologie und Pathogenese

Die Ätiologie ist wie bei allen Tumoren ungeklärt. Das Melanom ist offenbar die maligne Geschwulst der Nävuszelle und somit auch der Klarzelle (siehe S. 467). Entsprechend degenerationsanfällige Nävuszellen finden sich offenbar am häufigsten in junction-aktiven Nävuszellnävi, ferner in der Lentigo maligna und eventuell auch in Lentigines; es ist umstritten, ob die Melanome, die aus Lentigines hervorgehen, eventuell direkt von Klarzellen abstammen. Treten Melanome in scheinbar unveränderter Haut auf, so muß angenommen werden, daß an dieser Stelle junction-aktive Nävuszellareale vorhanden waren, die klinisch nicht erkennbar wurden, aber trotzdem maligne entarteten. Neben der chronischen Traumatisierung scheinen hormonelle Faktoren die Melanombildung zu stimulieren (Auftreten eines Melonoms nahezu nie vor der Pubertät; eventuell Propagation in Gravidität?). Der propagierende Einfluß einer akuten Traumatisierung wird heute vielfach abgelehnt.

VII. Therapie

Es gilt der Grundsatz: So früh als möglich und ausreichend radikal. Die Ansichten über ausreichende Radikalität sind weltweit verschieden. Nach der Wiener Schule, die auf vergleichsweise durchaus vertretbare Überlebensraten nach 5 bzw. 10 Jahren hinweisen kann, genügt:

1. Exzision des Melanomes in toto, 2—3 cm im Gesunden, unter Vermeidung einer Lokalanästhesie in loco. Keine prophylaktische Bestrahlung der regionären Lnn.! — bzw. wenn möglich:

2. Sogenannte „En-bloc-Resektion" des Melanoms, aller regionären Lnn. und der dazwischenliegenden Partien von Corium und Subcutis mit folgender plastisch-chirurgischer Deckung der Defekte, in ein oder zwei Sitzungen. Keine Röntgenbestrahlungen.

3. Andere Schulen gehen andere Wege, die von größten chirurgischen Maßnahmen bis zu lediglicher Röntgenbestrahlung variieren.

23. Präcancerosen, Intraepitheliale Carcinome, Carcinoma spinocellulare, Pseudoepitheliomatöse Hyperplasie, Keratoakanthom, Sarkome und Hautmetastasen

Präcancerosen

> Unter diesem Begriff faßt man eine Reihe von sehr verschieden-
> artigen Hautkrankheiten zusammen, die an und für sich keine
> Krebse sind, aus denen bzw. auf deren Boden aber nach monate-,
> jahre- oder sogar jahrzehntelangem Bestand mit Sicherheit bzw.
> mit mehr oder weniger Wahrscheinlichkeit ein Carcinoma spino-
> cellulare entsteht, das meist unreif und dementsprechend maligen
> ist. Man unterscheidet:

A. **Obligate Präcancerosen,** die immer zum Carcinom werden oder
führen:

a) Die intraepithelialen Carcinome, d. h.

   1. der Morbus Paget mamillae (S. 482) sowie

   2. der Morbus Bowen und die Erythroplasie (S. 480), die man aller-
      dings zellmorphologisch auch bereits als Krebse „in situ" betrach-
      ten kann, obwohl sie klinisch nicht von vornherein maligne
      verlaufen, sondern erst später nach dem Durchbruch der ent-
      arteten Epithelzellen ins Corium zur Tiefe infiltrieren und meta-
      stasieren.

b) Das Xeroderma pigmentosum (S. 418).

B. Fakultative Präcancerosen, die nicht immer zum Carcinom führen:

a) *Im engeren Sinne: Sie entarten nicht so selten maligne:*

    1. Die Radiodermitis chronica (S. 295).

    2. Der Lupus vulgaris („Ca in lupo"; S. 141).

    3. Die Arsenkeratosen bei chronischer As-Intoxikation. Überdies erhöht eine durchgemachte As-Behandlung auch ohne Intoxikation im späteren Leben die Disposition zur Entwicklung von Basaliomen (siehe dort), Spinaliomen und Morbus Bowen (deshalb wendet man sie heute nicht mehr an; S. 95).

    4. Die senile Keratose und das Cornu cutaneum (S. 477).

    5. Die senile Hautatrophie, insbesondere die Seemannshaut.

    6. Langjährig chronische Ulcera (Ulcus cruris, S. 306; Ulcera über osteomyelitischen Fisteln usw.).

    7. Die Leukoplakie (S. 551).

    8. Die Kraurosis vulvae (S. 567).

b) *Im weiteren Sinne: Sie entarten — wenn überhaupt je — extrem selten maligne:*

    1. Narben nach den Ulcera der Lues I und III (S. 588, 601).

    2. Verbrennungsnarben (S. 278).

    3. Atrophische Narben eines alten Erythematodes discoides (S. 408).

Die drei letztgenannten Hautveränderungen scheinen zwar immer wieder in Lehrbüchern und Skripten als „Präcancerosen" auf, doch ist es fraglich, ob das zu Recht geschieht. Die wenigen entsprechenden Literaturberichte stammen fast durchwegs aus älterer Zeit mit geringerem morphologischem Überblick. Es ist möglich, daß hier eine unrichtige Auffassung entstanden ist — einfach auf Grund von zufälligem Zusammentreffen, Fehlbeurteilungen oder Verwechslungen, insbesondere mit der erst in den letzten 30 Jahren klar abgegrenzten pseudoepitheliomatösen Hyperplasie (S. 489).

Keratosis senilis
Altershorn   (häufig)

Abb. 308—310

Diese präcanceröse Hyperplasie der Haut ist durch bis linsengroße, hautfarbene oder graurosa Hyperkeratosen, vorwiegende
Lokalisation im Gesicht, und Auftreten in höherem Alter charakterisiert.

I. Hauterscheinungen

1. Primäreffloreszenzen

Flache Erhabenheiten bis *Knötchen.*
   Größe: stecknadelkopf- bis erbsengroß.
   Farbe: rötlichgrau oder hautfarben.
   Form: rundlich; flach oder auch steil, bis hornartig erhaben.
   Rand: ziemlich scharf.
   Konsistenz: derb bis hart.
   Oberfläche: rauh, infolge der zunehmenden *Hyperkeratose.*

2., 3. Sekundäreffloreszenzen und Phänomene — Keine.

4. Zahl

Eine Keratose oder manchmal auch einige.

5. Lokalisation

Vorwiegend in „verwitterter" Altershaut an freigetragenen Körperstellen, insbesondere im Gesicht und an den Handrücken.

6. Anordnung

Bei mehreren Keratosen ist die Verteilung unregelmäßig.

7. Sonderformen

Erreicht die Hyperkeratose besondere Höhe nach Art eines Hornes, so
spricht man vom **Cornu cutaneum.**

II. Sonstige Symptomatik

Keine.

III. Verlauf und Prognose

1. Altersdisposition

Senile Keratosen treten fast nur bei Greisen auf.

2., 3. Inkubationszeit und Prodromalerscheinungen — Keine.

4. Beginn und Verlauf

Die Entwicklung erfolgt allmählich in einigen Jahren und kann bis zum Cornu cutaneum führen.

5. Prognose

Senile Keratosen sind nur bedingt harmlos, da aus ihnen in 25% der Fälle im Laufe der Zeit ein Carcinoma spinocellulare hervorgeht. (Fakultative Präcancerose im engeren Sinne, S. 476.)

IV. Histologie

Sie zeigt eine hochgradige Hyperkeratose. Im Stratum germinativum können bereits einzelne atypische Zellen als Kennzeichen der Prämalignität vorhanden sein.

V. Diagnose und DD

Die Diagnose ergibt sich aus der Morphologie, der Lokalisation und dem Alter des Patienten. In DD kommen eventuell:

a) Basaliom (keine Hyperkeratose, eventuell Exulzeration, Histologie; S. 422).

b) Spinaliom (Knoten eventuell mit Exulzeration, Histologie; S. 485).

c) Verrucae seborrhoicae (braun, weicher, multipel, Lokalisation; S. 349).

VI. Ätiologie und Pathogenese

Sie sind letztlich ungeklärt, doch begünstigt immer wiederkehrende Sonnen-(Ultraviolett-)bestrahlung an unbedeckten Körperstellen die Entwicklung ebenso, wie eine Zufuhr von Arsen, die im Laufe des Lebens jahrzehntelang vor dem Auftreten der senilen Keratosen erfolgte.

Abb. 308. Keratosis senilis; flache Herde am Handrücken in senil atrophischer Haut
Abb. 309. Keratosis senilis mit Cornu cutaneum
Abb. 310. Keratosis senilis. Hyperkeratose, leichte Akanthose und geringe entzündliche Infiltration im Stratum papillare. (50fach)

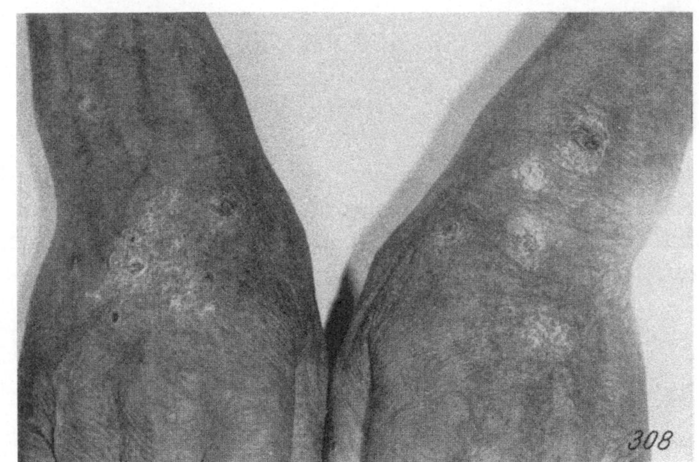

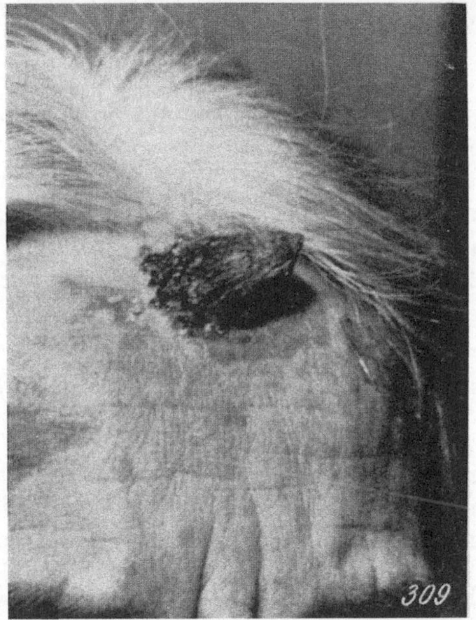

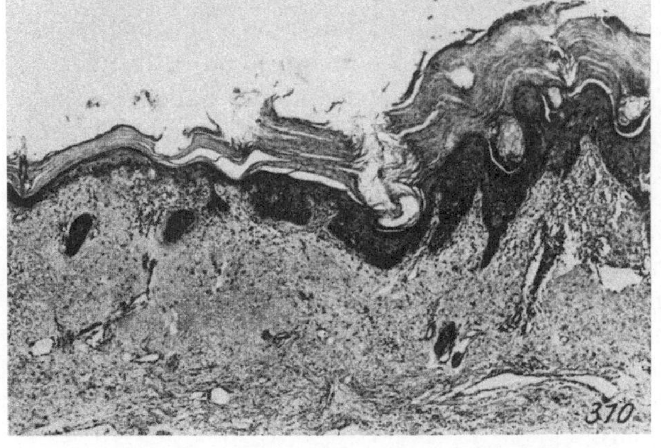

Abb. 308—310

VII. Therapie

Im Anfang kommt ambulante Behandlung mit flüssigem Stickstoff oder Kaustik in Frage. Sobald sich die maligne Entartung durch zunehmende Infiltration der Basis anzeigt, ist unbedingt in toto zu exzidieren (Präcancerose).

Morbus Bowen cutis
und Erythroplasia mucosae (selten)

Abb. 40, 49, 311—314

> Diese intraepithelialen „Carcinome in situ" beginnen im Stratum spinosum und gehen obligat in ein Carcinoma spinocellulare über. Sie sind als Morbus Bowen der Haut durch linsen- bis kleinhandtellergroße, hautfarbene oder braunrosa, rundliche, ziemlich scharf begrenzte psoriasis-ähnliche maculopapulöse bzw. flach erhabene Scheiben charakterisiert, die an der Oberfläche Schuppen, Erosionen, Krusten und auch feinste papillomatöse Vegetationen zeigen.

I. Meist ist nur ein solitärer Herd am Stamm vorhanden.

II. Analoge intraepitheliale Carcinome können als sogenannte Erythroplasie auch an den sichtbaren Schleimhäuten, insbesondere an der Glans penis, auftreten, wobei sie hier als bis münzengroße, braunrote, samtartige, glänzende, rundliche, mäßig scharf begrenzte Flecke erscheinen.

III. Die Erkrankung tritt im mittleren und höheren Lebensalter auf. Die Effloreszenzen vergrößern sich ganz allmählich durch peripheres Wachstum. Nach 1 bis 10 Jahren erfolgt aber regelmäßig der Übergang in ein Carcinoma spinocellulare, der sich durch Knotenbildung anzeigt (S. 485). Die Prognose unbehandelter Fälle insbesondere bei Lokalisation an der Glans ist daher schlecht, während die entsprechende Therapie zur Heilung führt.

IV. Die Histologie zeigt eine Verbreiterung des Epithels mit Hyperkeratose, Parakeratose, Akanthose bzw. Papillomatose. Im Stratum spinosum liegen mehr minder reichliche atypische Zellen mit polymorphen Kernen, Mitosereichtum und individuellen Dyskeratosen, die eine charakteristische Unordnung der Struktur hervorrufen. Nach dem Durchbruch ins Corium entsteht das Bild des Carcinoma spinocellulare (S. 486).

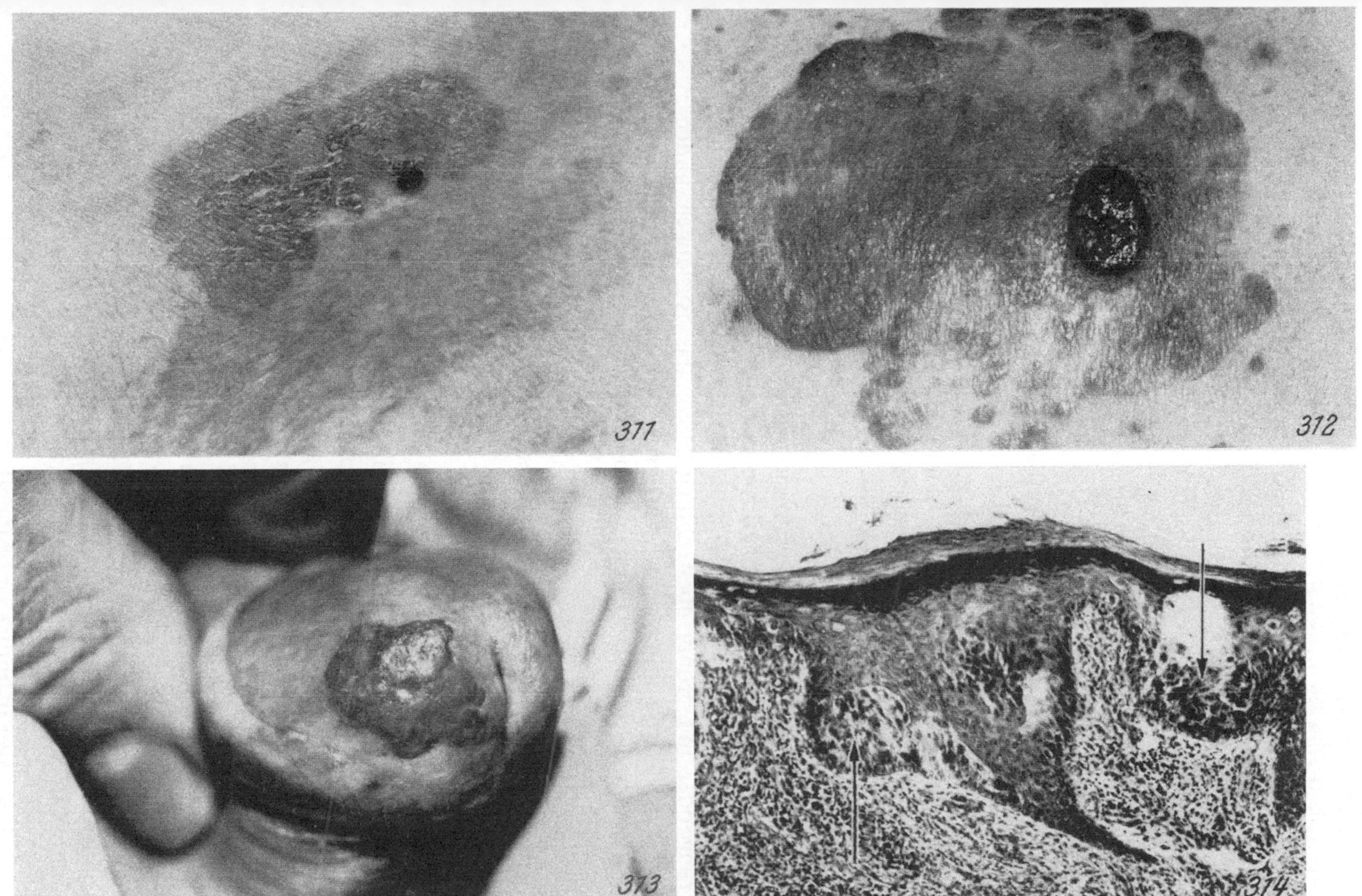

Abb. 311. Morbus Bowen; jüngerer Herd
Abb. 312. Morbus Bowen; älterer Herd mit zentralem Übergang in Carcinoma spinocellulare
Abb. 313. Erythroplasia glandis
Abb. 314. Morbus Bowen. Zwischen den normalen Zellen der Epidermis liegen im Stratum spinosum Nester atypischer entarteter Zellen (Pfeile). (125fach)

V. Die Diagnose ist oft schwierig; im Verdachtsfall ist unbedingt eine Biopsie durchzuführen. DD sind: Psoriasis vulgaris (silbergraue Schuppen, multiple Effloreszenzen, Prädilektionsstellen, Verlauf, Histologie, S. 356) und das psoriasiforme Basaliom (Histologie, S. 424), eventuell seborrhoische Warzen (anderer Farbton, keine Schuppung und Erosion, multipel, Histologie, S. 349) — bei der Erythroplasie auch die Leukoplakie (grauweiße Farbe, erhöhte Konsistenz, Histologie, S. 551), ein fixes Arzneimittelexanthem (oft bullös, kurzfristiger Bestand, im Zusammenhang mit Medikation rezidivierend, Histologie, S. 314) und die Balanitis plasmocellularis (Histologie).

VI. Beim Morbus Bowen und der Erythroplasia glandis aut mucosae schreitet die carcinomatöse Entartung der Zellen zunächst im Stratum spinosum rein intraepithelial parallel zur Oberfläche fort, wobei die Funktionsstörung der Epidermis zur Schuppung usw. führt. Erst nach Jahren durchbrechen die Krebszellen regelmäßig die Basalmembran, dringen ins Corium vor und verhalten sich im weiteren maligne im Sinne eines Carcinoma spinocellulare.

VII. Die Therapie der Wahl ist die Exzision in toto. Bei alten Patienten wird man eventuell auch bei der Erythroplasia glandis, die für Rezidivcarcinome anfälliger ist als der Morbus Bowen cutis, mit kaustischer Zerstörung oder mit Röntgenbestrahlung allein das Auslangen finden müssen. Kleine Herde können mit *flüssigem Stickstoff* vereist werden, wonach Abhebung der ganzen Epidermis und Heilung eintritt.

Morbus Paget mamillae   (sehr selten)

Abb. 315—318

Dieses intraepitheliale „Carcinom in situ" beginnt in den Ausführungsgängen der Milchdrüse, schreitet über die Mamilla in die Epidermis der Mamma fort und geht obligat in ein Carcinoma mammae über. Es ist durch einen ekzemartigen, linsen- bis handflächengroßen, rotbraunen, rundlichen, scharf begrenzten, makulösen oder leicht erhabenen Plaque im Mamillarbereich, Einziehung der Mamilla und typische Histologie charakterisiert.

I. Die solitäre Veränderung schuppt und zeigt später auch Erosionen, Ulzerationen bzw. Krusten. Die Mamilla ist meist schon früh retrahiert und später zerstört.

II. Der Morbus Paget mamillae ist schmerzlos.

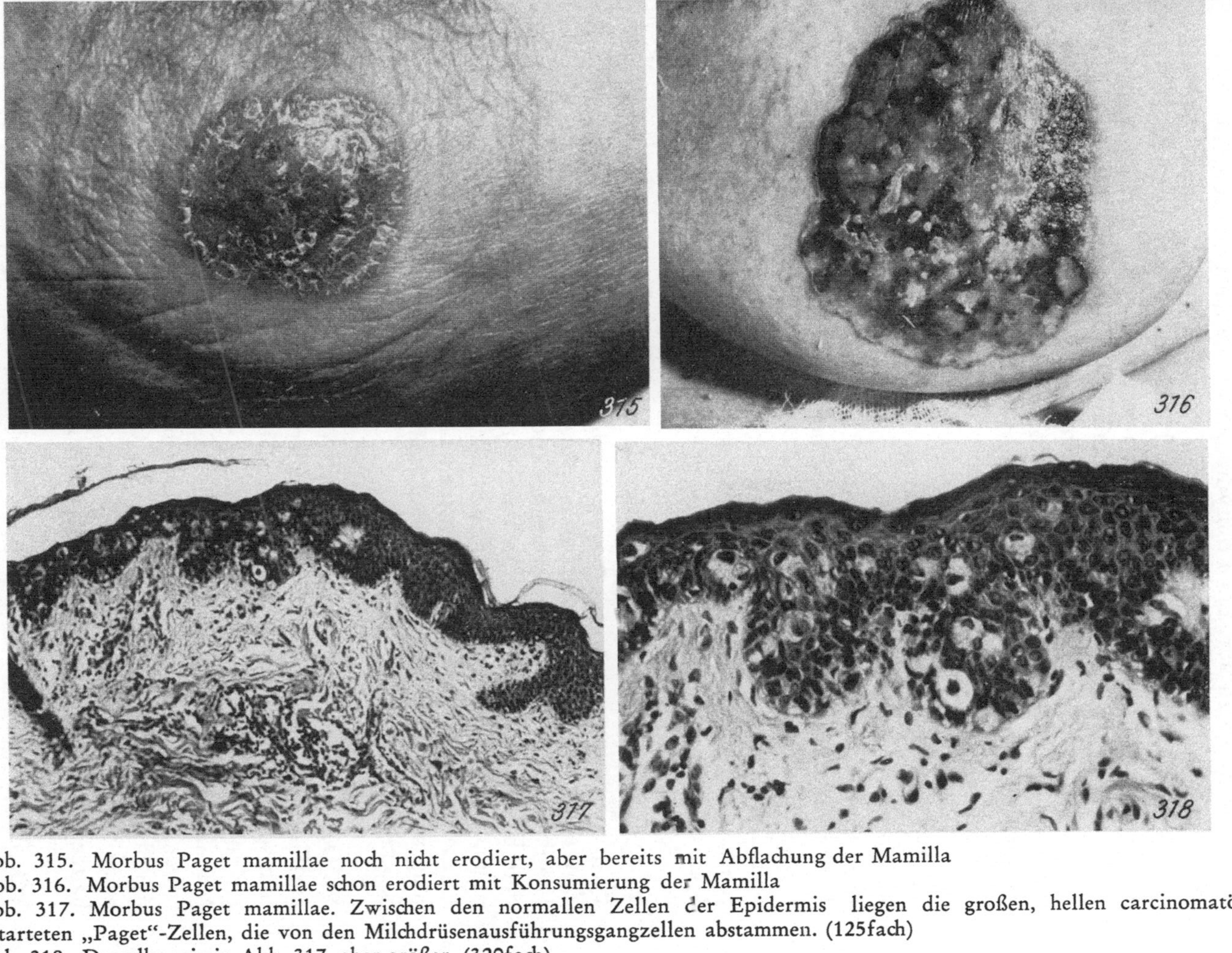

Abb. 315. Morbus Paget mamillae noch nicht erodiert, aber bereits mit Abflachung der Mamilla
Abb. 316. Morbus Paget mamillae schon erodiert mit Konsumierung der Mamilla
Abb. 317. Morbus Paget mamillae. Zwischen den normallen Zellen der Epidermis liegen die großen, hellen carcinomatös entarteten „Paget"-Zellen, die von den Milchdrüsenausführungsgangzellen abstammen. (125fach)
Abb. 318. Dasselbe wie in Abb. 317, aber größer. (320fach)

III. Die Erkrankung tritt meist in höherem Alter bei Frauen, extrem selten bei Männern auf. Ein Frühsymptom ist die dauernde Retraktion der Mamilla. Die Effloreszenz vergrößert sich allmählich durch peripheres Wachstum, wobei die erhöhte Lädierbarkeit des Epithels zu Erosionen und Ulcera führt. Nach Monaten bis Jahren (Zeitraum nicht genau abzuschätzen) erfolgt aber regelmäßig der Übergang in ein gewöhnliches extraepitheliales Carcinoma mammae mit allen Konsequenzen. Die Prognose des unbehandelten Morbus Paget mamillae ist daher infaust, während bei Radikaloperation vor dem Durchbruch zur Tiefe bzw. vor der Metastasierung Heilung eintritt.

IV. Die Histologie zeigt im Stratum spinosum der verbreiterten parakeratotisch schuppenden, erodierten, verkrusteten oder stellenweise exulzerierten Epidermis in wechselnder Zahl die charakteristischen großen, hellen, atypischen Carcinomzellen mit fehlenden Interzellularbrükken („stachellose Pagetzellen"). Sie sind zellmorphologisch überwiegend männlich determiniert (siehe Hautmetastasen, S. 495)! Nach dem späteren Durchbruch ins Corium bietet sich das Bild eines gewöhnlichen Mammacarcinoms von nicht eindeutig adenoidem Typ.

V. Die Verdachtsdiagnose ist leicht; sie muß aber in jedem Fall zur Biopsie Veranlassung geben, da eine Fehldiagnose gerade hier durch den Zeitverlust den sonst vermeidbaren letalen Ausgang verursachen kann. Die dauernde Einziehung, seltener Erektion einer Mamilla ist insbesondere bei Frauen, die keine Hohlwarzen haben, ein wichtiges Frühsymptom. In DD kommt vor allem das Ekzem der Mamilla (meist keine Einziehung der Mamilla und eventuell beidseitiges Auftreten, auch bei jungen Frauen, wechselnder Verlauf mit freien Perioden, Histologie, S. 329).

VI. Der Morbus Paget mamillae geht vom Epithel größerer Milchdrüsenausführungsgänge aus. Die Carcinomzellen breiten sich zunächst im Stratum spinosum rein intraepithelial parallel zur Oberfläche aus und dringen in dieser Schichte über die Mündung in die anschließende Haut der Mamilla und ihrer Umgebung vor. Da sie die Funktion der Epidermis stören, treten Schuppung und Vulnerabilität auf. Nach gegebener Zeit durchbrechen aber die intraepithelialen Carcinomzellen regelmäßig an einer Stelle die Basalmembran. Sie dringen ins Corium vor und verhalten sich im weiteren genauso maligne wie andere Krebse.

VII. Die Therapie muß so früh als möglich und radikal einsetzen; da man aber den erfolgten Durchbruch der Carcinomzellen ins Corium beim Morbus Paget mamillae niemals sicher ausschließen kann, kommt nur die Ablatio mammae mit regionärer Lnn.-Extirpation in Frage (auch dann, wenn die Lnn. noch frei zu sein scheinen!). Kleinere Eingriffe bzw. Bestrahlungen allein sind abzulehnen und insuffizient, da sie das Auftreten eines Mammacarcinoms nicht zuverlässig verhindern, so daß es trotzdem einige Jahre später zum letalen Ende kommt.

Spinaliom
Carcinoma spinocellulare, Stachelzellkrebs   (häufig)
Abb. 319—322

Diese epitheliale Neoplasie ist durch exophytisch wachsende Knoten mit Neigung zur Exulzeration, Infiltration sowie Metastasierung und meist typische Histologie mit Malignitätszeichen charakterisiert.

I. Hauterscheinungen

1. Primäreffloreszenzen — *Knoten.*

Größe: linsen- bis über nußgroß.
Farbe: hautfarben oder braunrot.
Form: mehr minder erhaben und blumenkohlartig.
Rand: eher unscharf begrenzt.
Konsistenz: derb, eventuell auf der Unterlage fixiert.
Oberfläche: zeigt

2. Sekundäreffloreszenzen

Meist schon früh zentrale unregelmäßig geformte Exulzeration mit schmierig-eitrigem Belag bzw. Krusten, leicht blutendem Grund und derben wallartigen Rändern. Kleine Spinaliome können von Hyperkeratosen bedeckt sein.

3. Phänomene — Keine Bemerkung.

4. Zahl

Spinaliome sind in der Regel solitäre Tumoren.

5. Lokalisation

Jede ist möglich, doch gelten die freigetragenen Körperpartien, insbesondere aber die Übergangsstellen von Haut zu Schleimhaut (Lippencarcinom, Peniscarcinom des inneren Präputialblattes, Vulvacarcinom der labia minora), sowie die Lokalisationen der Präcancerosen (S. 475) als Prädilektionsstellen.

II. Sonstige Symptomatik

1. Sichtbare Schleimhäute

Sie sind nie primäre Ausgangspunkte für Spinaliome, obwohl die hier lokalisierten Krebse dem Spinaliom ähneln können.

2. Subjektive Symptome

Der Tumor selbst löst auch bei größerem Zerfall keine oder nur geringgradige subjektive Beschwerden aus.

3. Lnn.

Die lymphogene Metastasierung führt zur derben indolenten Vergrößerung der regionären Lnn.

4. Allgemeinsymptome

Weitere Metastasierung bedingt Allgemeinerscheinungen im Sinne der „Krebskrankheit".

III. Verlauf und Prognose

1. Altersdisposition

Spinaliome treten im höheren Alter vielfach auf Präcancerosen auf.

2., 3. Inkubation, Prodrome — Keine.

4. Beginn und Verlauf

Sie beginnen schleichend. Wachstumsgeschwindigkeit und Metastasierungstendenz sind vom Reifegrad (siehe Histologie) abhängig. Das Carcinoma penis aut vulvae ist bösartiger als das meist ausgereifte Lippencarcinom. Die Metastasierung erfolgt vorwiegend lymphogen, zunächst in die regionären Lnn., später auch in andere Organe, insbesondere Knochen, Lunge und Gehirn.

5. Prognose

Die Prognose ohne Therapie ist infaust. Das letale Ende ist eine Folge der Metastasen. Setzt die Therapie früh ein, so besteht Heilungschance.

IV. Histologie

Man sieht das verbreiterte, meist exulzerierte Epithel mit direktem Übergang in die Carcinomstränge, die das Corium oder tiefere Partien infiltrierend durchsetzen. Die Carcinomzellen zeigen von Fall zu Fall unterschiedliche Polymorphie, Atypie, Mitosetätigkeit und Differenzierung, wonach man vier Reifegrade unterscheiden kann. Beim niedrigsten

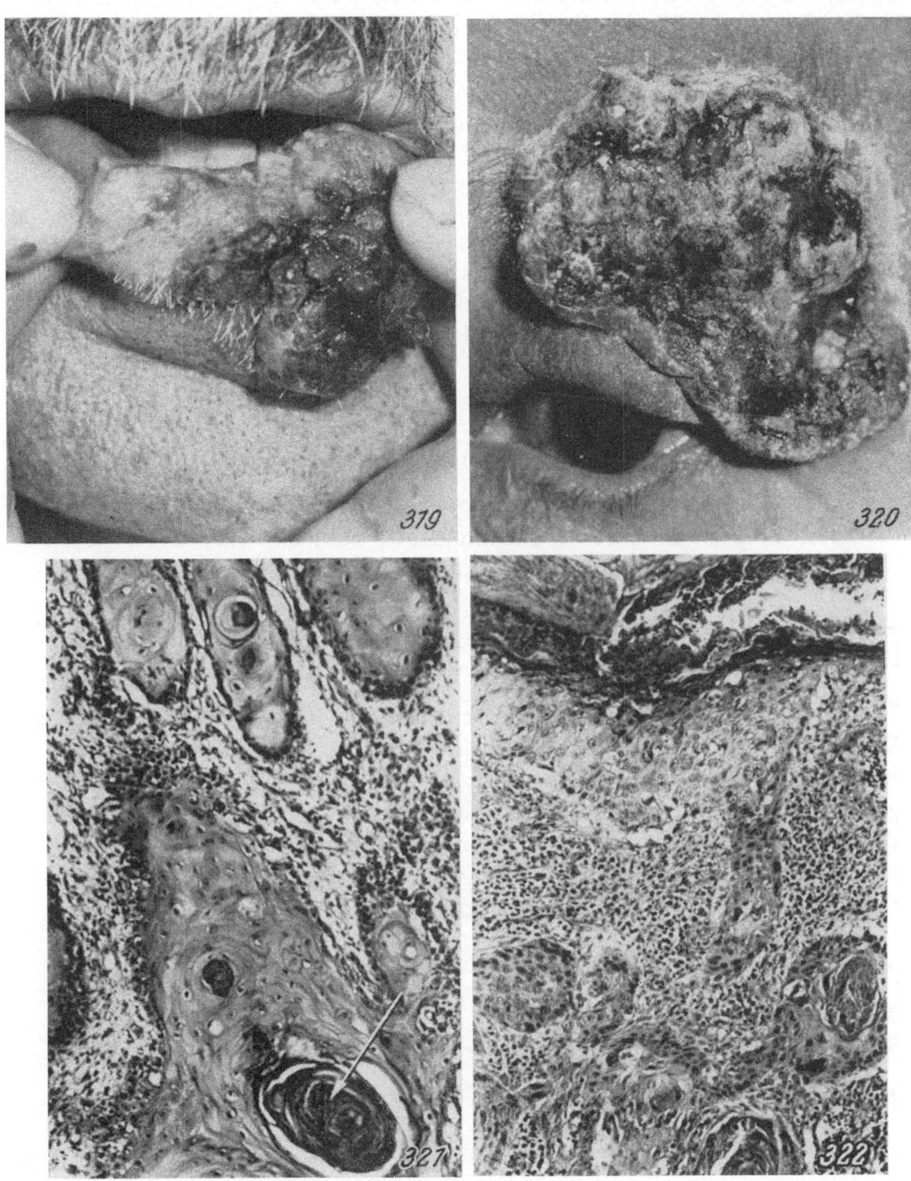

Abb. 319. Unterlippenkrebs; reifer, stark verhornender Typ

Abb. 320. Carcinoma spinocellulare; unreifer Typ

Abb. 321. Spinaliom; weit ausgereifte Variante (sogenanntes „verhornendes" Platten-epithelcarcinom) mit Bildung zahlreicher „Hornperlen" (Pfeil) im Zentrum der Stränge. (320fach)

Abb. 322. Spinaliom; unreife Variante mit Strängen und Nestern atypischer Zellen. (125fach)

Reifegrad mit großer Malignität fehlt fast jede Zelldifferenzierung, so daß eventuell der Eindruck eines Sarkoms entsteht. Beim höchsten Reifegrad mit geringer Malignität kommt es bis zur völligen Zellreifung mit Hornperlenbildung (sogenanntes verhornendes Plattenepithelca). Im umgebenden Bindegewebe liegen Rundzelleninfiltrate.

V. Diagnose und DD

Der klinische Verdacht auf ein Spinaliom ist oft berechtigt, die Diagnose muß aber immer histologisch verifiziert werden (Biopsie), da Basaliome und andere Tumoren ähnlich aussehen können. In DD kommen eventuell:

a) Das Basaliom (Histologie, S. 422),

b) Lupus vulgaris (weiche Lupusknötchen, Histologie, S. 143),

c) Lues I insbesondere beim Lippen-, Penis- und Vulvacarcinom (pos. Treponemenbefund, Histologie, S. 588) und Lues III (Nierenform des gummösen Ulcus, pos. Serologie, S. 601).

VI. Ätiologie und Pathogenese

Das Spinaliom ist das „echte Carcinom" der Haut mit infiltrativem Wachstum und Metastasierung. Bei unbekannter Ätiologie gelten chronische, mechanische, chemische oder aktinische Schädigungen als cancerogene Faktoren (Lippencarcinom der Pfeifenraucher, Scrotumcarcinom der Rauchfangkehrer, erhöhte Carcinomneigung nach Arsenkuren — mit und ohne Arsenkeratosen, Röntgenkrebs usw.). Auf dem Boden von Präcancerosen entstehen überwiegend Spinaliome.

VII. Therapie

So früh als möglich und ausreichend radikal.

1. Am besten Exzision in toto.

2. Nach Bestrahlung allein ist das Rezidivrisiko groß.

3. Eventuell Extirpation und Nachbestrahlung regionärer Lnn.-Metastasen.

4. Die Zweckmäßigkeit einer „prophylaktischen" Bestrahlung „noch freier" regionärer Lnn. ist umstritten!

5. Die Allgemeinbehandlung mit Zytostatika kommt nur als ultima ratio bei universeller Metastasierung in Frage.

Pseudoepitheliomatöse Hyperplasie   (sehr selten)

Diese reaktive benigne Epithelproliferation (sogenannte **Pseudo-cancerose**) auf dem Boden chronischer Entzündungsprozesse (Ulcus cruris, chronische Pyodermien, Lupus vulgaris, Lues I und III usw.) ist klinisch durch mehr oder minder ausgeprägte Knotenbildung und histologisch durch starke Akanthose mit gewaltiger Verbreiterung der Epidermis charakterisiert.

III. Die pseudoepitheliomatöse Hyperplasie entsteht allmählich im Bereich eines Ulcus cruris („Papillomatosis cutis carcinoides"), einer chronischen Pyodermie, eines Lupus vulgaris oder einer Lues I bzw. III. Sie verläuft benigne, da sie weder weiter infiltriert noch metastasiert.

IV., V. Obwohl ihre Ähnlichkeit mit dem Carcinoma spinocellulare groß ist, zumal sie in der Histologie auch Zellpolymorphie mit vielen Mitosen und strangförmigen Epithelausläufern zur Tiefe zeigt, kann sie doch vom Carcinom abgegrenzt werden, weil die für den malignen Prozeß typischen „individuellen Dyskeratosen einzelner Epithelien" fehlen.

VI. Keine Bemerkung.

VII. Die oft schwierige Abgrenzung vom Carcinom ist unbedingt erforderlich und verantwortungsvoll, denn die pseudoepitheliomatöse Hyperplasie macht keine ausgedehnten Operationen erforderlich, und es ist nicht gleichgültig, ob z. B. ein Bein abgesetzt werden muß oder nicht!

Keratoakanthom
Molluscum sebaceum   (selten)

Abb. 323, 324

Diese erst seit 20 Jahren klar abgegrenzte, früher als „spontan heilendes Carcinom" betrachtete, vielleicht virusbedingte Dermatose (sogenannte **Pseudocancerose**) ist durch bis nußgroße, braunrötliche, halbkugelig vorragende, scharf abgesetzte, derbe, verschiebliche Knoten mit einem zentralen von fest haftenden graugrünen Hornmassen erfüllten Krater („ähnlich einem riesigen Molluscum contagiosum", daher der zweite Name) charakterisiert.

I. Die in der Regel solitären und nur sehr selten multiplen Effloreszenzen sind vorwiegend im Gesicht lokalisiert.

II. Keine Bemerkung.

III. Das Keratoakanthom tritt im höheren Alter auf, entwickelt sich in wenigen Wochen zur vollen Größe, besteht dann durch Wochen und Monate fort und bildet sich schließlich unter Hinterlassung einer leicht atrophischen Narbe spontan zurück. Es verhält sich also benigne, da es weder infiltriert noch metastasiert.

IV. Die Histologie zeigt eine basal scharf abgesetzte mächtige Akanthose der Epidermis und eine Papillomatose, die im Zentrum ortho- und parakeratotisch verhornte Zellmassen vulkankegelartig umschließen.

V. Die Abgrenzung vom Carcinoma spinocellulare nach Morphologie und Verlauf ist nicht immer einfach und völlig sicher möglich.

VI. Ätiologie und Pathogenese sind ungeklärt.

VII. Therapeutisch ist die Exzision in toto dem bloßen Zuwarten, Exkochleiren oder Bestrahlen vorzuziehen, zumal die Erkrankung im Gesicht entstellend wirkt.

Sarkome der Haut   (sehr selten)

> Auch an der Haut können alle malignen mesodermalen Neoplasien auftreten, die nach ihrem erkenn- oder vermutbaren Ursprung als Fibro-, Lipo-, Leiomyo-, Angio-, Myxo-, Chondro-, Osteo- (von verlagerten Knorpel- und Knochenkeimen ausgehend), Retothel- bzw. Reticulo- oder bei weitestgehender Zellunreife einfach als Rund- bzw. Spindelzellsarkome bezeichnet werden.

I. Sie sind durch eventuell bis faustgroße, je nach Art und Entwicklungsphase blaß- bis lividrote, halbrunde, plattenartige oder sogar gestielte, mäßig scharf begrenzte, in Abhängigkeit von der „Gewebsart" weiche oder derbere Knoten charakterisiert, die oft schuppen und mitunter exulzerieren. Sie treten solitär oder im Rahmen einer sogenannten

---

Abb. 323. Keratoakanthom mit typischem, zentralem Krater
Abb. 324. Keratoakanthom. Randpartie mit „napfartigem" Umfassen des Zentrums. Breite akanthotische Epithelformation ohne Malignitätszeichen
Abb. 325. Knotige Hautmetastasen eines Carcinoma ventriculi
Abb. 326. Carcinommetastasen der Haut adenoider Bauart. Primärtumor Carcinoma ventriculi

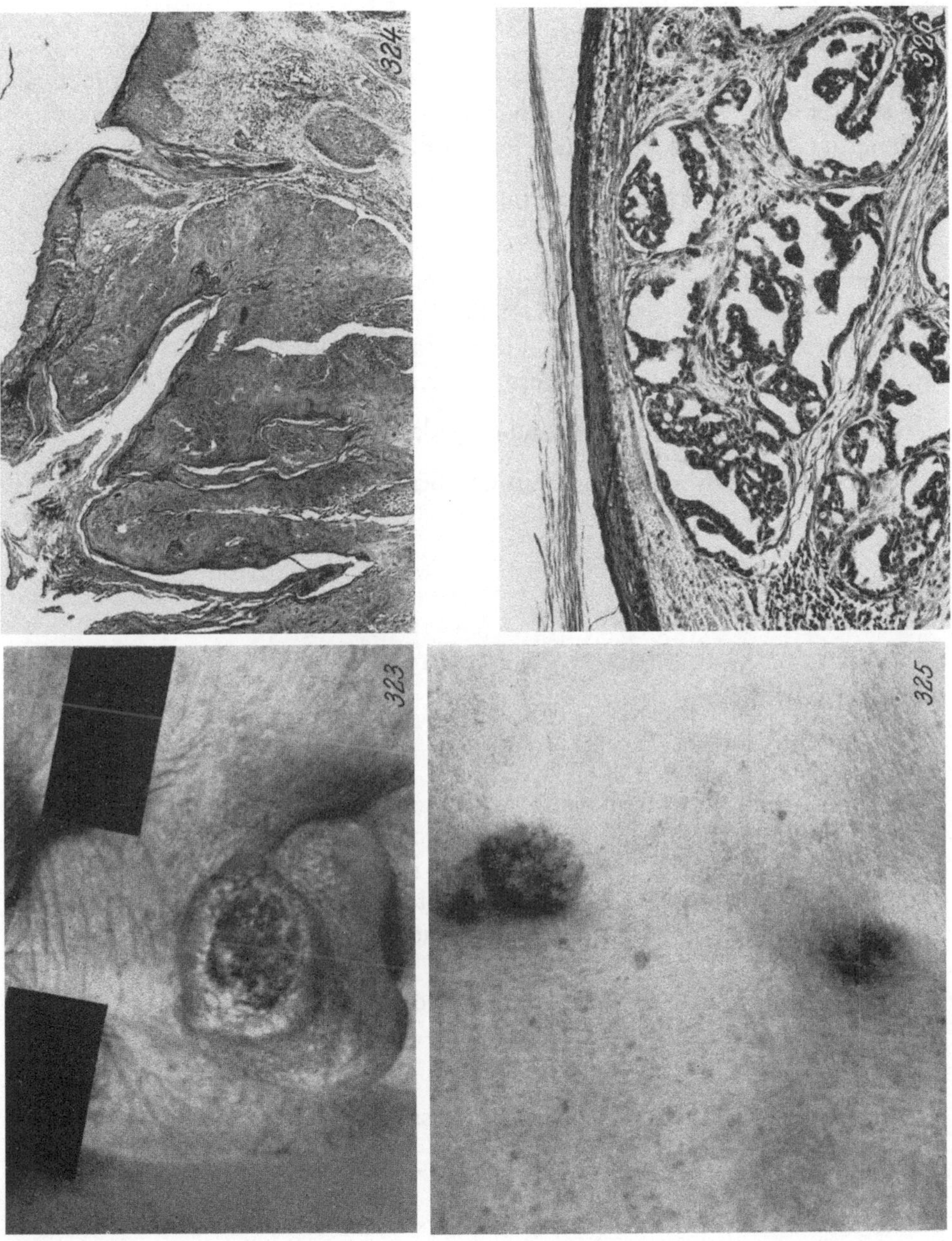

Abb. 323—326

Sarcomatosis cutis, insbesondere bei den retothelialen Formen (S. 498) auch multipel auf. Jede Lokalisation ist möglich.

II. Keine Bemerkung.

III. Die Entwicklung kann in jedem Alter einsetzen und geht meist rasch vor sich. Die frühzeitige hämatogene Metastasierung führt fast immer im Laufe eines Jahres zum letalen Ende.

IV. Die Histologie gleicht derjenigen entsprechender Sarkome anderer Organe.

V. In DD kommen unreife Carcinomata spinocellularia (S. 485), Tumoren der Mykosis fungoides (S. 498), Hauterscheinungen von Leukosen und Morbus Hodgkin (S. 496), Hautmetastasen (S. 492) und eventuell auch Gummen (S. 601). Die sichere Abgrenzung erfolgt histologisch.

VI. Ätiologie und Pathogenese sind ungeklärt.

VII. Therapeutisch kommen Exzision, Bestrahlung und Zytostatika in Betracht.

Carcinoma, Sarcoma et Melanoma
cutis metastaticum   (selten)

Abb. 29, 325—329

> A. Hautmetastasen maligner Tumoren sind durch bis pflaumengroße, hautfarbene (beim Melanom oft braunschwarze) oder rötliche, kugelig vorgewölbte oder nur tastbare, scharf begrenzte, harte, kutane bzw. subkutane Knoten mit intakter oder glänzend gespannter Oberfläche und typische Histologie charakterisiert.

I. Ihre Zahl ist variabel. Sie können jede Körperstelle betreffen und sind disseminiert angeordnet.

II. Hautmetastasen sind schmerzlos. Der Allgemeinzustand hängt vom Primärtumor bzw. vom Grad der Metastasierung ab.

Abb. 327. Lentikuläre Hautmetastasen und erysipelartige Metastasierung eines Carcinoma mammae nach Ablatio

Abb. 328. Carcinoma erysipelatodes mammae (vgl. Ähnlichkeit mit streptogenem Erysipel, Abb. 80)

Abb. 329. Erysipelas carcinomatosum. Die metastatischen Carcinomzellen (Pfeile) erfüllen lediglich die Lymphgefäße des Coriums. (50fach)

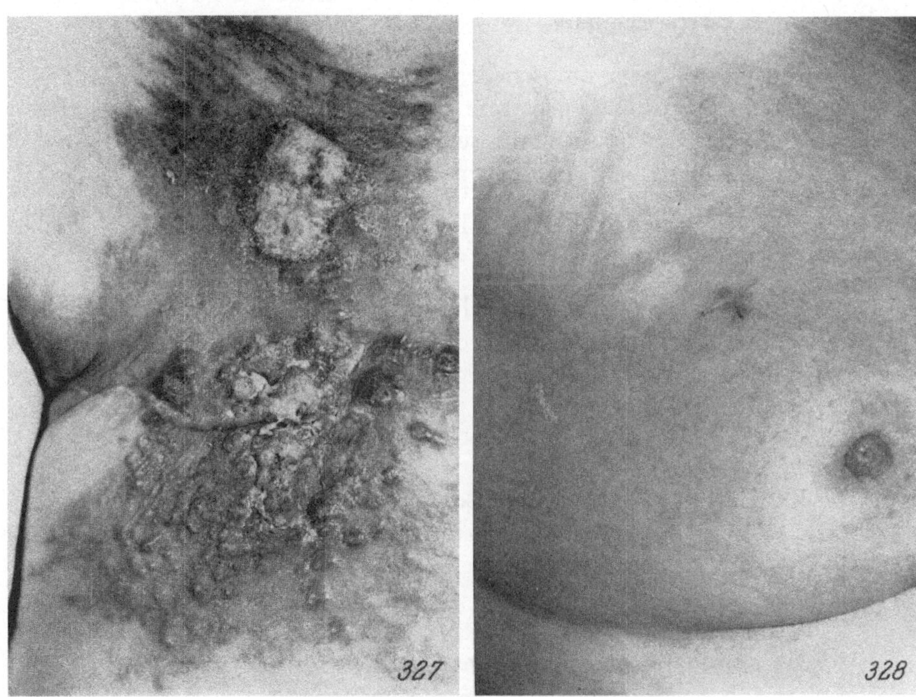

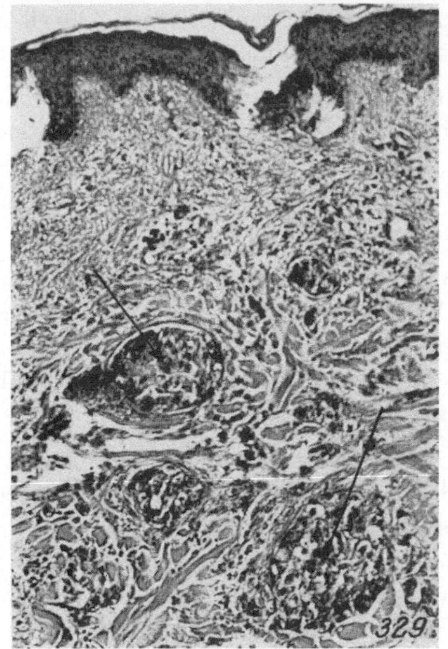

Abb. 327—329

III. Hautmetastasen entwickeln sich oft in wenigen Wochen und sind mitunter erstes Symptom eines inoperablen Carcinoms.

VI. Die Histologie zeigt umschriebene, in Corium oder Subcutis lokalisierte, fast reaktionslos eingebettete Nester der atypischen, epithelialen Fremdzellen, deren Aussehen nur selten einen Schluß auf den Sitz des Primärtumors zuläßt (z. B. beim Hypernephrom).

V. Die klinische Verdachtsdiagnose ist leicht. Sie wird histologisch verifiziert.

VI. In die Haut metastasieren nicht allzu selten die Carcinome von Magen, Uterus, Lunge und Dickdarm, ferner das Hypernephrom, das Melanom und das Sarkom. Es liegt hämatogene Aussaat vor.

VII. Röntgenbestrahlungen wirken rein symptomatisch.

> **B. Beim Mammacarcinom** (sowohl bei vorhandenem Tumor als auch bei postoperativen Rezidiven) können drei weitere metastatische Hautveränderungen eventuell mit fließenden Übergängen auftreten.

I. a) Das **Carcinoma lenticulare mammae** zeigt linsen- bis kirschgroße, rötliche, rundlich vorgewölbte kutane, scharf abgesetzte, derbe Knoten mit intakter, eventuell auch exulzerierter Oberfläche. Die Zahl ist variabel, die Anordnung disseminiert.

b) Der **Cancer en cuirasse (= Panzerkrebs)** erscheint als eine bis mehrere Handflächen große, düsterrote, eventuell leicht glänzende, unscharf begrenzte, brettharte, unverschiebliche sklerodermieartig-makulöse Verhärtung, in der auch lentikuläre Metastasen eingestreut sein und Ulzerationen auftreten können.

c) Das **Carcinoma erysipelatodes (= Erysipelas carcinomatosum)** ist durch eine eventuell weit über den Thorax ausgebreitete, rosa bis düsterrote, randwärts mit fingerförmigen Ausläufern und leicht stufenartiger Absetzung scharf begrenzte, etwas konsistenzerhöhte erysipelähnlich-makulöse Verfärbung charakterisiert.

Alle drei Formen sind im Bereich der Mamma bzw. der Narbe nach der Ablatio und des angrenzenden Thorax lokalisiert. Sie sind manchmal mit einer Elephantiasis des Armes verbunden, die durch carcinomatöse Verlegung der Lymphwege bedingt, aber auch Folge eines mitunter postoperativ rezidivierenden streptogenen Erysipels bzw. der Totalausräumung aller regionären Lnn. bei der Ablatio sein kann.

II. Diese Metastasen können schmerzlos sein, aber auch subjektive Beschwerden verursachen.

III. Die Veränderungen entwickeln sich oft in wenigen Wochen. Die Prognose ist über kürzer oder länger infaust.

IV. Die Histologie entspricht a) beim Carcinoma lenticulare mammae dem Bild der Hautmetastasen innerer Organe. b) Beim Cancer en cuirasse findet man Stränge und Nester von Krebszellen in Corium und Subcutis, bei ausgeprägter narbiger Verdichtung des Bindegewebes (deshalb Verhärtung). c) Beim Erysipelas carcinomatosum liegen die Carcinomzellen lediglich in den präformierten Lymphspalten des Coriums. — Die Carcinomzellen dieser Absiedlungen sind in ihrem zellkernmorphologischen Geschlecht (= „Sexchromatin") häufig männlich determiniert, d. h. der Prozentsatz von Zellkernen mit Barrschen Körperchen liegt unter $3^0/_0$.

V. Die Diagnose bereitet kaum Schwierigkeiten. Nur beim Erysipelas carcinomatosum ist das streptogene Erysipel abzugrenzen (Fieber, rasche Entwicklung, Histologie, S. 121), das mitunter auch auf dem Boden eines Mammacarcinoms auftritt.

VI. Die Ausbreitung der Krebszellen ist bei den drei Formen different: a) Beim Carcinoma lenticulare mammae liegt lokale lymphogene Metastasierung vor. — b) Beim Cancer en cuirasse liegt auch lokale lymphogene Metastasierung, aber mit zusätzlicher direkter Penetration und narbiger Proliferation des Bindegewebes vor. — c) Beim Erysipelas carcinomatosum breiten sich die Krebszellen nur in den Lymphspalten des Coriums (sogenannter carcinomatöser „Lymphbahninfarkt") aus, genauso wie die Streptokokken beim streptogenen Erysipel.

VII. Die Therapie kann das letale Ende hinauszögern. Vor dem Beginn einer nicht wertlosen Hormontherapie müssen die Barrschen Körperchen gezählt werden, da bei männlicher Zellkerndeterminierung im Gegensatz zur sonstigen Routine beim Mammacarcinom nur Östrogene (!) anzuwenden sind, während Androgene und Kastration den Prozeß eher propagieren. — Auch symptomatische Röntgentherapie ist möglich.

24. Durch Systemerkrankungen des lymphatischen und reticulohistiozytären Systems bedingte Hautveränderungen

Hauterscheinungen bei Leukosen und Morbus Hodgkin (sehr selten)

Abb. 330

Im Rahmen der **akuten Leukosen,** der **chronischen Lymphadenose** sowie des **Morbus Hodgkin** können an der Haut *„spezifische" Infiltrationen* in Form kleinpapulöser Exantheme, solitärer eventuell exulzerierter Knoten oder nahezu universeller Erythrodermien entstehen und die vielfältigsten *„unspezifischen" Begleiterscheinungen* als erythematös-urticarielle Ausschläge, als ekzematös-lichenoide Eruptionen, als ekzematöse Erythrodermien und als vesiculöse Exantheme, als Purpura, als psoriasiforme, Erythema exsudativum multiforme-artige oder Erythema nodosum-ähnliche Veränderungen und schließlich auch als Herpes zoster auftreten. Die spezifischen Infiltrationen sind echte Ansiedlungen der Leukose bzw. Granulomatose mit entsprechender Histologie. Die unspezifischen Begleiterscheinungen zeigen hingegen feingeweblich nur Symptome einer Entzündung; sie dürften zum Teil toxisch-allergisch, zum anderen aber durch die Resistenzschwäche bedingt sein, die ein Aufflammen latenter Dermatosen ermöglicht und Virusinfektionen Vorschub leistet. Therapie siehe S. 500.

Abb. 330. Eigroßes spezifisches Infiltrat mit zentralem Zerfall bei Morbus Hodgkin
Abb. 331. Reticulosarkomatose
Abb. 332. Retothelsarkom
Abb. 333. Reticulosis cutis. Dichte aus Lymphozyten und Reticulumzellen aufgebaute Infiltration des Coriums. (50fach)

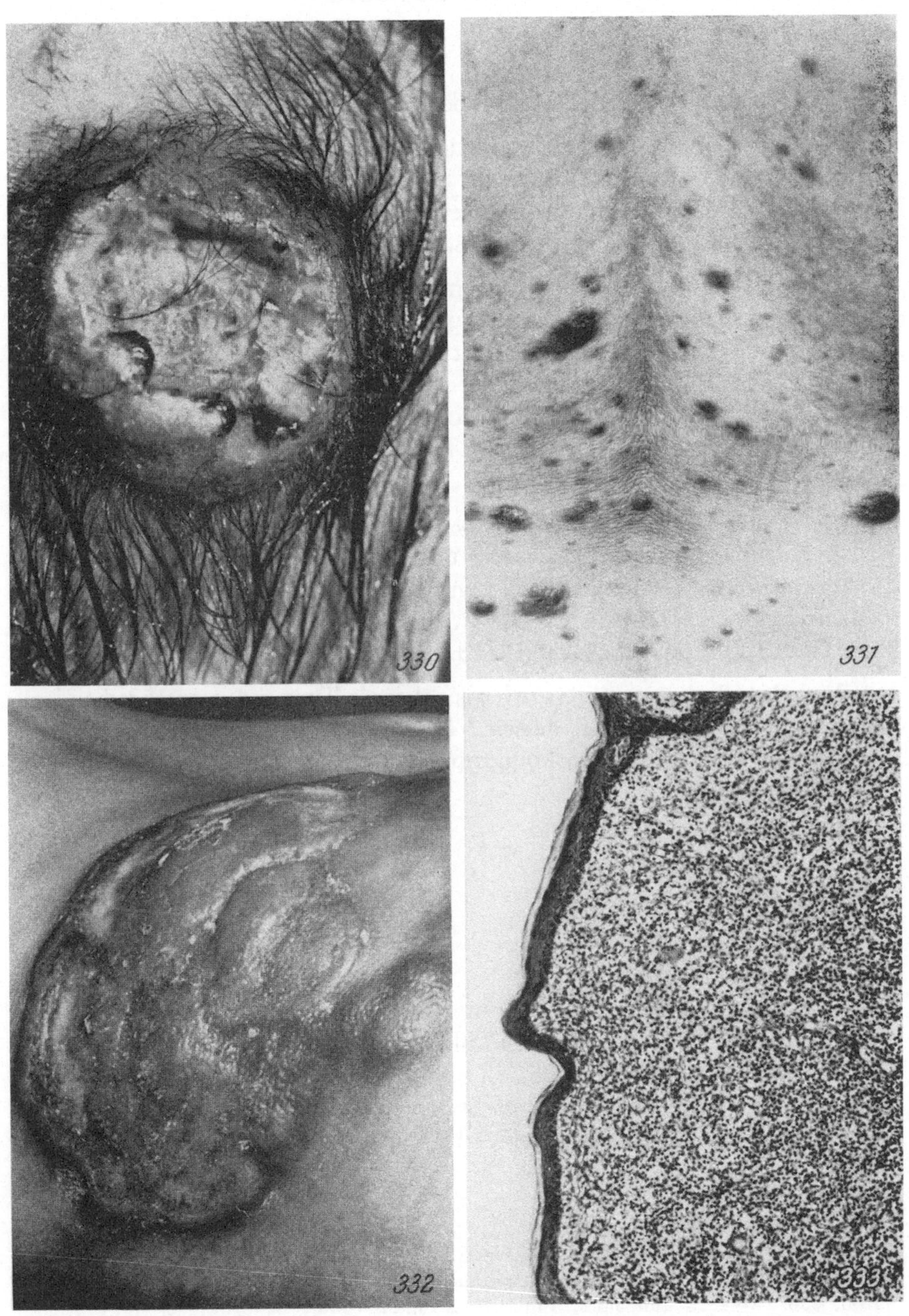

Abb. 330—333

Reticulosen und Retothelsarkom   (sehr selten)

Abb. 331—333

Bei den *Reticulum-Proliferationen* der Haut unterscheidet man:

a) **Reaktive Hyperplasien des Reticuloendothels** auf chronische infektiöse, allergisch-toxische, eventuell auch hormonelle Reize. Sie manifestieren sich als Erythrodermien mit entsprechender Histologie bzw. Lnn.-Beteiligung und klingen bei Reizausschaltung restlos ab.

b) **Chronische Reticulosen**, die in Form kleinpapulöser Exantheme, multipler großer Knoten und Plaques oder als Erythrodermie mit entsprechendem histologischen Substrat auftreten und sich relativ gutartig unter zeitweisen Remissionen über viele Jahre hinziehen, obwohl ein Übergang ins Retothelsarkom jederzeit möglich ist. Man betrachtet sie heute als Systemerkrankungen in Analogie zur chronischen Lymphadenose.

c) Die **akute Reticulosarkomatose,** die durch rasche Entwicklung zahlreicher, disseminierter, kleinerer und größerer, braunroter Knoten charakterisiert ist und trotz gelegentlicher Remissionen spätestens nach einem Jahr ad exitum führt. Sie ist als Systemerkrankung in Analogie zur akuten Lymphadenose zu betrachten.

d) Das **Retothelsarkom,** das sich als solitärer Tumor mit entsprechender Histologie entwickelt und dessen Verhalten demjenigen maligner Neoplasien aus der unreifen Sarkomgruppe entspricht. Therapie siehe S. 500.

Mykosis fungoides   (sehr selten)

Abb. 334—336

Die Mykosis fungoides beginnt im *prämykotischen Stadium* als reine Hautkrankheit mit bis über handflächengroßen, hell- bzw. gelbroten, ovalen oder irregulären, unscharf begrenzten Flecken, die leicht schuppen, in geringer Zahl meist am Stamm disseminiert sind und jucken. Sie ähneln den Herden eines seborrhoischen Ekzems (S. 346) oder einer

---

Abb. 334. Mykosis fungoides; infiltratives Stadium
Abb. 335. Mykosis fungoides; Tumorstadium
Abb. 336. Mykosis fungoides. Infiltratives Stadium mit bandförmiger Infiltration des Coriums, „freiem, subepidermalem Streifen", großen Mykosiszellen und Pautrierschen Mikroabszessen. (125fach)

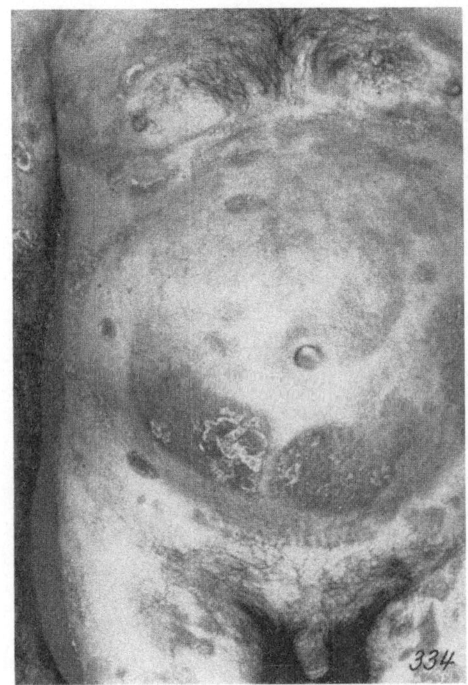 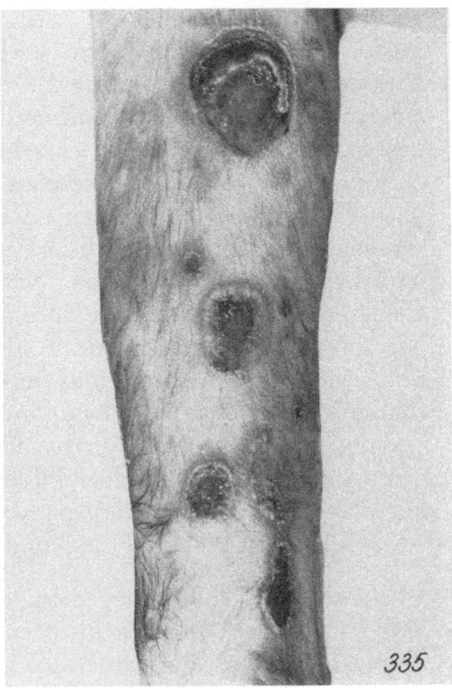

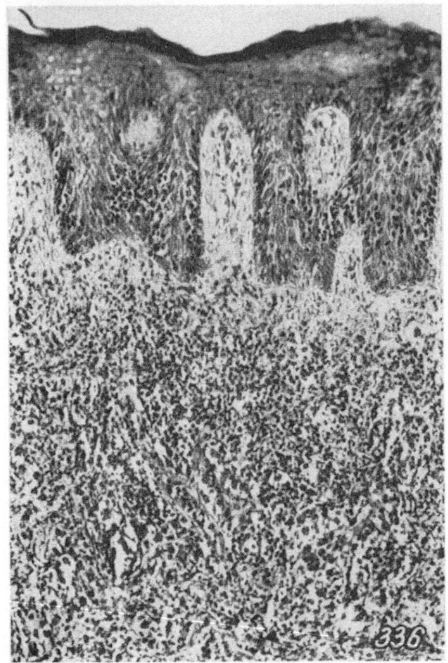

Abb. 334—336

32*

Parapsoriasis en plaques (S. 363), die ja auch teilweise mit dem Stadium prämycoticum identifiziert wird und zeigen noch eine unspezifische Histologie. Nach jahrelangem Verlauf mit Rückbildungen und Exazerbationen, die selten bis zur Erythrodermie fortschreiten, erfolgt der Übergang ins *infiltrative Stadium* durch Bildung plattenartiger, unscharf begrenzter Verdickungen in einzelnen alten Herden. Von jetzt an zeigt auch die Histologie das typische aus verschiedenartigen Zellen, pleiomorphen Histiozyten und großen unreifen Mykosiszellen aufgebaute Infiltrat im Corium mit den zahlreichen Mitosen und den intraepidermalen Pautrierschen Mikroabszessen. Nach weiteren Monaten entwickelt sich schließlich das dritte, das *tumoröse Stadium* mit bis faustgroßen, blau- oder braunroten Knoten, die in alten Herden oder daneben lokalisiert sind, exulzerieren können und im Gesicht eventuell zur Facies leontina führen können. Das Tumorstadium kann auch innere Organe betreffen und endet nach einigen Monaten letal. Die Mykosis fungoides hat trotz ihres Namens nichts mit einer Pilzerkrankung zu tun; sie gilt als Granulomatose ungeklärter Ätiologie und stellt somit ein dermatologisches Gegenstück zum Morbus Hodgkin dar.

VII. Alle Hautveränderungen bei Erkrankungen des lymphoretikulären Systems sprechen wie die internen Erscheinungen auf Corticosteroide, Zytostatika und Strahlentherapie zumindest vorübergehend mehr minder gut an. Diese Behandlungen erfolgen nach den Richtlinien der Inneren Medizin und sollten insbesondere bei den Retikulosen und bei der Mykosis fungoides als ultima ratio möglichst lange hinausgeschoben werden.

25. Durch Ablagerung körpereigener Substanzen bedingte und im Rahmen interner Erkrankungen auftretende Hautveränderungen

Mucinosen (sehr selten)

Abb. 55, 337

Mucin- (= Schleimsubstanzen) Einlagerungen in der Haut erscheinen als erbsen- bis über pflaumengroße Knoten oder als flächenhafte Schwellungen, die hautfarben oder hellrot, halbkugelig oder ödematös erhaben, unscharf begrenzt und prall elastisch sind. Die Histologie zeigt die nur mit Spezialfärbungen darstellbaren Mucoproteine als eine ödemartige Vermehrung der Grundsubstanz zwischen den kollagenen Bündeln des Coriums. Man unterscheidet:

1. Das **echte Myxödem** bei Hypothyreose, das mit der entsprechenden internen Symptomatik verknüpft ist und sich am Integument durch eine über große Flächen ausgedehnte hautfarbene, teigige Schwellung manifestiert, die prall elastisch ist und nach Fingerdruck keine Delle behält; überdies bestehen Trockenheit der Haut und diffuser Haarausfall. Es gibt auch abortive Formen, bei denen die myxödematöse Schwellung nur in umschriebenen Arealen auftritt.

2. Das **Myxödema prätibiale symmetricum,** das bei Patienten entsteht, die wegen einer Thyreotoxikose chemotherapeutisch, operativ oder mit Radiojod behandelt wurden, und vielfach mit einem malignen Exophthalmus kombiniert ist. Hier treten in sehr typischer Weise an den Streckseiten beider Unterschenkel pflaumen- bis über handflächengroße, leicht gerötete, prall elastische Schwellungen auf, deren Oberfläche durch Retraktion der Follikel orangenschalenartig erscheint.

3. Der **Lichen myxödematosus** und das **Skleromyxödem,** die aus unbekannter Ursache entstehen und mit einer Aussaat erbsengroßer, kutaner

mucinöser Knötchen bzw. mit einer flächigen mucinösen Infiltration des Coriums einhergehen.

Während das echte Myxödem nach erfolgreicher Substitutionstherapie der Schilddrüse abklingt, sind die anderen Formen der Mucinosen keiner zielführenden Behandlung zugänglich.

Xanthomatosen (sehr selten)

Abb. 57, 338

Fettstoffeinlagerungen in der Haut erscheinen als stecknadelkopf- bis pflaumengroße, gelbe oder braunrote, halbkugelig erhabene, scharf begrenzte, harte Knötchen, Knoten bzw. plattenförmige Infiltrate im Corium. Die Histologie zeigt die Fettstoffe zunächst im Plasma der sogenannten Schaumzellen, später auch amorph oder nadelförmig kristallisiert frei im Gewebe; da sie als Fremdkörper wirken, sind sie von einem entzündlichen Infiltrat umgeben. Man unterscheidet:

1. Die **hypercholesterinämischen Xanthomatosen,** die im Gefolge allgemeiner Fettstoffwechselstörungen verschiedenartiger Ätiologie („idiopathisch" oder sekundär bei Leberschäden und Hypothyreose) auftreten, lediglich mit einer Erhöhung der Cholesterinfraktionen im Serum einhergehen, auch an den Gefäßen und Sehnenscheiden zur Manifestation kommen und prognostisch vom Grundleiden abhängen. Die Haut zeigt im allgemeinen nur wenige knotige Einlagerungen vorzugsweise über den Ellenbogen- und Kniegelenken.

2. Die **hyperlipämischen Xanthomatosen,** die ebenfalls im Gefolge allgemeiner Fettstoffwechselstörungen verschiedenartiger Ätiologie („idiopathisch" oder sekundär bei Diabetes mellitus, Gierkes Glykogenspeicherkrankheit und Nephrosen) auftreten, aber mit einer Erhöhung aller Lipidfraktionen, insbesondere der Neutralfette im Serum (typische milchige Trübung des Nüchternserums durch Fette) verbunden sind; auch sie führen zu Veränderungen an den Gefäßen und Sehnenscheiden (solche Patienten sind daher Infarktanwärter!) und erscheinen prognostisch dubiös. Hier zeigt die Haut neben einzelnen größeren knotigen

---

Abb. 337. Myxödema prätibiale symmetricum mit typischer orangenschalenartiger Oberfläche
Abb. 338. Xanthome bei sekundärer Hyperlipämie infolge Diabetes mellitus
Abb. 339. Xanthelasmen an den Oberlidern

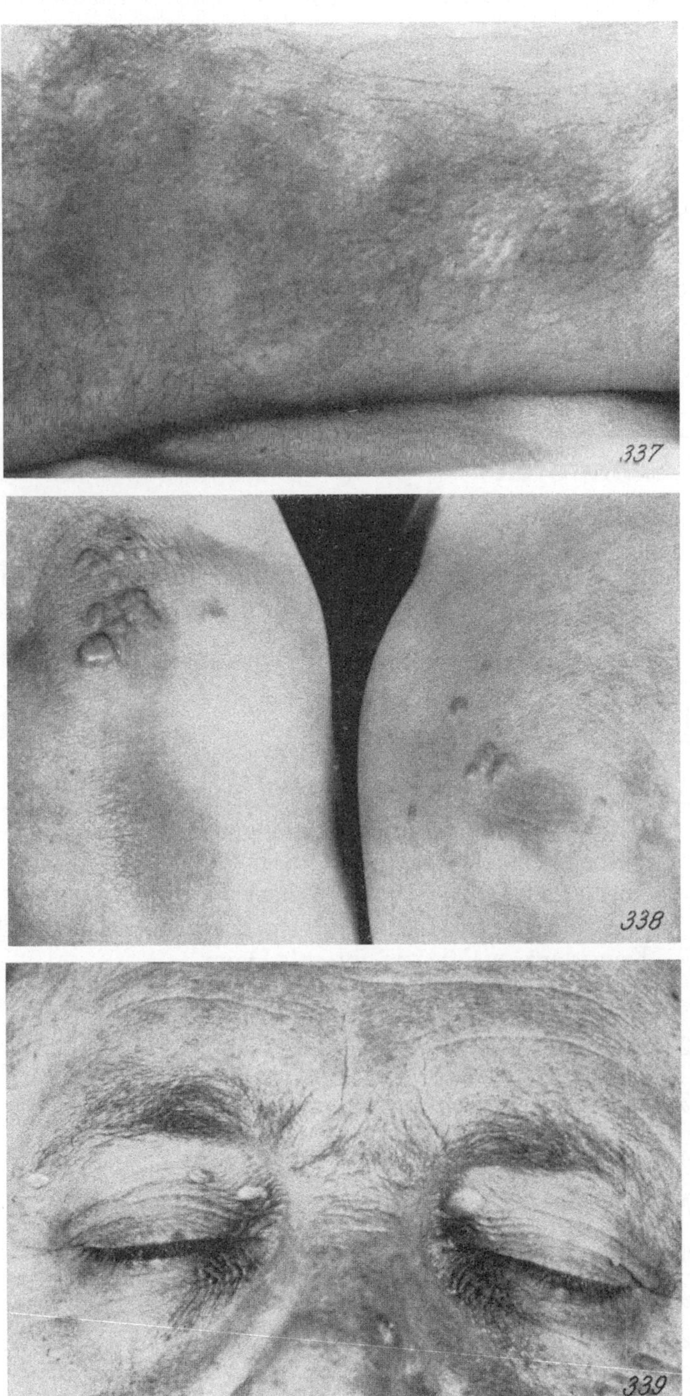

Abb. 337—339

Infiltraten in Gelenksnähe meist eine eruptive Aussaat zahlreicher klein-papulöser Xanthome am ganzen Körper.

3. Die **normocholesterinämischen Xanthogranulomatosen,** die mit normalen Serumlipidwerten einhergehen, werden heute als fettspeichernde Varianten der Histiocytosis X (Hand-Schüller-Christian) betrachtet.

Xanthome auf der Basis allgemeiner Fettstoffwechselstörungen können bei einer erfolgreichen Behandlung der Grundkrankheit mit Sistieren der Hyperlipidämie zur Rückbildung kommen.

Xanthelasmen
Gelbknoten   (häufig)

Abb. 57, 339

Diese persistierenden Lipideinlagerungen in Zellen des RHS sind durch bis linsengroße, gelbe, weiche Knötchen an den Lidern charakterisiert.

I. Hauterscheinungen

1. Primäreffloreszenzen — *Knötchen.*

> Größe: stecknadelkopf- bis linsengroß.
> Farbe: weißgelb oder gelb.
> Form: flach erhaben, rundlich oder oval.
> Rand: scharf, steil, bei Konfluenz eventuell polyzyklisch.
> Konsistenz: weich, wie normale Haut.
> Oberfläche: normal oder leicht gespannt.

2. Sekundäreffloreszenzen — Keine.

3. Phänomene — Keine.

4. Zahl

Meist nur zwei bis vier, selten bis zu einem Dutzend.

5. Lokalisation

Augenlider nasal, insbesondere Oberlider.

6. Anordnung

Überwiegend symmetrisch und einzelstehend.

II. Sonstige Symptomatik

Sofern eine symptomatische Form vorliegt, können Symptome einer Xanthomatose (S. 502) nachweisbar sein. Bei der idiopathischen Form fehlen andere Krankheitszeichen.

III. Verlauf und Prognose

1. Altersdisposition

Idiopathische Formen meist erst nach dem 50. Lebensjahr; symptomatische Formen eventuell auch früher.

2., 3. Inkubation, Prodrome – Keine.

4. Beginn und Verlauf

Xanthelasmen entwickeln sich allmählich und bleiben dann jahrelang unverändert bestehen.

5. Prognose

Idiopathische Formen sind völlig ungefährlich. Symptomatische Formen können erstes Zeichen einer Xanthomatose sein, so daß die Prognose wegen der ursächlichen Hyperlipämie oder Hypercholesterinämie mit Vorsicht zu beurteilen ist (S. 502).

IV. Histologie

Sie zeigt im Corium Infiltrate aus Zellen des RHS, die durch Lipideinlagerung zu Schaumzellen wurden.

V. Diagnose und DD

Die Diagnose bereitet kaum Schwierigkeiten. In DD kommen eventuell syringeale Atherome (S. 432), bei sehr kleinen Xanthelasmen auch Milien (S. 429), ein beginnendes Basaliom (ist hart; S. 422) und sehr selten Syringome (S. 428).

VI. Ätiologie und Pathogenese

Es liegt eine Speicherung von Lipiden in Zellen des RHS vor, die bei der idiopathischen Form rein lokal bedingt ist, bei der symptomatischen Form aber passiv im Rahmen der Hyperlipidämie erfolgt.

VII. Therapie
---

1. Allgemein in jedem Falle nach einer Fettstoffwechselstörung im Sinne einer Xanthomatose fahnden, EKG machen lassen.

2. Lokal kommt nur die Zerstörung mit der Kaltkaustik (S. 103) oder durch Ätzung mit Trichloressigsäure (in konzentrierter Form Auftupfen) in mehreren Sitzungen in Frage; sie dringt in die Xanthelasmen ein und führt unter geringen Schmerzen zu deren Nekrose. Cave, Augen!

Calcinosen   (sehr selten)
Abb. 59

Kalkeinlagerungen in der Haut erscheinen als bis pflaumengroße, hautfarbene oder entzündlich gerötete, halbkugelig bzw. höckrig erhabene Knoten in der Subcutis oder im Corium. Zentrale Verflüssigung kann zu kleinen Fisteln führen. Die Histologie zeigt entsprechend färbbare massive oder granuläre Kalkdepots. Man unterscheidet:

1. Die **metastatischen Calcinosen,** die im Gefolge einer allgemeinen Kalk- und Phosphorstoffwechselstörung, z. B. bei Hyperparathyreoidismus, Vitamin-D-Intoxikation oder tumorösen Knochendestruktionen auftreten, mit pathologischen Calciumwerten im Serum verbunden sind, vorwiegend parenchymatöse Organe (Nieren, Magen, Arterien) betreffen und in prognostischer Hinsicht von der Grundkrankheit abhängen. Hautablagerungen sind hier sehr selten.

2. Die **metabolischen Calcinosen,** die ohne erkennbare Ursache „idiopathisch" oder im Rahmen einer Sklerodermie bzw. einiger anderer seltener Dermatosen (Kollagenosen) auftreten, normale Calciumwerte im Serum zeigen, vorwiegend das Bindegewebe (Subcutis, Muskulatur, Gefäßscheiden) betreffen und an sich harmlose lokale Veränderungen bzw. Komplikationen der Grunddermatosen darstellen. Hier entstehen die subkutanen oder kutanen, solitären und multiplen, knotigen Hauteinlagerungen vorzugsweise in der Nähe von Gelenken.

3. Die **dystrophischen Calcinosen,** die sekundär durch Kalkablagerung in pathologisch verändertem Gewebe (tuberkulöse Granulationen, Zysten, maligne und benigne Tumoren) entstehen, mit normalen Calciumwerten im Serum einhergehen und als an sich unwesentliche Komplikation der Grundkrankheit in jedem Organ auftreten können. Die Haut zeigt gegebenenfalls im Bereiche einer vorgegebenen Dermatose

knotige Verhärtungen, die vielfach erst histologisch als sekundäre Kalkeinlagerungen erkennbar werden.

Einmal entstandene Kalkeinlagerungen im Gewebe sind auch nach erfolgreicher Behandlung einer allfälligen Grundkrankheit konservativ unbeeinflußbar; sie können lediglich exzidiert werden.

Amyloidosen   (sehr selten)
Abb. 341

Amyloideinlagerungen in der Haut treten als stecknadelkopf- bis bohnengroße Knötchen, mitunter auch als plattenartige oder großknotige Infiltrate in Erscheinung, die hautfarben oder gelblich, halbkugelig bzw. flach erhaben, scharf begrenzt und wachsartig transparent sind. Die Histologie zeigt zwischen den Bindegewebsfasern des Coriums amorphe, blaßrosa, von Spalten durchzogene Einlagerungen, die sich in typischer Weise mit Kongorot hellrot färben. Man unterscheidet:

1. Die **sekundäre, allgemeine Amyloidose,** die im Gefolge langjähriger chronischer Entzündungen (Osteomyelitis, Tuberkulose) auftritt, vorwiegend parenchymatöse Organe (Leber, Milz) betrifft und mit der Grundkrankheit schließlich zum letalen Ende führt. Hier wird die Haut fast nie betroffen.

2. Die **primäre, allgemeine Amyloidose** (= Paramyloidose), die im Zusammenhang mit multiplen Myelomen auftritt, vorwiegend Muskelfasern und Gefäße (Herz, Verdauungstrakt) betrifft und nach 3—4 Jahren zum Tode führt. Hier entstehen in etwa einem Viertel der Fälle Hautveränderungen, die sich meist in Form kleiner Knötchen mit Vorzugslokalisation um die Augen manifestieren. Einlagerungen in der Zunge führen zur Makroglossie.

3. Die **isolierten Amyloidosen der Haut und Schleimhäute** mit unbekannter Ätiologie, die nur das Corium betreffen und jahrzehntelang unverändert und therapierefraktär fortbestehen, ohne jedoch das Leben der Patienten zu gefährden. Man differenziert:

a) den **Lichen amyloidosus,** der bis bohnengroße, oft hyperkeratotische Knötchen mit Vorzugslokalisation an den Streckseiten der Unterschenkel zeigt und quälenden Juckreiz verursacht;

b) die **noduläre Amyloidose,** die auch die Extremitäten bevorzugt;

c) die sogenannten **Amyloidtumoren der sichtbaren Schleimhäute,** die in Form knotiger Verdickungen solitär oder multipel auftreten können.

Nekrobiosis lipoidica diabeticorum   (sehr selten)

Abb. 342

> Diese typische Hautkomplikation des Diabetes mellitus ist durch blaurote Herde mit zentraler Atrophie und Gelbfärbung (Lipideinlagerung) an den Streckseiten der Unterschenkel und ein dem Granuloma anulare ähnliches histologisches Substrat charakterisiert.

I. Die um linsen-, später bis über münzengroßen (peripheres Wachstum und Konfluenz), blau- oder braunroten, flach scheibenförmigen, runden, bei Konfluenz polyzyklischen, ziemlich scharf begrenzten, mäßig derben Herde mit zentraler Atrophie und gelblicher Verfärbung ulzerieren nur extrem selten. Oft treten mehrere Herde symmetrisch in der Mitte der Streckseiten beider Unterschenkel auf, die vielfach konfluieren.

II. Keine Bemerkung.

III. Die Nekrobiosis betrifft am häufigsten Diabetiker im mittleren Lebensalter. Sie kann das erste erkennbare Symptom der Zuckerkrankheit sein und entwickelt bzw. vergrößert sich ganz allmählich. Die Prognose quoad vitam hängt vom Diabetes ab, diejenige quoad sanationem ist infaust.

IV. Die Histologie zeigt ein dem Granuloma anulare analoges Substrat (S. 388) mit zusätzlicher Einlagerung von Lipiden im Bereich der Nekrobiose (Fettfärbung!) und Gefäßveränderungen im Sinne der Angiopathia diabetica (Intimaproliferation, Verschlüsse).

V. Die Diagnose ist bei Kenntnis des Krankheitsbildes leicht. In DD kommen eventuell das Granuloma anulare und andere „Unterschenkelprozesse".

VI. Ätiologie und Pathogenese sind unklar.

VII. Eine wirksame Therapie ist unbekannt. Neben der notwendigen Einstellung des Diabetes mellitus kommen corticosteroidhältige Salben zur lokalen Anwendung.

Abb. 340. Großfleckige Purpura mit leicht papulösem Einschlag bei allergischer Vasculitis
Abb. 341. Lichen amyloidosus
Abb. 342. Nekrobiosis lipoidica-Herd an der Streckseite des linken Unterschenkels
Abb. 343. Kleinfleckige Purpura, medikamentös bedingt

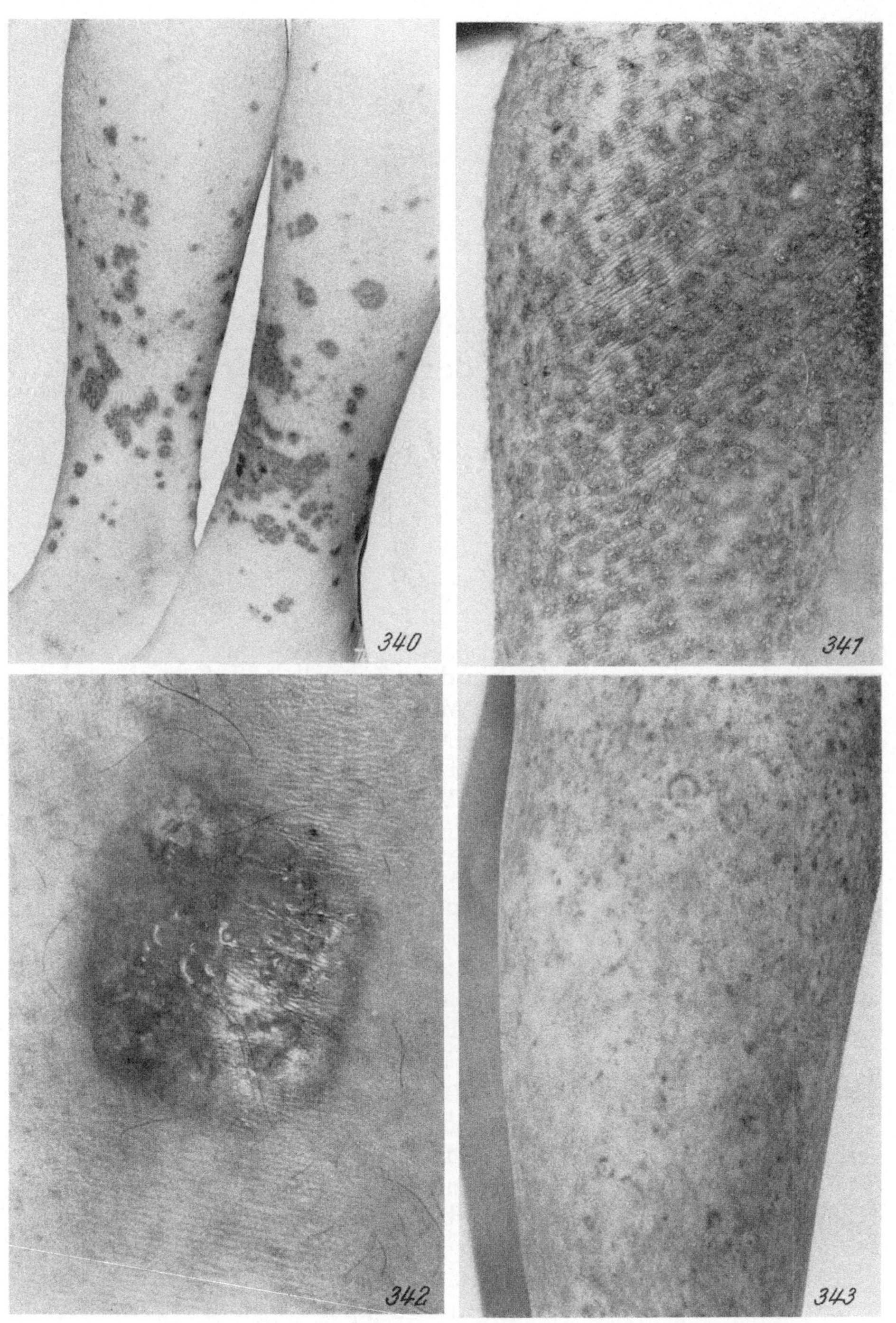

Abb. 340—343

26. Die polyätiologischen Veränderungen der Purpura, der Erythrodermie, des Pruritus

Purpura
Hautblutungen   (selten)

Abb. 61, 340, 343

> Unter diesem morphologischen Sammelbegriff faßt man ohne
> Rücksicht auf ätiologische Möglichkeiten exanthemartig dissemi-
> nierte Hautblutungen zusammen. Sie sind vielfach Symptome
> schwerer innerer Störungen, deren Klassifizierung und Behand-
> lung ins Gebiet der Inneren Medizin fällt.

I. Die Effloreszenzen einer Purpura sind *Maculae;* nur sehr selten imponieren oberflächliche, knapp subepidermal gelegene größere Erythrozytenextravasate als *Papulae (Purpura maculosa* und *papulosa).* Die
Größe der Veränderungen variiert zwischen stecknadelkopf- (Petechien)
und über münzengroß (Ekchymosen). Die Farbe ist zunächst dunkelrot
und ändert sich mit dem Abbau des Blutfarbstoffes über blaurot nach
dunkelblau, grün und braungelb. Hautblutungen lassen sich im Gegensatz zu hyperämischen Flecken mit dem Diaskop nicht wegdrücken. Die
Formen sind rundlich, bei Konfluenz auch polyzyklisch oder irregulär.
Das positive Phänomen von Rumpel-Leede (deutsch aussprechen!)
(= bei Stauung am Oberarm treten distal nach einigen Minuten Hautblutungen auf) deutet auf eine vaskuläre Schädigung hin, ist aber auch
bei thrombopenischer Purpura oft feststellbar. Zahl und Lokalisation
der Hautblutungen variieren meist mit dem Grade der Ursache, doch
werden die Beine am häufigsten betroffen („physiologischer Hämostase"-
Effekt). Die Anordnung ist symmetrisch disseminiert mit eventueller
Konfluenz; einige sehr seltene Varianten (sogenannter Majocchi-Typ)

zeigen ringförmig angeordnete Hautblutungen in Kombination mit Teleangiektasien.

II., III. Sichtbare Schleimhäute können mitbetroffen werden. Die Hautblutungen an sich verursachen keine subjektiven Beschwerden. Eventuelle Allgemeinsymptome sind ebenso wie der Verlauf und die Prognose von der jeweiligen ursächlichen Störung abhängig.

IV. Die Histologie zeigt entsprechende Erythrozytenextravasate; daneben können Gefäßveränderungen vorhanden sein.

V. Die Diagnose einer Purpura ist leicht, wobei das Verhalten unter dem Diaskop besondere Bedeutung hat. Nach dem Aussehen der Hautblutungen allein kann man jedoch nur in sehr seltenen Fällen (anuläre Purpuraformen vom Majocchi-Typ) Rückschlüsse auf die ursächliche Störung ziehen. Ihre Erkennung fordert meist das gesamte Rüstzeug der inneren Medizin.

VI. Aus der Vielzahl ätiologisch-pathogenetischer Möglichkeiten seien erwähnt:

1. Thrombozytopenische Purpuraformen (zuwenig Plättchen): Hautblutungen treten bei weniger als 50 000 Thrombozyten/mm³ Blut auf.

a) „Idiopathisch" (= ätiologisch ungeklärt) infolge:

    α) Verringerter Thrombozytenbildung (z. B. Morbus Werlhof).

    β) Erhöhten Thrombozytenverbrauchs (z. B. bei dem extrem seltenen Hämangiomtyp von Kasabach-Merritt).

b) Symptomatisch:

    α) Bei toxischer Knochenmarkschädigung durch Infekttoxine (Scarlatina usw.) bzw. Medikamente (Chloramphenicol).

    β) Bei „Knochenmarksverdrängung" durch Neoplasien (Metastasen, Leukosen).

    γ) Bei Knochenmarkschädigung durch Autoaggression (Lupus Erythematodes).

    δ) Bei allergischer Knochenmarkschädigung durch Infektionen (Foci usw.) oder Medikamente (Pyramidon).

2. Nicht thrombozytopenische Purpuraformen (Plättchenzahl normal):

a) Vaskulär bedingte Formen durch Gefäßwandschädigung:

    α) Bei Traumen.

    β) Bei Vitamin-C-Mangel (Skorbut).

    γ) Bei toxischer Kapillarschädigung durch Infekttoxine (Flecktyphus) oder Gifte (Benzol) oder Medikamente (Salvarsan).

δ) Bei Kapillarschädigung im Rahmen diverser Erkrankungen (Diabetes mellitus, Nephrosen, Vasculitis, Amyloidosis, Reticulosen).

ε) Bei allergischer Kapillarschädigung durch Medikamente (siehe auch Arzneimittelexantheme, S. 311) oder Infekt-, Nahrungsmittel- (bzw. Auto-?) Antigene.

b) Hautblutungen bei Gerinnungsstörungen infolge:

α) Minderwertigkeit der Thrombozyten (Thrombasthenie).

β) Fehlender Gerinnungsfaktoren (Hämophilie).

γ) Bestimmter Serumglobulindefekte (Morbus Waldenström).

VII. Die Therapie der Purpuraformen geschieht durch Behandlung oder Beseitigung der ursächlichen Störung (z. B. Eliminierung eines Medikamentes, Focus usw.) und fällt überwiegend ins interne Gebiet.

Erythrodermie
Dermatitis exfoliativa   (selten)
Abb. 28, 30, 344, 345

> Unter diesem rein morphologischen Begriff der „roten Haut" (rot = griechisch erythros, Haut = griechisch derma) faßt man ohne Rücksicht auf die zahlreichen verschiedenartigen ätiologischen Möglichkeiten Entzündungen des Integuments zusammen, die universell oder fast universell ausgebreitet sind.

I. Die Haut erscheint hell- bis dunkelrot, derb, im Relief vergrößert, schuppt und zeigt meist *Kratzeffekte*, eventuell auch sekundäre *Pyodermien* und *Pigmentationen*, aber nur selten *Erosionen* und *Krusten*. Mitunter kann man in Randgebieten charakteristische Effloreszenzen einer zugrunde liegenden Dermatose erkennen.

II. Schleimhautbeteiligung ist möglich. Meist bestehen heftiger Juckreiz und Kältegefühl. Reaktive Lnn.-Vergrößerungen sind häufig. Die Temperatur kann normal, subfebril, bei medikamentös bedingten Formen auch hochfebril sein. Die Beeinträchtigung des Allgemeinzustandes ist sehr variabel und hängt weitgehend von der Ursache der Erythrodermie ab, deren übrige Symptomatik mehr oder minder klar hervortritt.

Abb. 344. Erythrodermia psoriatica
Abb. 345. Erythrodermia eccematosa mit Reticulum-Proliferation
Abb. 346. Akne vulgaris comedonica

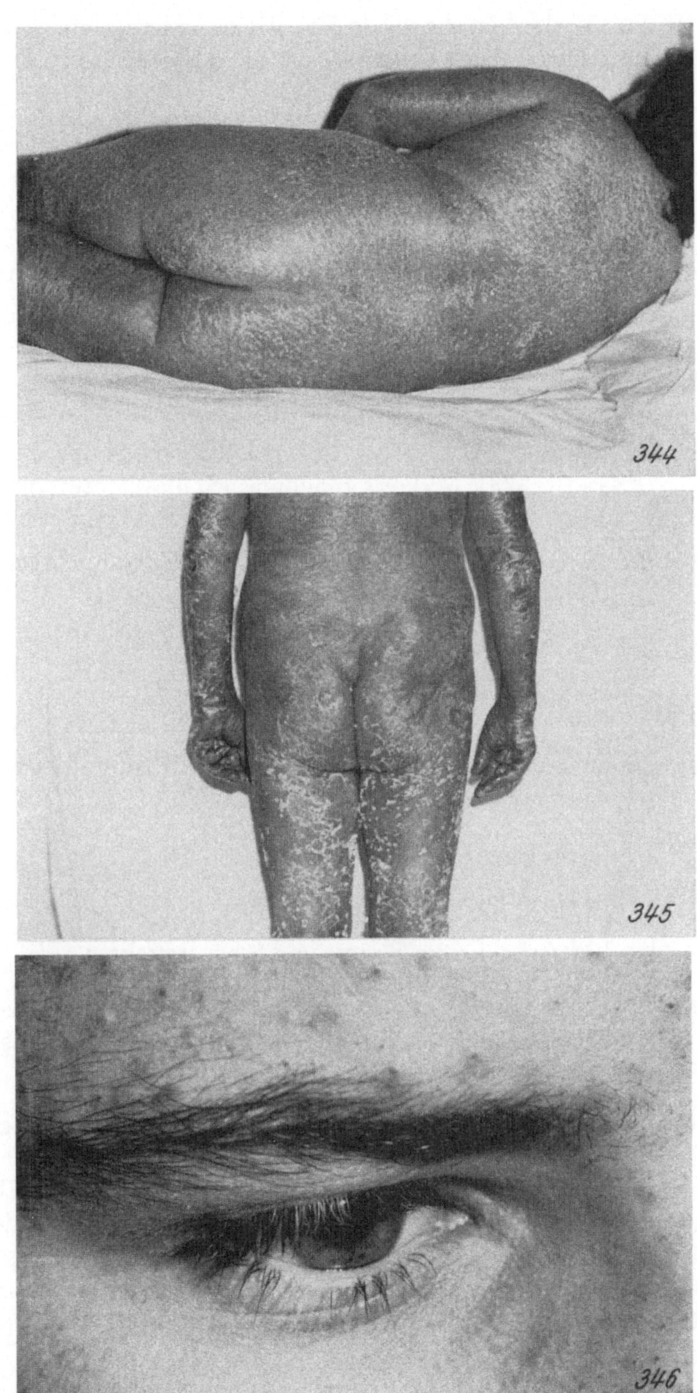

Abb. 344—346

III. Der Verlauf ist chronisch. Die Prognose hängt von der Grundkrankheit ab. Nur bei alten Leuten ist die Erythrodermie an sich gefährlich.

IV. Die Histologie zeigt Akanthose, Parakeratose und entzündliche Infiltration.

V. Die oft schwierige DD betrifft die jeweilige Ursache.

VI. Aus der Vielzahl ätiologischer Möglichkeiten seien herausgegriffen:

1. Die **„idiopathische Erythrodermie"** ohne erkennbare Ursache.

2. Die **symptomatischen Erythrodermien** im Rahmen oder auf Basis von:

a) *Bestimmten Dermatosen:* Ekzema seborrhoicum (S. 346), Kontaktekzem (S. 328), Mykosis fungoides (S. 498), Neurodermitis (S. 333), Pemphigus foliaceus (S. 401), Psoriasis (S. 358), Reticulosen (S. 498).

b) *Internen Erkrankungen:* Leukämie, Hodgkin, Myelom, Reticulosarkom.

c) *Medikamenten* (siehe S. 311): Aspirin, Arsen (Salvarsan), Barbiturate, Chinin, Gold, Penicillin, Quecksilber, Sulfonamide usw.

VII. Die Behandlung richtet sich nach der Ursache. Oft sind Corticosteroide und Zytostatika nötig. Lokal Corticosteroidsalben.

Pruritus, Juckreiz   (sehr häufig)

‖ Juckreiz führt zu Kratz- und Scheuereffekten.

I., II., III. Er tritt je nach Ursache umschrieben oder universell, anfallsweise oder persistierend auf und besteht oft sehr belästigend chronisch fort.

IV., V., VI. Pruritus ist die Folge unterschwelliger Reizung der sensiblen Nervenendfasern. Beispiele ätiologischer Möglichkeiten: **Symptomatischer Pruritus** bei *Dermatosen* (z. B. Scabies, S. 195, Ekzem, S. 334, usw.) oder bei *inneren Leiden* ohne sichtbare Hautveränderungen (z. B. Leberschäden, Carcinome, Würmer usw.) bzw. **idiopathischer Juckreiz sine materia** auf allergischer (?) oder psychogener (?) Basis (z. B. seniler Pruritus).

VII. Therapie je nach Ursache. Bei idiopathischen Formen exakte Durchuntersuchung (eventuell okkultes Neoplasma!). Symptomatisch Antihistaminika.

27. Durch Störungen der Talgdrüsen und der Follikel verursachte Hautveränderungen

Status seborrhoicus
Seborrhö

(häufig)

> Diese anlagebedingte gesteigerte Talgbildung ist durch eine Über-
> fettung der Haut, vorwiegend im Bereich der seborrhoischen Lo-
> kalisationen charakterisiert. Obwohl es fraglich ist, ob die ver-
> mehrte Talgbildung auch mit einer qualitativen Änderung des
> Sebums verbunden ist, unterscheidet man nach klassischer Ein-
> teilung zwischen einer **Seborrhöa oleosa** (Überproduktion von
> flüssigem Talg) und einer **Seborrhöa sicca** (Überproduktion eines
> festeren Talges mit gleichzeitiger feinlamellöser Schuppenbil-
> dung).

I. Hauterscheinungen

1. Primäreffloreszenzen

Keine. Die Haut erscheint lediglich fettig glänzend.

2. Sekundäreffloreszenzen

Mehr minder ausgeprägte, fettige seborrhoische weißgelbe oder gelbliche, fein- bis groblamellöse Schuppen. Übergänge zum Ekzema seborrhoicum.

3. Phänomene — Keine.

4. Zahl — Keine Bemerkung.

5. Lokalisation

Es werden vorwiegend der seborrhoischen Lokalisation entsprechend das
Gesicht und die Kopfhaut betroffen.

6. Anordnung — Keine Bemerkung.

7. Sonderformen

Häufig Kombination mit Akne vulgaris.

II. Sonstige Symptomatik

1., 3., 4. Sichtbare Schleimhäute, Lnn., Allgemeinsymptome — Keine.

2. Subjektive Symptome

Keine. Die kosmetische Störung belastet jugendliche Patienten vielfach in psychischer Hinsicht.

III. Verlauf und Prognose

1. Altersdisposition

Erst nach der Pubertät, 15.—30. Jahr.

2., 3. Inkubation, Prodrome — Keine.

4. Beginn und Verlauf

Die Überfettung der Haut und des Capillitiums tritt allmählich auf. Die **Seborrhöa faciei** stört den Patienten kosmetisch, die **Seborrhöa capitis** führt zu einer Überfettung der Haare, die schon wenige Tage nach jeder Kopfwäsche deutlich in Erscheinung tritt und meist auch mit verstärkter Schuppenbildung und Verschmutzung der Kopfhaut kombiniert ist; es ist aber fraglich, ob die Seborrhöa capitis wirklich allein zur Glatzenbildung Veranlassung geben kann, oder ob sie nur die Entwicklung einer „Male Pattern Alopecia" (S. 530) begünstigt.

5. Prognose

Der Status seborrhoicus kann die Betroffenen durch mehrere Jahrzehnte belästigen. Meist tritt jedoch spätestens um das 30. Lebensjahr spontan wesentliche Besserung ein.

6. Komplikationen

Der Status seborrhoicus leistet sowohl der Entwicklung der Akne vulgaris (S. 517) als auch derjenigen eines seborrhoischen Ekzems (S. 346) entscheidenden Vorschub. Der Übergang von einer Seborrhöa capitis zum Ekzema seborrhoicum capitis ist fließend (S. 346).

IV. Histologie

Sie zeigt keine morphologisch faßbaren pathologischen Veränderungen.

V. Diagnose und DD

Keine Bemerkung. In schwersten Fällen einer Seborrhöa capitis mit intensiver Schuppung der Kopfhaut („Porrigo aminatacea", S. 346) kommt eventuell Psoriasis capillitii in DD.

VI. Ätiologie und Pathogenese

Man nimmt an, daß der Status seborrhoicus eine hereditär-konstitutionelle Grundlage hat, obwohl auch nervöse und hormonelle Faktoren eine Rolle zu spielen scheinen; so wirkt sich z. B. der Gebrauch von Ovulationshemmern bei manchen Frauen auf eine bestehende Seborrhö günstig aus.

VII. Therapie

Die Therapie entspricht derjenigen eines leichten seborrhoischen Ekzems der Kopfhaut (S. 348); die Seborrhöa faciei behandelt man wie eine geringgradige Akne vulgaris (S. 521).

Akne vulgaris
Hautfinnen, Pickel

(sehr häufig)

Abb. 346—349

Diese chronische, ätiologisch ungeklärte Erkrankung des Talgdrüsenapparates ist durch Komedonen, Akneknötchen und Aknepusteln an seborrhoischen Arealen und das Auftreten nach der Pubertät charakterisiert.

I. Hauterscheinungen

Viele Effloreszenzenarten („buntes Bild")!

1. Primäreffloreszenzen

a) „Offene" *Komedonen* (herrschen bei der **Akne comedonica** vor); es sind dies 1—2 mm große, gelbbraune Talgpfröpfe mit „schwarzen Köpfen" (durch Keratinauflage und Oxydation), die in den erweiterten Follikeln stecken und auspreßbar sind.

b) *Talgzystchen* in Follikeln (= „geschlossene Komedonen"); sie erscheinen als stecknadelkopfgroße, weißgelbe, kaum erhabene, mäßig harte, glatte Knötchen.

c) Entzündliche *Akneknötchen* (herrschen bei der **Akne papulosa** vor);
   sie gehen infolge einer Fremdkörperreaktion aus a) und b) hervor.
   Größe: stecknadelkopf- bis kleinlinsengroß und größer (Knoten).
   Farbe: hellrot bis braunrot (mehr minder akut entzündlich).
   Form: halbkugelig erhaben.
   Rand: unscharf.
   Konsistenz: leicht erhöht.
   Oberfläche: glatt gespannt, später zentrale Pustel.

2. Sekundäreffloreszenzen

a) *Sekundäre Pusteln* (herrschen bei der **Akne pustulosa** vor); sie entstehen durch eitrige Einschmelzung der Akneknötchen und -zysten.

b) Phlegmonöse *Abszesse* und *größere Talgzysten* (herrschen bei der **Akne phlegmonosa** bzw. **conglobata** vor); sie werden bis über haselnußgroß.

c) *Narben* nach Einschmelzungen; sie sind meist klein und eingezogen, seltener hypertrophisch (sogenanntes **Aknekeloid**).

3. Phänomene — Keine.

4. Zahl

Die Zahl der diversen Effloreszenzen variiert von wenigen in abortiven Fällen bis zu sehr zahlreichen bei Akne conglobata.

5. Lokalisation

Gesicht, Brust- und Rückenmitte, Schultern.

6. Anordnung

Symmetrisch disseminiert; hier und dort konfluiert.

7. Formen der Akne vulgaris

Akne comedonica, papulosa, pustulosa, conglobata, phlegmonosa, keloidea (siehe auch I/1., 2.).

II. Sonstige Symptomatik

1., 3., 4. Sichtbare Schleimhäute, Lnn., Allgemeinerscheinungen — Frei.

Abb. 347. Akne vulgaris papulo-pustulosa
Abb. 348. Akne vulgaris pustulosa et conglobata
Abb. 349. Akne vulgaris; typische kleine Narben nach Pustulierung
Abb. 350. Akne rosacea papulo-pustulosa in typischer Lokalisation

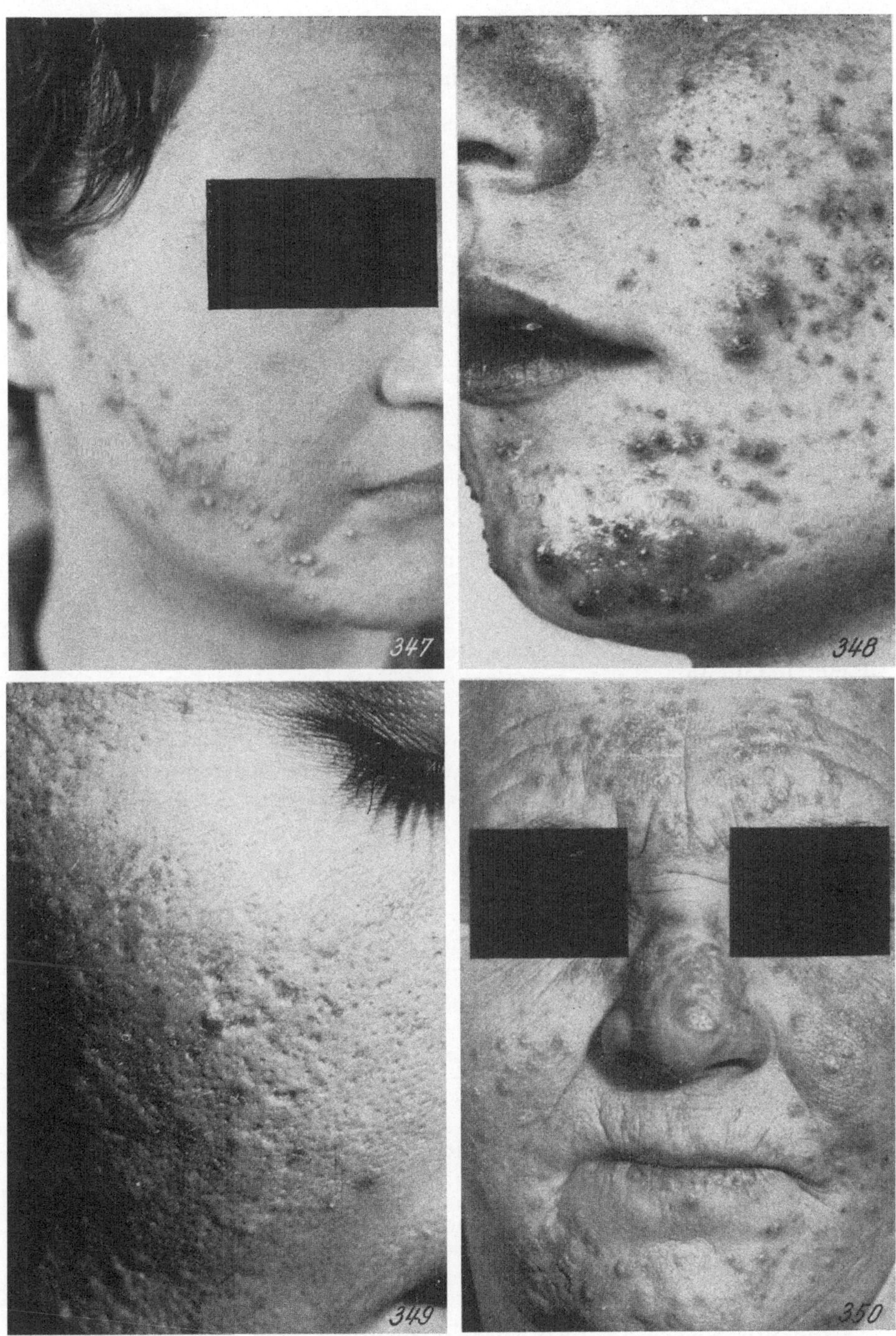

Abb. 347—350

2. Subjektive Symptome

Knötchen und Abszesse sind druckschmerzhaft.

III. Verlauf und Prognose

1. Altersdisposition

Beginn zur Zeit oder knapp nach der Pubertät.

2., 3. Inkubation, Prodrome — Keine.

4. Beginn und Verlauf

Nach mehr minder rascher und hochgradiger Entwicklung kontinuierlicher Verlauf, eventuell mit temporären Verschlechterungen (prämenstruell, bei Obstipation usw.).

5. Prognose

Günstig; das lästige Leiden klingt in der Regel zwischen dem 25. und 30. Jahr spontan ab.

IV. Histologie

Sie zeigt eine eventuell zystische Erweiterung der Follikel, die mit Talg, Hornmassen und Detritus erfüllt und von einer mehr minder ausgeprägten entzündlichen Abstoßungsreaktion umgeben sind.

V. Diagnose und DD

Die Diagnose bereitet keine Schwierigkeiten. Eventuelle DD wären: sekundäre Akneformen (Arzneimittelgebrauch) und die Akne rosacea (keine Komedonen, ältere Menschen, S. 522).

VI. Ätiologie und Pathogenese

Die Ätiologie ist unbekannt. Eventuell ursächliche Faktoren könnten sein:

a) Konstitutionelle Momente im Sinne des Status seborrhoicus? — Aber der Talg wird normal produziert!

b) Hormonelle Faktoren? (Beginn zur Pubertätszeit, oft prämenstruelle Verschlechterungen, eventuell Verstärkung bei Gebrauch von Testosteron, Anabolika, Corticosteroiden, Ovulationshemmern.) — Aber die Testosteron- und Östrogenspiegel im Harn sind normal!

c) Intestinale Einflüsse? (Verschlechterungen bei Obstipation.)

d) Nervöse Einflüsse?

Pathogenetisch ruft der im Follikel gestaute Talg eine Fremdkörperreaktion hervor; der Grund hiefür ist vor allem sein Gehalt an gewebsreizenden Fettsäuren, der überdies bei bakterieller Sekundärbesiedlung durch fermentativen Talgabbau erhöht wird; die Folge ist die Infiltration mit eitriger Einschmelzung (daher die Effloreszenzen).

VII. Therapie

Erfolgt ambulant.

Sie ist immer indiziert, da auch leichte Formen der Akne vulgaris die Betroffenen belästigen.

1. Allgemeintherapie

a) *Ichthyol* innerlich (z. B. Ichthentral®, 3mal täglich 2 Tabletten per os durch 6 Monate).

b) Die mögliche *hormonelle* Komponente darf *nur bei Frauen* beeinflußt werden und auch da nur dann, wenn eine deutliche Verschlechterung der Akne vor der Menstruation erkennbar ist; dem direkten Einsatz von Östrogen und Progesteron sind heute *Ovulationshemmer* vorzuziehen, deren Gebrauch oft zur Besserung führt. — Die Anwendung von *Östrogenen bei jungen Männern* ist wegen der Gefahr der Impotenzentwicklung ein *Kunstfehler!*

c) Bei Akne conglobata und phlegmonosa eventuell Antibiotika und Vakzinen.

d) Regelung der Verdauung ist in allen Fällen zusätzlich angezeigt.

2. Lokaltherapie

(Sie trägt das Hauptgewicht):

e) Einmal täglich *Waschen mit milder Seife und lauwarmem Wasser*. Dann

f) Auftragen von *Gesichtswasser* (S. 99).

g) Regelmäßiges *Auspressen von 5—8 Komedonen täglich* unter Verwendung eines *Komedonenquetschers* (wirkt schonend und gut!).

h) Schälende und erythembewirkende Maßnahmen (wirken gut): *Höhensonne* in Erythemdosen; *5% Schwefel—2% Salicyl—1% Resorzin-Zinkpaste* über Nacht; *10% Ichthyol-Trockenpinselung* über Nacht; *Solutio Vlemingkx*, 1 : 20 verdünnt in Form von heißen Umschlägen; diverse *Puder und Salben* der pharmazeutischen Industrie; Schälkur mit *Beta-Naphthol* (S. 101).

i) Eventuell *kaltkaustische* Öffnung und Verödung von Pusteln und Follikeln.

k) In Ausnahmefällen 4mal 100 r Buckystrahlen im Abstand von 14 Tagen.

Akne rosacea
Kupferfinnen   (häufig)

Abb. 350—352

> Diese chronische, ätiologisch ungeklärte Dermatose ist durch blau-rote Flecken, Teleangiektasien und Knötchen im Gesicht und durch das Auftreten im mittleren Lebensalter charakterisiert.

I. Hauterscheinungen

1. Primäreffloreszenzen

Meist mehrere Arten nebeneinander.

a) *Flüchtige* oder *persistierende Maculae* (herrschen vor bei der **Akne rosacea erythematosa**).
    Größe: münzen- bis kleinhandflächengroß.
    Farbe: blaurot.
    Form: der Wange oder Nase entsprechend.
    Rand: unscharf.
    Konsistenz: normal.
    Oberfläche: normal.

b) Ramöse *Teleangiektasien* (selten) (herrschen vor bei der **Akne rosacea teleangiectatica.** Sie können so zahlreich sein, daß der Gesamteindruck eines entzündlichen Fleckes entsteht).

c) *Papulae* (oft follikulär) (herrschen vor bei der **Akne rosacea papulosa**).
    Größe: stecknadelkopf- bis erbsengroß.
    Farbe: blaurot.
    Form: halbkugelig erhaben.
    Rand: eher unscharf begrenzt.
    Konsistenz: erhöht.
    Oberfläche: leicht gespannt oder mit Pustel besetzt.

2. Sekundäreffloreszenzen

a) Geringgradige *Schuppung* auf Erythemen.

b) *Pusteln* im Zentrum von Knötchen (Akne rosacea papulo-pustulosa).

c) *Rhinophym* (sehr selten); das ist eine knollige Verdickung der Nasenspitze durch Bindegewebsvermehrung mit reichlicher Talgproduktion. (Zu Unrecht „Schnapsnase" genannt.)

3. Phänomene — Keine.

4. Zahl

Ein bis zwei Dutzend Knötchen; eventuell sehr viele Teleangiektasien.

5. Lokalisation

Im Gesicht, vor allem Wangen, Nase, eventuell Stirn, Kinn.

6. Anordnung

Symmetrisch disseminierte Knötchen.

7. „Formen der Akne rosacea"

Akne rosacea erythematosa, teleangiectatica, papulosa et pustulosa; Rinophym.

II. Sonstige Symptomatik

1., 2., 3. Sichtbare Schleimhäute, subjektive Symptome, Lnn. — Frei.

4. Allgemeinerscheinungen

Meist unklare gastrointestinale Beschwerden. Sehr selten Augenbeteiligung (siehe Ophthalmologie).

III. Verlauf und Prognose

1. Altersdisposition

Auftreten überwiegend zwischen 35 und 50 Jahren; häufiger bei Frauen, nur das Rhinophym fast ausschließlich bei Männern.

2., 3. Inkubation, Prodrome — Keine.

4. Beginn und Verlauf

Allmähliches Einsetzen, meist mit flüchtigen, später persistierenden makulösen Effloreszenzen und Teleangiektasien; danach Entwicklung von Knötchen und Pusteln; weiterhin chronischer Verlauf mit temporären Schüben und Remissionen. Teleangiektasien und Rhinophym sind Endzustände, die nur therapeutisch zu verändern sind.

5. Prognose

Ungefährliches, aber ungemein chronisch belästigendes Leiden.

6. Sonderformen

Keine, wenn man vom Rhinophym absieht.

IV. Histologie

Sie zeigt bei papulösen Erscheinungen scharf umschriebene, chronisch entzündliche, oft perifollikuläre Infiltrate im mittleren Corium, eventuell mit epitheloiden Zellen und Langhansschen Riesenzellen (deshalb früher teilweise Zuordnung zur Tuberkulose als sogenanntes „rosacea-artiges Tuberkulid"). Beim Rhinophym Talgdrüsenhypertrophie.

V. Diagnose und DD

Die Diagnose bereitet kaum Schwierigkeiten. Eventuelle DD wären: Akne vulgaris (Komedonen, junge Leute, S. 517). — Sekundäre Akne rosacea durch Schlafmittelgebrauch usw. — Geringgradige Dermatitis faciei, S. 325, Gesichtsrötung bei Polyzythämie usw.

VI. Ätiologie und Pathogenese

Ungeklärt. — Man denkt an eine Haut-Fern-Reaktion im Zusammenhang mit einer Dysbakterie des Darmes bei einer unterschwelligen gastrointestinalen Störung mit Hypazidität im Sinne einer Ausscheidungsdermatose. Der Genuß von scharf gewürzten Speisen führt in der Regel zur Verschlechterung. Freilandberufe werden häufiger betroffen.

VII. Therapie

1. Allgemeintherapie

a) *Chloromycetinstoß* (2mal täglich 0,5 Chloromycetin durch 3 Wochen, dazu täglich 1mal eine Flasche Yoghurt trinken) führt zu rascher Besserung der papulopustulösen Erscheinungen. (Wirkung auf eine ursächliche Dysbakterie des Darmes?) Der Erfolg hält meist nur etwa ein halbes Jahr an. Verlängerung eventuell mit

b) *Ichthyolkur* innerlich (z. B. Ichthentral® 3mal täglich 2 Tabletten durch 6 Monate).

2. Lokalbehandlung

c) Pflege der Haut mit *Gesichtswasser* (S. 99).

d) *Ichthyolhältige Salben* über Nacht.

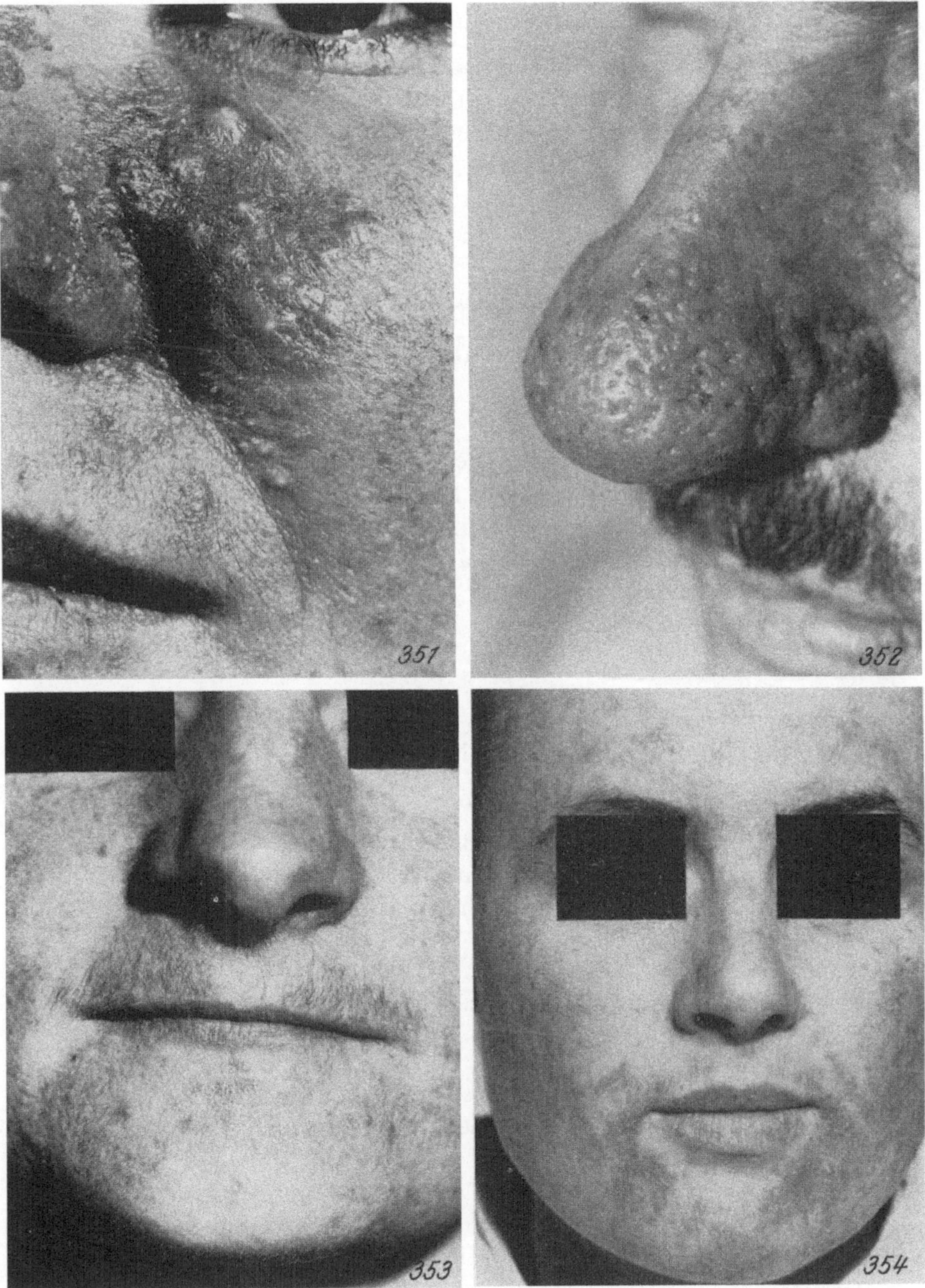

Abb. 351. Akne rosacea; Papeln und Pusteln
Abb. 352. Akne rosacea; Rinophym
Abb. 353. Periorale Dermatose mit Rötung und Schuppung
Abb. 354. Periorale Dermatose; Bildung einzelner follikulärer Knötchen und Pusteln

e) Teleangiektasien können nur *kaltkaustisch* verödet werden.

f) Das Rhinophym kann nur *operativ* beseitigt werden, wobei man die hypertrophen Gewebsmassen mit der Diathermieschlinge abträgt. Bei richtiger Technik sind die kosmetischen Resultate ausgezeichnet.

Periorale Dermatose
Lupus miliaris disseminatus faciei
Rosaceaartiges Tuberkulid   (häufig)

Abb. 353, 354

> Diese Dermatose, die mit der Tuberkulose überhaupt nicht zusammenhängt und noch eine Sammelgruppe darstellen dürfte, ist durch stecknadelkopfgroße, blaurote Knötchen eventuell mit zentraler „Pustel"bildung, Lokalisation im Gesicht, spontane Heilung nach längerem Verlauf und die tuberkuloide Struktur der Histologie charakterisiert.

I. Hauterscheinungen

(Das Gesamtbild ist nicht ganz einheitlich.)

1. Primäreffloreszenzen — *Knötchen.*

    Größe: stecknadelspitz- bis stecknadelkopfgroß.
    Farbe: braunrot oder blaurot; unter dem Diaskop apfelgeleebraun.
    Form: rund; flach oder halbkugelig erhaben.
    Rand: ziemlich scharf.
    Konsistenz: weich.
    Oberfläche: meist etwas gespannt. Seltener zeigen sich als

2. Sekundäreffloreszenzen

Schuppen oft mit leicht seborrhoischem Einschlag (S. 44), eventuell zentrale *trockene Nekrosen,* die wie Pusteln ohne Einschmelzung aussehen.

3. Phänomene

Keine. (Manchmal fällt die Sondenprobe positiv aus; S. 143.)

4. Zahl

Sie variiert zwischen einem und vielen Dutzenden.

5. Lokalisation

Immer im Gesicht, insbesondere perioral am Kinn.

6. Anordnung

Die Knötchen, zwischen denen die Haut immer normal ist, sind disseminiert, oft follikulär angeordnet und symmetrisch verteilt.

7. Sonderformen — Keine.

II. Sonstige Symptomatik

Keine.

III. Verlauf und Prognose

1. Altersdisposition

Häufigstes Auftreten im 3. und 4. Jahrzehnt.

2., 3. Inkubationszeit und Prodrome — Keine.

4. Beginn und Verlauf

Die Knötchen entwickeln sich in kurzfristigen Schüben, bleiben aber dann monatelang bestehen, wobei sich eine zentrale Nekrose bilden kann, die aber nie einschmilzt, und heilen schließlich, eventuell mit leicht gedellten Narben ab. Die Gesamtdauer kann bis zu 2 Jahren betragen.

5. Prognose

Harmlose, lediglich kosmetisch störende Erkrankung.

IV. Histologie

Sie zeigt im Corium umschriebene, vorwiegend perifollikuläre, rundzellige Infiltrate, eventuell mit Epitheloid- und Riesenzellen bzw. Nekrosen. Tuberkelbazillen sind nie erkennbar.

V. Diagnose und DD

Die Diagnose ergibt sich aus der Morphologie mit in typischer Weise unveränderter Haut zwischen den Knötchen, dem Alter der Patienten, dem Verlauf und der Histologie. Eventuelle DD wären:

a) Rosacea faciei (Entzündung zwischen den Knötchen; S. 522).

b) Akne vulgaris (echte Pusteln, Komedonen, Jugendliche; S. 517).

c) Steroidakne (Steroidmedikation; S. 90).

d) Periorale Kontaktdermatitis (flächenhafte Rötungen usw.; S. 325).

VI. Ätiologie und Pathogenese

Sie sind letzten Endes ungeklärt. Die ältere Annahme, daß eine Form der Hauttuberkulose vorliege, gilt heute als obsolet; sie ruhte lediglich auf der tuberkuloiden Histologie, die aber nach neuerem Wissen auch anderweitig bedingt sein kann; überdies konnte man noch nie Tuberkelbazillen oder Erfolge einer tuberkulostatischen Therapie nachweisen; schließlich sind einschlägige Veränderungen im Gegensatz zum allgemeinen Rückgang der Hauttuberkulosen im letzten Jahrzehnt häufiger geworden. Wahrscheinlich liegt eine polyätiologische Sammelgruppe vor, die auch morphologisch noch nicht ganz aufgetrennt ist. Ein Teil der Erkrankungen dürfte der Rosacea zuzuordnen, ein zweiter als Steroidakne aufzufassen (mitunter Auftreten nach langzeitiger Anwendung von Corticosteroidsalben im Gesicht!) und ein dritter durch allergische Reaktionen auf Kosmetika bedingt sein.

VII. Therapie

Erfolgt ambulant.

1. Allgemeintherapie

Tuberkulostatika versagen!

a) Manchmal hilft ein kurzer Corticosteroidstoß (S. 90).

2. Lokaltherapie

Eventuell Absetzen einer corticosteroidhältigen Salbe oder eines Kosmetikums.

a) Anwendung von Gesichtswasser und meist doch Corticosteroidsalbe.

b) Mitunter helfen Buckybestrahlungen.

c) Eventuell Applikation von flüssigem Stickstoff in sehr kurzfristiger, wenig intensiver Weise.

28. Haarausfälle und Haarkrankheiten

Veränderungen des Haarschaftes

1. **Trichoptilosis** (häufig): Auffaserung der Haarspitze. Folge unsachgemäßer Haarpflege bzw. chemischer oder thermischer Schädigung des Haares.

2. **Trichonodosis** (selten): Aufquellung des Haarschaftes in knotiger Form an einer Stelle oft mit Abbrechen. Ursache wie bei 1.

3. **Trichorrhexis nodosa** (selten): Knotenförmige Aufquellung des Haares an einer Stelle mit Aufsplitterung und häufigem Abbrechen. Ursache wie bei 1.

4. **Pili torti** (sehr selten): die Haarschäfte sind abgeflacht und in ihrer Längsachse spiralig gedreht; sie brechen leicht und werden kaum länger als 5 cm; oft entstehen haarlose Stellen. Beginn schon in früher Kindheit, selten später. Angeborene Anomalie, meist in Kombination mit anderen Defektbildungen.

5. **Monilethrix** (= Aplasia pilorum intermittens, Abb. 355; sehr selten): Der Haarschaft zeigt in der Längsrichtung abwechselnd verdünnte und normal dicke Stellen; sie brechen schon mit 1—2 cm Länge ab. Außerdem finden sich an vielen Haarfollikeln keratotische kleine Papeln. Beginn in früher Kindheit. Ebenfalls angeborene Störung, meist in Kombination mit anderen Defektbildungen.

Alopecia praematura
Gewöhnliche Glatzenbildung des Mannes
„Male pattern type"   (häufig)

Dieser diffuse Haarausfall des Mannes ist durch seine Lokalisation und sein unaufhaltsames Fortschreiten charakterisiert.

I./II. Klinische Symptome

Der Haarausfall des Mannes beginnt ohne Veränderungen der Kopfhaut über den seitlichen Stirnpartien („Ehestandswinkel") bzw. im Zentrum der Scheitelhöhe und dehnt sich von hier aus, bis nur noch ein Haarkranz um die spiegelnde Glatze übrig bleibt. (In Analogie wird der Haarwuchs bei vielen Frauen zwischen dem 50.—70. Lebensjahr schütter und seidenfein zart.)

III. Verlauf und Prognose

1. Altersdisposition
Auftreten nur bei Männern nach der Pubertät.

2., 3. Inkubation, Prodrome — Keine.

4. Beginn und Verlauf
Diese Alopezie setzt eventuell schon zwischen dem 20. und 30. Lebensjahr an den oben genannten Stellen ein und nimmt dann oft mit Perioden rascheren und langsameren Haarausfalles zu, bis um das 40.—45. Jahr das volle Ausmaß erreicht wird. Bei späterem Beginn entstehen mehr minder abortive Formen. Um das 80. Lebensjahr zeigen vier Fünftel aller Männer wenigstens „Ehestandswinkel".

5. Prognose
Früh einsetzende Formen führen fast immer zur Totalglatze.

IV. Histologie

Sie zeigt zunächst eine perzentuelle Zunahme telogener Follikel mit späterer Atrophie.

V. Diagnose und DD

Das Erscheinungsbild ist weitgehend typisch.

VI. Ätiologie und Pathogenese

Die ältere Theorie, daß eine besondere Spannung der Galea mit folgender Druckatrophie der Follikel vorliege ist überholt. Man nimmt heute an, daß ein hereditärer, gengebundener Faktor vorgegeben ist,

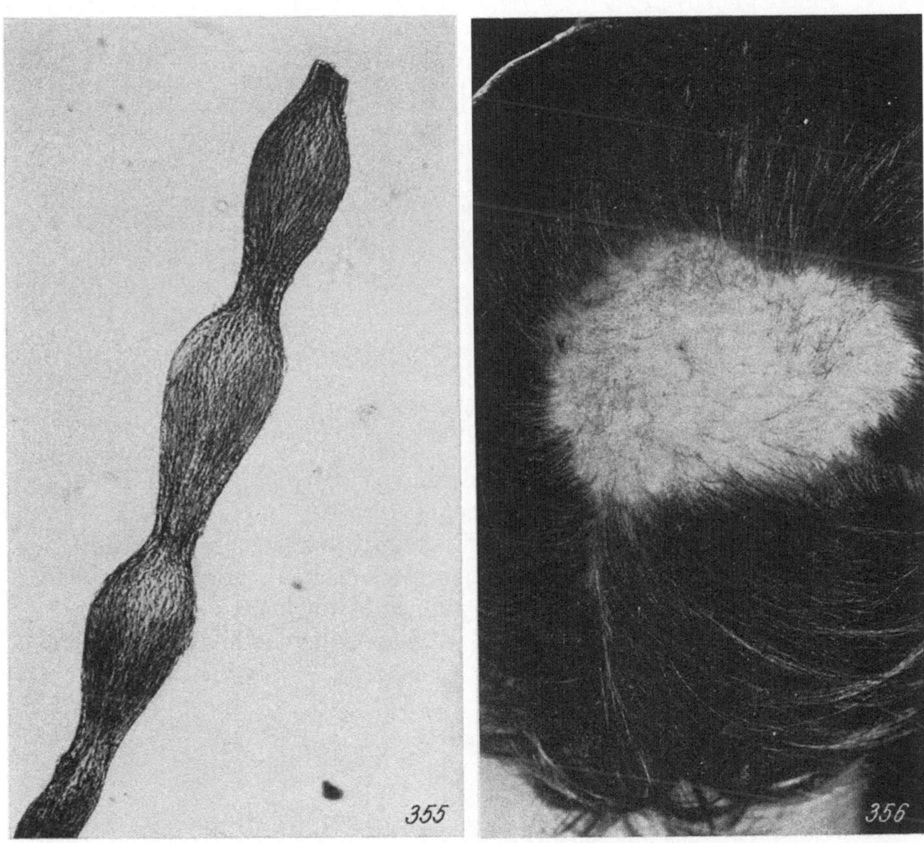

Abb. 355. Haarschaft bei Monilethrix

Abb. 356. Zirkumskripte Alopezie bei Trichotillomanie

der unter dem Einfluß der männlichen Hormonproduktion zur klinischen Manifestation führt. Dafür spricht, daß diese Form der Alopezie nur bei Männern, nie aber bei Kastraten auftritt und vielfach ganze Familien betrifft.

34*

VII. Therapie

Sie ist in keiner Weise zielführend, doch kann man immerhin Kopf-
massagen mit durchblutungsfördernden Haarwässern (z. B. Tct. capsici
1,0, Spir. vini dil. ad 100,0) und eventuell auch Vitamin B 6 allgemein
versuchen.

Alopecia areata
Kreisförmiger Haarausfall   (häufig)
Abb. 357—359

Diese meist temporäre Alopezie ungeklärter Ätiologie ist durch
umschriebenen Haarausfall in kreisrunden Arealen charakterisiert.

I. Hauterscheinungen

1. Primäreffloreszenzen

Haarlose Areale bzw. initial Areale mit *leicht ausziehbaren Haaren,*
deren Wurzeln Rufzeichenform zeigen.

Größe: münzen- bis über handflächengroß (peripheres Wachstum).

Farbe: von Haut und Haaren unverändert; bei beginnender Abheilung oft zunächst Nachwuchs pigmentloser Haare.

Form: kreisrunde Scheiben; bei Konfluenz eventuell polyzyklische
Areale.

Rand: scharf.

Konsistenz und Oberfläche: normal.

2. Sekundäreffloreszenzen

Keine (weder Schuppung noch Atrophie!).

3. Phänomene — Keine Bemerkung.

4. Zahl

Variiert zwischen einem Herd und einem Dutzend Scheiben.

5. Lokalisation

Prädilektionsstellen sind Scheitelhöhe und Temporalbereich des Kopfes;
selten Nacken, Bart, andere Körperstellen; in schwersten Fällen auch
Brauen, Wimpern, Achsel-, Lanugohaare.

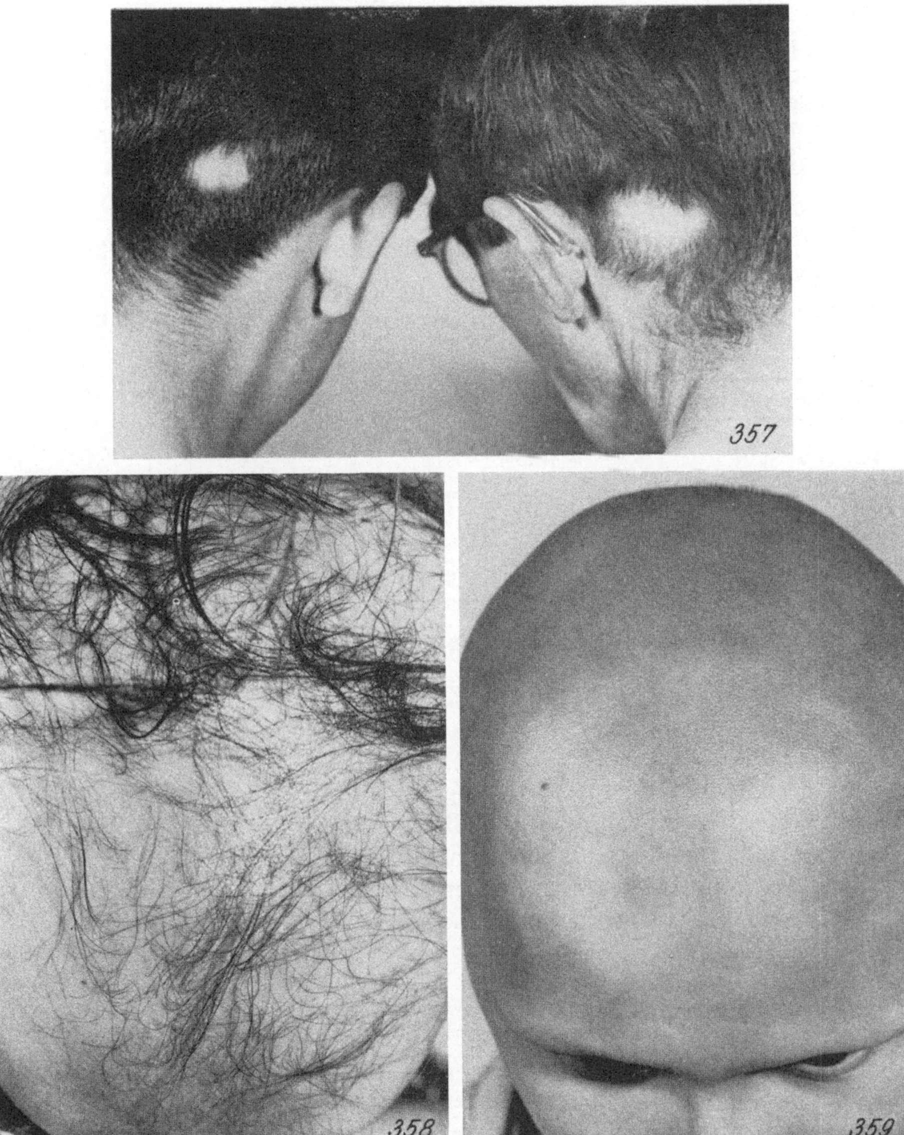

Abb. 357. Alopecia areata; typische scheibenförmige Herde bei Vater und Sohn (Zufall?, denn die Alopecia areata ist weder erblich noch infektiös)
Abb. 358. Alopecia areata subtotalis
Abb. 359. Alopecia areata totalis; auch Augenbrauen fehlen!

6. Anordnung

Regellos disseminiert mit eventueller Konfluenz.

7. Sonderformen — (sehr selten):

a) *Ophiasis:* Ausbreitung der haarlosen Areale über den ganzen Kopf, so daß nur hier und dort zwischen den Scheiben Haarbüschel in Schlangenlinien stehen bleiben (Schlange, griechisch ophis).

b) *Alopecia totalis* und *universalis:* Ausbreitung über den ganzen Kopf bzw. über den ganzen Körper (auch Brauen, Pubes, Lanugohaare usw.).

c) Mitbeteiligung der Nägel in Form von Punktgrübchen und Rillung.

II. Sonstige Symptomatik

Keine.

III. Verlauf und Prognose

1. Altersdisposition

Auftreten in jedem Alter möglich (auch Kinder).

2., 3. Inkubation und Prodrome — Keine.

4. Beginn und Verlauf

Die „benigne Verlaufsform" (häufig) manifestiert sich mit einem oder einigen Herden am Kopf oder im Bart, die nach mehreren Wochen bei einem Durchmesser von 2—4 cm zu Stillstand kommen. Nach einigen Wochen bis Monaten setzt zentraler Nachwuchs mit Flaumhaaren ein, die zunächst depigmentiert sein können.

5. Prognose

Restitutio ad integrum, doch sind Rezidive möglich.

6. Komplikationen

„*Maligne Verlaufsform*" (sehr selten): Ausbreitung der Herde bis zur Ophiasis bzw. Alopecia totalis oder universalis. Hier ist die Prognose dubiös; die Haare können plötzlich nachwachsen, meist bleibt aber der kahle Zustand bestehen.

IV. Histologie

Sie zeigt zarte Haare in der frühen Anagen-Phase und im perifollikulären Bindegewebe leichte entzündliche Infiltration.

V. Diagnose und DD

Die Diagnose ist im Regelfall leicht. DD wären: Alopecia areolaris syphilitica (kleinfleckige Alopecieherde im Nacken, sonstige Lueszeichen; S. 599). — Alopecia cicatricans (Atrophie der Follikel; S. 536). — Pilzerkrankungen der Kopfhaut (Entzündung und Schuppung, Abbrechen der Haare, nur Kinder, positiver Pilzbefund; S. 161, 164). — Bei der Alopecia totalis ist eine Thalliumvergiftung auszuschließen. (Typischer Ausfall der lateralen Augenbrauen, Thalliumnachweis im Harn und in den Haaren möglich; S. 536.)

VI. Ätiologie und Pathogenese

Ungeklärt. (Hereditäre plus nervöse Komponente?)

VII. Therapie

1. Allgemeintherapie — (praktisch bedeutungslos):

a) Es kämen wohl *Corticosteroide* in Frage, die auch bei der Alopecia universalis immer zum Nachwuchs führen; sie sind aber *kontraindiziert*, weil die hohe Erhaltungsdosis zu Komplikationen führt und nach dem Absetzen die Haare sofort wieder ausfallen.

2. Lokaltherapie

Beschleunigt den Nachwuchs durch Hyperämisierung.

b) *1%/o Sublimatspiritus*, 3mal täglich betupfen (*Sub signo veneni.* Besser nicht anwenden, wenn Kinder im Haushalt sind!).

c) *2%/o Tinctura capsici* (= Paprikaextrakt) *in Alkohol*, 3mal täglich.

d) *Kromayerbestrahlungen* (= intensive U.V.-Lampe) jeden Tag ½ bis 2 Minuten (S. 104).

e) *Buckybestrahlungen*, 4mal 100 r Bucky in Abständen von 14 Tagen.

f) Vereisen mit *Chloräthyl* jeden 3.—4. Tag durch 6 Wochen.

g) *Corticosteroidhältige Salben.*

h) Bei Alopecia totalis ist eine Perücke empfehlenswert.

Differentialdiagnostik der Alopezien

A. Diffuse Alopezien

1. **Angeborene totale Alopezie und Hypotrichosis** auf hereditärer Basis (sehr selten). Können allein auftreten oder im Rahmen von Defektsyndromen.

2. Auf hereditärer Basis die **Alopecia prämatura** (S. 530).

3. Erworben im Gefolge *hormoneller Störungen* (selten), insbesondere bei Hyper- und Hypothyreose, Hypoparathyreoidismus und Diabetes.

4. Erworben durch *Mangel an Proteinen und Eisen* (selten), im Gefolge von Unterernährung, konsumierenden Krankheiten usw., eventuell auch nach einer Gravidität.

5. Erworben im Gefolge *schwerer chronischer Erkrankungen* (selten), wie etwa Carcinome usw.

6. Erworben im Gefolge *akuter Infektionskrankheiten* (selten), insbesondere Typhus, Paratyphus usw. und *Syphilis* (siehe S. 599).

7. Erworben durch den *Einfluß von Chemikalien und Arzneimitteln* (selten), insbesondere bei der *Thalliumvergiftung* (wurde früher auch in der Medizin zum Epilieren bei Pilzerkrankungen der Kopfhaut angewendet; kommt heute nur noch durch Unglücksfälle zustande — Thallium ist in Rattenvertilgungsmitteln enthalten; beginnt 10—14 Tage nach der Intoxikation und zeichnet sich dadurch aus, daß nicht nur das Kopfhaar, sondern meist auch die Augenbrauen, die Achsel- und die Schamhaare ausgehen; das Thallium ist durch 4—5 Monate im Harn und im Stuhl nachzuweisen). Zu den Arzneimitteln, die Haarausfall verursachen können, zählen die *Antikoagulantien, Antimitotica* (insbesondere Methotrexate® und Endoxan®), *Thyreoideaantagonisten und Vitamin A in besonders hoher Dosierung* (mehr als 50 000 Eh täglich durch Monate).
Alle erworbenen Formen sind temporär, sofern die ursächliche Noxe erkannt und ausgeschaltet wird.

B. Umschriebene Alopezien

1. Die **Alopecia areata** (S. 532) (häufig).

2. Die **Alopecia areolaris syphilitica** (S. 599) (sehr selten).

3. Die **Alopecia cicatricans** (= Pseudopelade) (sehr selten). Charakterisiert durch einen oder mehrere variabel große, unregelmäßig geformte, unscharf begrenzte haarlose Stellen, in deren Bereich die Kopfhaut atro-

phisch ist und keine Follikel zeigt. Langsame Progredienz im Verlaufe von Jahren und Jahrzehnten. Unbeeinflußbarer Endzustand. Keine Therapie.

4. Erworbene Formen durch Ausreißen, Abbrechen (Friseurprozeduren) oder durch Auszupfen der Haare bei Kindern oder Geisteskranken (sogenannte Trichotillomanie, Abb. 356; sehr selten).

5. Umschriebene Alopezien im Rahmen kongenitaler Dermatosen, wie Ichthyosis (S. 420), bestimmte epidermale Nävusformen usw.

6. Umschriebene Alopezien im Rahmen bzw. auf der Basis oder im Gefolge erworbener Hautkrankheiten, wie Erythematodes discoides chronicus (S. 408), Sklerodermie (S. 382), Cicatricierendes Basaliom der Kopfhaut (S. 424), Carcinommetastasen der Kopfhaut (S. 492), tiefe Trichomykose der Kopfhaut (S. 161), Lupus vulgaris der Kopfhaut (S. 143), Lues III der Kopfhaut (S. 601), Furunkeln und Follikulitiden der Kopfhaut (S. 113).

Die Prognosen sind verschieden: die luetische und die traumatischen Formen sind temporär, die atrophisch-narbigen Varianten sind unbeeinflußbar permanent.

29. Erkrankungen der Nägel

Die möglichen pathologischen Erscheinungen an der Nagelplatte sind mannigfaltig. Sie können durch direkte exogene Schädigungen sowie durch Störungen im Bereiche der Matrix, des Nagelbettes oder des Nagelwalles bedingt sein. Letztere treten ihrerseits wieder als Erkrankungen sui generis oder im Gefolge bzw. im Rahmen lokaler und genereller dermatologischer, aber auch allgemeiner interner Krankheitsprozesse auf. Die erworbenen Nagelveränderungen sind etwas häufiger, die kongenitalen Formen durchwegs sehr selten. In Ermangelung eines rationellen Einteilungsprinzips folgt die weitere Darstellung dem Alphabet.

1. Die komplette oder partielle **Anonychie** (sehr selten), das Fehlen der Nagelplatte, tritt in Form einer mehr minder glatten, mitunter auch zentral kammartig verdickten Narbe (sogenanntes **Pterygium unguis**) in Erscheinung. Sie ist die Folge einer Zerstörung, eines völligen Funktionsversagens oder einer angeborenen *Aplasie* der Matrix. Mögliche Ursachen wären Traumen, Zirkulationsstörungen, der Lichen ruber planus, die Epidermolysis bullosa hereditaria dystrophicans und einige extrem seltene angeborene Störungen, wie das Nagel-Patella-Syndrom oder der ektodermale Defekt. Keine Therapie.

2. Die **Beauschen Linien** (selten; französisch aussprechen) sind Querfurchen, die die ganze Nagelplatte oder nur deren Zentrum durchziehen. Je nach der Ursache findet man sie an einem Finger oder an allen Nägeln bzw. einfach oder in Mehrzahl als Rillen hintereinander gestaffelt. Sie sind die Folge einer temporären Funktionsstörung der Matrix mit vorübergehender Reduktion der Nagelbildung und werden naturgemäß erst später, nach dem Vorwachsen der Nagelplatte augenfällig. Mögliche Ursachen wären die traumatische Alteration beim spielenden Reiben über die Lunula (sogenannte „Onychotillomanie", eine seltene Ersatzhandlung für Nägelbeißen), Traumen bei der Entfernung oder Pflege des Epiny-

chiums, Ekzeme im Bereich des Nagelwalles sowie zahlreiche schwere Allgemeinerkrankungen, wie z. B. Typhus, Pneumonie, Erysipel, Scarlatina usw. Therapie nur durch Behandlung der ursächlichen Störung.

3. Das **Defluvium unguinum** (= Onychomadesis; sehr selten) ist ein Verlust der Nagelplatte durch mehr minder rasche Abhebung vom Nagelbett in Richtung von der Matrix gegen die Fingerkuppe zu. Es liegt meist die Folge eines Traumas vor, das mit oder ohne subungualer Hämatombildung abgelaufen und dem Patienten vielfach nicht erinnerlich ist. An den Zehen kann der dauernde Druck unzweckmäßiger Schuhe ursächliche Bedeutung haben. Weitere kausale Möglichkeiten wären Erfrierungen und dieselben schweren Allgemeinerkrankungen, die auch zu Beauschen Linien (S. 538) führen. Keine Therapie bzw. Ausschaltung eines Traumas.

4. Die **Fragilitas unguinum** (häufig), die Brüchigkeit der Nägel, ist oft mit einer verstärkten Längsrillung der besonders harten („Skleronychie") oder weichen („Onychorrhexis") Nagelplatte verbunden. Sie kann durch eine chemische Schädigung der Nagelplatte, durch eine Funktionsstörung der Matrix oder durch eine Abhebung der Nagelplatte vom Nagelbett bedingt sein, die jeweils zur erhöhten Austrocknung und Lockerung des keratinisierten Zellverbandes führen. Die häufigsten Ursachen sind immer wiederkehrende Kontakte mit Waschwasser, Alkaliseifen und schlechten Nagellackentfernern, weiterhin Zirkulationsstörungen im höheren Alter oder im Rahmen eines Morbus Reynaud, Eisenmangelanämien und schließlich Onychomykosen, bei denen die Nagelplatte nicht nur von Mycelien durchsetzt, sondern auch abgehoben wird. Die Therapie muß in erster Linie die Ursache ausschalten bzw. eine ursächliche Störung behandeln, sofern sie erkennbar ist. Recht gut bewährt sich das tägliche Einmassieren der Nägel mit einer panthothensäurehältigen Salbe und die Verabreichung von Panthothensäure per os (z. B. 4mal täglich 1 Bepanthentablette® zu 0,025 Panthenol) durch 3—6 Monate.

5. Die **Koilonychie** (= Löffelnägel; sehr selten) ist eine konkave Verformung der verdünnten Nagelplatte, in deren zentraler Vertiefung eventuell sogar ein Tropfen Wasser gehalten werden kann. Sie entsteht ebenfalls als Folge einer Funktionsstörung der Matrix. Bei Kindern im 1. und 2. Lebensjahr kommt Koilonychie manchmal physiologisch vor, sonst ist sie meist Symptom einer hypochromen Anämie. Therapie nur in diesem Sinne.

6. Die **Längsrillung** (sehr häufig) der Nägel ist in leichten Graden physiologisch und nimmt mit fortschreitendem Alter meist in Kombination

mit Brüchigkeit zu. Unter pathologischen Verhältnissen ist sie die Folge einer Funktionsstörung der Matrix, die durch lokale Erscheinungen eines Lichen ruber planus (S. 364) oder eines Morbus Darier, aber auch durch Zirkulationsstörungen bedingt sein kann. Eine Einzelrille ist im allgemeinen die Folge eines Traumas oder eines Tumors im Bereich der Matrix. Sie kommt überdies bei der extrem seltenen medianen Nageldystrophie vor. Therapie nur durch die Behandlung einer eventuellen Grundstörung.

7. Die **Leukonychie** (selten), die weiße Verfärbung der Nagelplatte kann in Form von Pünktchen (Leukonychia punctata, häufig), queren Streifen (Leukonychia striata, sehr selten) oder totalem Befall (Leukonychia totalis, sehr selten) auftreten. Sie ist die Folge einer temporären Funktionsstörung in der Matrix, die zu unvollkommener Verhornung führt, so daß Areale mit kernhaltigen Zellen in der Nagelplatte aufscheinen und hier eine Weißfärbung verursachen. Punktförmigen Veränderungen liegen meist kleine Maniкürtraumen zugrunde. Auch die striäre Form kann exogen mechanisch, darüber hinaus aber durch eine Arsenvergiftung (Meessche Streifen) und verschiedene innere Störungen bedingt sein. Die totale Variante kommt auch familiär vor. Die Therapie beschränkt sich lediglich auf die Beseitigung einer Ursache, sofern sie bekannt ist.

8. Die **Onychogryphosis,** der Krallennagel (selten), manifestiert sich mit Verdickung, Verhärtung und bei entsprechender Längenzunahme auch mit einer horn- oder krallenartigen Verformung und Krümmung der Nagelplatte an den Zehen. Der Veränderung liegt eine hypertrophische Bildung keratinisierter Zellen im Bereiche der Matrix zugrunde. Es handelt sich fast immer um die Folge eines Traumas, selten auch um eine Störung auf kongenital-familiärer Grundlage. Therapeutisch kann der Nagel entfernt und die Matrix zerstört oder konservativ mit regelmäßigem Schneiden und Feilen vorgegangen werden.

9. Die **Onycholysis** (häufig), die Abhebung der Nagelplatte vom Nagelbett, beginnt im Gegensatz zum Defluvium unguium (S. 539) an den distalen bzw. lateralen Rändern der Nagelplatte und zeigt sich durch eine weißgelbe oder weißgraue Verfärbung, die nach proximal zu ziemlich scharf begrenzt ist. Der Veränderung liegt eine Lösung der physiologischen Verbindung zwischen den obersten keratinisierten Zellagen des Nagelbettes und den untersten Zellagen der Nagelplatte zugrunde. Die möglichen Ursachen sind mannigfaltig. a) Mechanische und chemische, oft nur leichte aber rezidivierende Traumen (Alkaliseifen, Formalin in manchen Nagelhärtern); b) Infektionen der Nagelplatte und des Nagelbettes mit Pilzen; Infektionen des Nagelbettes mit Pseudomonas pyocyanea; c) einige Dermatosen wie Psoriasis und Ekzem; d) Allge-

meinstörungen wie periphere Zirkulationsstörungen, Hyper- und Hypothyreosen; e) hereditäre und ungeklärte Faktoren. Die Therapie besteht in der Behandlung oder Ausschaltung ursächlicher Störungen. Nur bei der Pyocyaneusinfektion entfernt man die abgehobenen Teile der Nagelplatte möglichst weitgehend und verbindet dann mit Polymyxinhältigen Salben.

10. Die **Onycholysis semilunaris** ist eine Sonderform der Onycholysis, bei der es lediglich zu einer halbmondförmigen Abhebung des distalen Teiles der Nagelplatte kommt. Auch sie dürfte durch mechanische Traumen und chemische Schädigungen bedingt sein.

11. Die **Onychoschisis** (selten), das Aufspalten der Nagelplatte in Lamellen ist entweder durch eine externe Schädigung der Nagelplatte durch Chemikalien (insbesondere Alkaliseifen) oder extrem selten durch ungeklärte hereditär-kongenitale Faktoren bedingt.

12. Die **Paronychia acuta** (häufig), die akute Entzündung des Nagelwalles, manifestiert sich mit einer umschriebenen Rötung und Schmerzhaftigkeit im Bereiche des Nagelwalles. Eitrige Einschmelzung kann zu Fluktuation und partieller Onycholyse führen, wenn sich der Eiter auch unter die Nagelplatte vorpreßt. Entwicklung und Einschmelzung nehmen einige Tage in Anspruch. Die Nagelplatte kann temporär geschädigt werden. Übergänge in Panaritien sind möglich. Es handelt sich um eine akute abszedierende Entzündung im Gefolge einer lokalen Infektion mit Staphylokokken oder anderen Keimen, die meist durch kleinste Rhagaden in das Corium des Nagelwalles eindringen. In DD kommt vor allem die Fingersklerose der Syphilis. Die Therapie besteht in Verbänden mit antibiotischen Salben. Ist schon Eiterbildung erkennbar, so hebt man den Nagelwall mit einer Meißelsonde vorsichtig von der Nagelplatte ab und eröffnet dann den kleinen Abszeß mit der Sonde von unten her. Richtige Inzisionen sind meist überflüssig. Prophylaktisch ist auf richtige Nagelpflege, insbesondere auf die rechtzeitige Entfernung kleiner Hautfetzchen am Nagelwall, zu achten.

13. Die **Paronychia chronica** (häufig), die chronische Entzündung des Nagelwalles, manifestiert sich durch eine eher dunkelrote Verfärbung und Schwellung meist des ganzen Nagelwalles, die lediglich bei Druck schmerzhaft ist. Zwischen dem Nagelwall und der Nagelplatte bildet sich eine taschenartige Vertiefung, aus der man krümeligen Detritus kratzen kann. Mitunter entleert sich hier auch etwas eitriges Sekret. Die Entwicklung und der Verlauf vollziehen sich äußerst chronisch, die Störung kann durch Monate oder Jahre bestehen; sie führt dann auch zu einer Deformierung der Nagelplatte meist in Form von Querrillen (S. 538). Die chronische Paronychie wird überwiegend durch eine lokale Infektion mit Soorpilzen (nur sehr selten durch andere Erreger) hervor-

gerufen, die sich mikroskopisch und kulturell nachweisen lassen (**Paronychia candidamycetica**; S. 172). Ständiges Arbeiten mit Zuckerlösungen, Diabetes mellitus und unrichtige Nagelpflege leisten der Einnistung der Hefen Vorschub. Therapeutisch bewährt sich die Lokalbehandlung mit nystatinhältigen Salben (S. 98) und mit 20%igem Boraxglycerin (S. 99); die Entzündung wird überdies durch U.V.-Bestrahlungen mit der Kromayer-Lampe günstig beeinflußt.

14. **Subunguale Hämatome** (häufig) sind die Folge von Traumen und führen meist zur Onycholyse. Eine Ausnahme stellen die sogenannten „Splitterhämatome" (selten) dar, die sich in Form von um stecknadelspitzgroßen, oft rufzeichenartig geformten braunen Verfärbungen manifestieren und mit dem Nagelwachstum vorgeschoben werden. Sie können im Rahmen zahlreicher Krankheiten, wie Endocarditis lenta, Glomerulonephritis chronica, Leberzirrhose, Skorbut, Trichinose usw., auftreten.

15. **Tumoren im Nagelbereich** sind sehr selten, doch kann sich naturgemäß jede benigne und maligne Neoplasie vom Osteom, Fibrom und Myxom bis zum Spinaliom und Melanom entwickeln. Entsprechende Deformierungen und Verfärbungen sind die Folge.

16. Die **Tüpfelnägel** sind durch das Auftreten von stecknadelspitzgroßen, mehr minder flachen Grübchen in der Nagelplatte charakterisiert, deren Zahl bis zu mehreren Dutzend betragen kann. Sie sind die Folge einer umschriebenen Funktionsstörung im Bereich der Matrix, die zur Bildung parakeratotischer Zellareale führt. Wird die Nagelplatte später vorgeschoben, so stoßen sich diese weicheren Einstreuungen in der sonst normal harten und keratinisierten Oberfläche ab, wobei kleine Vertiefungen zurückbleiben. Tüpfelnägel treten im Rahmen der Psoriasis (sehr häufig, S. 358), der Alopecia areata (selten, S. 534) und des Lichen ruber planus (sehr selten, S. 365) auf, können aber auch durch Fingerekzeme (selten, S. 325) und Pilzinfektionen (selten, S. 167) bedingt sein. Die Therapie richtet sich gegen die Grundkrankheit.

17. Als **Uhrglasnägel** (selten) bezeichnet man Nägel, deren Oberflächenkonvexität das normale Ausmaß überschreitet, so daß der Eindruck einer stärkeren Wölbung und Vergrößerung entsteht. Uhrglasnägel sind im allgemeinen mit mehr minder ausgeprägter Verdickung der Fingerspitzen im Sinne der **Trommelschlägelfinger** verbunden. Diese Verdickung führt zu einem Verstreichen des normalerweise stumpfen sogenannten „Lovibondschen" (englisch) Winkels zwischen der proximalen Nagelfalte und der Nagelplatte der Daumen auf über 180°, schließlich läßt sich an Trommelschlägelfingern auch noch die Matrix über der Unterlage besser verschieben als unter physiologischen Verhältnissen. All diesen Symptomen liegt eine Vermehrung des fibrovaskulären Bindegewebes zwischen Matrix, Nagelbett und Nagelplatte zugrunde. Die

Endphalanx selbst ist hingegen unverändert. Als Ursache der Trommelschlägelfinger und Uhrglasnägel, die an einem oder mehreren Fingern und an einer oder an beiden Händen ausgeprägt sein können, kommen vor allem chronische infektiöse oder neoplastische Erkrankungen im Thoraxbereich, bestimmte Vitien, Leberzirrhose und andere interne Störungen sowie in seltenen Fällen auch kongenitale Faktoren in Frage.

18. Der **Unguis incarnatus** (Abb. 360, häufig), der eingewachsene Zehennagel (extrem selten Fingernagel), tritt durch eine entzündliche Rötung mit leichter Schwellung, geringer Eitersekretion und starker Schmerzhaftigkeit, vor allem bei Druck im Bereiche der distalen Partie des lateralen Nagelwalles in Erscheinung. Die Erkrankung, die fast ausschließlich die Großzehen betrifft, entwickelt sich innerhalb weniger Tage, führt zu weitgehender schmerzbedingter Gehbehinderung, dauert unbehandelt wochenlang an und löst in solchen Fällen nicht selten Komplikationen im Sinne eines Panaritiums aus. Die Störung wird durch Einpressen des distalen seitlichen Endes der Nagelplatte in den Nagelwall beim allmählichen Vorwachsen hervorgerufen. Die Ursache hiefür ist vorwiegend eine unzweckmäßige Nagelpflege, bei der die Ecken der Nagelplatte zu weit proximal abgeschnitten und nicht rundgefeilt werden. Zu enges Schuhwerk begünstigt die Entwicklung eines Unguis incarnatus durch kontinuierlichen Druck. Die Therapie besteht in der richtigen Kürzung und Rundung der Nagelecken. Man kann auch Aluminiumfolie unter die drückende Ecke der Nagelplatte unterlegen und so dem Druck entgegenzuwirken versuchen. Besteht besondere Neigung zu einer engen Querkrümmung der Nagelplatte und zum folgenden Einwachsen der Ecken, so empfiehlt sich die Extraktion der Nagelplatte mit Zerstörung der seitlichen Teile der Matrix (sogenannte „Onychotomie").

19. **Verfärbungen der Nagelplatte** sind selten und können weißes, weißgelbes, braungelbes, braunes, braunschwarzes oder auch anderes Kolorit zeigen. Sie sind durch echte Färbungen der Nagelplatte oder durch Farbänderungen des Nagelbettes bedingt. Als Ursache kommen direkte, lokale oder allgemeine Einwirkungen von Chemikalien und Medikamenten oder Pilzinfektionen der Nagelplatte sowie interne Störungen, vor allem Leberzirrhosen, in Frage, die zu einer weißen durchschimmernden Verfärbung des Nagelbettes mit blaurötlicher distaler Randzone führen.

20. Viele der genannten Verformungen und Veränderungen der Nagelplatte treten im Rahmen umschriebener Dermatosen auf: Psoriasis (S. 358), Lichen ruber planus (S. 365), Alopecia areata (S. 534), Melanom (S. 470), Nävuszellnävus (S. 462), Verrucae vulgares (S. 204).

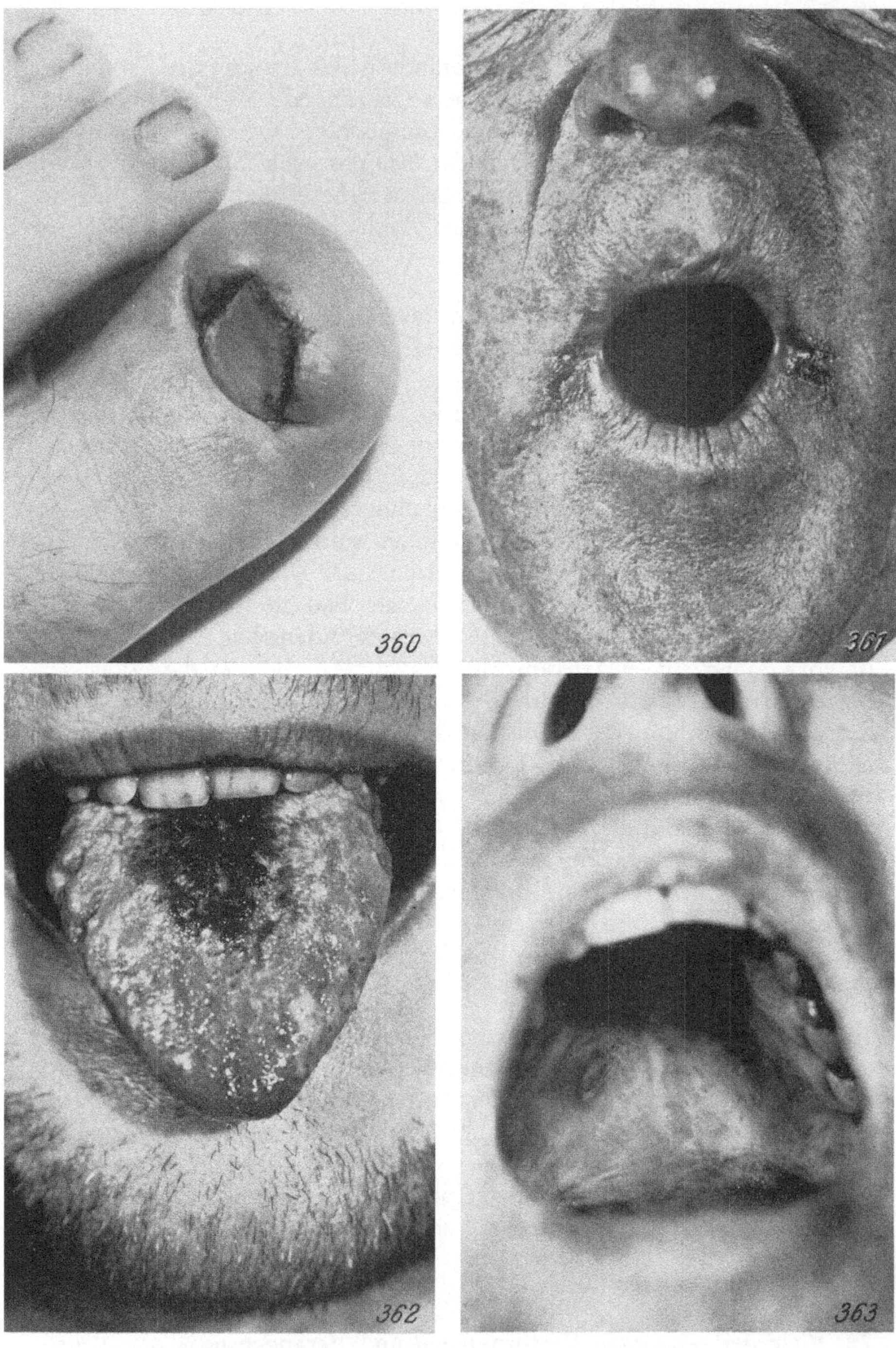

Abb. 360. Unguis incarnatus
Abb. 361. Anguli infectiosi; Soor negativ, Folge schlechter Pflege der Zahnprothese?
Abb. 362. Lingua villosa nigra et geographica
Abb. 363. Aphthe (chronisch rezidivierende Form) am Gaumen

30. Mundschleimhauterkrankungen

Anguli infectiosi
Perleche; Faulecken   (selten)
Abb. 361

> Diese chronische, polyätiologisch bedingte Veränderung ist durch
> Rötung, Schuppung und Rhagadenbildung am Mundwinkel
> charakterisiert.

I. Man findet einen etwa linsengroßen, rosa gefärbten, rundlichen, unscharf begrenzten Fleck am Mundwinkel, der leicht schuppt und zentral in Richtung der Mundspalte von einer oft verkrusteten Rhagade durchzogen ist. Meist sind beide Mundwinkel betroffen.

II. Es bestehen leichtes Brennen und Schmerzen bei Mundbewegungen.

III. Die Perleche kann in jedem Alter auftreten und in Abhängigkeit von Ätiologie und Therapie über kürzere oder lange Zeiträume fortbestehen.

IV. Keine Bemerkung.

V. Die wichtige DD ist eine am Mundwinkel lokalisierte Papel der Lues II (S. 598; Treponemennachweis, weitere Symptome der Syphilis).

VI. Eine Perleche kann verschiedene Ursachen haben, und zwar Infektionen mit Strepto- oder Staphylokokken (insbesondere bei Kindern im Rahmen einer Impetigo contagiosa; S. 105) oder mit Candida albicans (meist bei älteren Menschen, vor allem bei Diabetikern; Nachweis durch den positiven Pilzbefund, S. 67, 172), ferner schlecht sitzende Zahnprothesen, die das Einfallen der Mundwinkel zulassen (insbesondere bei ungenügender Reinigung), Vitamin-B_2- oder -C-Mangel sowie Hypazidität des Magensaftes.

VII. Zur Lokaltherapie eignen sich je nach Ursache Antibiotika- oder Mycostatin-hältige Salben (S. 97/98). Überdies müssen eventuell Zahnprothesen verändert oder besser gereinigt bzw. Vitaminmangelzustände und Hypazidität beseitigt werden.

Cheilitis, Gingivitis, Glossitis und Stomatitis catarrhalis sive simplex Mundschleimhautentzündungen

(für den Dermatologen selten, sonst häufig)

Diese akuten, seltener chronischen, polyätiologisch bedingten Erkrankungen der Mundschleimhaut sind durch Rötungen charakterisiert.

I. Die entsprechenden Stellen der Mundschleimhaut sind hell- bis dunkelrot gefärbt; kleinste kurzlebige Bläschen können auftreten. Die oberen mazerierten Epithelschichten stoßen sich in grauweißen Fetzen oder schmierigen zähen Belägen ab; selten entstehen Erosionen und Ulcera. Lippen, Zahnfleisch und Zunge schwellen an; am Lippenrot bilden sich Krusten, an den Zahnhälsen Eiteransammlungen.

II. Unangenehmer Geschmack, Brennen bzw. Schmerzen eventuell mit Behinderung der Nahrungsaufnahme, Speichelfluß und Fötor ex ore sind die Folgen. Bei schwersten Formen kann Fieber bestehen.

III. Diese Entzündungen treten im Anschluß an die ursächliche Noxe rasch auf, verlaufen überwiegend akut und bilden sich nach Ausschalten der Ursache prompt zurück; hält diese an, so entstehen chronische Formen.

IV. Keine Bemerkung.

V. Die DD betrifft vor allem das Erythema exsudativum multiforme (S. 376) und die Plaques opalines bzw. lisses der Lues II (S. 599).

VI. Ätiologisch kommen mechanische, chemische, aktinische Reize (Zahnstocher, Zahnprothesen usw.), allergische Reaktionen (Lippenstift, Mundwässer, Nahrungsmittel usw.) in Frage. Stomatitis und Glossitis begleiten oft Allgemeinerkrankungen (Scarlatina, Magen-Darm-Störungen, Anämie usw.). Auch Menstruation, Gravidität und innerlicher Medikamentengebrauch (z. B. Wismut) können ursächliche Faktoren sein.

VII. Zur Therapie muß zunächst die Ursache gefunden und eliminiert werden. Symptomatisch dienen blande Tees zur Spülung (S. 98), eventuell 20⁰/₀ Boraxglyzerin (Natrii boracici 10,0, Glycerini ad 50,0) zur Pinselung.

Stomatitis, Gingivitis und Tonsillitis ulcerosa
Plaut-Vincentsche Krankheit

(Plaut deutsch, Vincent französisch aussprechen)

(im Krieg epidemieartig gehäuft, heute selten)

|| Diese akute, ätiologisch ungeklärte Stomatitis ist durch Bildung von Geschwüren mit fusospirillärem Gemisch charakterisiert.

I. Bei geringgradigen Entzündungserscheinungen entstehen bis über bohnengroße, kraterförmige, unregelmäßig scharf begrenzte, zerklüftete, schmierig belegte Ulcera; ihre Zahl variiert zwischen solitär und einem halben Dutzend. Bevorzugt werden die Gaumenbögen, die Uvula, die Tonsillen, die Interdentalspitzen der Gingiva und die Wangenschleimhaut.

II. Schmerzen, Lnn.-Schwellungen und Allgemeinerscheinungen sind typischerweise gering. Speichelfluß und Foetor ex ore sind belästigend. Im Abstrich findet man fast regelmäßig fusospirilläres Gemisch (Dunkelfeld oder Methylenblau).

III. Auftreten meist bei jungen Erwachsenen. Der nekrotische Zerfall setzt rasch ein, heilt aber meist nach 1—2 Wochen spontan ab. Rezidive treten auf.

IV. Keine Bemerkung.

V. Eventuelle DD: Lues I (S. 592; Treponemennachweis), Tuberculosis ulcerosa mucosae (S. 138), Aphthen (S. 550).

VI. Ätiologie und Pathogenese sind ungeklärt. Man bezweifelt heute, daß das fusospirilläre Gemisch tatsächlich der Erreger bzw. daß überhaupt Kontagiosität gegeben ist, obwohl in Kriegszeiten epidemieartiges Auftreten vorkommt.

VII. Allgemeintherapie mit Penicillin (S. 88) führt zur raschen Heilung (1mal täglich 1 Mega eines mittelfristigen Depotpräparates i.m. durch 8 Tage). Lokal Spülungen.

35*

Lingua villosa nigra
Schwarze Haarzunge   (sehr selten)

Abb. 362

|| **I., II.** Diese polyätiologisch bedingte chronische Veränderung in der Mitte des Zungenrückens ist durch eine haarähnliche Verlängerung und Hyperkeratose der filiformen Papillen mit gelbbrauner, schwarzbrauner oder graugrüner Verfärbung charakterisiert.

III. Die harmlose Erkrankung tritt meist bei Männern auf und kann über lange Zeiträume fortbestehen.

IV. Keine Bemerkung.

V. Keine Bemerkung.

VI. Als ätiologische Faktoren kommen Nikotinabusus, Mangelernährung und antibiotische Behandlungen in Frage, wobei die ursächliche Bedeutung einer Änderung der Mundflora nicht abgeklärt ist. In manchen Fällen findet sich eine Besiedelung mit Proteus oder mit Candida.

VII. Zur Therapie müssen erkennbare ätiologische Faktoren ausgeschaltet werden. Bei Soorbesiedlung kommt Mycostatin® zur Anwendung (3mal täglich 1 Tablette im Mund zergehen lassen). Mitunter hilft Vitamin A in hohen Dosen (2mal täglich 50 000 Eh durch 3 Wochen) oder radikale Änderung der Mundflora mit Antibiotika. Zur symptomatischen Therapie dienen Spülungen mit blanden Tees usw.

Lingua plicata
Lingua scrotalis, Faltenzunge   (selten)

|| Diese persistierende, kongenital bedingte Anomalie der Zunge ist durch tiefe Furchen an der Zungenoberfläche charakterisiert.

I. Die mehr minder zahlreichen, oft blattrippenartig verzweigten, bis zu 5 mm tiefen und mehrere Zentimeter langen Furchen weisen am Grund oft Erosionen und entzündliche Infiltrate auf.

II. Die Lingua plicata verursacht keine weiteren Symptome, ist aber manchmal mit anderen Defekten (Uvula bifida, geistige Minderwertigkeit usw.) kombiniert.

III. Sie ist wohl schon von Geburt an gegeben, tritt aber meist erst mit fortschreitendem Alter klar in Erscheinung, so daß sie am häufigsten bei Männern nach der Pubertät diagnostiziert wird. Die Erosionen können Eintrittspforte für Erreger sein.

IV. Die Histologie zeigt, daß Muskelbündel in die Faltenberge einstrahlen.

V. Keine Bemerkung.

VI. Die Lingua plicata ist eine kongenital bedingte Bildungsanomalie, deren Manifestation aber vielfach erst im Laufe des späteren Lebens bemerkt wird. In manchen Fällen wurde ein dominanter Erbgang nachgewiesen. Es ist nicht geklärt, ob neben dieser Ätiologie auch eine erworbene Entstehung möglich ist.

VII. Die Therapie beschränkt sich auf gute Mundpflege.

Lingua geographica
Exfoliatio areata linguae; Landkartenzunge   (selten)

Abb. 362

Diese ätiologisch ungeklärte, chronisch rezidivierende, oberflächlich umschriebene Zungenaffektion ist durch belagfreie entzündliche Areale charakterisiert, die im Ablauf von Entstehung und Rückbildung zu ständig wechselnden polyzyklischen Figuren konfluieren.

I. Die linsen- bis münzengroßen, hellroten, rundlichen bzw. polyzyklischen (Konfluenz bei peripherem Wachstum), scharf begrenzten, glatten und glänzenden entzündlichen Areale sind von einem hellgrauen Randsaum stark kontrastierend umgeben. Ihre Zahl kann ein halbes Dutzend erreichen. Sie sind vorzugsweise am Zungenrücken lokalisiert.

II. Sonstige Beschwerden fehlen.

III. Die völlig harmlose Störung tritt meist im 2.—4. Jahrzehnt auf und kann sich bis zum spontanen Abklingen jahrelang hinziehen. Dabei entwickeln sich laufend entzündliche Areale, in deren Bereich die filiformen Papillen temporär schwinden; die Herde wachsen in einigen Tagen zur vollen Größe an und bilden sich dann in 1—2 Wochen wieder zurück, während an anderen Stellen neue entstehen.

IV. Keine Bemerkung.

V. Eventuelle DD wären Leukoplakien (S. 551), zuckerplätzchenartige Veränderungen des Lichen ruber planus (S. 366), Plaques opalines der Lues II (S. 599).

VI. Ätiologie und Pathogenese sind ungeklärt.

VII. Die Therapie beschränkt sich auf Mundpflege.

Aphthen
Abb. 363

Aphthen der Mundschleimhaut sind als stecknadelkopf- bis kleinlinsengroße, rundliche, scharf begrenzte, seichte Ulcera, mit weißgelb belegtem Grund und schmalem dunkelrotem Randsaum charakterisiert. Sie verursachen bei der Nahrungsaufnahme heftige Schmerzen, entwickeln sich in 24 Stunden aus einem dunkelroten Fleck und heilen nach einigen Tagen mit Restitutio ad integrum ab.

Man unterscheidet:

1. Chronisch rezidivierende (= habituelle) Aphthen (selten):

Diese Form betrifft vorwiegend Erwachsene. Hier treten in variablen Abständen von Wochen bis Monaten immer wieder eine oder einige Aphthen vorwiegend an den Umschlagstellen der Mundschleimhaut auf. Meist ist regionäre Lnn.-Schwellung vorhanden. Die Ätiologie ist unbekannt. Man denkt an eine unregelmäßig dominant vererbte Anlage, die in örtlich gestörter Durchblutung besteht. Zur Therapie dienen lediglich lokale Maßnahmen, wie Mundpflege mit Tees und leicht adstringierenden Lösungen (z. B. Tinctura Ratanhiae, Tct. Gallarum āā ad 100,0 mehrmals täglich 2 Kaffeelöffel auf 1 Glas Wasser zum Spülen), Pinselungen mit Pyralvex® oder 10%iger Chromsäure. Die Neigung zum Auftreten der Aphthen kann nicht beeinflußt werden.

2. Stomatitis aphthosa (sehr selten):

Diese Form betrifft vorwiegend Kleinkinder. Hier treten innerhalb von 2—3 Tagen zahlreiche Aphthen an der ganzen Mundschleimhaut, eventuell auch an den Lippen und an der Vulva auf; starker Fötor ex ore; mehr minder hohes Fieber. Regionäre Lnn.-Schwellung. Abklingen im Laufe von 1—2 Wochen ohne Rezidivneigung. Das *Aphthoid von Pospischill-Feyrter* dürfte eine besonders schwer verlaufende Form bei geschwächten Kindern sein. Man glaubt, daß eine akute Infektion mit dem Herpes simplex virus vorliegt. Zur Therapie dienen Spülungen, breiigflüssige Kost, Bettruhe.

3. Posttraumatische Pseudoaphthen (= Bednarsche Aphthen) (selten):

Nach minimalen Verletzungen der Mundschleimhaut, z. B. durch scharfe Brotecken, Zahnränder usw. bilden sich manchmal kleine Ulcera, die dem Bild der Aphthe entsprechen, ebenfalls Schmerzen verursachen und einige Tage zur Rückbildung benötigen. Behandlung mit Spülungen oder Pinselungen wie bei habituellen Aphthen.

Leukoplakie
Weißschwiele

(selten)

Abb. 364—366

Diese präcanceröse Metaplasie der Mucosa ist durch weißliche, scheibenförmige Verdickungen an sichtbaren Schleimhäuten charakterisiert.

I. Man findet initial einen Fleck, später einen flach erhabenen Plaque, der linsen- bis über münzengroß, weiß oder hellgrau, rundlich bzw. unregelmäßig, scharf begrenzt sowie trocken (infolge Behinderung der Schleimdrüsenmündungen) und glatt oder rauh erscheint. Neben solitären Herden kommen auch multiple leukoplakische Areale an den sichtbaren Schleimhäuten, vor allem im Mund, seltener in der Vulva, Vagina oder an der Glans (unter Phimosen) vor, die symmetrisch oder asymmetrisch angeordnet sein können. Eine ausgeprägte Leukoplakie des Gaumens mit deutlichem Hervortreten der Schleimdrüsenmündungen heißt **Leukokeratosis palati nicotinea** (infolge Rauchens schlechter Pfeifentabake).

II. Leukoplakien können leichtes Brennen oder umschriebene Hyposensibilität hervorrufen. Im Mund wird auch der Konsistenzunterschied störend empfunden.

III. Leukoplakien treten meist im mittleren Alter auf und entwickeln sich allmählich, selten rascher in wenigen Wochen. Sistiert die ursächliche Noxe, so ist mehr minder rasche Rückbildung möglich; dauert sie an, so vergrößert sich die Leukoplakie allmählich und kann schließlich Ausgangspunkt eines Carcinoma spinocellulare werden (fakultative Präcancerose, S. 476).

IV. Die Histologie zeigt zunächst nur eine Verbreiterung und eine nicht obligate Verhornung des sonst nicht verhornten Schleimhautepithels. Später kommen Zellatypien als Zeichen der Prämalignität hinzu.

V. Die Diagnose ergibt sich morphologisch. Eventuelle DD wären Stomatitis (S. 547), Luetische Plaques opalines (S. 599), Lichen ruber planus (S. 366).

VI. Leukoplakien sind Reaktionen auf chronische, mechanische oder chemische Schleimhautreizungen (vor allem Pfeifenrauchen, Druck von Zahnprothesen, Pessare, rezidivierende Balanitis unter einer Phimose), die zu umschriebener Verhornung der sonst nicht keratinisierten Schleimhaut führen (deshalb „Metaplasie").

VII. Zur Therapie muß die ursächliche Noxe eliminiert werden (vor allem Nikotinabstinenz!, Korrektur von Zahnprothesen, Phimoseoperation usw.). Kontrollen alle 2 Monate, bei Verdacht auf maligne Degeneration sofortige Exzision. Pflege mit Teespülungen (S. 98) oder adstringierenden Lösungen.

Dermatosen mit Mundschleimhautbefall Mundschleimhautveränderungen im Rahmen von Hautkrankheiten

Zahlreiche Hautkrankheiten manifestieren sich auch an der Mundschleimhaut, die mitunter sogar allein betroffen wird:

1. **Epidermolysis bullosa dystrophica** (extrem selten; S. 420).
Blasen, Erosionen, dystrophische Narben an Wangen, Zunge, Gaumen usw.

2. **Urticaria — Ödema Quincke** (selten; S. 318).
Entsprechende Schwellungen von Lippen, Zunge, Glottis usw.

3. **Erythema exsudativum multiforme** (selten; S. 376).
Erosionen an Lippen, Wangen usw. (Ektodermosis pluriofficialis).

Abb. 364. Mächtige Leukoplakie der Unterlippe bereits mit Carcinombildung
Abb. 365. Geringgradige Leukoplakie der linken Wangenschleimhaut
Abb. 366. Leukoplakie der Lippenschleimhaut. Das hier normalerweise unverhornte Epithel zeigt ein deutliches Stratum corneum (Pfeil). (50fach)

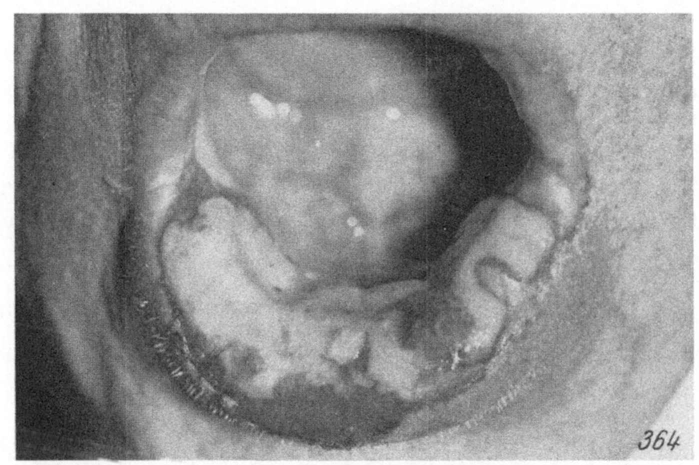

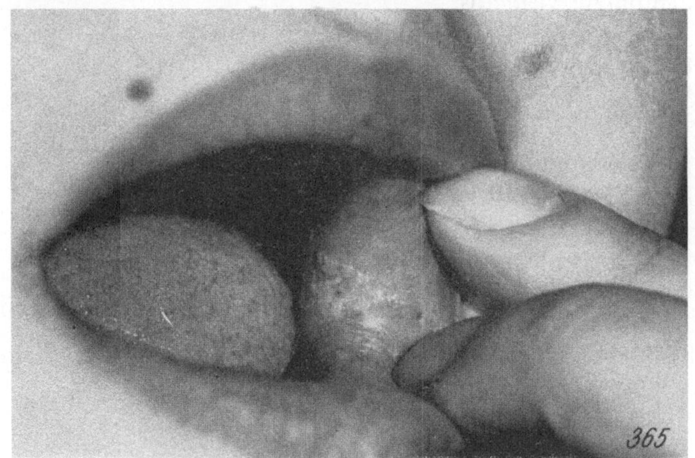

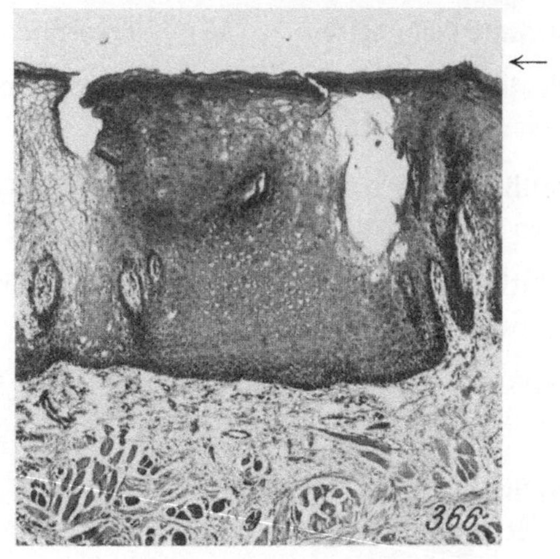

Abb. 364—366

4. Lichen ruber planus (S. 366).
Netzzeichnungen an den Wangen (häufig); „Zuckerplätzchen" auf der Zunge (selten); Blasen und Erosionen (sehr selten); eventuell lästiges Brennen.

5. Purpuraformen (S. 510) vor allem bei Thrombozytopenien und Koagulopathien. Hämorrhagien an Wangen, Gaumen usw. Gingivablutungen beim Skorbut.

6. Arzneimittelexantheme (selten; S. 311).
Grauer Wismutsaum der Gingiva; Rötungen, Bläschen, Brennen usw.

7. Pemphigusgruppe (sehr selten; S. 395).
Intraepitheliale Blasen, Erosionen; eventuelle Vegetationen beim Pemphigus vegetans.

8. Pemphigoide (sehr selten; S. 402).
Subepitheliale Blasen, Erosionen.

9. Oberlippenfurunkel (selten; S. 113).
Brechen gelegentlich nach innen auf.

10. Tuberkulosegruppe (sehr selten; S. 136).

a) **Lupus vulgaris;** typische Lupusknötchen und Lupusinfiltrate.

b) **Tuberculosis miliaris cutis;** kleinstpapulöses Enanthem.

c) **Tuberculosis ulcerosa mucosae et cutis;** schmerzhafte Ulcera.

11. Gruppe der Infektionskrankheiten:

a) **Tularämie** (sehr selten; S. 130). Ulcero-muköse Form.

b) **Varicellae** (häufig; S. 228). Maculae, Vesiculae, Erosionen; sehr typisch am Gaumen vereinzelt.

c) **Morbilli** (häufig bis sehr häufig; S. 239). Enantheme und Kopliksche Flecken an den Wangen.

d) **Scarlatina** (selten bis häufig; S. 232). Himbeerzunge, Pharyngitis, Tonsillitis.

e) **Variola** (in Europa extrem selten; S. 250). Einzelne oder viele Bläschen bzw. Erosionen.

13. Syphilis (S. 587).
In jedem Stadium bestimmte Symptome.

14. Herpes zoster (selten; S. 222).
Bei Befall des 2. bzw. 3. Trigeminusastes Bläschen und Erosionen, halbseitig an Gaumen oder Wangen.

15. Herpes simplex (selten; S. 216).
Meist in Form der Stomatitis aphthosa (S. 550).

16. Lupus erythematosus (sehr selten; S. 408).
Entzündliche Maculae mit späterer Atrophie, vor allem an den Wangen.

17. Sklerodermia diffusa (selten; S. 386).
Typische Verengung der Mundöffnung und Verkürzung des Zungenbändchens.

31. Nichtvenerische Genitalerkrankungen

Phimose
Vorhautverengung (selten)
Abb. 367, 368

> Die Phimose ist ein angeborener oder erworbener Zustand und dadurch charakterisiert, daß das Zurückziehen der Vorhaut über die Eichel behindert (*unvollständige Phimose*) oder unmöglich (*vollständige Phimose*) ist. Die Ursache ist entweder in einem Größenmißverhältnis zwischen Präputialöffnung und Glans (echte Phimose) oder in einer Verklebung bzw. Verwachsung von Eichel und innerem Präputialblatt (scheinbare Phimose) gegeben.

a) Phimosis congenita, angeborene Vorhautverengung

I. Die Präputialöffnung ist mehr minder eng, in Extremfällen eventuell nur wenige Millimeter weit. Gleichzeitig kann die Vorhaut verkürzt und über die Eichel gespannt (**atrophische Phimose,** Abb. 367) oder rüsselförmig verlängert (**hypertrophische Phimose**) sein. Unter vollständigen kongenitalen Phimosen bestehen vielfach Verklebungen oder Verwachsungen. Unvollständige Formen prädisponieren zur Paraphimose (S. 559).

II. Höhergradige kongenitale Phimosen behindern Harnabfluß, Erektion, Kohabitation und Ejakulation.

Abb. 367. Phimosis congenita; vollständige, „atrophische" Form
Abb. 368. Xerosis obliterans glandis nach später Zirkumzision wegen kongenitaler Phimose
Abb. 369. Balanitis simplex bei Diabetiker
Abb. 370. Balanitis circinata erosiva et gangränosa

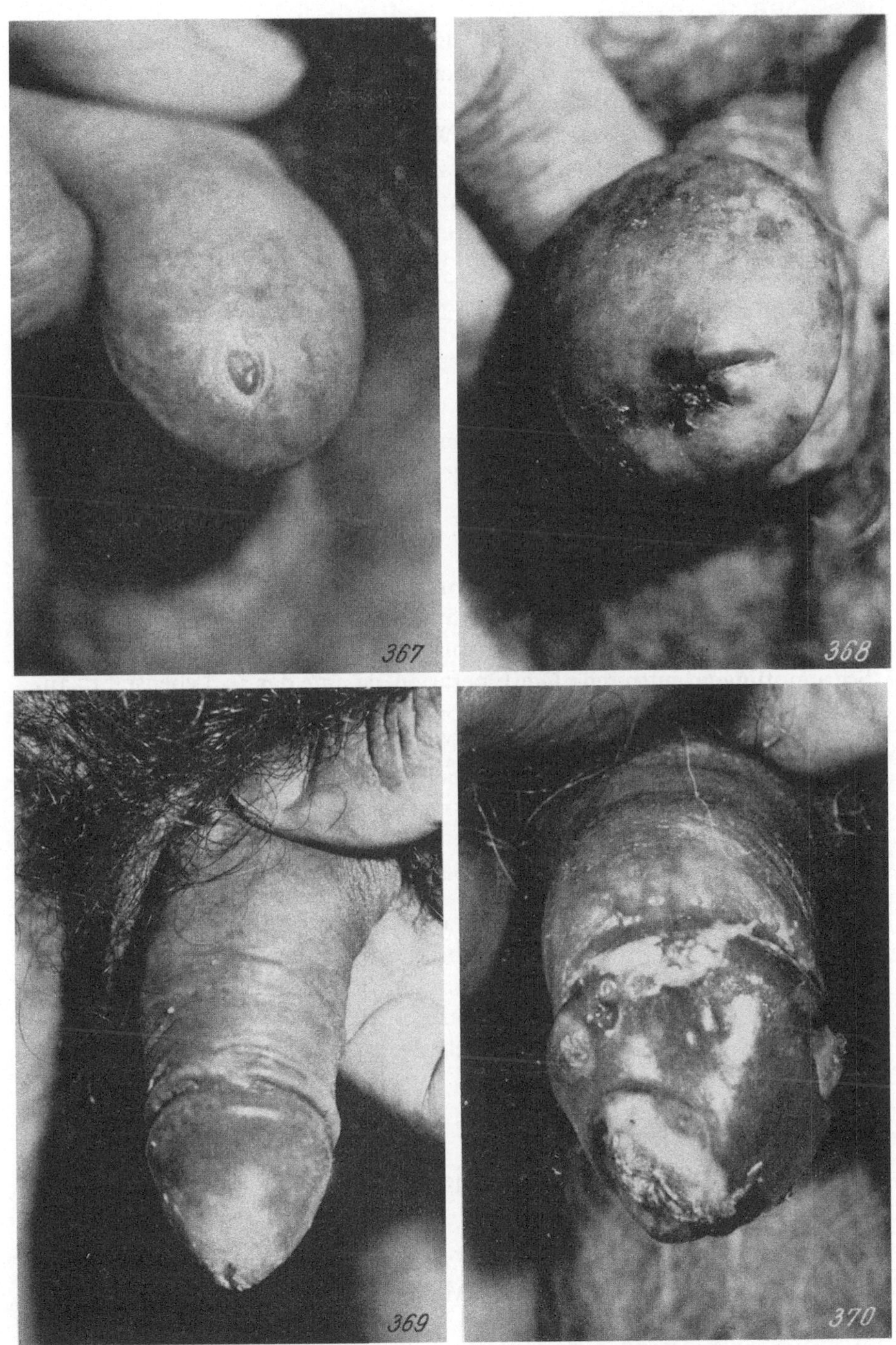

Abb. 367—370

III. Stauungen und Infektionen im verengten Präputialsack führen häufig zu rezidivierenden Balanitiden (S. 562) und im weiteren zu Leukoplakien (S. 551) mit Gefahr der Entwicklung eines Peniscarcinomes (S. 485; Präcancerosen, S. 476). Wird die Phimose erst in späterem Lebensalter zirkumzidiert, so stellt sich oft eine sklerodermieartige Verhärtung und Schrumpfung der entblößten Glans mit Einengung des Orificium urethrae externum ein (**Xerosis obliterans glandis post oparationem**, Abb. 368).

IV. Keine Bemerkung.

V. Die DD betrifft die Formen der erworbenen und scheinbaren Phimose.

VI. Die Ursache der Phimosis congenita ist eine angeborene, wahrscheinlich dominant vererbte, ungenügende Weite und Dehnbarkeit der zirkulären Bindegewebsbündel an der Umschlagstelle vom inneren zum äußeren Präputialblatt.

VII. Die Therapie besteht in einer mehr minder modifizierten Zirkumzision, bei der aber das innere Präputialblatt bis auf einen 2—3 mm breiten Saum am Sulcus coronarius entfernt werden muß, da sonst Schrumpfungen eintreten. Die Operation ist um das 6. Lebensjahr, auf jeden Fall aber vor der Pubertät vorzunehmen. Die früher aus diagnostischen Gründen viel geübte einfache und rasche Dorsalinzision wird heute fast nur noch bei Säuglingen, bei denen eine besonders hochgradige Phimose zum sofortigen Eingreifen zwingt, durchgeführt.

b) Phimosis acquisita, erworbene Vorhautverengung

I. Hier liegen Primärerkrankungen an der Glans oder am inneren Präputialblatt vor, die durch entzündliche Schwellung (**entzündliche Phimose**) verruköse bzw. tumoröse Proliferationen oder Narbenschrumpfungen zur Phimose führen. Entzündliche Phimosen gehen oft mit Verdickung des distalen Penisteiles (**Glockenschwengelpenis**) einher und verstärken häufig kongenitale Formen.

II., IV. Keine Bemerkung.

III. Die erworbene Phimose kann je nach Ursache *temporär* auftreten oder *persistieren*.

V. Bei der Diagnose muß vor allem die primäre Ursache (siehe VI.) abgeklärt werden, wobei man die Möglichkeit einer venerischen Infektion nie vergessen darf!

VI. Die Ursache der erworbenen Phimose sind entzündliche Schwellungen im Gefolge einer Balanitis (S. 562) oder einer venerischen Infektion

(z. B. Primäraffekt = sogenannte „Sklerosis in phimosi" [S. 590], Ulcus molle, S. 615), raumgreifende Proliferationen im Präputialsack (z. B. Condylomata acuminata [S. 207], Peniscarcinom [S. 480, 485]) oder Schrumpfungen nach insuffizienten Zirkumzisionen usw.

VII. Die kausale Therapie hat die jeweilige Ursache zu beseitigen (z. B. Behandlung der Lues, Abtragung der Condylomata acuminata). In symptomatischer Hinsicht läßt man Vorhautsackspülungen mit physiologischer NaCl-Lösung (aber *nie mit Antibiotika*, durch die eine allfällige luetische Infektion verschleiert werden könnte!) vornehmen. Im weiteren Verlauf zwingen Schrumpfungsvorgänge oft zur Zirkumzision.

c) Scheinbare Phimose

I. Hier liegen Verklebungen oder Verwachsungen zwischen Glans und Präputium vor. Häufige Kombination mit kongenitaler Phimose.

II., III., IV., V. Keine Bemerkung.

VI. Häufigste Ursache ist das Ausbleiben der physiologischen Lösung von Eichel und Vorhaut, die normalerweise bei der Geburt, spätestens aber im 3. Lebensjahr vollendet sein muß. Auch echte Verwachsungen nach Exulzerationen kommen vor.

VII. Die verzögerte Lösung des Präputiums wird beim Säugling durch wiederholtes Zurückstreifen in Abständen von 1—2 Wochen gefördert. Mitunter ist auch die Lösung mit der Sonde angezeigt. Besteht die Verklebung über das 3. Lebensjahr fort, so resultieren echte Verwachsungen, die, wenn überhaupt, nur durch die Operation gelöst werden können.

Paraphimose
Vorhauteinschnürung (selten)

Abb. 371

Die Paraphimose entsteht als Komplikation einer unvollständigen Phimose (S. 556) und ist dadurch charakterisiert, daß das über die Glans zurückgeglittene Präputium ohne ärztliche Hilfe nicht mehr in die normale Lage vorgebracht werden kann.

I. Eine **Paraphimosis externa** (selten) liegt vor, wenn die verengte Präputialöffnung unter Entfaltung beider Vorhautblätter zurückgleitet und am Penisschaft hinter dem entblößten inneren Präputialblatt einen Schnürring bildet. Die folgende Stauung im Gewebe führt schon nach wenigen Minuten zu einem Ödem des inneren Präputialblattes, das ein Wiedervorschieben der Vorhaut verhindert und sich im weiteren unter Schmerzen zu einer wulstartigen Schwellung („spanischer Kragen") vergrößert.

Eine **Paraphimosis interna** (sehr selten) liegt vor, wenn die verengte Präputialöffnung ohne Entfaltung beider Vorhautblätter über die Glans zurückgleitet und im Sulcus coronarius einen Schnürring bildet, der den Präputialsach komplett abschließt und ein Ödem der Glans bewirkt.

Bleibt die Paraphimose unbehandelt, so treten in den nächsten Tagen stauungsbedingte Blutungen, Erosionen und Exulzerationen an Glans und Präputium, bei der Paraphimosis interna überdies noch Zersetzungsvorgänge und Entzündungen im verschlossenen Präputialsack auf. Schließlich wird der Schnürring am Dorsum penis gangranös, was mitunter zur Lösung und Spontanheilung führt; meist resultieren aber chronische Ödeme und Verwachsungen.

II., III., IV., V. Keine weitere Bemerkung.

VI. Die Paraphimose entsteht meist als Komplikation einer inkompletten kongenitalen Phimose, vor allem im Anschluß an Kohabitation oder Masturbation.

VII. Während der ersten 3—4 Tage kann man die Paraphimose meist reponieren. Hiezu umfaßt man am liegenden Patienten Glans und Vorhautschwellung mit der ganzen Hand und preßt das Ödem unter langsam zunehmendem, den Schmerzen des Patienten angepaßtem Druck hinter den Schnürring. Nach einer Viertelstunde kann dann dieser meist nach vorne geschoben werden. (Bei empfindlichen Personen ist eventuell eine Kurznarkose angezeigt.) Mißlingt der Handgriff, so muß der Schnürring am Dorsum penis inzidiert werden. Weiterbehandlung mit antibiotischen Pudern. Phimoseoperation nach Abklingen der Entzündungserscheinungen.

Abb. 371. Paraphimosis externa mit „spanischem Kragen"
Abb. 372. Kraurosis vulvae, weit fortgeschritten
Abb. 373. Lues I; Klappsklerose am Präputium nahe dem Sulcus coronarius
Abb. 374. Lues I; multiple, zum Teil Abklatschsklerosen

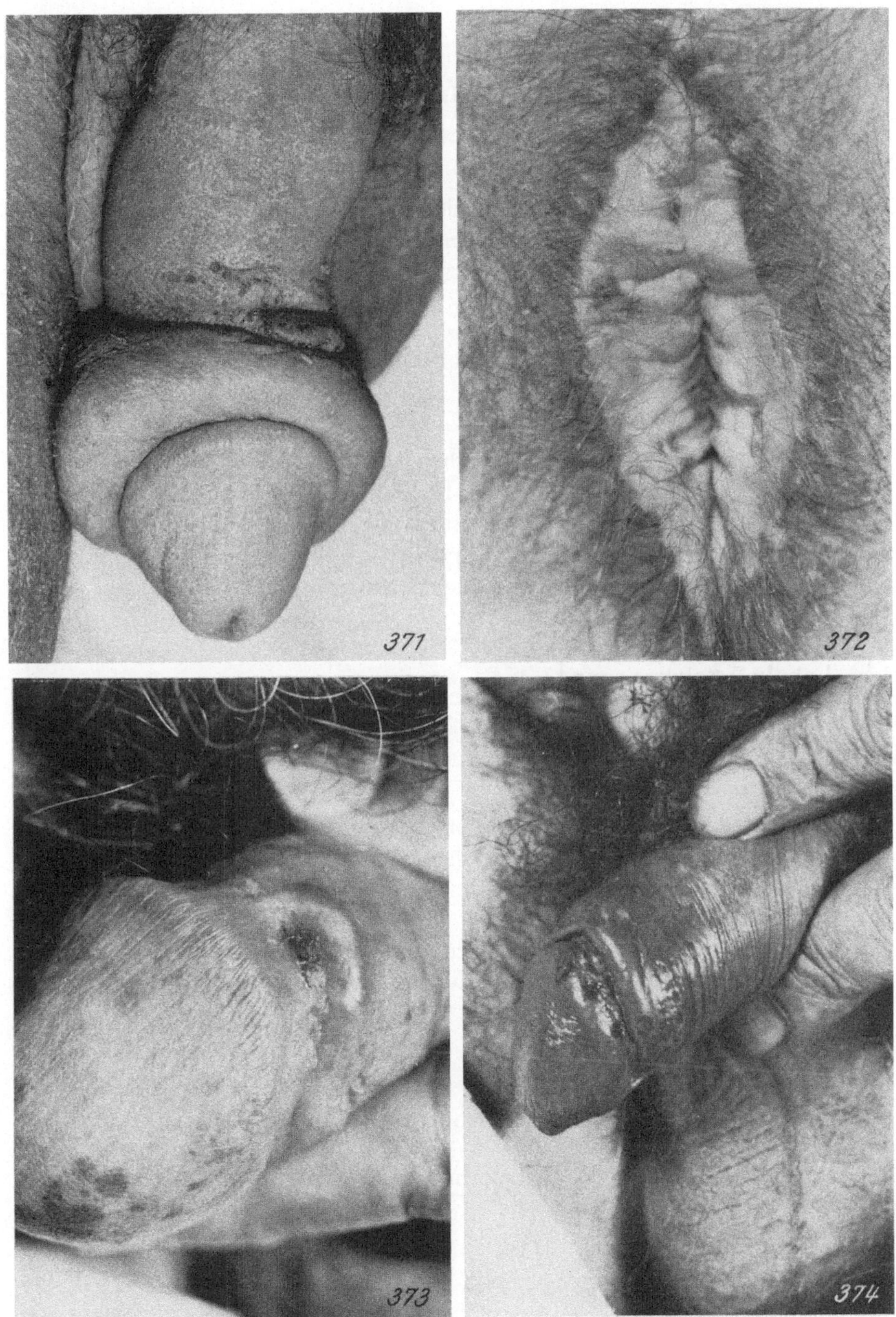

Abb. 371—374

36 Wodniansky, Dermatologie

Balanitis, Balanoposthitis
Entzündung der Eichel und/oder der Vorhaut
(Eichel = griechisch balanos; Vorhaut = griechisch posthion)

Hier faßt man alle Entzündungen der Eichel und des inneren Vorhautblattes zusammen, die keine Symptome venerischer Infektionen oder bestimmter Dermatosen sind. Zwei Formen werden unterschieden:

A. Balanitis simplex aut vulgaris   (häufig)
Abb. 369

> Diese akuten oder chronischen, entzündlichen Varianten sind durch verschiedene Ursachen bedingt und durch entzündliche Rötung, Mazeration bzw. Erosion mit Nässen und Bildung übelriechenden Eiters, durch Schwellungen bis zur sekundären Phimose sowie durch Juckreiz oder Brennen charakterisiert.

I. Lokale Erscheinungen

1. Primäreffloreszenzen

Flächenhafte Rötungen
> Größe: variable Ausdehnung über Glans und Vorhaut.
> Farbe: hell- bis dunkelrot (je nach Akuität).
> Form: rundlich bzw. der Ausdehnung entsprechend.
> Rand: unscharf begrenzt.
> Konsistenz: eventuell erhöht durch entzündliche Schwellung (Ödem).
> Oberfläche: zeigt Auflockerung durch Mazeration bzw.

2. Sekundäreffloreszenzen

Erosion mit *Nässen,* wobei sich die austretende seröse Gewebsflüssigkeit im Präputialsack rasch zu übelriechendem Eiter zersetzt.

3., 4., 5., 6. Phänomene, Zahl, Lokalisation, Anordnung

Keine Bemerkung.

7. Komplikationen

Mitunter nimmt die entzündliche Vorhautschwellung bis zur **sekundären Phimose** (S. 558) zu, die ihrerseits wieder zu einer **Paraphimose** (S. 559) Veranlassung geben kann.

II. Sonstige Symptomatik

2. Subjektive Symptome

Juckreiz oder mehr minder heftiges Brennen.

3. Lnn.

Eventuell leichte Lnn.-Vergrößerung in inguine.

1., 4. Sichtbare Schleimhäute, Allgemeinsymptome — Keine Bemerkung.

III. Verlauf und Prognose

1. Altersdisposition — Keine.

2., 3. Inkubation, Prodrome — Keine.

4. Beginn und Verlauf

Je nach Ursache mehr minder heftiges Einsetzen; bei Knaben meist mitigierter, bei jüngeren Erwachsenen foudroyanter und bei alten Leuten subakuter Verlauf.

5. Prognose

Heilung mit Restitutio ad integrum nach Ausschaltung der Ursache; wird diese nur gemildert oder wirkt sie in Intervallen immer wieder, so resultieren chronische bzw. chronisch rezidivierende Verlaufsformen.

IV. Histologie

Unspezifische Entzündungserscheinungen.

V. Diagnose und DD

Die Diagnose der Balanitis simplex ist nicht immer leicht (insbesondere dann, wenn eine Phimose besteht) und oft nur per exclusionem möglich. Zu differenzieren sind vor allem:

a) Lues I und II (entsprechendes Ulcus bzw. Papeln, Skleradenitis und andere Luessymptome, Treponemennachweis, Serologie usw.; S. 587).

b) Paragonorrhoische Balanitis (Gonokokken im Urethralabstrich; S. 575.

c) Begleitbalanitis bei Ulcus molle (Ulcus molle erkennbar; S. 616).

d) Erythema exsudativum multiforme (Hautsymptome; S. 378).

e) Fixes Arzneimittelexanthem (umschriebener livider Fleck; S. 314).

f) Pemphigusgruppe (weitere Symptome an Haut und Schleimhaut; S. 395). Zur Abgrenzung der jeweiligen Ursache einer Balanitis simplex (siehe VI.) dienen Anamnese, Blutzuckerbestimmung, Pilzbefund (S. 67).

VI. Ätiologie und Pathogenese

Die Balanitis simplex kann verschiedene Ursachen haben, die wichtigsten sind:

a) Stauung und Zersetzung von Smegma und Absonderungen unter einer **Phimose** (bei kongenitalen Phimosen treten häufig Rezidive auf!).

b) Verletzungen beim Coitus oder bei der Masturbation und Reizungen durch Desinfektionsmittel und lokale Antikonzeptiva (akute **Balanitis arteficialis**).

c) Reizungen durch Absonderungen bei venerischen Erkrankungen, Tumoren im Vorhautsack oder spitze Condylome (**Begleitbalanitis**).

d) Ungewohnte mechanische Reizung bei später Zirkumzision wegen kongenitaler Phimose (**chronische Balanitis arteficialis**).

e) Infektion mit Soorpilzen (chronische durch unspezifische Therapie nicht beeinflußbare **Balanitis candidamycetica**) erfolgt nur bei individueller Disposition durch Übertragung von einer an Soorvaginitis leidenden Partnerin (nimmt derzeit an Häufigkeit zu, da die Ovulationshemmer Vorschub leisten; S. 172, 175).

f) Ein bestehender Diabetes mellitus begünstigt die Entwicklung bzw. das chronische Fortbestehen einer Balanitis simplex.

VII. Therapie

1. Beseitigung der Ursachen bzw. der Vorschub leistenden Momente: Zirkumzision einer Phimose, Eliminierung mechanischer oder chemischer Reize, Behandlung einer kausalen venerischen Infektion, Entfernung von Tumoren und Condylomata acuminata, Aufdeckung und Einstellung eines eventuellen Diabetes mellitus.

2. Lokaltherapie mit antibiotischen Salben und Pudern ist kontraindiziert und gilt bei ulzerösen Veränderungen als Kunstfehler, da sie zur Verschleierung eines syphilitischen Primäraffektes führen kann. Bei der Balanitis simplex kommt man immer ohne Antibiotika aus!

3. Dreimal täglich Gliedbäder mit physiologischer NaCl-Lösung. (Der Patient löst eine Messerspitze gewöhnlichen Kochsalzes in einem Was-

serglas voll lauwarmen Wassers auf und badet das Glied etwa 5 Minuten lang, ohne zu reiben.)

4. In analoger Weise können Bäder mit Kaliumpermanganat (4 Kristalle — nicht mehr — auf ein Glas Wasser) oder H_2O_2 (3 Eßlöffel der 3%igen Lösung auf 1 Glas Wasser) zur Anwendung kommen.

5. Blande Puder (z. B. Zinci oxydati, Talci veneti āā ad 30,0; S. 95) nach jedem Gliedbad.

6. Eventuell Touchieren mit 5%iger Kupfersulfatlösung 2mal täglich.

7. Mitunter wirken corticosteroidhältige Salben entzündungslindernd (sehr dünn auftragen, sonst eher Schleimhautreizung).

8. Bei der Balanitis candidamycetica ist eine nystatinhältige Salbe, eventuell auch 20%iges Boraxglycerin (Rp./ Natrii boracici 6,0, Glycerini ad 30,0) 3mal täglich aufzutragen. Überdies muß die Candidabesiedlung der Vagina der Partnerin behandelt werden, um Reinfektionen zu vermeiden.

B. Balanitis circinata et erosiva aut gangränosa   (sehr selten)

Abb. 370

> Diese akute, durch das fusospilläre Gemisch (?) verursachte Variante betrifft meist junge Männer mit kongenitaler Phimose und ist durch zirzinäre, von weißen Säumen umgebene hellrote Erosionen bzw. durch mehr minder tiefgreifende Ulzerationen mit Bildung von reichlichem, übelriechendem Exsudat und hohem Fieber charakterisiert.

I. Zunächst entstehen meist an der Corona glandis bis linsengroße, weißliche, runde, scharf begrenzte Herdchen, die bald erodieren und dann als dunkelrote, von weißlichen Säumen umgebene Flecke erscheinen; Konfluenz führt zu zirzinären Formen, weiterer Zerfall bei foudroyantem Verlauf zu Ulzerationen. Letztere treten vor allem unter kongenitalen Phimosen auf, wobei der Penis „glockenschwengelartig" anschwillt und der gangränöse Zerfall bis zur Verstümmelung der Glans bzw. zur Perforation des Präputiums führen kann. Aus dem Vorhautsack entleert sich reichlich dünnflüssiges übelriechendes Sekret.

II. Die Veränderungen schmerzen. Die inguinalen Lnn. sind vergrößert. Bei leichten lediglich zirzinär-erosiven Formen bestehen subfebrile, bei schweren ulzerierenden Varianten hohe Temperaturen mit Beeinträchtigung des Allgemeinzustandes.

III. Die Erkrankung betrifft fast ausschließlich junge Männer mit kongenitaler Phimose und entwickelt sich rasch. Leichte Formen klingen nach

5—7 Tagen spontan ab. Schwere ulzerierende Balanitiden dauern länger und können ohne Therapie zu Verstümmelungen, extrem selten sogar zum letalen Ende führen. Als Sonderformen gelten gleichzeitige Infektionen mit dem Treponema pallidum (Ulcus durum phagedaenicum) oder mit dem Ducreyschen Bazillus (Ulcus molle gangränosum), S. 592 und 616.

IV. Keine Bemerkung.

V. Die Diagnose wird durch den Nachweis des fusospirillären Gemisches im Vorhautsack mit Hilfe des Dunkelfeldmikroskopes oder der Gramfärbung gesichert. Die DD betrifft vor allem die Syphilis (S. 587), das Ulcus molle (S. 615) und andere Balanitiden (S. 564).

VI. Man nimmt an, daß die Erkrankung durch das fusospirilläre Gemisch hervorgerufen wird, das bei gegebener Disposition, insbesondere in der anaeroben Situation unter einer Phimose zur pathogenen Entfaltung kommen soll.

VII. Die Erkrankung spricht in allen Fällen prompt auf Penicillin an (1—4 Mega eines Depotpräparates i.m. 1mal täglich); obwohl rasche Besserung eintritt, soll die Behandlung durch 21 Tage mit 1 Mega pro die fortgesetzt werden, damit auch eine eventuell gleichzeitige luetische Infektion geheilt wird. Ausweichen auf Tetrazykline ist möglich. Zur Lokalbehandlung dienen Vorhautsackspülungen mit physiologischer NaCl-Lösung. Die früher geübte Dorsalinzision bei bestehender Phimose zur Lüftung und Sicherung der Diagnose ist heute obsolet.

Vulvitis
Entzündung des Scheidenvorhofes

(für den Dermatologen selten)

> Hier faßt man alle Entzündungen der Vulva zusammen, die keine Manifestationen venerischer Infektionen oder bestimmter Dermatosen sind. In Analogie zur Balanitis ist eine Vulvitis simplex und eine Vulvitis erosiva zu unterscheiden, doch ist letztere bedeutungslos.
> Die **Vulvitis simplex** ist durch entzündliche Rötung und Schwellung der Labien, meist mit Juckreiz oder Brennen charakterisiert.

I. Die Schleimhautflächen bluten leicht, sind schmierig belegt, Sekretzersetzung führt zu üblem Geruch, lokale Irritation zu perigenitalen Ekzemen.

II. Keine Bemerkung.

III. Der Verlauf ist akut oder chronisch. Nach Ausschaltung der Ursache tritt Heilung ein.

IV. Keine Bemerkung.

V. In DD kommen die Lues (S. 587) in Form des Ödema indurativum (S. 592) oder lokalisierter Papeln (S. 596), eine paragonorrhoische oder in Begleitung des Ulcus molle auftretende Vulvitis (S. 581; 615), die Schleimhautform des Erythema exsudativum multiforme (S. 376) und Erkrankungen der Pemphigusgruppe mit Schleimhautbefall (S. 395).

VI. Die Ursachen der Vulvitis sind denjenigen der Balanitis weitgehend analog: Reizungen durch Schweiß, Menstruationsabgänge, Harn, Dysbakterien, gonorrhoischen Eiter, Carcinomjauche, ferner thermische, mechanische oder chemische Schädigungen durch heiße Spülungen, Kohabitationen, Masturbation (Vulvitis arteficialis) oder desinfizierende und empfängnisverhütende Mittel sowie Besiedlung mit Soorpilzen (Vulvitis candidamycetica; derzeit als Folge der Einnahme von Ovulationshemmern häufig); eventuell auch bei Kindern Oxyuren, die vom After in die Scheide verschleppt werden. Ein bestehender Diabetes mellitus leistet der Vulvitis Vorschub.

VII. Zur Therapie der Vulvitis ist zunächst die jeweilige Ursache aufzufinden und auszuschalten. Soorinfektionen behandelt man mit Nystatin lokal (2mal täglich eine Mycostatin-Vaginaltablette® à 100 000 Eh Nystatin einführen durch 2—3 Wochen). Symptomatisch helfen häufige Sitzbäder oder oft gewechselte Umschläge mit lauwarmem Wasser oder lichtem Kamillentee (S. 98; 102), eventuell auch corticosteroidhältige Salben (S. 97). Eventuell Bettruhe.

Kraurosis vulvae
Schrumpfung der Vulva   (selten)

Abb. 372

Diese chronische ätiologisch ungeklärte Präcancerose (S. 475) ist durch eine schrumpfende Atrophie der Vulva mit heftigem Juckreiz charakterisiert.

I. Die Schleimhaut der Vulva ist in variabler, unscharf begrenzter Ausdehnung grauweiß verfärbt, atrophisch verdünnt, trocken und glänzend gespannt. Der Introitus vaginae ist eingeengt, die Labia minora und

die Klitoris sind verstrichen oder völlig geschwunden. Meist sind Kratzeffekte mit Krusten vorhanden. Oft entwickeln sich zusätzliche Leukoplakien.

II. Es besteht heftiger Juckreiz.

III. Die Kraurosis vulvae betrifft Frauen in der Menopause bzw. nach
Exstirpation von Adnexen und Uterus. Sie beginnt mit quälendem Juckreiz, der auch weiterhin anhält. Atrophie und Schrumpfung nehmen im
Laufe von Jahren langsam zu. Schließlich entwickelt sich oft ein Carcinoma spinocellulare mit ungünstiger Prognose.

IV. Die Histologie zeigt eine Verdünnung von Epidermis und Corium
mit basophiler Degeneration und Homogenisierung des Bindegewebes.

V. In DD kommen Leukoplakien (S. 551) und der Lichen sclerosus et
atrophicans.

VI. Ätiologie und Pathogenese sind ungeklärt. Man denkt an eine senile
oder postklimakterische Atrophie.

VII. Therapeutisch lindern corticosteroidhältige Salben den Juckreiz ausgezeichnet (S. 97); Östrogensalben helfen weniger. Entwickeln sich
Leukoplakien und Carcinome, so ist die Vulvektomie erforderlich.

Urethritis non specifica
Unspezifische Urethritis, Urethritis non gonorrhoica
(häufig)

Diese akuten oder chronischen durch verschiedene Ursachen bedingten Harnröhrenentzündungen sind wie die Urethritis gonorrhoica durch Ausfluß, Brennen und Juckreiz charakterisiert, verlaufen aber wesentlich milder als der Tripper und führen auch
nur extrem selten zu Komplikationen.

I. Hauterscheinungen

Keine Bemerkung.

II. Sonstige Symptomatik

1. Schleimhaut

Beim Mann tritt mehr minder reichlicher Fluor aus der Harnröhre (oft
nur ein Tropfen am Morgen) auf, der trüb opaleszierend, grauweiß

oder gelblich, schleimig und eitrig sein kann. Bei der Frau fast symptomloser Verlauf.

3. Subjektive Beschwerden

Juckreiz und Brennen in der Urethra vor allem bei der Miktion.

2., 4. Lnn., Allgemeinerscheinungen — Frei bzw. keine.

III. Verlauf und Prognose

1. Altersdisposition — Keine (bei Kindern sehr selten).

2. Inkubation

Zwischen der ursächlichen Noxe bzw. Keimeinschleppung und dem Einsetzen der Beschwerden können Stunden, Tage oder auch Wochen vergehen.

3. Prodrome — Keine.

4. Beginn und Verlauf

Beginn mit mehr minder heftigen Beschwerden, deren Schweregrad und Dauer von der Ursache abhängen. Banale Infekte laufen meist akut ab. Viren können zu chronischen Prozessen führen. Rezidive sind häufig.

5. Prognose

Chronische Formen sind oft hartnäckig, doch führt gezielte Therapie in jedem Fall zur Heilung.

6. Komplikationen

Im Gegensatz zur Gonorrhoe extrem selten.

IV. Histologie

Keine Bemerkung.

V. Diagnose und DD

Die Diagnose unspezifische Urethritis darf erst gestellt werden, wenn eine Urethritis gonorrhoica durch das Fehlen von Gonokokken in wiederholten Abstrichen bzw. in der Kultur (S. 74 ff.), eventuell auch nach Provokationen durch Instillation einer 5%igen wäßrigen Lösung von $CuSO_4$ (S. 79), sicher ausgeschlossen ist. Zur Differenzierung der jeweiligen Ursache dienen Anamnese, bakteriologische Untersuchungen, Kulturen des Urethralsekrets, mitunter die endoskopische Betrachtung der Harnröhre, urologische Konsultation und eventuell die gynäkologische Befundung der Partnerin.

VI. Ätiologie und Pathogenese

1. Primäre Entstehung (sexuelle Erregung allein ruft nie eine Urethritis hervor, hat aber eventuell propagierende Bedeutung):

a) Lokale Infektionen (häufig) mit Trichomonaden (S. 571), Kokken (Staphylo-, Strepto-, Pneumo-, Enterokokken, pseudogonorrhoische Neisserien), Bakterien (Coli, gramnegative Stäbchen, Bacillus crassus), Viren (PPL-Organismen) und Soor kommen meist, aber nicht immer beim Geschlechtsverkehr zustande; mitunter findet sich derselbe Keim in der Vagina der Partnerin: Lokale Antikonzipientien leisten einer Dysbakterie, Ovulationshemmer einer Soorbesiedlung der Vagina und somit einer Übertragung auf den Mann Vorschub.

b) Lokale Reizungen (sehr selten) mechanischer (Fremdkörper) oder chemischer (desinfizierende „Sanierung" post coitum, Ausscheidung von Gewürzen im Harn usw.) Art.

2. Sekundäre Entstehung:

a) Als postgonorrhoischer Katarrh (häufig) bei zu frühem Geschlechtsverkehr nach Heilung einer Urethritis gonorrhoica.

b) Als Begleiterscheinung lokaler Erkrankungen (Divertikel, Papillome, Strikturen, Prostatitis, Harnblasenentzündung usw.).

c) Selten bei schweren Allgemeinerkrankungen (Typhus, Pyämie usw.).

VII. Therapie

Auswahl nach Schwere und Ursache der Urethritis:

1. Ausschaltung von Reizen und Ursachen sekundärer Entstehung.

2. Bei chronischen leichten Formen genügt oft eine Instillation von $5^0/_0$igem $CuSO_4$ (wie bei der Provokation), S. 79.

3. Bei heftigeren oder langwierigen, wahrscheinlich erregerbedingten Formen:

a) Furadantin® (3mal täglich 0,1 durch 10 Tage); oder

b) *Breitbandantibiotika* (z. B. Tetrazykline, 4mal täglich 0,25; Vibramycin®, 1mal täglich 0,2; Monocyclin®, 2mal täglich 0,1); eventuell auch solche mit besonderer Wirkung auf gramnegative Erreger (z. B. Ampicillin, 3mal täglich 0,5; Chloromycetin, 2mal täglich 0,5 jeweils durch 10 Tage).

c) Bei Vorliegen eines Soors lokale Instillationen mit Nystatinlösungen (allgemeine Anwendung hat wenig Sinn, weil Nystatin aus dem Darm nicht resorbiert wird). Gleichzeitige Behandlung der Partnerin.

d) Bei Trichomonaden siehe S. 573.

Trichomoniasis urogenitalis   (häufig)

Abb. 67

> Diese chronische Besiedlung des Urogenitaltraktes mit Trichomonaden kann zwar neben der Urethra und der Vagina auch den Präputialsack, die Morgagnischen Lakunen, die Littreschen und die Cowperschen Drüsen, Prostata, Samenblasen, Nebenhoden, paraurethrale Gänge, Cervix, Bartholinische Drüsen, Skenesche Gänge, Harnblase, Ureteren und Nierenbecken betreffen, sie manifestiert sich aber trotzdem beim Manne, sofern sie hier überhaupt Beschwerden verursacht, lediglich in Form einer meist leichten chronischen Urethritis, während sie bei der Frau überwiegend durch eine geringgradige Kolpitis mit gelbweißem, schaumigem Fluor charakterisiert ist. Obwohl die Übertragung fast ausschließlich beim Geschlechtsverkehr erfolgt, sollte man nicht von einer „Geschlechtskrankheit" im Sinne der großen venerischen Seuchen sprechen, da die Trichomoniasis eine weitgehend harmlose, vorwiegend hygienisch störende Infektion darstellt.

I./II. Klinische Symptome

Bei der Frau verursachen die Trichomonaden in der Regel eine leichte chronische Kolpitis mit mehr minder reichlichem, gelblichem, schaumigem Fluor, dem ein eigenartiger „säuerlicher" Geruch eigen ist. Zusätzliche Reizungen der Vulva mit Pruritus genitalis oder intertriginösen Ekzemen sind häufig.

Beim Mann führt die Einnistung der Flagellaten in vielen Fällen zu gar keinen Symptomen oder lediglich zu einer leichten chronischen Urethritis, die kaum zur Kenntnis genommen wird. Akute Harnröhrenkatarrhe mit stärkerem Ausfluß und Brennen sowie Balanitiden kommen selten vor. Die Besiedelung der anderen genannten Organe löst fast nie schwerere Krankheitserscheinungen aus. Meist verläuft sie symptomlos. Hin und wieder kommen leichte Beschwerden einer chronischen Prostatitis vor.

Der Nachweis von Trichomonas vaginalis gelingt in den Sekreten bzw. in Schleimhautabstrichen, die auch Zellen enthalten müssen, oder in Harnfilamenten, wobei man Nativpräparate oder May-Grünwald-Färbungen untersuchen bzw. Kulturen anlegen kann.

III. Verlauf und Prognose

1. Altersdisposition

Überwiegender Befall im 3. und 4. Jahrzehnt.

2. Inkubationszeit — Wahrscheinlich 2—20 Tage.

3. Prodrome — Keine.

4. Beginn und Verlauf

Wenn sich überhaupt Symptome entwickeln, so treten sie allmählich auf, bleiben meist geringgradig und verlaufen chronisch über Wochen, Monate und Jahre.

5. Es kommt auch ohne Therapie letzten Endes fast immer zur Spontanheilung.

IV. Histologie

Keine Bemerkung.

V. Diagnose und DD

Die Diagnose ergibt sich aus dem Nachweis der Flagellaten, der auch für den Erfahrenen nicht immer leicht ist.

VI. Ätiologie und Pathogenese

Die Trichomonas vaginalis ist ein 10—30 µ großer Flagellat mit 4 Geißeln und einer undulierenden Membran, der nur im Urogenitaltrakt des Menschen lebt und außerordentlich wärme- und austrockungsempfindlich ist. Das ist der Grund dafür, daß die Übertragung nahezu ausschließlich beim Geschlechtsverkehr erfolgt. Der Befall ist außerordentlich häufig und betrifft nach manchen Literaturangaben im jüngeren Erwachsenenalter etwa 30—40% aller Frauen und Männer (?). Menschen mit symptomlosen oder nicht zur Kenntnis genommenen Infektionen sind als Überträger von epidemiologischer Bedeutung.

VII. Therapie

Mit spezifischen Chemotherapeutika, die bei beiden Geschlechtern peroral und bei der Frau zusätzlich intravaginal verabreicht werden (es empfiehlt sich die gleichzeitige Behandlung der Sexualpartner, da sonst „Ping-Pong-Infektionen" auftreten), und zwar:

1. Abkömmlinge des *Methyl-nitro-imidazols* (z. B. Flagyl®, Clont® usw. zweimal täglich 0,25 p.o. und bei der Frau zusätzlich 1mal täglich abends 0,5 intravaginal durch 10 Tage).

2. *Nitrofurfuryliden-amino-methyl-mercaptomethyl-oxazolodinon.* (Macmiror®; 3mal täglich 0,2 p.o. und bei der Frau zusätzlich 1mal täglich abends 0,25 intravaginal durch 10 Tage.)

32. Geschlechtskrankheiten

Gonorrhoe

Tripper (In der Gegenwart kommen nur die Urethritis gonorrhoica anterior acuta beim Mann sowie die Urethritis,
die Cervicitis und die Endometritis gonorrhoica acuta
und chronica bei der Frau häufig vor. Alle anderen Er-
krankungsformen sind durch die Penicillintherapie sehr
bzw. extrem selten geworden.)

Abb. 66

Die lokal beim Geschlechtsverkehr („Geschlechtskrankheit") eingeschleppten und per continuitatem fortschreitenden akut oder
chronisch verlaufenden Gonokokkeninfektionen der Schleimhäute
und Drüsen des Urogenitaltraktes sind durch katarrhalische,
eitrige, parenchymatöse und chronische Entzündungen, eventuell
mit Abszeßbildung, sowie durch Schwellungen und Schmerzzu-
stände charakterisiert, deren Qualität und Lokalisation von der
anatomischen Situation abhängen.

I., II. Lokale und sonstige Symptome der diversen Krankheitsformen

A. *Beim Mann:*

(Urologen und Venerologen bezeichnen den distalen Teil der Harnröhre,
der sich vom Orificium externum mit der Fossa navicularis bis zum
Diaphragma pelvis erstreckt und vorwiegend im corpus cavernosum
urethrae liegt, als Pars anterior urethrae, während der proximale Abschnitt, der vom Diaphragma pelvis bis zur Harnblase reicht und die
Prostata durchsetzt, Pars posterior urethrae heißt. Demgemäß spricht
man auch bei den entzündlichen Erkrankungen von einer Urethritis
anterior und einer Urethritis posterior. Grund: Das Diaphragma pelvis

stellt insbesondere beim aszendierenden Fortschreiten der Gonorrhoe eine gewisse Barriere dar. Außerdem sind die möglichen Komplikationen hier und dort verschieden.)

1. Urethritis gonorrhoica anterior acuta   (sehr häufig)

Mehr minder reichlicher geruchloser, spontaner oder auspreßbarer *Fluor* aus der Harnröhre, der Flecken in der Unterwäsche hinterläßt. Dieses „Sekret" ist zunächst hellgrau und dünnflüssig („milchig"), wird aber nach 24—28 Stunden eitrig, gelblich und dickflüssig („rahmig"); rotbraune Farbe durch Blutbeimengung ist selten. Akut entzündliche Rötung und Schwellung der Urethralschleimhaut, die sich in Extremfällen sogar aus der Harnröhrenmündung vorwölben kann („Ektropionierung"). Juckreiz und Brennen der Harnröhre vor allem beim Urinieren. Im Harn Schleimfäden („Filamente"). Eventuell langdauernde und schmerzhafte Erektionen. Selten Lymphangitis am Dorsum Penis bzw. Lymphadenitis in inguine. Infolge Irritation durch den Eiter oft unspezifische Begleitbalanitis (S. 563), die zur sekundären Phimose (S. 558) bzw. Paraphimose (S. 559) führen kann (sogenannte „paragonorrhoische Komplikationen").

2. Urethritis gonorrhoica anterior chronica   (sehr selten)

Geringgradige Symptome mit Ausfluß, oft nur am Morgen („bon jour-Tropfen"), Filamente im Harn.

3. Urethritis gonorrhoica posterior acuta   (sehr selten)

Oft symptomenarm: eventuell Brennen beim Urinieren. Seltener stürmische Erscheinungen: „imperiöser" Harndrang (Miktion kann nur wenige Sekunden zurückgehalten werden) oder „kontinuierlicher" Harndrang. Häufige Miktionen mit krampfartigen Schmerzen („Tenesmen"), so daß sich nur wenige Tropfen entleeren oder sogar Harnverhaltung eintritt; terminale Hämaturie; blutige Pollutionen sowie Schmerzen bei der Defäkation, langdauernde, qualvolle Errektionen, Schlaflosigkeit, Fieber. Der Ausfluß der Urethritis gonorrhoica anterior sistiert meist schlagartig.

4. Urethritis gonorrhoica posterior chronica   (sehr selten)

Kann symptomlos verlaufen oder mit Filamenten, mäßigem Harndrang, ausstrahlenden Schmerzen und Sexualneurasthenie mit ejaculatio präcox, Libidominderung, Spermatorrhoe, Impotenz, Depressionen einhergehen.

5. Die Komplikationen der Urethritis gonorrhoica anterior

Intraurethrale Komplikationen:

a) **Morgagnitis und Littreitis** (sehr selten).

(Die Morgagnischen Lakunen sind kurze, blind endigende Ausstülpungen der Urethralschleimhaut, die man meist an der dorsalen Seite findet. Die Littreschen Drüsen sind submuköse Schleimdrüsen, die im periurethralen Bindegewebe entlang der Pars anterior urethrae liegen und in diese münden.)
Durch Eindringen der Gonokokken in die Morgagnischen Lakunen oder in die Littreschen Drüsen. Meist chronischer Verlauf, fast ohne subjektive Beschwerden. Die geröteten Mündungen, aus denen eventuell etwas Eiter vortritt, sind bei der Harnröhrenendoskopie sichtbar.

b) **Periurethrale Infiltrate** und **Abszesse** (sehr selten).

Durch Vordringen der Gonokokken in das die Urethra umgebende Bindegewebe, wo sich bis erbsengroße Infiltrate entlang der Urethra bilden. Größere Abszesse können eventuell unter Fieber und Schmerzen nach innen oder außen durchbrechen.

c) **Carvernitis** (sehr selten).

Durch Fortschreiten periurethraler Abszesse können ausgedehnte Eiterungen des Corpus cavernosum mit entsprechend schweren Allgemeinsymptomen und eventuell späteren Verstümmelungen bzw. Verkrümmungen zustande kommen.

d) **Cowperitis** (sehr selten).

(Die Cowperschen Drüsen sind erbsen- bis bohnengroße Schleimdrüsen, die rechts und links des Bulbus corporis cavernosi urethrae im Musculus transversus perinei profundus des Diaphragma urogenitale eingebettet sind. Ihre Ausführungsgänge durchsetzen den Bulbus corporis cavernosi und münden hier in die Urethra. Sie liegen demnach etwa 2 cm vor dem Rectum und 2 cm über dem Damm und sind unter physiologischen Verhältnissen nicht tastbar.)
Durch Eindringen der Gonokokken in die Cowperschen Glandulae bulbourethrales; Manifestation meist nur einseitig, mit einem bis pflaumengroßen, gut tastbaren, vorgewölbten, derben schmerzhaften Infiltrat am Damm paramedian; starke Schmerzen beim Gehen und Sitzen, mehr minder hohes Fieber, in Extremfällen auch Harnverhaltung bzw. Abszedierung mit Durchbruch nach außen und Harnfistelbildung.

e) **Urethralstrikturen** (sehr selten).
Nach periurethralen Infiltraten und Abszessen führt die Narbenbildung oft zu Strikturen in der Pars bulbosa urethrae, die manchmal erst nach

Jahren bemerkbar werden. Erstes Symptom der relativen Striktur ist eine Verdünnung des Harnstrahles, später folgen tropfenweise und insuffiziente Blasenentleerungen mit Restharn, Trabekelblase, Disposition zu Harnwegsinfektionen bzw. bei absoluten Strikturen komplette Harnverhaltung.

f) Postgonorrhoischer Katarrh.

Entsteht nach Abheilung einer Urethritis gonorrhoica anterior acuta, wenn die Schleimhaut zu früh durch Kohabitationen usw. irritiert wird: eher dünnflüssiger Fluor mit Brennen der Harnröhre, doch lassen sich auch bei exaktester Suche keine Gonokokken nachweisen. Nach kürzerer oder längerer Zeit spontane Abheilung.

Extraurethrale Komplikationen:

g) Tysonitis (sehr selten).

(Die Tysonschen Drüsen sind bis über stecknadelkopfgroße Talgdrüsen, die zu beiden Seiten des Frenulum präputii im Sulcus coronarius liegen und im Frenularwinkel münden. Sie sind unter physiologischen Verhältnissen nicht tastbar.)
Durch Eindringen von Gonokokken in die Tysonschen Drüsen; Manifestation mit bis bohnengroßen, entzündlich geröteten, wulstartigen, mäßig derben Schwellungen, eventuell Abszedierung, Schmerzen, Fieber.

h) Paraurethritis (sehr selten).

Durch Gonokokkeninfektion sogenannter paraurethraler Gänge (als unbedeutende Entwicklungsanomalien oft mit Hypospadie kombinierte haarfeine von Urethralepithel ausgekleidete Divertikel, die außerhalb der Urethra subkutan liegen und im Bereich des Sulcus coronarius oder des Frenulums bzw. des inneren Präputialblattes münden können). Manifestation mit kleinen entzündlichen Knötchen und Abszedierung oder lediglich mit Austreten geringer Eitermengen aus der Mündung.

6. Die Komplikationen der Urethritis gonorrhoica posterior

a) Prostatitis gonorrhoica acuta (sehr selten).

(Die Prostata ist eine etwa kastaniengroße tubulär gebaute Drüse, die von der Urethra durchsetzt wird und mit mehreren Ausführungsgängen in diese mündet. Sie liegt 7—10 cm über dem Damm, knapp vor dem Rectum und kann von diesem aus auch unter physiologischen Verhältnissen getastet werden.)
Durch Propagation der Gonokokken in die Ausführungsgänge der Prostata. 4 Formen:

α) **Prostatitis catarrhalis:** Prostata palpatorisch normal, eventuell druckschmerzhaft; mehr minder heftige Beschwerden wie bei der

Urethritis gonorrhoica posterior acuta. Gonokokken besiedeln lediglich das Epithel der Drüsenschläuche.

β) **Prostatitis follicularis:** Beim stellenweisen Vordringen der Gonokokken in das die Drüsenschläuche umgebende Bindegewebe mit Bildung erbsengroßer, eventuell vom Rectum aus tastbarer Infiltrate und sogenannter „Pseudoabszesse" durch Sekretstauung. Prostata vergrößert, druckschmerzhaft, heftige Beschwerden obiger Art und Fieber.

γ) **Prostatitis parenchymatosa:** Bei allgemeinem Vordringen der Gonokokken ins Bindegewebe der Prostata. Vergrößerung der Prostata bis auf Apfelgröße und besondere Druckschmerzhaftigkeit. Schwere Erkrankung mit hohem Fieber und heftigsten Schmerzen spontan oder bei der Defäkation.

δ) **Prostataabszeß:** Bei umschriebener eitriger Einschmelzung. Tastbares Infiltrat eventuell mit Fluktuation. Schwere Komplikation mit allen oben genannten Symptomen und Perforationsgefahr (Rectovesicalfistel). Lebensgefahr bei Entwicklung einer Sepsis oder einer Beckenthrombophlebitis. Die Prostatamassage zur Sekretgewinnung ist (Cave!) nur bei der katarrhalischen Prostatitis erlaubt, bei anderen Formen aber streng kontraindiziert, da sie eine hämatogene Aussaat der Gonokokken provozieren könnte!

b) **Prostatitis gonorrhoica chronica** (sehr selten).
Meist im Gefolge einer Prostatitis oder einer Urethritis gonorrhoica posterior acuta. Symptomenarmer Verlauf, eventuell mit leichter Vergrößerung, Verhärtung und Druckempfindlichkeit der Prostata sowie Symptomen der Urethritis gonorrhoica posterior chronica.

c) **Spermatocystitis gonorrhoica acuta und chronica** (sehr selten).
(Die Samenblasen sind etwa 4 cm lange schlanke Drüsenschläuche, deren Ausführungsgänge in den Ductus deferens, knapp vor seinem Eintritt in die Prostata münden. Sie liegen auf dem oberen Rand der dorsalen Seite der Prostata seitlich hasenohrenartig wegstehend auf und der Blasenwand von dorsal her an. Man kann sie hier nur bei pathologischer Verhärtung vom Rectum aus tasten. Unter physiologischen Verhältnissen sind sie nicht spürbar.)
Durch Propagation der Gonokokken in die Ausführungsgänge der Glandulae vesiculosae. Die Samenblasen sind infolge der entzündlichen Infiltration vom Rectum aus tastbar. Weitere Symptome wie bei einer akuten oder chronischen gonorrhoischen Prostatitis. Abszedierung und Durchbruch in Rectum, Blase oder Peritonealraum sind möglich.

d) **Deferentitis gonorrhoica** (sehr selten).
Durch Vordringen der Gonokokken im Ductus deferens. Dieser ist ver-

dickt, druckschmerzhaft und zwischen Leistenring und Testis zu tasten. Schmerzen in der Leistengegend, insbesondere beim Stehen und Gehen. Eventuell: Peritoneale Reizerscheinungen. Führt meist zur Sterilisierung der betroffenen Seite bzw. bei bilateralem Auftreten zur Impotentia generandi.

e) **Epididymitis gonorrhoica** (sehr selten).

Durch Propagation der Gonokokken via Ductus deferens; tritt lediglich akut und nicht selten beidseitig auf: Schwellung des Nebenhodens mit Kollateralödem, Vergrößerung und Rötung des Scrotums. Eventuell Hydrokele. Heftigste Schmerzen. Meist hohes Fieber, Stuhlverstopfung und Schlaflosigkeit. Bei Rückbildung Zurückbleiben von derben Restinfiltraten, die sich erst nach Monaten resorbieren. Als häufigste Folge Impotentia generandi.

B. *Bei der Frau:*

Gonokokkeninfektionen von Vulva und Vagina kommen fast nur bei Kindern vor (der mit der Pubertät eintretende Glykogenreichtum des Plattenepithels dieser Abschnitte scheint den Gonokokken keinen geeigneten Nährboden zu bieten). Bei der geschlechtsreifen Frau erkranken lediglich Urethra, Bartholinische Drüsen und eventuell paraurethrale Gänge sowie Cervix und alle weiteren Genitalorgane in aufsteigender Richtung, mitunter auch das Peritoneum des kleinen Beckens. Endometritis, Salpingitis, Oophoritis und Pelveoperitonitis gonorrhoica fallen aber ins gynäkologische Fachgebiet.

1. Urethritis gonorrhoica acuta   (sehr häufig)

Durch direkte Infektion beim Coitus oder durch Propagation der Gonokokken von der Vagina her auf Basis einer Cervicitis gonorrhoica. Starke eitrige Sekretion aus der Urethra, wobei das Sekret meist nur durch Druck von der Vagina aus vorgepreßt werden kann. Rötung des Orificium urethrae externum. Hitzegefühl, leichtes Brennen, insbesondere beim Urinieren. Wird sehr oft übersehen.

2. Urethritis gonorrhoica chronica   (selten)

Geht nach einiger Zeit aus der akuten Form hervor, entwickelt sich aber viel seltener als beim Mann, da die Urethritis gonorrhoica acuta bei der Frau sehr oft zur spontanen Heilung kommt. Auch hier können periurethrale Abszesse (S. 576) auftreten.

3. Bartholinitis gonorrhoica acuta   (sehr selten)

(Die Bartholinischen Drüsen liegen im Bindegewebe über dem hinteren Drittel der großen Schamlippen. Ihre Ausführungsgänge durchsetzen die Labia minora und münden an deren Innenseite 2—3 cm vor der hinteren Kommissur knapp unter dem Hymen mit punktförmigen Öffnungen. Sie sind unter physiologischen Verhältnissen nicht tastbar.)
Durch Eindringen der Gonokokken in die Ausführungsgänge der Glandulae vestibulares maiores, meist als Komplikation einer Urethritis oder Cervicitis gonorrhoica, seltener durch direkte primäre Infektion. Fast ausschließlich einseitig. Entzündliche Schwellung und Rötung mit Vorwölbung im hinteren Drittel der großen und kleinen Schamlippen, etwas später Abszedierung mit Fluktuation und Perforation. Rötung der Mündung des Ausführungsganges (sogenannter „Sängerscher" Fleck). Sehr heftige Schmerzen mit Behinderung von Gehen („Entengang") und Sitzen, Fieber.

4. Bartholinitis gonorrhoica chronica   (selten)

Kann primär entstehen oder aus der akuten Form hervorgehen. Lediglich tastbares Infiltrat im hinteren Drittel des Gewebes über der großen und kleinen Schamlippe. Eventuell läßt sich hier Eiter auspressen. Rötung der Ausführungsgangmündung an der Innenseite des Labium minus („Sängerscher Fleck" oder „macula gonorrhoica"). Geringe oder keine subjektiven Beschwerden.

5. Paraurethritis gonorrhoica in mulieribus   (sehr selten)

(Die sogenannten Skeneschen Gänge, unbedeutende Entwicklungsanomalien, sind haardünn, enden blind, verlaufen parallel zur Urethra und münden neben dem Orificium urethrae externum ins Vestibulum vaginae.)
Die Gonokokkeninfektion zeigt sich hier lediglich durch die Entleerung eines Eitertropfens auf Druck aus den geröteten Mündungen.

6. Cervicitis gonorrhoica acuta   (sehr häufig)

Objektive Symptomatik nur mit Vaginalspekula erkennbar. Reichlicher „rahmig"-eitriger Ausfluß aus dem Cervixkanal („Eitersee" am hinteren Spekulum), der sich im weiteren als mehr minder ausgeprägter Fluor vaginalis bemerkbar macht. Die Portio ist meistens entzündlich gerötet und geschwollen, eventuell erodiert. Gar keine oder nur geringe subjektive Beschwerden in Form von Schweregefühl im Unterbauch oder kolikartigen Schmerzen. Zumeist Kombination mit Endometritis gonorrhoica durch Propagation der Erreger. Wird oft übersehen. Mitunter führt die unspezifische Irritation durch den Eiter zu Kolpitis, Vulvitis und Ekzema intertriginosum („Paragonorrhoische Komplikationen", S. 566).

7. Cervicitis gonorrhoica chronica (sehr häufig)

Geht aus der akuten Form hervor. Nur geringer eitriger Ausfluß aus dem Cervixkanal mit Rötung und häufiger Erosion der Portio. Keine subjektiven Beschwerden. Eventuell auch hier „paragonorrhoische Komplikationen".

8. Endometritis, Salpingitis, Oophoritis und Pelveoperitonitis gonorrhoica nebst Komplikationen im umgebenden Bindegewebe

Sie fallen bereits ausschließlich in das gynäkologische Fachgebiet.

C. Beim Mädchen vor der Pubertät:

Vulvovaginitis gonorrhoica infantum (sehr selten)

Einschleppung der Gonokokken direkt bei Notzuchtverbrechen, indirekt durch Übertragung von der Mutter (Vater) über Badeschwämme usw., eventuell auch im Bett, sehr selten während der Geburt.
Rötung und Schwellung der Schleimhaut von Vulva und Vagina, eitriger Ausfluß mit Flecken in der Unterwäsche. Häufig gleichzeitige Urethritis gonorrhoica acuta mit Harndrang und Brennen in der Urethra, aber nur extrem selten Propagation in die Cervix und nie weiteres Aufsteigen der Infektion. Diagnose durch Gonokokkennachweis aus Urethra und Vagina (!), nicht aus der Cervix, da diese ohne Verletzung des Hymens kaum zugänglich ist. Exakteste Diagnose aus forensischen Gründen erforderlich!

D. Extragenitale Lokalinfektionen und hämatogene Fernkomplikationen der Gonorrhoe (bei beiden Geschlechtern in jedem Alter möglich; sehr selten):

1. **Conjunctivitis gonorrhoica,** fällt ins Gebiet der Ophthalmologie.

2. **Proctitis gonorrhoica** kommt eher bei Frauen und Mädchen vor.

3. **Stomatitis** und **Rhinitis gonorrhoica** sind extreme Raritäten, die man mitunter bei intra partum infizierten Neugeborenen sah.

4. **Arthritis gonorrhoica** tritt monoartikulär (insbesondere Kniegelenk), manchmal auch polyartikulär auf. Schwellung und Rötung der betroffenen Gelenke mit Erguß und eventuell späteren Bewegungseinschränkun-

gen. Hohes Fieber. Typisch ist das schlagartige Einsetzen der Beschwerden.

5. Endocarditis gonorrhoica.

6. Iritis gonorrhoica.

7. Tendovaginitis gonorrhoica.

8. Myositis gonorrhoica.

9. Keratodermia blenorrhagica mit schuppenden Hautveränderungen.

Die Diagnose wird in jedem Fall ausschließlich durch den lokalen mikroskopischen Nachweis von Gonokokken in den Schleimhautabsonderungen (= „Sekret"), eventuell auch in Harnfilamenten oder im Eiter verifiziert (S. 74 ff.). Dabei gilt folgende Regel:

Alle akuten Krankheitsformen, insbesondere aber die Urethritis gonorrhoica anterior acuta des Mannes, zeigen reichlich Gonokokken, während andere Keime nahezu fehlen, weil sie von den Neisserien überwuchert werden. Das Ergebnis der mikroskopischen Untersuchung entspricht daher der „akuten Sekretformel": **+++**, +++, +/++, —, ++/+++ (S. 77). Im Gegensatz hiezu findet man bei den chronischen Varianten spärliche bzw. fast gar keine Gonokokken, weil immunologische Abwehrmechanismen die Neisserien in zunehmendem Maße unterdrücken, während sich die anderen Keime wieder erholen können. Hier entspricht das Resultat der mikroskopischen Befundung der „chronischen Sekretformel": **+**, ++/+++, +/++, **+/++/+++**, +/++ (S. 77). Heutzutage findet man mit dem bloßen „Sekretbefund", d. h. mit dem Abstrich von der Urethral- oder Cervikalschleimhaut (S. 74, 75) bzw. mit einem Ausstrich des Prostatasekretes (S. 75), das Auslangen. Die entsprechende Untersuchung von zentrifugierten Harnfilamenten oder Eiter ist nahezu obsolet geworden, weil jene Krankheitsformen, bei denen man oft kein Sekret gewinnen kann, nämlich die Urethritis gonorrhoica posterior chronica beim Mann und deren Komplikationen, in der Gegenwart extreme Raritäten und überdies rasch und völlig auszuheilen sind. In manchen Situationen, z. B. bei fraglichen Rezidiven, ist der Versuch mit der Zweigläserprobe beim Mann (S. 78) oder eine Gonokokkenkultur des Sekretes angezeigt (S. 78). Mit der Zweigläserprobe kann festgestellt werden, ob nur die Pars anterior oder auch die Pars posterior Urethrae erkrankt ist. (Bei der Urethritis anterior ist nur die erste Portion des Harnes durch das Urethralsekret getrübt, bei der Urethritis posterior hingegen auch der Harn im zweiten Glas, weil bei einer Gonorrhoe der hinteren Harnröhrenpartie kleine Eitermengen retrograd in die Blase gelangen und bereits hier zur Trübung der gesamten Harnmenge führen.) Das Verfahren ist in der Gegenwart nahezu obsolet.

Die von Müller und Oppenheim entwickelte, der Wassermannreaktion bei der Lues analoge Komplementbindungsreaktion im Serum bei der Gonorrhoe, hatte schon in Zeiten starker Durchseuchung geringe diagnostische Bedeutung, da sie nur bei länger dauernden Erkrankungen, und auch hier nicht immer zuverlässig, positiv ausfiel. Sie wird heute kaum mehr angewendet.

III. Verlauf und Prognose

1. Altersdisposition

Keine, doch treten Geschlechtskrankheiten naturgemäß überwiegend im jüngeren und mittleren Erwachsenenalter auf. Derzeit verschiebt sich in manchen hochzivilisierten Ländern der Häufigkeitsgipfel der Gonorrhoe aus soziologischen Gründen von der Altersgruppe zwischen 20—25 Jahren auf die Altersgruppe zwischen 15—20 Jahren.

2. Inkubationszeit

Beim Mann zumeist 2—3, selten 4—8 Tage und länger. Bei der Frau ist die Inkubationszeit unregelmäßiger.

3. Prodrome — Keine.

4. Beginn und Verlauf

a) *Beim Mann:*

Beginn immer mit einer Urethritis gonorrhoica anterior acuta (S. 575), die sich zunächst durch Juckreiz bzw. Brennen in der Harnröhre und bald danach mit dem zunächst katarrhalischen Ausfluß bemerkbar macht, der nach 24—48 Stunden eitrig wird. Sofern keine Therapie erfolgt, hält diese Symptomatik in variabler Intensität 14—20 Tage lang an. Schon in dieser Zeit treten mitunter Komplikationen der Urethritis gonorrhoica anterior auf, die dann eher akut verlaufen. Ist das nicht der Fall, so kann die Urethritis anterior acuta am Ende dieser Zeitspanne gelegentlich zur spontanen Heilung kommen (5%?), in eine chronische Urethritis gonorrhoica anterior übergehen oder zur Urethritis gonorrhoica posterior acuta (50%) führen. Diese kann nun ihrerseits wieder stürmisch oder mitigiert verlaufen, chronisch werden oder Komplikationen verursachen; spontane Heilungen kommen hier wohl kaum vor. Die chronischen Formen der Urethritis gonorrhoica können sich mehr minder symptomenarm über Jahre hinziehen und jederzeit zu Komplikationen führen, die dann ihrerseits wieder akut oder chronisch verlaufen.

b) *Bei der Frau:*

Beginn mit einer akuten Cervicitis und/oder Urethritis gonorrhoica, von der schon in der 2.—3. Woche die aszendierende Beteiligung von Uterus und Adnexen ausgehen kann. Andererseits ist auch hier eine Spontanheilung möglich, die bei der Urethritis gonorrhoica häufig, bei der Cervicitis gonorrhoica hingegen nur selten eintritt. Letztere wird meist chronisch, besteht dann mehr minder symptomenarm fort und kann jederzeit zu Komplikationen bzw. zur Propagation in aszendierender Richtung Anlaß geben. Alle Komplikationen können chronisch oder akut ablaufen.

5. Prognose

Ohne Therapie ist die Gonorrhoe ein schweres und langwieriges Leiden, das durch seine Komplikationen vielfach zur Unfruchtbarkeit, zum Siechtum oder sogar zum Tode führt. Die Antibiotika-, insbesondere Penicillinbehandlung, bringt jedoch rasche und sichere Heilung. Männer kommen fast immer wegen der Urethritis gonorrhoica anterior acuta, die praktisch nicht zu übersehen ist, zum Arzt und werden prompt behandelt. Frauen bemerken die Anfangsstadien der gonorrhoischen Infektion häufig nicht. Hier wird die Diagnose oft erst dann gestellt, wenn sich ein Sexualpartner angesteckt hat. Trotzdem sind die Komplikationen auch bei der Frau in der Gegenwart sehr selten geworden.

IV. Histologie

Sie zeigt das Bild einer unspezifischen katarrhalischen, eitrigen, abszedierenden oder chronischen Entzündung.

V. Diagnose und DD

Die Diagnose ergibt sich aus der jeweiligen Symptomatik, wobei der Verdacht vor allem durch den Ausfluß aus dem Genitale geweckt wird. Sie muß aber in jedem Falle durch den mikroskopischen Nachweis der Gonokokken (S. 74), eventuell auch kulturell (S. 78), verifiziert werden. In DD kommen entsprechende Erkrankungen des Urogenitaltraktes anderer Genese, bei den gonorrhoischen Urethritiden vor allem die unspezifischen Harnröhrenkatarrhe (S. 568). Die Bartholinitis gonorrhoica ist vor allem vom Ödema indurativum (derb, schmerzlos, eventuell zusätzlicher Primäraffekt; S. 592) abzugrenzen.

VI. Ätiologie und Pathogenese

Der Erreger der Gonorrhoe ist die Neisseria gonorrhoeae, der Gonokokkus, ein um 1 μ großer kaffeebohnenförmiger, gram-negativer

Diplokokkus (Abb. 67; S. 73), der gegen Austrocknung und Temperaturschwankungen außerordentlich empfindlich ist. Er kann auf Aszites- oder Blutwasseragar gezüchtet werden und wächst hier in kleinen grauen, gelatineartigen Kulturen. Der Gonokokkus bevorzugt für seine Ansiedlung hochprismatisches Epithel, während ihm geschichtetes Plattenepithel wenig, verhornte Epidermis überhaupt nicht zusagen. Dieser Faktor sowie die genannte Empfindlichkeit gegen Austrocknung sind die Gründe dafür, daß die Gonorrhoe eine Geschlechtskrankheit ist, die praktisch ausschließlich beim Geschlechtsverkehr übertragen wird. Mittelbare Infektionen (auf der Toilette usw.) kommen bei Erwachsenen kaum vor. Die eingedrungenen Gonokokken bleiben zunächst am bzw. im Epithel liegen und verursachen hier eine katarrhalische, später eitrige Entzündung. Nach mehr minder langer Zeit dringen sie aber in das subepitheliale Bindegewebe vor, womit jene Komplikationen erklärbar werden, die mit Abszedierung usw. einhergehen. Die Gonokokkeninfektion löst eine immunologische Abwehr aus, die allmählich anläuft und auch der Grund dafür ist, daß bei besonders guter Reaktionslage gelegentliche Spontanheilungen und bei mäßiger Antikörperbildung chronische Prozesse möglich sind. Die durchgemachte gonorrhoische Infektion hinterläßt jedoch keine bleibende Immunität.

VII. Therapie

Heutzutage ausschließlich Allgemeinbehandlung mit Antibiotika, insbesondere Penicillin, wobei ein ausreichender Spiegel über 24—120 Stunden aufrechterhalten wird. Der Gonokokkus spricht rasch an, so daß bereits eine Antibiotikawirkung durch 24 Stunden zur Heilung führt. Im Laufe der Jahre nahm aber die Empfindlichkeit des Gonokokkus gegen Antibiotika, insbesondere gegen Penicillin, ab (sogenannte „Resistenz"-entwicklung). Aus diesem Grund dosiert man heutzutage weit über dem minimal erforderlichen Quantum, um einer Entwicklung mutierter, resistenter Stämme sicher vorzubeugen. Bei den Sulfonamiden führte die Resistenzentwicklung schon nach wenigen Jahren fast zu völligem Versagen (Absinken der Erfolgsquote zwischen 1938—1945 von 90% auf 10%!), weil diese peroralen Präparate den Laien zur Verfügung standen, die sie nach eigenem Gutdünken eventuell auch prophylaktisch einnehmen konnten und vielfach insuffizient dosierten. Aus diesem Grund führt man die bislang souveräne Penicillintherapie der Gonorrhoe heute ausschließlich mit Injektionen durch:

1. 1mal täglich 1 Mega (oder mehr, keinesfalls weniger!) eines mittelfristigen Depotpenicillins durch 3 Tage bei der Urethritis des Mannes; durch 5 Tage bei der Urethritis oder Cervicitis der Frau; und durch 1—2 Wochen bei allen Komplikationen. (Die verlängerten Therapie-

schemata gehen von der Überlegung aus, daß Heilungskontrollen bei der Frau schwieriger sind als beim Mann bzw. daß das Antibiotikum an eventuell abgekapselt im Bindegewebe liegende Gonokokken erschwert herankommt.)

2. Als Ausweichmöglichkeit bei Penicillinallergie oder bei Penicillinresistenz (?) der Gonokokken kommt die Anwendung von Chloromycetin 2mal täglich 0,5 p.o. durch 7 Tage), Tetrazyklinen (4mal täglich 0,250 p.o. durch 7 Tage oder Vibramycin® (1mal täglich 0,2 p.o. durch 7 Tage) in Frage. (Es ist umstritten, ob es bislang eine echte Penicillinresistenz oder lediglich eine Penicillinempfindlichkeitsverminderung der Gonokokken gibt. Darüber hinaus wird zweifellos in vielen Fällen ein sogenannter „Penicillinversager" durch rasch erfolgende Reinfektionen vorgetäuscht!)

3. Nach der Abheilung sind noch mikroskopische Sekretkontrollen in Abständen von je einer Woche vorzunehmen. Bei Frauen einmal nach der Menstruation. Während der Behandlung und 6 Wochen danach ist der Geschlechtsverkehr zu unterlassen, da sich sonst langwierige und lästige unspezifische postgonorrhoische Urethritiden einstellen (S. 570) können.

4. Vor Beginn der Penicillintherapie und 8—10 Wochen später ist eine serologische Untersuchung auf Syphilis vorzunehmen, da eine eventuell gleichzeitig acquirierte Lues durch die geringe Penicillindosis bei der Gonorrhoebehandlung nicht sicher ausgeheilt, sondern meist nur verschleiert wird. (Das Primärstadium bleibt aus, aber die serologischen Reaktionen werden positiv und die Lues kommt im Sekundärstadium zur Manifestation.)

5. Die Patienten sind aufzuklären (Merkblätter der Gesundheitsbehörden), daß sie gesetzlich zur Behandlung und zur Einhaltung der ärztlichen Anweisung (siehe oben) verpflichtet sind und sich straffällig machen, wenn sie die Erkrankung durch einen vor der Ausheilung erfolgenden Geschlechtsverkehr übertragen. Es besteht keine Meldepflicht für den individuellen Fall, doch muß der Arzt die Gesamtzahl der von ihm pro Monat diagnostizierten bzw. behandelten Erkrankungen an Gonorrhoe dem Gesundheitsamt bekanntgeben. Der Arzt ist erst dann zur namentlichen Meldung des Patienten bei der Gesundheitsbehörde verpflichtet, wenn sich dieser der erforderlichen Behandlung bzw. Nachkontrolle entzieht.

6. Unbedingt erforderlich ist die Ausforschung, Untersuchung und Behandlung der Infektionsquelle und gefährdeter Personen durch die Gesundheitsämter.

7. Eine prophylaktische Antibiotikatherapie ist nur dann angezeigt, wenn der Partner einer schwangeren Frau an Gonorrhoe erkrankt und die Frage, ob auch die Gravide infiziert ist, nicht eindeutig entschieden werden kann. In solchen Fällen, mitunter auch in anderen individuell zu beurteilenden Lagen, führt man die antibiotische, vor allem die Penicillinbehandlung in obiger Weise durch, muß aber die Patientin darüber aufklären, daß die Therapie ohne gesicherte Diagnose prophylaktisch erfolgt. Die posttherapeutischen Sekretkontrollen und die serologischen Untersuchungen sind wie im gesicherten Erkrankungsfalle vorzunehmen.

8. Sulfonamide sind heute ebenso obsolet wie die Spülverfahren usw. vergangener Jahrzehnte oder die sogenannten Provokationen zur Sicherstellung der eingetretenen Heilung.

9. Auch die noch vor 25 Jahren ungemein wichtige lokale und oft irritierende Prophylaxe mit Desinfizientien unmittelbar nach einem suspekten Geschlechtsverkehr zur Verhinderung der Gonokokkeninfektion (sogenannte „Sanierung") ist heute überflüssig geworden, da Penicillin und andere Antibiotika so sicher wirken, daß man das Eintreten einer allfälligen Erkrankung abwarten kann.

Syphilis oder Lues
Lustseuche, M. Schaudinn   (häufig)

Abb. 37, 68, 373—392

Diese chronische Treponemeninfektion wird vorwiegend beim Geschlechtsverkehr übertragen (Geschlechtskrankheit), läuft gesetzmäßig in 3 Stadien (Perioden) durch viele Jahre ab und ist folgend charakterisiert:

Im **Primärstadium** (Lues I) durch den Primäraffekt mit regionärer Lnn.-Schwellung, zu dem später noch die sogenannten Prodromalsymptome der Lues II, d. h. die Angina specifica, eine generalisierte Lnn.-Schwellung und Allgemeinbeschwerden hinzutreten; — im **Sekundärstadium** (Lues II) durch rezidivierend auftretende Exantheme, lokalisierte Papeln, Depigmentationen, Haarausfälle und Mundschleimhautveränderungen sowie durch das Fortbestehen der Prodromalsymptome; — im **Tertiärstadium** (Lues III) durch Gummen der Haut bzw. innerer Organe; — an Stelle des Tertiärstadiums kann eine Tabes dorsalis bzw. eine progressive Paralyse (**Neurolues**) auftreten. — Überdies fallen die *serologischen Reaktionen* („Wassermann") vom Auftreten der

Prodromalsymptome der Lues II an durch alle Stadien positiv aus. — Zwischen den Rezidiven der Sekundär- sowie zwischen dem Ende der Sekundär- und dem Beginn der Tertiärperiode liegen sogenannte *Latenzzeiten,* in denen klinische Manifestationen fehlen und die Diagnose nur aus den serologischen Reaktionen zu stellen ist. — Neuerdings unterscheidet man auch die besonders infektiöse und leichter heilbare *Frühlues* bis zum Ende des 2. Jahres post infectionem von der weniger ansteckenden, aber schwerer heilbaren *Spätsyphilis* nach dem Ende des 2. Jahres p.i. Die Beherrschung der Symptomatik nach der althergebrachten Stadieneinteilung ist aber aus diagnostischen Gründen weiter unbedingt erforderlich.

A. Primärstadium   (häufig)

(Primäraffekt und Prodromalerscheinungen der Lues II)

Abb. 37, 373—379

a) Der *Primäraffekt* (tritt etwa 3 Wochen post infectionem auf und besteht bis zum Beginn der Sekundärperiode fort):

| I. Hauterscheinungen |

1. Primäreffloreszenzen

Ein *Knötchen,* die sogenannte **initiale Papel.**
    Größe: stecknadelkopf- bis bohnengroß.
    Farbe: hell- bis braunrot.
    Form: rund bis oval, halbkugelig oder ovoid erhaben.
    Rand: ziemlich scharf begrenzt.
    Konsistenz: derb infiltriert.
    Oberfläche: zeigt schon nach 24—72 Stunden als

2. Sekundäreffloreszenzen

Zunächst eine *Erosion,* aus der sich rasch das charakteristische **Ulcus durum** (= Initialsklerose, harter Schanker) entwickelt.
    Größe: linsen- bis bohnengroß.
    Form: oval oder rundlich; flach.
    Rand: glatt und hart, wie ausgestanzt.

Abb. 375. Lues I; Riesensklerose und Ulcus mixtum
Abb. 376. Lues I; extragenitale Lippensklerose
Abb. 377. Lues I; extragenitale Initialsklerose am Kinn (Rasierschanker)
Abb. 378. Lues I; extragenitale Fingersklerose

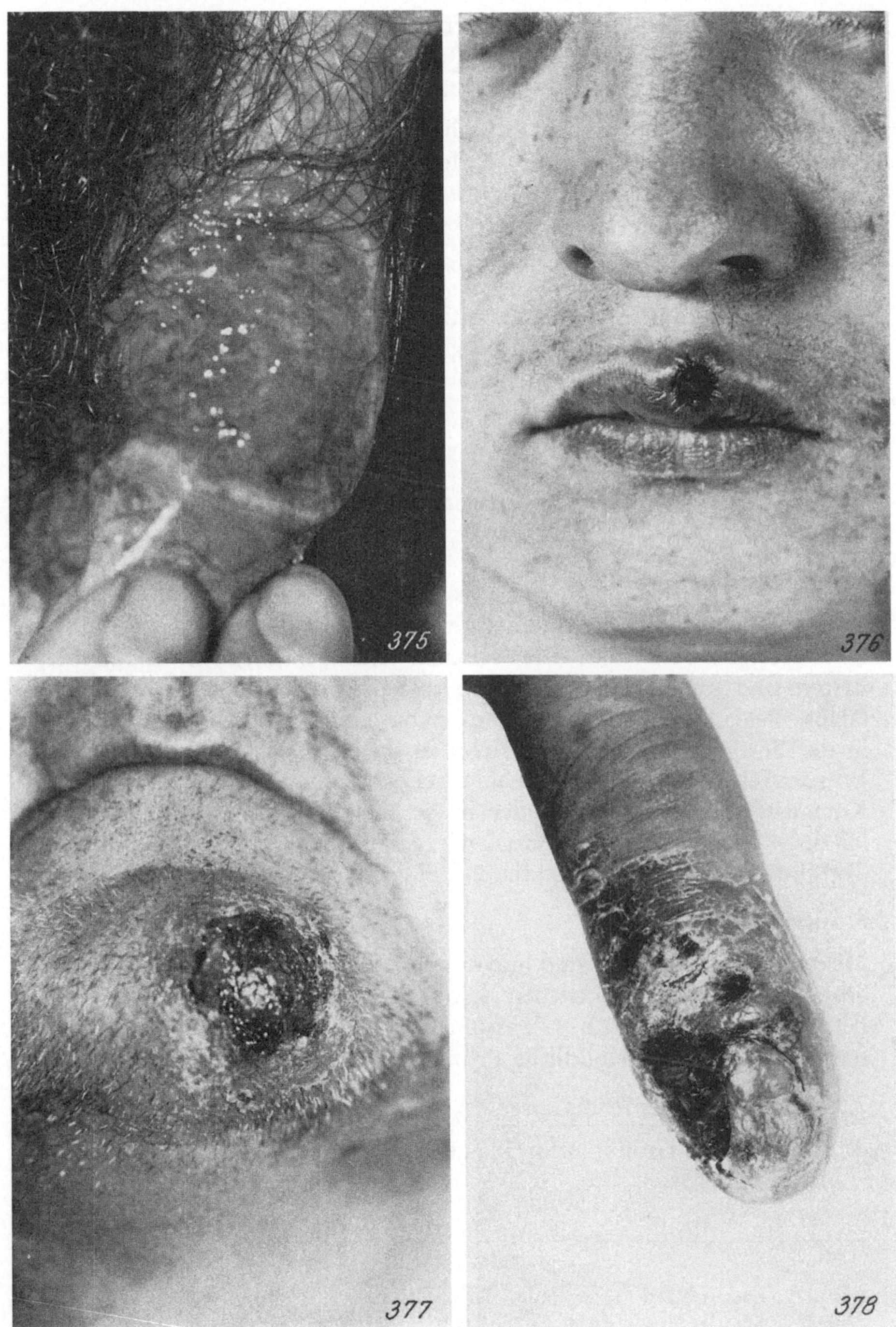

Abb. 375—378

Grund: mit gelblichem, fest haftendem Detritus belegt oder braunrot und lackartig glänzend (wie Westfäler Schinken); blutet
kaum.

Das Ulcus durum liegt seiner Entstehung entsprechend in einem *knorpel-
harten Infiltrat,* das lediglich an der Glans fehlt und am Präputium
zum sogenannten Klapp-Phänomen oder zu sekundärer Phimose führt.
Die Abheilung erfolgt mit Restitutio ad integrum oder mit *Narbe.*

3. Phänomene

Bei Lokalisation am inneren Präputialblatt das sogenannte Klapp-Phänomen: Wird die Vorhaut zurückgezogen, so entrollt sich das innere
Blatt nicht kontinuierlich, sondern es klappt im Bereich der Sklerose
durch die Induration en bloc um.

4. Zahl

In der Regel tritt nur ein Primäraffekt auf, zwei oder mehr sind
selten.

5. Lokalisation

Man unterscheidet je nach dem Infektionsmodus die häufigen *genitalen*
bzw. *perigenitalen* und die seltenen *extragenitalen* Primäraffekte.
Erstere sind zumeist am Präputium, im Sulcus coronarius, an Frenulum,
Glans, Penisschaft, Scrotum, Mons pubis und After, gelegentlich auch
in der Fossa navicularis bzw. tiefer in der Harnröhre (intraurethraler
Primäraffekt), sowie an den Labia maiora et minora, an der hinteren
Kommissur, an der Portio oder in der Vagina und im Cavum uteri
lokalisiert. Letztere betreffen vorwiegend Lippen, Zunge, Mundhöhle,
Tonsillen, Gesichtshaut, Mamilla und Finger.

6. Anordnung

Mehrere Primäraffekte sind meist gruppiert, wobei durch Konfluenz
achterartige Formen entstehen können. An gegenüberliegenden, sich
berührenden Stellen (z. B. Glans und inneres Präputialblatt) bilden sich
manchmal zwei spiegelbildliche Primäraffekte (Abklatschsklerosen).

7. Sonderformen des Primäraffektes

a) Hinsichtlich Größe: sehr kleine **Zwerg-** und über münzengroße
Riesensklerosen.

Abb. 379. Lues I; Ödema indurativum der Labien links
Abb. 380. Lues II; pityriasiformes Exanthem
Abb. 381. Lues II; pityriasiformes Exanthem und Palmarpapeln
Abb. 382. Lues II; kleinmakulöses, sehr diskretes Frühexanthem

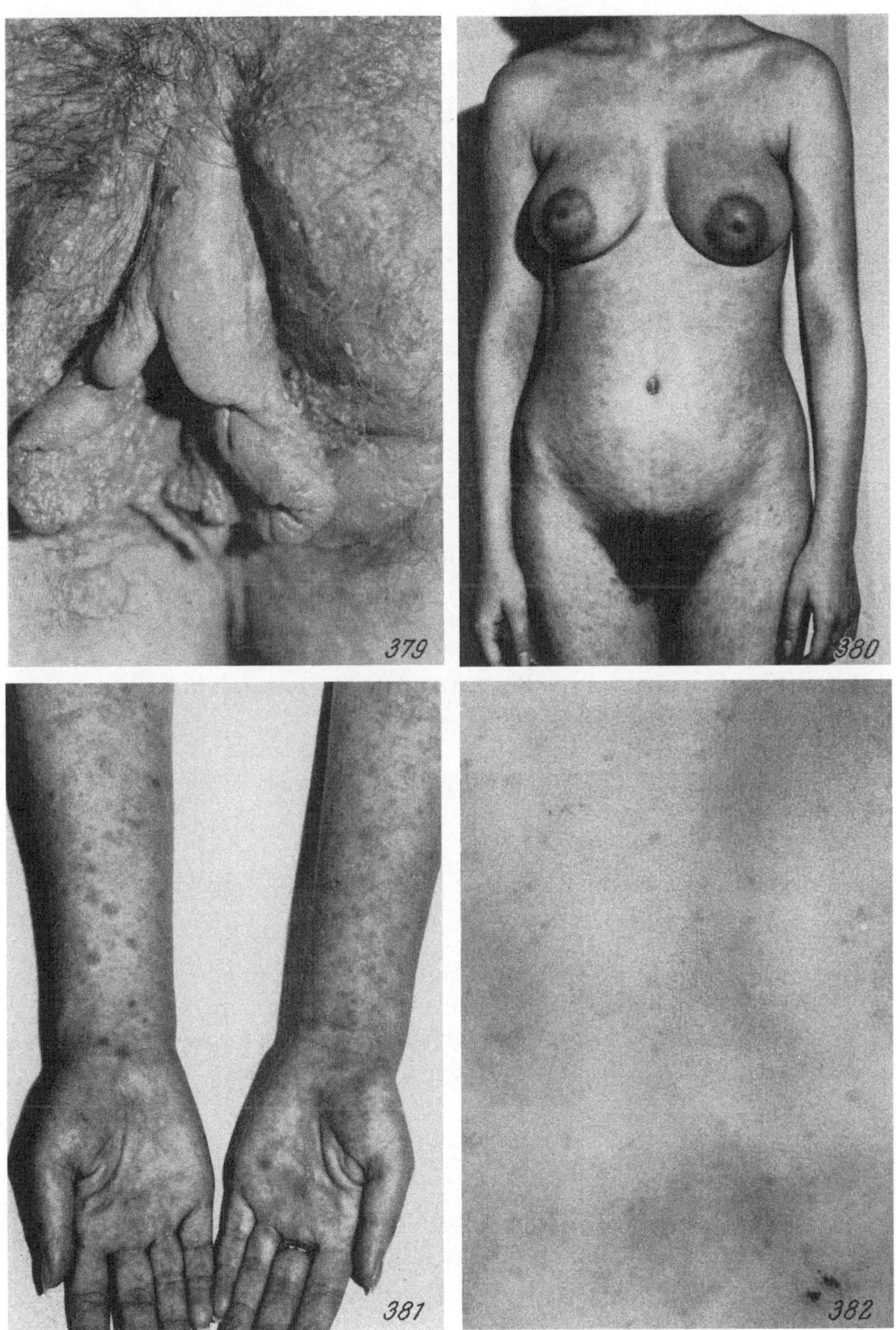

Abb. 379—382

b) Hinsichtlich Phänomenen: **Klappsklerosen** und **Abklatschsklerosen.**

c) Hinsichtlich Zahl: **multiple Sklerosen.**

d) Hinsichtlich Lokalisation: Bei den genitalen und perigenitalen Primäraffekten **intraurethrale** Sklerosen, **Anal**sklerosen, **Portio**sklerosen und **intrauterine** Sklerosen. Bei den extragenitalen Primäraffekten **Lippen-, Zungen-, Tonsillar-, Mamillar- usw. -sklerosen.**

e) Hinsichtlich eigenartiger Symptomatik: Das **Ödema indurativum** an den Schamlippen, das durch einseitige, lividrote, derb elastische, kaum eindrückbare, schmerzlose Schwellung des Labium minus und/ oder des Labium maius charakterisiert ist und als einziges Symptom allein, aber auch mit einem zusätzlichen Primäraffekt auftreten kann.

f) Hinsichtlich einer Mischinfektion:

α) Das **Ulcus mixtum** bei gleichzeitiger Ansteckung mit dem Streptobacillus Ducrey und dem Treponema pallidum; es entwickelt sich zuerst ein Ulcus molle (S. 615) und erst 2—3 Wochen später der Primäraffekt.

β) Das **Ulcus durum phagedaenicum aut gangränosum** bei Superinfektion eines Primäraffektes mit dem fusospirillären Gemisch (S. 566) unter einer Phimose; es führt zum Glockenschwengelpenis (S. 565) und zu tiefer Exulzeration.

II. Sonstige Symptomatik

1. Sichtbare Schleimhäute

Primäraffekte der Mundschleimhaut zeigen meist das typische Bild.

2. Lnn.

Ab der 4.—5. Woche post infectionem tritt zum Primäraffekt regelmäßig eine derbe, nicht verbackene, nicht einschmelzende, schmerzlose Schwellung der regionären Lnn. (**Skleradenitis**) bzw. eine Verdickung des ableitenden Lymphgefäßes (z. B. dorsaler Lymphstrang des Penis) hinzu.

3. Subjektive Symptome

Der Primäraffekt verursacht keine subjektiven Symptome, da die Nervenendfasern toxisch zerstört werden. (Die **Schmerzlosigkeit** ist bei allen luetischen Manifestationen charakteristisch. Einzige Ausnahme ist die *Fingersklerose*, die schmerzt, weil das Infiltrat auf das Periost drückt.)

4. Allgemeinsymptome

Der Primäraffekt selbst ist weder mit Prodromal- noch mit Allgemeinsymptomen verbunden.

5. Laborbefunde

Der **Treponemennachweis** mit Hilfe der Dunkelfelduntersuchung (S. 79) gelingt im Gewebssaft des Primäraffektes und der regionären Lnn.

b) Die *Prodromalerscheinungen der Lues II* (setzen in der 5.—8. Woche p.i. ein und bestehen auch in der Sekundärperiode mehr oder minder lang fort):

I. Hauterscheinungen

Keine weiteren, außer denjenigen des Primäraffektes.

II. Sonstige Symptomatik

1. Sichtbare Schleimhäute

Erst um die 7.—8. Woche p.i. tritt die **spezifische Angina** auf mit einer nach vorne an der Grenze des harten Gaumens scharf begrenzten, chronischen düsteren Rötung der Tonsillen, der Gaumenbögen und des Gaumensegels sowie mit Halsschmerzen und bei Ausbreitung zum Larynx mit Heiserkeit.

3. Lnn.

Zur selben Zeit kommt es auch zur **generalisierten, derben, schmerzlosen Lnn.-Schwellung** fast aller Regionen, die besonders typisch in der Cubita tastbar ist.

2., 4. Subjektive und Allgemeinsymptome

Ab der 8.—9. Woche p.i. stellen sich oft zusätzlich Fieber, nächtliche Kopf-, Knochen- und Gelenkschmerzen, Periostschwellungen, Abgeschlagenheit, Appetitlosigkeit, Milztumor, Anämie, eventuell Ikterus ein; sie entsprechen der Verbreitung der Erreger bzw. der steigenden Toxikämie und können auch teilweise bzw. abortiv auftreten oder fehlen.

5. Laborbefunde

Ab der 5.—6. Woche p.i. werden die **serologischen Reaktionen** allmählich positiv (S. 82).

B. Sekundärstadium (häufig)

(Exantheme, lokalisierte Papeln, Leukoderm, Haarausfälle, Schleimhautveränderungen).

Abb. 380—387

I. Hauterscheinungen

---

a) *Exantheme* (in der Literatur vielfach auch als „Syphilide" bezeichnet). (Manche Formen häufig.)

1. Primäreffloreszenzen

Es können mehrere Effloreszenzenarten allein, selten auch nebeneinander
auftreten.

α) *Maculae* (**Makulöse Exantheme**) (häufig).
   Größe: stecknadelkopf- bis münzengroß (**klein- und großmakulöse
      Exantheme**).
   Farbe: braunrot. Nur bei manchen Erstexanthemen zu Beginn der
      Sekundärperiode hellrosa (**Roseola syphilitica**).
   Form: rundlich.
   Begrenzung: ziemlich scharf.
   Konsistenz und Oberfläche: unverändert.

β) *Papulae* (**Papulöse Exantheme**) (häufig).
   Größe: stecknadelkopf- bis über linsengroß (**klein- und großpapu-
      löse Exantheme**).
   Farbe: braunrot.
   Form: rund oder oval; halbkugelig (meist großpapulös) oder kegel-
      stumpfartig kleinpapulös (**lichenoide Exantheme = „Lichen
      syphiliticus"**).
   Begrenzung: scharf.
   Konsistenz: derb.
   Oberfläche: leicht gespannt, zeigt gelegentlich Sekundäreffbores-
      zenzen.

γ) *Pustulae* (**Pustulöse Exantheme**) (sehr selten); sie sitzen fast immer
   auf Knötchen.
   Größe: stecknadelkopf- (**Akne syphilitica**) bis bohnengroß (**Variola
      syphilitica**).
   Inhalt: Eiter.
   Art: subepidermal mit Beteiligung der Epidermis von unten her.
   Decke: daher straff.

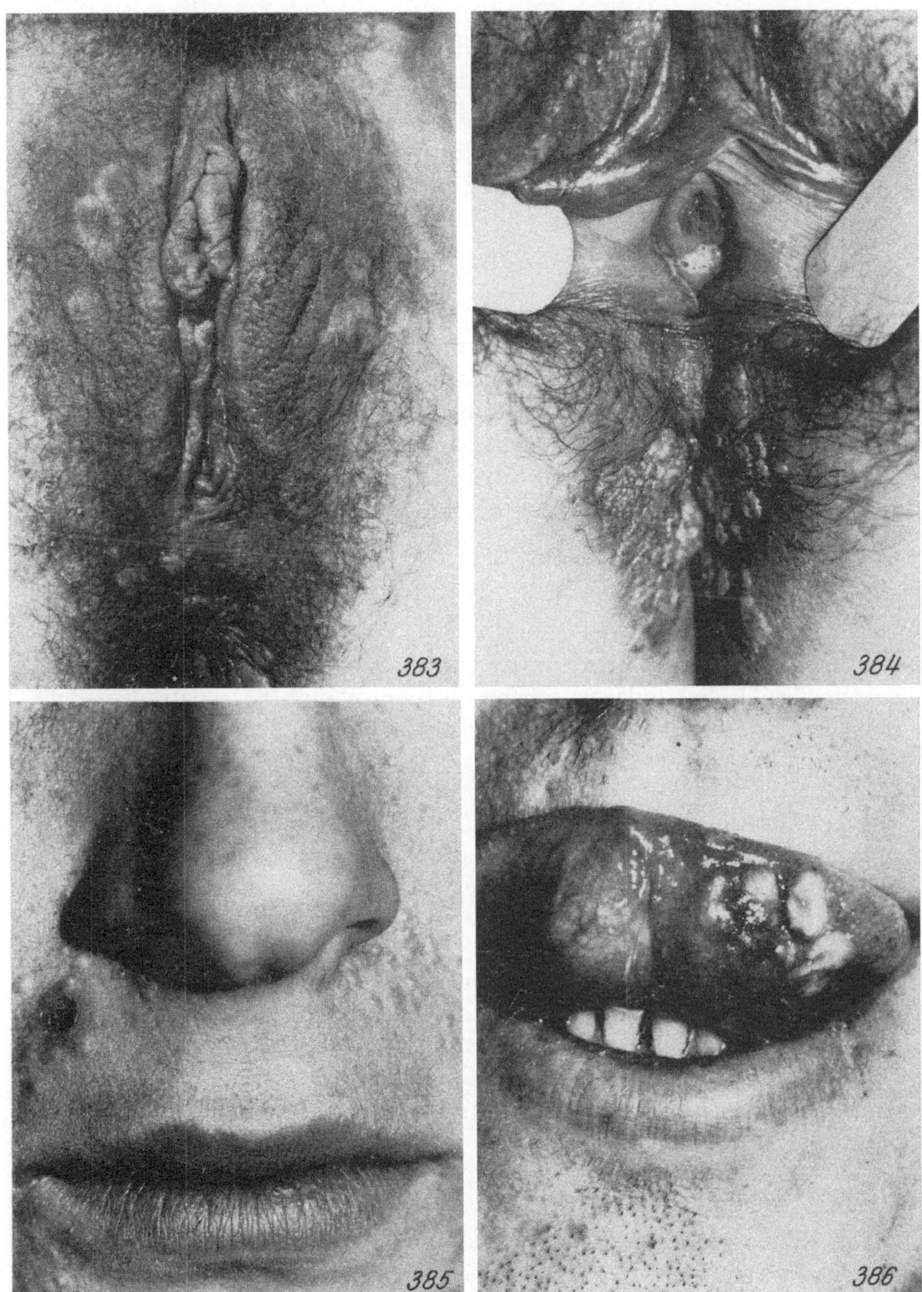

Abb. 383. Lues II; lokalisierte, nässende Papeln perigenital
Abb. 384. Condylomata lata ad anum
Abb. 385. Lues II; seborrhoische, periorale und perinasale Papeln
Abb. 386. Lues II; Plaques opalines an der Schleimhaut der Zungenunterseite

δ) Treten gleichzeitig zwei oder alle drei Effloreszenzentypen auf, so spricht man sinngemäß von **makulo-papulösen, papulopustulösen** oder **makulo-papulo-pustulösen Exanthemen.**

Der typische braunrötliche Farbton der syphilitischen Effloreszenzen ist durch das zelluläre Infiltrat bedingt und bleibt daher auch unter dem Diaskop erkennbar.

2. Sekundäreffloreszenzen

Während makulöse Exantheme nie Sekundäreffloreszenzen zeigen, kommt es auf Knötchen oft zur mitunter psoriasiformen (**psoriasiforme Exantheme**) *Schuppung,* bei pustulösen Exanthemen fast immer zu *Verkrustungen* (**Impetigo syph., Syphilis rupioides aut ostracea**). *Exulzerationen* der Effloreszenzen sind extrem selten (**Syphilis maligna**). Papulöse und pustulöse Exantheme heilen meist mit temporären *Hyperpigmentationen,* ulzeröse Exantheme mit *Narben* ab.

3. Phänomene — Keine.

4. Zahl

Die Zahl der Effloreszenzen variiert zwischen einigen und vielen Hunderten. Frühe Sekundärexantheme weisen zahlreiche, späte Rezidive spärliche Effloreszenzen auf.

5. Lokalisation

Die Lokalisation betrifft in erster Linie den Stamm, die Extremitäten proximal, eventuell das Gesicht und die Kopfhaut. Makulöse Exantheme bevorzugen die Beuge-, papulöse die Streckseiten der Extremitäten.

6. Anordnung

Bei frühen Sekundärexanthemen kommt es zu einer annähernd symmetrischen, disseminierten Verteilung oft mit Orientierung in der Spaltrichtung (**Pityriasis rosea-artige Exantheme**). Bei sehr dichter Aussaat tritt auch Konfluenz ein. Späte Rezidivexantheme stehen weniger dicht ohne Beziehung zur Spaltrichtung und neigen zur Gruppen- und Ringbildung (**Roseola anularis**).

7. Sonderformen

Die in Klammern angeführten Bezeichnungen können auch als „Formen" bzw. „Sonderformen" der Exantheme herausgestellt werden.

b) *Lokalisierte Papeln* (häufig) sind Teilerscheinungen papulöser Exantheme, können aber auch allein auftreten und infolge ihrer Lokalisation charakteristisch verändert werden. Ihre Sonderstellung ist wegen der großen Infektiosität und diagnostischen Bedeutung berechtigt.

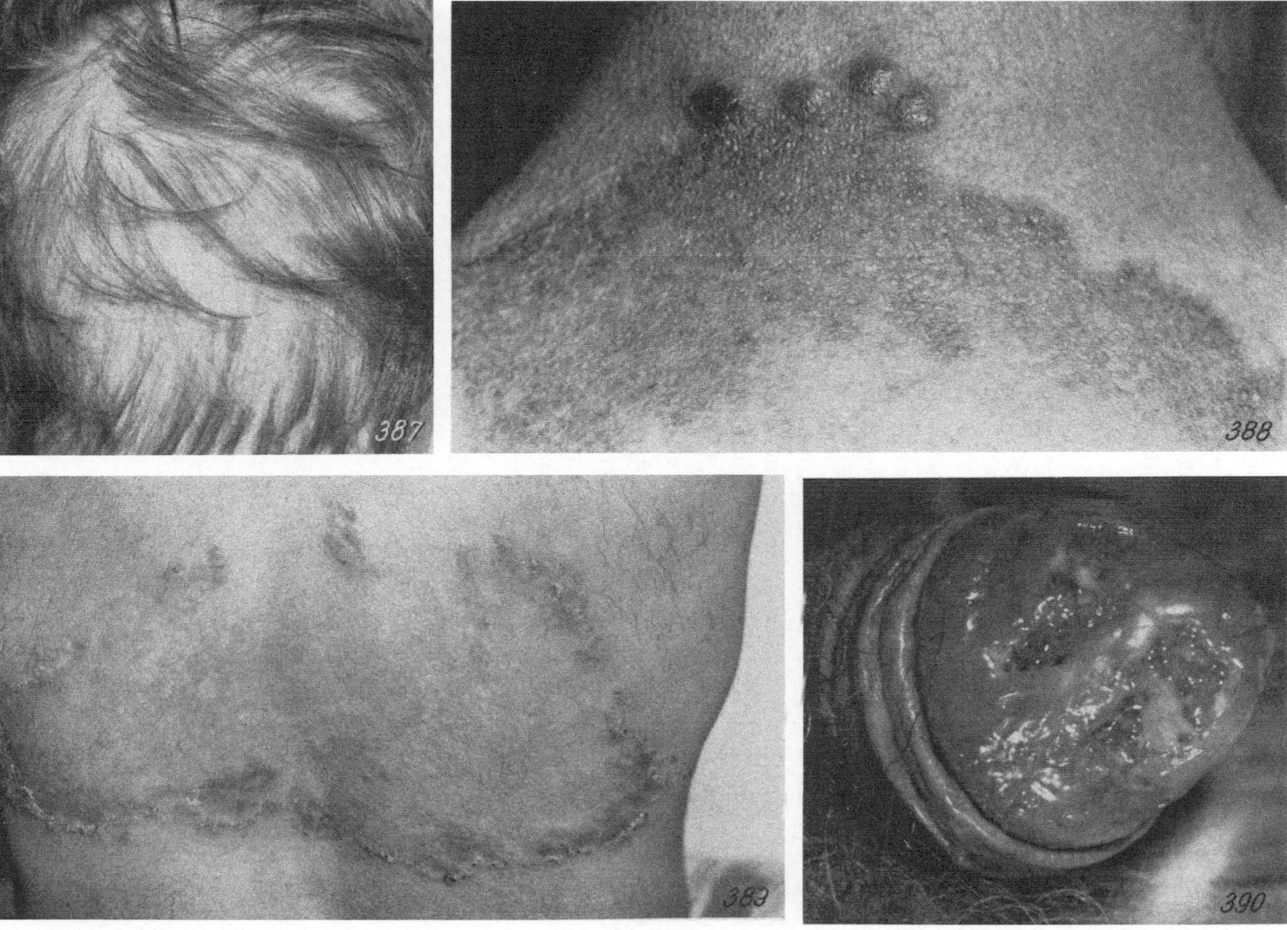

Abb. 387. Lues II; Alopecia diffusa luetica
Abb. 389. Lues III; tubero-ulcero-serpiginöses Syphilid

Abb. 388. Lues III; tubero-ulcero-serpiginöses Syphilid
Abb. 390. Lues III; Gummata glandis

1. Primäreffloreszenzen — *Knötchen.*

> Größe: bis bohnengroß.
> Farbe: braunrot oder „fleischfarben".
> Form: rundlich oder oval; über die Oberfläche kaum (palmare und
>   plantare Papeln) bzw. flach bis geschwulstartig (wuchernde oder
>   luxurierende Papeln, Condylomata lata) vorspringend.
> Rand: meist scharf begrenzt.
> Konsistenz: nicht besonders derb.
> Oberfläche: kann in Abhängigkeit von der Lokalisation verschiedene
>   Sekundäreffloreszenzen aufweisen.

2. Sekundäreffloreszenzen

Seborrhoische *Schuppen* (**Papulae seborrhoicae et squamosae**) treten vor allem auf lokalisierten Papeln im Gesicht und am Kopf auf. An den Handflächen und Sohlen kommt es über den tiefliegenden entzündlichen Infiltraten zur *Hyperkeratose* (**Hyperkeratotische Papeln, Clavi syph. oder Tylomata syph.**), seltener zur psoriasiformen Schuppung (**psoriasiforme Papeln**). An Intertrigostellen im Genital- und Perigenitalbereich führen Wärme und Feuchtigkeit nicht nur zu stärkerer Wucherung (**Papulae hypertrophicae, luxuriantes, Condylomata lata**), sondern auch zur Mazeration mit *Erosion* (**Papulae erosivae**), *Nässen* (**Papulae madidantes**), *diphtheroiden* Belägen (**Papulae diphtheriticae**), *Krusten* (**Papulae crustosae**) oder sogar *Exulzeration* (**Papulae exulceratae**) und entsprechend üblem Geruch. Papeln zwischen den Fingern oder Zehen reißen leicht ein (**Papulae rhagadiformes**).

3. Phänomene — Keine.

4. Zahl

Die Zahl lokalisierter Papeln variiert zwischen einigen und mehreren Dutzend.

5. Lokalisation

Sie betrifft vor allem die Genital-, Perigenital- und Analregion, das Gesicht (*periorale und perinasale Papeln*), die Stirn-Haargrenze („*Corona venerea*"), die Kopfhaut, die Handflächen und Sohlen (*Clavi syph., Tylomata syph.*) sowie selten die Interdigitalräume oder das Nagelbett (*Onychia und Paronychia syph.*).

6. Anordnung

Die Anordnung ist gruppiert, meist symmetrisch, an Intertrigostellen auch abklatschartig. Wuchernde Papeln konfluieren nicht selten.

7. Sonderformen

Die Ausdrücke in den Klammern können auch als „Formen" und „Sonderformen" der lokalisierten Papeln herausgestellt werden.

c) *Depigmentationen* (Leukoderma syphiliticum) (sehr selten).

Die Primäreffloreszenzen dieser Erscheinung des frühen Sekundärstadiums (4—5 Monate p.i.) manifestieren sich in Form von zunächst stecknadelkopfgroßen, durch zentrifugales Wachstum rasch Linsen- bis Münzengröße erreichenden, weißlich depigmentierten, rundlichen, am Stamm oft in der Spaltrichtung längsovalen, meist unscharf begrenzten Flecken, deren Zahl zwischen einigen und Hunderten beträgt. Die Lokalisation betrifft vor allem den Nacken, wobei Kombinationen mit der Alopecia areolaris vorkommen, seltener den Rücken, die Brust, den ganzen Stamm (Leukoderma syphiliticum universale) und eventuell auch das Gesicht. Die Anordnung ist symmetrisch disseminiert.

d) *Haarausfälle* (Alopecia syphilitica) treten in 2 Formen auf:

Die **Alopecia diffusa** (selten) ist eine Erscheinung der frühen Sekundärperiode und tritt am ganzen Kopf gleichmäßig verteilt auf. Die Haare sind gelockert, lassen sich leicht auszichen bzw. büschelweise auskämmen und werden rasch schütter. — Die **Alopecia areolaris** (Cave! Areola = Fleckchen, Area hingegen = Fleck) (sehr selten) ist ebenfalls eine Manifestation der frühen Lues II. Sie tritt in etwa linsengroßen, begrenzten Herdchen auf, deren Zahl meist einige Dutzend erreicht. Die Prädilektionsstelle ist der Hinterkopf, es kann aber auch der übrige Kopf und jede andere Körperstelle betroffen werden. Da an den kahlen Stellen die unveränderte Kopfhaut sichtbar ist, entsteht bei kurzem Haar der Eindruck eines von „Motten zerfressenen Pelzes".

II. Sonstige Symptomatik

1. Sichtbare Schleimhäute

e) *Schleimhautveränderungen.* Als charakteristische Schleimhautveränderungen treten neben der Angina specifica, die auch weit in die Sekundärperiode hinein fortbestehen kann, Schleimhautpapeln (**Plaques muqueuses**) auf (häufig), die zwar prinzipiell denjenigen der Haut entsprechen, aber durch das feuchte Milieu entsprechend beeinflußt werden. Sie erscheinen als bis linsengroße, bläulich opaleszierende (**Plaques opalines**) oder grauweißliche, rundliche, flach und wenig vorspringende, mehr minder scharf begrenzte Erhabenheiten in fast normaler Umgebung. Infolge der Mazeration tritt eventuell eine oberflächliche Erosion auf, wobei solche Plaques dann rot und glatt (**Plaques lisses**) erscheinen. Die Zahl der Plaques muqueuses variiert zwischen einigen und etwa einem Dutzend. Sie sind an den Lippen, der Wangenschleimhaut, der Gingiva, der Zunge, an den Tonsillen, im Rachen und auch im Kehlkopf (Heiserkeit) lokalisiert. Sie sind überwiegend einzelstehend angeordnet, können aber auch zu achterartigen und polyzyklischen Figuren konfluieren, wobei an der Zunge der Eindruck einer Lingua geographica entsteht. Als Sonderformen gelten erodierte, diphtheroid belegte oder wuchernde Plaques muqueues (Papulae erosivae, diphtheriticae aut hypertrophicae mucosae oris).

3. Lnn.

Die generalisierte derbe, schmerzlose Lnn.-Schwellung, die schon als Prodromalsymptom der Lues II auftritt und besonders typisch in den Cubitae tastbar ist, hält auch in der Sekundärperiode über lange Zeit an.

2., 4. Subjektive und Allgemeinsymptome

Die schon als Prodromalsymptome der Lues II erwähnten Allgemeinerscheinungen dauern während der Sekundärperiode mehr oder minder stark ausgeprägt, kürzer oder auch länger an. Gelenksbeschwerden rheumatoider Art sind häufig. Neben eventuellem Ikterus kommen auch sekundärsyphilitische Augenerkrankungen und Nervenstörungen vor.

5. Laborbefunde

Der Treponemennachweis (S. 79) gelingt in allen papulösen, pustulösen und sekundär veränderten Effloreszenzen leicht. Die serologischen Reaktionen (S. 82) bleiben während der gesamten Sekundärperiode positiv. Im Liquor können Veränderungen (sehr selten) in Form einer Erhöhung der Zellzahl und des Eiweißgehaltes sowie positiver Kolloid- und Seroreaktionen auftreten, und zwar (S. 85):

a) Bei Frühsyphilis bis zum Ende des 2. Jahres p.i.
   α) Ohne Krankheitszeichen von seiten des ZNS und temporär (spontane oder therapeutisch bedingte Sanierung).
   β) Mit Krankheitszeichen von seiten des ZNS („Neurorezidiv") und Hirnnervenstörungen permanent (bzw. nur durch Therapie zu sanieren).

b) Bei Spätsyphilis im Stadium II ab dem 2. Jahr p.i. und in der Tertiärperiode.
   α) Ohne Krankheitszeichen von seiten des ZNS, permanent und sehr therapieresistent.
   β) Mit Krankheitszeichen des ZNS (Hirngummen, vaskuläre Hirnsyphilis, syphilitische Meningoencephalitis) permanent und sehr therapieresistent.

C. Latenzperioden

Klinische Zeichen der luetischen Erkrankung fehlen. Nur die serologischen Reaktionen sind positiv.

D. Tertiärperiode   (alle Erscheinungsformen sehr selten)

Abb. 388—392

Obwohl allen Veränderungen der Lues III prinzipiell das gleichartige spezifische Infiltrat zugrunde liegt, unterscheidet man aus diagnostischen Gründen doch besser:

a) **Tuberöse, tuberoulceröse und tubero-ulcero-serpiginöse Syphilide** oder **Tubercula cutanea:** Die Primäreffloreszenzen sind stecknadelkopf- bis kleinlinsengroße, auch bei Betrachtung unter dem Diaskop braun-rote, leicht halbkugelig oder flach erhabene, rundliche oder ovale, ziemlich scharf begrenzte, derbe, in der Cutis gelegene Knötchen, deren Oberfläche zunächst glatt ist, aber bald sekundär verändert wird. Es tritt eine Schuppung auf, dann kommt es zu einer zentralen, als kleine Vertiefung sondierbaren Exulzeration, die von einer braunen Kruste bedeckt ist und nach der Abheilung eine Narbe hinterläßt. Da sich um und zwischen den älteren Effloreszenzen neue entwickeln, entsteht ein polymorphes Gesamtbild. Vernarbte Stellen bleiben aber im Gegensatz zum Lupus vulgaris immer rezidivfrei. Die Zahl der Knötchen schwankt zwischen einigen am Anfang bis zu vielen Dutzenden im Laufe der Zeit. Die tubero-ulcero-serpiginösen Syphilide können an jeder Hautstelle lokalisiert sein. Die Veränderungen treten in Gruppen auf und stehen zunächst disseminiert; durch peripheres Auftreten neuer Effloreszenzen bei fortschreitender zentraler Abheilung mit Rezidivfreiheit, kommt es zu immer größer werdenden ring- oder schlangenartigen bzw. nierenähnlichen Formen der Gesamtgruppen. Bei dichter Stellung der Knötchen können diese konfluieren und dann einen mehr wallartigen Randsaum bilden.

b) **Gummen:** Sie können vom Corium und von der Subcutis oder aber auch von tiefer liegenden Strukturen (Knochen, Muskel, Hoden usw.) Ausgang nehmen und dann auf die Haut übergreifen. Die Primäreffloreszenzen sind bis zunächst linsengroße, braunrote, rundliche, flach vorspringende, derbe, mäßig scharf begrenzte Knötchen, die mehr oder minder rasch Haselnuß- bis Pflaumengröße erreichen. An der Oberfläche tritt zunächst Schuppung auf. Später kommt es entweder zur Resorption oder zur typischen linsen- bis bohnenförmigen, mehr oder weniger tiefgreifenden, rundlich, oval oder sehr charakteristisch nierenförmig geformten, wie ausgestanzt erscheinenden Exulzeration in braunrötlich infiltrierter Umgebung. Sie ist meist mit einer Kruste bedeckt, nach deren Abheben sich aber ein mehr zähflüssiges Sekret entleert, das mit dem Saft des Gummibaumes verglichen wurde (daher der Name Gumma). Abheilung mit Pigmentverschiebung bzw. oft strahlenförmigen Narben. Gummen des Coriums oder der Subcutis sind meist multipel, wobei die Zahl zwischen einigen am Anfang und einem Dutzend später variiert, da auch hier randwärts weitere Effloreszenzen hinzutreten, während die zentralen Veränderungen rezidivfrei vernarben. Gummen, die von tieferen Strukturen auf die Haut übergreifen, sind meist solitär. Kutane und subkutane Gummen können an jeder Hautstelle auftreten. Tiefe Gummen gehen vorzugsweise von den Schädelknochen, der Clavicula, den Muskeln des Gesäßes, den Knochen oder Muskeln der Ober- und Unterschenkel, insbesondere von der Tibia (aber nie von Knorpelformationen!) aus und ziehen von dort her die deckende Haut bis zur schließlichen Exulzeration in Mitleidenschaft. Multiple Gummen treten in Gruppen auf und stehen disseminiert. Sie können aber auch konfluieren, so daß achterartige oder polyzyklisch begrenzte Ulcera resultieren.

II. Die Veränderungen der Tertiärperiode können auch an den Schleimhäuten auftreten. Tuber-ulcero-serpiginöse Syphilide sind hier allerdings sehr selten. Gummen sitzen an den Lippen, Wangen, an Zunge (entweder in Form der Glossitis gummosa mit einem oder einigen umschriebenen Gummen oder in Form der Glossitis interstitialis diffusa mit diffuser harter Infiltration der Zunge zwischen den Muskelfasern), Vulva, Tonsillen sowie am harten Gaumen, wobei sie in die Nase und in den Mund durchbrechen können, so daß ein Loch im Palatum durum entsteht. Auch die knöcherne Nasenscheidewand kann Ausgang eines Gummas mit Septumperforation sein. Die Erscheinungen der Lues III bereiten keine subjektiven Symptome, insbesondere keine Schmerzen. Die regionären Lnn. sind im allgemeinen nicht beteiligt. Die rein an der Haut bzw. Oberfläche lokalisierten Syphilide und Gummen rufen keine Allgemeinstörungen hervor. Gummen können aber auch an allen inneren Organen und Organsystemen auftreten und führen dann zur entsprechenden internen oder neurologischen usw. Symptomatik.

Der Treponemennachweis (S. 79) versagt bei den Veränderungen der Lues III. Die serologischen Reaktionen sind in der Tertiärperiode fast immer positiv. Die Luetinreaktion (S. 68) ist vielfach positiv. Liquorveränderungen (S. 84/85) finden sich nur bei Organlues des ZNS oder bei neuroluetischen Manifestationen.

Abb. 391. Lues III; Gumma tibiae mit nierenförmiger Exulzeration und schwach positiver Luetinreaktion

Abb. 392. Lues III; Gumma calvariae mit beginnender Exulzeration

Abb. 393. Lues congenita; bullöses Exanthem

Abb. 394. Lues congenita tarda; Keratitis parenchymatosa und angedeutete Hutchinsonsche Zähne

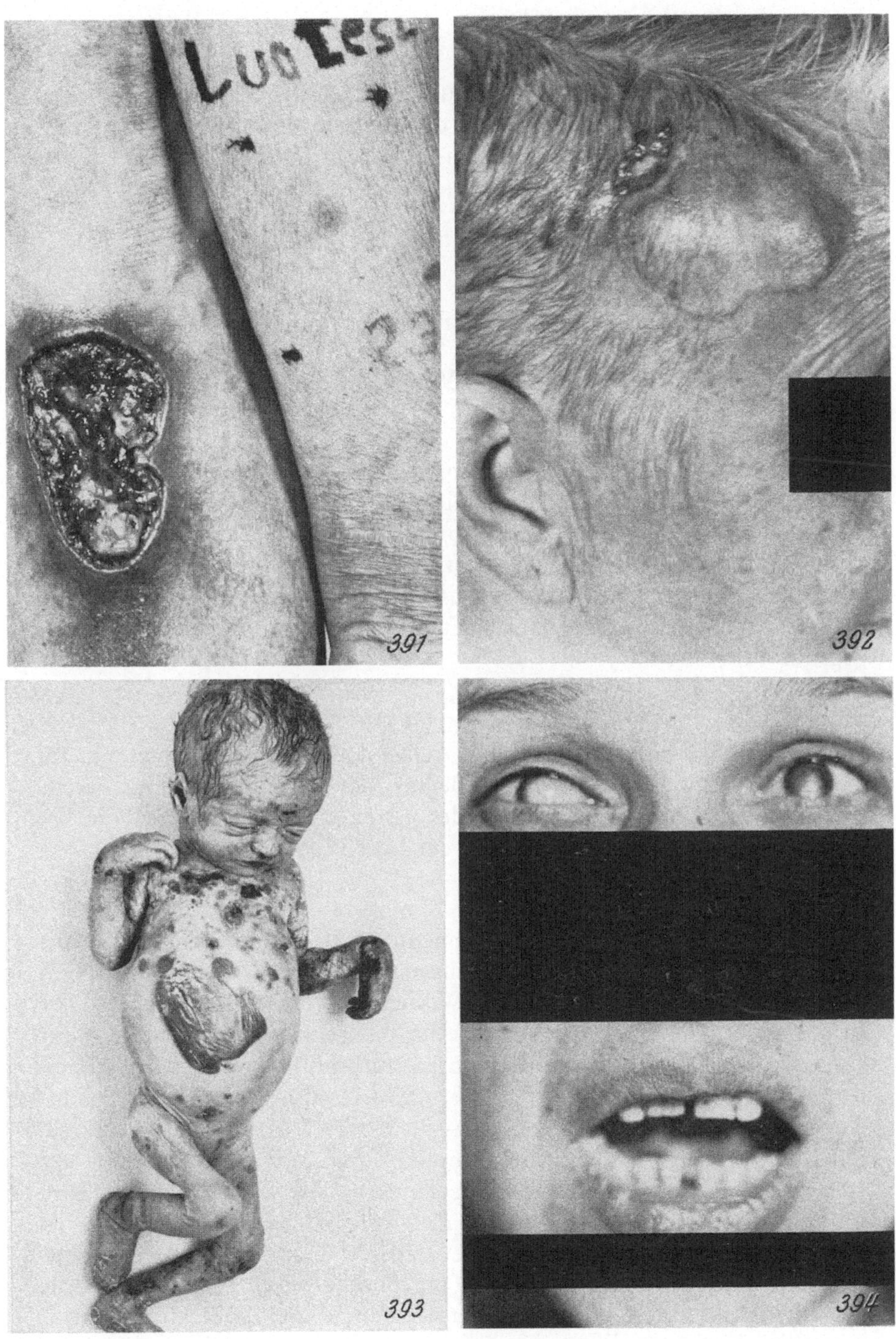

Abb. 391—394

E. Neurolues

An Stelle einer Lues III mit Haut- oder Schleimhautveränderungen kann sich auch eine Tabes dorsalis oder eine progressive Paralyse entwickeln; ihre Diagnostik und Behandlung fällt ins Fachgebiet der Neurologie.

III. Verlauf und Prognose

1. Altersdisposition

Die Syphilis kann in jedem Lebensalter acquiriert werden.

2. Inkubationszeit

Vom Moment der Infektion bis zum Auftreten des Primäraffektes vergehen in der Regel 3—4 Wochen mit einer Schwankungsbreite zwischen 1 und 14 Wochen. Nach älterem Sprachgebrauch bezeichnet man diesen Zeitraum auch als erste Inkubationszeit und stellt ihr das Intervall vom Moment der Infektion bis zum Auftreten des ersten Exanthems, d. h. also bis zum Beginn des Sekundärstadiums, als zweite Inkubationszeit gegenüber.

3. Prodrome

Dem Auftreten des Primäraffektes gehen keine Prodrome voraus. Im Gegensatz hiezu kündigt sich der Beginn des Sekundärstadiums bereits zwei Wochen vor dem Ausbruch des ersten Exanthems durch die besprochenen Prodromalerscheinungen der Lues II (S. 593) an.

4. Beginn und Verlauf

Die **Primärperiode** beginnt im Moment der Infektion und dauert bis zum Auftreten des ersten Exanthems ungefähr 10 Wochen lang. Nach einer Inkubationszeit von etwa 3 Wochen entwickelt sich zunächst der Primäraffekt, der in der 4.—6. Woche p.i. seinen Höhepunkt erreicht und sich dann ganz allmählich spontan zurückbildet, wobei die Abheilung oft erst in der 10.—14. Woche p.i., d. h. also schon in der Sekundärperiode erreicht wird. In der 4.—5. Woche p.i. tritt die lokalisierte Skleradenitis zum Primäraffekt hinzu. Zwischen der 5. und der 10. Woche p.i. werden die verschiedenen serologischen Reaktionen zu verschiedenen Zeitpunkten positiv; das Aufscheinen der Antikörper ist mit den Cardiolipinreaktionen früher nachzuweisen als mit dem Nelsontest, der erst in der 8.—10. Woche p.i. positiv wird. Ab der 8. Woche p.i. entwickeln sich die Prodromalerscheinungen der Lues II, und zwar zuerst die Angina specifica, dann die generalisierte Lnn.-Schwellung und schließlich die Allgemeinerscheinungen. Jener Teil der Primärperiode, der dem faßbaren Aufscheinen von Antikörpern im Serum vorausgeht (d. h. also die ersten 5 Wochen nach der Infektion), heißt seronegativer, jener hingegen, in welchem die Seroreaktionen bereits positiv werden oder sind (d. h. also der Zeitraum von der 5. bis zur 10. Woche p.i.), seropositiver Abschnitt der Lues I.

Etwa 10 Wochen p.i. treten die ersten Symptome der Sekundärperiode, insbesondere Exantheme (meist eine Roseola als Erstlingsexanthem), lokalisierte Papeln und Mundschleimhautveränderungen, eventuell auch eine diffuse Alopezie auf. Von diesem Augenblick an spricht man vom

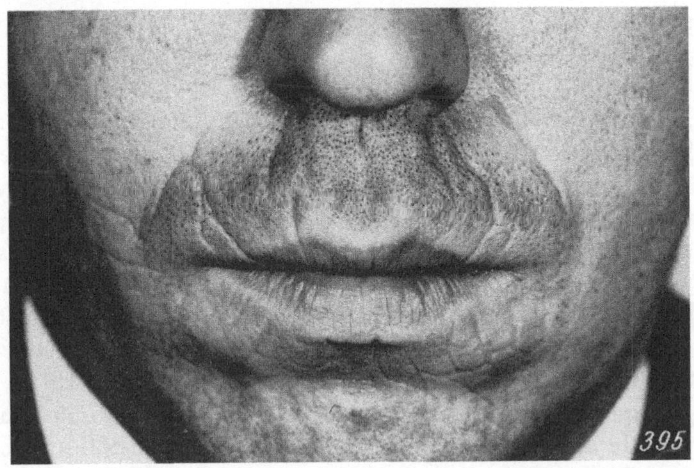

Abb. 395. Lues congenita; Parrotsche Furchen

Sekundärstadium. Ist in den ersten zwei Wochen der Sekundärperiode noch ein Rest des abheilenden Primäraffektes zu sehen, dann nennt man diesen Abschnitt auch Lues I/II. Im weiteren verlaufen die Manifestationen der Sekundärperiode rezidivierend, d. h. die Exantheme, lokalisierten Papeln und Mundschleimhautveränderungen klingen jeweils nach einigen Wochen spontan ab und treten erst nach einigen erscheinungsfreien Wochen in mehr oder weniger geänderter Weise wieder auf. Im Zuge eines solchen Rezidivs kann dann ab dem 4.—5. Monat p.i. auch ein Leukoderm oder eine Alopecia areolaris aufscheinen und ebenso wie eine diffuse Alopezie über viele Monate fortbestehen. Im Gegensatz zu den rezidivierenden Symptomen bleiben die spezifische Angina und die generalisierte Lnn.-Schwellung meist weit in die Sekundärperiode hinein unverändert bestehen, während sich die serologischen Reaktionen dauernd positiv verhalten. Die „erscheinungsfreien" Intervalle zwischen den Rezidiven heißen auch Latenzperioden. Die Rezidive der sekundären Periode ziehen sich durch 4—6 Jahre hin, wobei die Intervalle allmählich länger werden und die späten Rezidivexantheme zunehmende Tendenz zur Gruppierung und zur Bildung von Ringformen zeigen.

Schließlich klingen alle klinischen Symptome ab, ohne wieder zu rezidivieren. Lediglich die serologischen Reaktionen bleiben positiv. Die Lues hat die **Latenzperiode zwischen dem II. und III. Stadium** erreicht.

Dieser Zustand kann schon nach wenigen Wochen mit dem Auftreten tubero-ulcero-serpiginoser Syphilide beendet werden. In der Regel hält er aber einige Jahre an, bis die ersten Erscheinungen der **Tertiärperiode** an der Haut oder an inneren Organen auftreten bzw. eine Neurolues manifest wird. Teritäre Organlues und Neurolues schließen sich gegenseitig aus.

5. Prognose

Bei *unbehandelter* Syphilis ist die Prognose quoad sanationem ungünstig. Spontanheilungen (etwa durch besonders gute Immunisierungsvorgänge oder durch eine „natürliche" Fiebertherapie im Zuge eines interkurrenten Infekts usw.) sind zwar möglich, aber selten. Im allgemeinen wird das Tertiärstadium erreicht. Die Prognose quoad vitam ist überwiegend von der Art und Lokalisation der Tertiärerscheinungen abhängig. So bedrohen z. B. gummöse Erkrankungen der Aorta, der Coronarien oder der Cerebralarterien das Leben des Patienten unmittelbar, während ein Gumma palati in dieser Hinsicht keine direkten Risiken birgt. Im Gegensatz hiezu sind die Manifestationen der Primär- und Sekundärperiode an sich normalerweise quoad vitam ungefährlich. Lediglich auf dem Boden einer A- bzw. Hypogammaglobulinämie können im Sekundärstadium ulzerierende Veränderungen und schwere Toxikämien auftreten, die eventuell zum letalen Ende führen (sogenannte Lues maligna).

Im Gegensatz hiezu ist die Prognose der *behandelten* Lues heute gut. Die moderne antibiotische Therapie führt innerhalb weniger Stunden oder Tage zur Vernichtung der Erreger und zum Schwinden der Infektiosität mit folgender Abheilung der klinischen Manifestationen. Liegt eine Frühsyphilis bis zum Ende des 2. Jahres p.i. vor, so normalisieren sich in der Regel auch die Standard-Sero-Reaktionen im Laufe von längstens 2—4 Jahren (meist viel früher), und schließlich wird der Nelsontest nach 4—5 Jahren negativ, womit die Lues nach heutigem Wissen als echt ausgeheilt gilt. In verhältnismäßig wenigen Fällen bleiben der Nelsontest und noch seltener die Standard-Sero-Reaktionen weiterhin positiv (sogenannte Seroresistenz). Liegt beim Patienten eine Spätlues vor, bei der die Infektion schon älter als 2 Jahre ist, so normalisieren sich die Seroreaktionen, insbesondere der Nelsontest, auch nach der Penicillinbehandlung nur in wenigen Fällen, deren Zahl um so geringer wird, je älter die Lues ist. Nach einer Lues connatalis restiert meist lebenslängliche Seroresistenz. Es ist nicht sicher, ob in solchen Situationen lediglich eine besonders intensive immunologische Information der antikörperbildenden Zellen vorliegt, oder ob mutierte avirulente Treponemen, die eventuell in Lnn. abgekapselt sind, die immunologische Information aufrechterhalten. Wie dem auch sei, die Seroresistenz scheint, soweit man das heute nach 30 Jahren Penicillintherapie überblicken kann, weder für den Patienten noch für die Umgebung spätere Gefahren (insbesondere im Sinne eines Aufflackerns manifester Krankheitserscheinungen oder eines Überganges in die Neurolues) mit sich zu bringen.

6. Sonderformen

Trotz ihres Reichtums an morphologischen Varianten und trotz ihrer großen zeitlichen Schwankungsbreite läuft die Syphilis außerordentlich gesetzmäßig ab. Manche Veränderungen können aber so geringgradig (Lues abortiva) oder so lokalisiert sein (z. B. Primäraffekt in der Urethra oder in utero), daß sie auch genauer Beobachtung entgehen, so daß der Eindruck entsteht, die Syphilis wäre erst in einem fortgeschrittenen Stadium zur Erst-Manifestation gekommen. Gesichertes Einsetzen im Sekundärstadium ohne vorherigen Primäraffekt (sogenannte Lues d'emblée) gibt es lediglich dann, wenn die Infektion durch eine Bluttransfusion erfolgt.

7. Immunität

Die Syphilis hinterläßt keine bleibende Immunität. Es besteht jedoch für die Dauer der Erkrankung, d. h. etwa von der 4.—6. Woche post infectionem bis zur möglichen endgültigen Normalisierung des Nelsontestes (!) Immunität, durch die die Entwicklung eines zusätzlichen Primäraffektes bei einer neuerlichen Infektion mit dem Treponema pallidum verhindert wird. Dringen tatsächlich weitere Treponemen ein, so kommt es an der Inokulationsstelle während der Sekundär- und Tertiärperiode zu Erscheinungen, die dem jeweiligen Stadium der Erkrankung entsprechen (sogenannte „Schankerimmunität").

8. Embryonalschäden

Acquiriert eine Schwangere in den letzten 9—2 Wochen ante partum eine Syphilis, so kann das Kind bei entsprechender Lokalisation des Primäraffektes während der Geburt infiziert werden und eine Lues I bekommen. Liegt bei der Schwangeren bereits eine Syphilis vor, die die 10. Woche post infectionem erreicht hat oder älter ist, so gehen die Treponemen in der zweiten Hälfte der Gravidität diaplazentar auf den Fötus über — das Kind erkrankt an einer Lues connatalis (S. 613). Die Gefahr einer solchen intrauterinen Infektion ist um so größer, je frischer die Syphilis der Mutter ist (insbesondere frühes Sekundärstadium).

IV. Histologie

Alle luetischen Veränderungen sind in grundlegender Weise durch eine entzündliche Infiltration charakterisiert, die ab der zweiten Hälfte der Sekundärperiode besonders viele Plasmazellen und Lymphozyten aufweist und mit einer obliterierenden Endangitis der kleinen Aa. und Vv. verbunden ist. Zu diesen Erscheinungen, die sich bei Hautveränderungen vorwiegend im Corium abspielen, treten in Abhängigkeit von der jeweiligen klinischen Morphe im Primär- und Sekundärstadium Epithel- und tiefere Substanzverluste (erodierte und exulzerierte Primäraffekte oder lokalisierte Papeln), Para- und Hyperkeratosen (psoriasiforme Exantheme, Clavi syph.), Papillomatosen (Condylomata lata) oder Hohlraumbildungen (pustulöse Exantheme). Im Tertiärstadium stellen sich hingegen Zeichen einer der Tuberkulose ähnlichen spezifischen Entzündung ein mit zahlreichen Histiozyten, Epitheloid- und Riesenzellen sowie Nekrosen bzw. Verkäsungen (einschmelzende Gummen) in den Infiltraten, die vielfach die kleinen Gefäße des Coriums in typischer Weise mantelförmig umscheiden.

V. Diagnose und DD

Die Diagnose einer manifesten Syphilis wird auf Grund der klinischen Morphologie bzw. sonstigen Symptomatik, diejenige einer latenten Lues lediglich auf Grund positiver, meist zufällig (z. B. anläßlich einer Gravidität oder eines Spitalaufenthaltes) durchgeführter Standard-Sero-Reaktionen mit mehr oder minder großer Wahrscheinlichkeit vermutet. Zur weiteren Abklärung dienen fünf Hilfsuntersuchungen (der Erregernachweis im Dunkelfeld [am wichtigsten], S. 79; die serologischen Standard-Sero-Reaktionen und der Nelsontest, S. 82; die Liquorbefundung, S. 84/85; die Luetinreaktion, S. 68 und die Histologie), deren Aussagekraft sowohl pro wie kontra unterschiedlich ist.
Die DD der Syphilis betrifft eine große Zahl verschiedenartigster Haut- und Schleimhauterkrankungen. Das Imitationsvermögen der Lues ist so groß, daß man sie nahezu in jedem Fall als potentiell mögliche DD in Erwägung ziehen müßte. Im besonderen kommen zur Abgrenzung:

A. Beim Primäraffekt:

a) Ulcus molle (unregelmäßig begrenzt, weich, überhängende Ränder, schmerzhaft, multipel, Ducrey positiv; S. 615).

b) Balanitis ulcerosa (tiefgreifendes Geschwür, meist unter Phimose, reichliche Sekretbildung, schmerzhaft, fusospirilläres Gemisch; S. 565).

c) Carcinom (blumenkohlartig erhabenes zerklüftetes Ulcus, Blutungsneigung, Schmerzhaftigkeit, Alter; S. 485).

B. Bei Sekundärerscheinungen:

a) Zahlreiche exanthematische Dermatosen, wie Pityriasis rosea (S. 352); Psoriasis vulgaris (S. 356); Lichen ruber planus (S. 364); medikamentös toxische Exantheme (S. 311); Varicellen (S. 228); Maculae caeruleae (S. 187); Pityriasis lichenoides chronica (S. 363) usw.

b) Condylomata acuminata (S. 207) und Hämorrhoiden (!); Clavi (S. 528); Verrucae plantares (S. 204); Imptigo contagiosa faciei (!) (S. 105); Ekzema seborrhoicum faciei et capillitii (S. 346); Panaritium.

c) Pityriasis versicolor alba (S. 176); Vitiligo (S. 391); sekundäre Depigmentationen.

d) Alle diffusen Alopezien anderer Genese (S. 536); die Alopecia areata (S. 532).

e) Leukoplakien (S. 551); Formen der Stomatitis (S. 547); Aphthen (S. 550) usw.

C. Im Tertiärstadium:

a) Lupus vulgaris (Rezidivneigung in abgenarbten Partien, weiche Knötchen, negative Serologie; S. 143).

b) Tumoren und Ulcera verschiedenster Art.

Die Abgrenzung der Syphilis wird zwar dem Erfahrenen bei exaktem diagnostischem Aufbau unter Berücksichtigung der Effloreszenzenlehre im allgemeinen klinisch möglich sein — denn völlige Identität mit den imitierten Dermatosen liegt naturgemäß nie vor! Man sollte aber trotzdem bei jedem irgendwie fraglichen Falle die serologischen und anderen Hilfsbefunde zur Sicherung heranziehen.

VI. Ätiologie und Pathogenese

Der Erreger der Syphilis ist das **Treponema pallidum,** das von Hoffmann und Schaudinn (deutsch aussprechen) 1905 entdeckt wurde (Abb. 68). Es läßt sich am besten im Dunkelfeld nativ darstellen, während das Negativverfahren von Burri (Zusatz eines Tropfens Tusche zur abgenommenen Gewebsflüssigkeit: die Treponemen erscheinen als entsprechend geformte weiße Aussparungen) kaum Anwendung findet und die Versilberungsmethoden nach Levaditi usw. hauptsächlich der Färbung in histologischen Präparaten dienen. Die Morphologie der Treponemen im Dunkelfeld wurde auf S. 80 besprochen. Die Teilungen erfolgen in querer Richtung mit einem Zyklus von etwa 30 Stunden. Elektronenoptisch zeigt der Organismus ein axiales Band fibrillärer Strukturen, das sich von einem Ende zum anderen hinzieht und für die korkenzieherartige Windung verantwortlich sein soll. Virulente Treponemen können nicht kultiviert werden, da in Kulturen regelmäßig Mutationen im Sinne der Avirulenz eintreten. Virulente Treponemen kann man nur vom Menschen oder von einigen Tierarten (Kaninchen, Affe), auf die sie übertragbar sind bzw. auf die sie absichtlich übertragen wurden, erhalten, denn die Syphilis ist in natura eine Erkrankung des Menschen.

Die Infektion erfolgt überwiegend beim Geschlechtsverkehr, weil auch das Treponema pallidum außerordentlich empfindlich gegen Austrocknung und Temperaturerhöhung ist. Immerhin kommen aber im Gegensatz zur Gonorrhoe extragenitale Übertragungen durch Benützung von mit Treponemen behafteten Gläsern, Besteckteilen, Kämmen usw. vor. Die Erreger können nur durch kleinste Oberflächendefekte eindringen und breiten sich dann allmählich fortschreitend über die Lymphwege aus; erst um die 10. Woche erfolgt eine massive hämatogene Aussaat, obwohl schon wesentlich früher, wahrscheinlich bereits wenige Stunden nach der Infektion einzelne Treponemen im Blut aufscheinen. Sie lösen ja auch die immunologischen Informationen aus, in deren Folge langsam ansteigend jenes Antikörperspektrum gegen Körpersubstanzen und Stoffwechselprodukte des Erregers gebildet wird, das sich ab der 5.—6. Woche durch die serologischen Reaktionen im Serum nachweisen läßt. Die eintretende Immunabwehr ist wohl für die spontane Rückbildung des Primäraffektes verantwortlich. Der rezidivierende Verlauf während der Sekundärperiode scheint aus dem Wechselspiel zwischen der Erregervermehrung und einer immunologischen Situation zu resultieren, die zwar zur Beeinträchtigung, aber nicht zur völligen Vernichtung der eingedrungenen Treponomen hinreicht. Nach jahrelangem Verlauf scheinen dann die Erreger nur noch in „Schlupfwinkeln" weiterexistieren zu können, was sich klinisch durch das Eintreten der langen Latenzperiode zwischen Sekundär- und Tertiärstadium anzeigt. Bei der Manifestation der Tertiärveränderungen dürfte der Existenz von Antikörpern des Spättyps, d. h. von sensibilisierten Lymphozyten und Immunzellen wesentliche Bedeutung zukommen. Sie scheinen bei der Syphilis im Gegensatz zu anderen Infektionskrankheiten erst sehr spät nach jahrelangem Kontakt mit dem Erreger in größeren Mengen gebildet zu werden und dann beim Kontakt mit abgekapselten Treponemen zu entsprechenden klinischen Veränderungen zu führen — hiefür spricht auch die Tatsache, daß die adäquate i.c. Luetinreaktion (S. 68) erst in der Tertiärperiode positiv wird.

Die Syphilis war bis vor 25 Jahren eine weltweite, ungemein verbreitete, in vielen Ländern endemische Seuche. Seit 1945 wurde sie jedoch durch den intensiven Kampf der WHO gegen die Treponematosen mit Hilfe des Penicillins zurückgedrängt. Sie ist heute eine verhältnismäßig (!) seltene Krankheit, die im wesentlichen ihre Schrecken verloren hat — aber sie existiert nach wie vor. In den zivilisierten Ländern wirken überdies noch Aufklärung und Gesetze zur Bekämpfung der Geschlechtskrankheiten der Verbreitung entgegen, während Reiseverkehr und soziologische Phänomene der Gegenwart den Übertragungen wieder Vorschub leisten. So kam es nach einem Minimum an Erkrankungen in den Jahren zwischen 1952 und 1962 im letzten Jahrzehnt wieder zu einem Ansteigen der Infektionszahlen. Derzeit scheint sich aber das „Gleichgewicht" neuerlich eingependelt zu haben, zumal das Treponema pallidum bislang keine Tendenz zur Entwicklung von Resistenzen gegen Penicillin oder andere wirksame Antibiotika zeigt.

VII. Therapie

Lediglich Allgemeintherapie.

1. Das souveräne Antisyphiliticum ist das Penicillin, das in jedem Krankheitsstadium sicher zum raschen Schwinden der klinischen Symptome und bei den Früherkrankungen meist auch zur Normalisierung der Seroreaktionen führt. Man appliziert optimal einen Penicillinzyklus per injectionem (!), um sicher zu gehen, daß der erforderliche Penicillinspiegel tatsächlich über den nötigen Zeitraum von 2—3 Wochen aufrechterhalten wird (1mal täglich 1 Mega eines mittelfristigen Depotpräparates i.m. durch 21 Tage). Die Treponemen schwinden schon 12—24 Stunden nach der ersten Injektion aus den Effloreszenzen.

Das Einsetzen der Penicillintherapie löst häufig (vor allem im späten Primär- und im frühen Sekundärstadium) eine *Herxheimer-Reaktion* aus, d. h. es kommt im Ablauf jener 24 Stunden, die der ersten Injektion folgen, zu einer Intensitätszunahme der Hauterscheinungen mit gleichzeitigem Fieberanstieg bis 40° und eventuell leichten Allgemeinbeschwerden; man nimmt an, daß diese Reaktion, die man schon von der Salvarsantherapie her kannte, auf den durch die Behandlung erzielten abrupten Untergang zahlreicher Treponemen und das Freiwerden ihrer Toxine zurückzuführen ist. Die Herxheimer-Reaktion ist an und für sich völlig harmlos und klingt nach einigen Stunden wieder ab. In Situationen, in denen es aber denkbar wäre, daß das Aufflammen von Lokalerscheinungen dem Patienten Schaden bringt (cardiovasculäre und cerebrale vasculäre Prozesse der Lues III), kann man die Herxheimer-Reaktion durch einen kurzen vorbeugenden Corticosteroidstoß unterdrücken (2 Tage vor und am Tag der ersten Penicillininjektion je 4mal täglich 1 Cortisonäquivalent, dann Abbau täglich um 1 Cortisonäquivalent).

2. Bei einer Penicillinüberempfindlichkeit kann man auf Tetrazykline (4mal täglich 0,25 durch 3 Wochen), insbesondere auf Vibramycin®, das sich hervorragend bewährte (1mal täglich 0,2 p.o. durch 3 Wochen),

eventuell auch auf Erythromycin (4mal täglich 0,25 p.o. durch 3 Wochen) ausweichen. Der Erfolg tritt hier etwas langsamer ein, die Treponemen schwinden erst nach 3—4 Tagen aus den Effloreszenzen. Herxheimer-Reaktionen scheinen hier seltener und mitigiert aufzutreten.

3. Liegt eine Seroresistenz vor, so kann die Penicillinbehandlung nach 1—2 Jahren eventuell 1—2mal wiederholt werden, was aber auch nicht immer zur gewünschten endgültigen Sanierung der Seroreaktionen führt. In solchen Fällen bewährt sich manchmal eine Behandlung mit Vibramycin®.

4. Jeder Patient muß über das Vorliegen einer syphilitischen Erkrankung aufgeklärt werden. Mit Hilfe von Merkblättern der Gesundheitsämter kann man sich die Erklärung der nötigen Verhaltensmaßregeln erleichtern. Im übrigen führen die antibiotischen Behandlungen so rasch zur Vernichtung der Treponemen, daß die Ansteckungsgefahr schon nach 1—3 Tagen beseitigt ist. Sinngemäß ist auch kein Grund vorhanden, den Patienten nach Beendigung der Behandlung sexuelle Karenz zuzumuten.

5. Nach der Behandlung sind die Seroreaktionen zunächst in Abständen von 3 Monaten 4mal und dann in Abständen von einem halben Jahr zu kontrollieren, bis der Nelsontest negativ geworden ist (Zeichen der völligen Heilung) oder bis man sich wegen einer Seroresistenz zur neuerlichen Behandlung entschließt. Bei glatt verlaufenden Heilungen kann heutzutage auch auf die früher übliche Liquoruntersuchung im Rahmen der „Abschlußbefundung" verzichtet werden.

6. Von wesentlicher Bedeutung sind die Fahndung nach der Infektionsquelle durch exakte Befragung des Patienten sowie die Untersuchung und allfällige Behandlung gefährdeter Partner und Familienangehöriger. Unterlassungen in dieser Hinsicht müssen als Kunstfehler gelten!

7. Es besteht keine individuelle Meldepflicht bei den Gesundheitsbehörden. Der Arzt ist lediglich verpflichtet, die Gesamtzahl der von ihm während eines bestimmten Zeitraumes festgestellten und behandelten Syphilitiker bekanntzugeben. Individuelle Meldepflicht liegt erst dann vor, wenn sich der Patient der Behandlung, zu der er gesetzlich verpflichtet ist (!), entzieht, oder wenn er die Vorsichtsmaßregeln gegen Weiterverbreitung mißachtet.

Syphilis connatalis
Lues congenita, intrauterin erworbene Syphilis
(sehr selten)

Abb. 393—395

> Die diaplazentar erworbene Syphilis zeigt keinen Primäraffekt und ist in ihrer frühmanifesten Form durch ein Nebeneinander von Erscheinungen der sekundären und der tertiären Syphilis an Haut und inneren Organen, in der tarda-Form vor allem durch die Hutchinsonsche Trias charakterisiert.

A. Die frühmanifeste Form

I. Sofern das Kind überhaupt lebensfähig zur Welt kommt, treten an der welken Haut, der das Fettpolster fehlt, meist auch Effloreszenzen auf („**Lues connatalis parietalis**"), und zwar: makulöse, papulöse bzw. pustulöse Exantheme und lokalisierte, insbesondere perianale, palmare oder plantare Papeln wie bei der Lues acquisita; periorale Papeln neigen zu Einrissen mit Narbenbildungen in Form der Parrotschen Furchen an den Lippen. An den Palmae und Plantae bilden sich auf den braunroten Infiltraten oft bis haselnußgroße Blasen (sogenannter „Pemphigus syphiliticus").

II. Die Nasenschleimhaut ist im Sinne der Coryza syphilitica mit blutigeitrigem Sekret und Schnüffelatmung bei Verkrustung mitbeteiligt. Gummen führen in diesem Bereich eventuell zur Septumperforation und zur Sattelnase. Die Lnn. sind kaum verändert. Gleichzeitig fast immer Allgemeinerscheinungen („**Lues connatalis visceralis**") durch Erkrankung von Knochen, ZNS, Augen, Ohren, inneren Organen (Osteochondritis dissecans Wegener durch syphilitische Infiltrate im Bereich der Wachstumszonen langer Röhrenknochen oft mit Epiphysenlösung und sogenannter Parrotscher [französisch aussprechen] Pseudoparalyse; Hydrocephalus; Tubera frontalia; Iritis, Iridozyklitis, Chorioretinitis; Mittelohrerkrankungen; Beteiligung innerer Organe, insbesondere Leber, Lunge, Magen usw.). Der Treponemenbefund ist in den Veränderungen hoch positiv, da sie sehr erregerreich sind. Auch die serologischen Reaktionen fallen positiv aus, und zwar post partum bis zur 8.—12. Lebenswoche infolge passiver Übertragung mütterlicher Antikörper, später auf Grund der Produktion körpereigener Immunglobuline.

III. Die frühmanifeste Form der Lues connatalis tritt schon bei der Geburt oder während der ersten Lebenswochen in Erscheinung. Die Hautveränderungen können einige Male rezidivieren. In vielen Fällen tritt das letale Ende ein. Übersteht das Kind die schwere Erkrankung spontan, so sind die weitere Entwicklung retardiert und die Anfällig-

keit für interkurrente Erkrankungen bzw. die Mortalitätsrate groß.
Aber auch nach antibiotischer Behandlung mit Ausheilung bleiben meist
Störungen zurück.

B. Die Lues connatalis tarda

I., II., III. Sie manifestiert sich erst im Schulalter oder um die Pubertät,
insbesondere mit der Hutchinsonschen (englisch aussprechen) Trias
(kurze, tonnenförmige, an der Kaufläche konkav eingebuchtete obere
Schneidezähne, Keratitis parenchymatosa, Innenohrschwerhörigkeit bzw.
Labyrinthstörungen), ferner mit säbelartigen Verkrümmungen der
Tibiae, Meningitis, Meningoencephalitis und schließlich mit der juvenilen
Tabes oder progressiven Paralyse. Treponemen sind nur schwer nach-
zuweisen, die serologischen Reaktionen sind aber in der Regel positiv.
Es gibt allerdings auch ganz abortive Fälle, die klinisch nur mit leichter
Retardierung oder völlig unspezifischer „vegetativ-dystonischer"
Symptomatik einhergehen und auch serologisch lediglich durch den posi-
tiven Nelsontest erfaßbar sind.

IV., V. Keine Bemerkungen.

VI. Die diaplazentare Übertragung der Treponemen erfolgt erst im
5. Monat der Schwangerschaft. Je nachdem, ob sich die Mutter in der
treponemenreichen Periode der Frühsyphilis oder in einem der immer
erregerärmer werdenden Stadien der Spätlues befindet, wird der Fötus
mehr minder massiv infiziert. Bei großem Treponemenanfall geht er bald
zugrunde, es erfolgt der typische Spätabort im 6. oder 7. Lunarmonat.
Bei weniger massiven diaplazentaren Übertragungen kommt es in fast
proportionaler Weise zur Frühgeburt, zur normalen Geburt mit manifesten Krankheitszeichen der frühmanifesten Lues connatalis, zur normalen Geburt mit Entwicklung der frühmanifesten Symptomatik nach
einigen Wochen, zur Syphilis connatalis tarda im Schulalter bzw. später
oder schließlich zu ganz mitigierten Spätvarianten. Diese „Proportion"
zwischen Infektionsmassivität und Manifestation ist auch der Grund
dafür, daß luetische Mütter zunächst ein-, zwei- oder dreimal im 6. bis
7. Lunarmonat abortieren, dann Frühgeburten haben, bis endlich ein
manifest luetisches oder nach längerem Intervall ein scheinbar gesundes
Kind, das später eine Lues connatalis tarda bekommt, und schließlich
eventuell sogar ein ganz gesundes Kind geboren wird: Die Infektion
der Mutter altert im Laufe dieser Jahre und wird immer treponemen-
ärmer, so daß die diaplazentare Übertragung an Massivität verliert.
Beim frühmanifest luetischen Kind liegt eine Treponemenseptikämie mit
Bildung spezifischer Infiltrate in den verschiedensten Organen vor. Bei
der tarda-Form scheinen nur wenige Treponemen an bestimmten Prädilektionsstellen vorhanden zu sein.

VII. Die Therapie besteht auch hier in einem oder zwei Penicillin-zyklen, die durch 21 Tage mit einer Dosierung von 500 000 bis 1 000 000 Eh pro Tag vorzunehmen sind. Im übrigen ist die Prophylaxe von wesentlichster Bedeutung: Jede Schwangere soll im 4. bis 5. Lunarmonat serologisch untersucht werden. Liegt eine manifeste Lues der Mutter vor, so ist diese mit Penicillin zu behandeln, wobei das Antibiotikum auch auf das Kind übertritt („intrauterine Therapie der Syphilis connatalis"). Man muß aber auch jede Schwangere mit einer Lues latens, gleichgültig, ob sie schon vorbehandelt ist oder nicht, während der Gravidität einer Penicillinkur, am besten im 3.—4. Monat unterziehen.

Ulcus molle
Weicher Schanker
(heute in Europa sehr selten)

Diese chronische Bazilleninfektion wird beim Geschlechtsverkehr übertragen (Geschlechtskrankheit) und ist durch weiche, schmerzhafte, torpide Ulcera im Genitalbereich und eine regionäre Lymphadenitis mit Neigung zur Einschmelzung bzw. Fistelbildung charakterisiert.

I. Das stecknadelkopfgroße, entzündliche Primärknötchen pustuliert und zerfällt zu einem linsen- bis münzengroßen, rundlichen oder unregelmäßig geformten *Ulcus* mit „ausgefressenen", oft überhängenden, weichen Rändern und leicht gekörntem, schmierig belegtem Grund; Abheilung mit Narbe. Lokale Erregerverschleppung und Inokulation führen meist zu einigen weiteren Ulcera, eventuell mit Konfluenz. Lokalisation fast ausschließlich am Genitale und perigenital. Seltene Varianten sind das granulierende, erhabene **Ulcus molle elevatum,** das bis handtellergroße **Ulcus molle giganteum** und das schlangenartig gewundene **Ulcus molle serpiginosum.**

II. Das Vordringen der Erreger in den Lymphstrang des Dorsum penis führt zu lymphangitischen Infiltraten (*Bubonuli*) mit eventueller Exulzeration (**Nisbetscher Schanker**) sowie zu einer meist einseitigen *Lymphadenitis* in inguine, die nach Rötung und Schwellung der Haut unter Schmerzen durchbricht, exulzeriert und fistuliert (*Bubo*). Das Ulcus molle ist schmerzhaft. Zum Nachweis der Infektion dienen: a) Abstrich und b) Kultur von Geschwüren (S. 86); man muß hiezu mit der Meißelsonde vom Ulcusgrund Gewebsbröckel abkratzen — eine sehr schmerzhafte, aber notwendige Prozedur —, da im oberflächlichen Detritus die

Bazillen kaum je erfaßbar sind; der Abstrich wird mit Methylenblau, besser nach Gram gefärbt; allfällige Ducreybazillen erscheinen in „fischzugartigen" Formationen und sind *Gramnegativ*; die Anordnung in Ketten, die zum Namen Streptobazillus führte, ist nur in Kulturausstrichen erkennbar; die Kultur erfolgt auf Blutagar; c) die Autoinokulation (S. 86) und d) die Intrakutanprobe (S. 68) mit abgetöteten Streptobazillen nach Ito-Reenstierna, die allerdings ihre Bedeutung heute verloren hat.

III. Infektionen fast nur zwischen dem 14. und dem 50. Lebensjahr. Inkubationszeit 1—3 Tage. Das Primärknötchen an der Eintrittsstelle der Erreger exulzeriert in 24—35 Stunden. Lymphangitis, Bobonuli oder Bubonen entwickeln sich in 14 Tagen. Ohne Therapie Abheilung erst nach längerem, torpidem Verlauf mit Narben, obwohl keine Gefahr quoad vitam besteht, da das Ulcus molle stets lokalisiert bleibt. Sonderformen sind: a) das **Ulcus mixtum** (bei gleichzeitiger Infektion mit Treponema pallidum; es entsteht zuerst ein Ulcus molle, während die Charakteristika des syphilitischen Primäraffektes [S. 588] nach 14 bis 21 Tagen hervortreten) und b) das **Ulcus molle gangränosum** (bei gleichzeitiger Infektion mit fusospirillärem Gemisch; es führt zu ausgedehntem Zerfall; S. 565).

IV. Die Histologie zeigt drei typische Zonen, eine oberflächliche lymphozytäre Infiltration, darunter Ödematisation bzw. Endothelproliferation und in der Tiefe eine plasmo-lymphozytäre Durchsetzung.

V. Die Diagnose ergibt sich aus der kurzen Inkubation, den weichen schmerzhaften Ulzerationen mit überhängenden Rändern, der Lymphwegbeteiligung und dem Infektionsnachweis durch Abstrich, Kultur, Autoinokulation und Intrakutanprobe. Die wichtigste DD ist der syphilitische Primäraffekt, auch in Form des Ulcus mixtum (S. 592; hart, fast schmerzlos, sicherer Ausschluß erst durch wiederholte negative Treponemenbefunde (S. 79) und bleibend negative Seroreaktionen (S. 82).

VI. Der Streptobazillus Ducrey (= Hämophilus Ducrey) wird fast ausschließlich beim Geschlechtsverkehr übertragen und dringt durch kleine Epitheldefekte ein. Männer erkranken fast immer, Frauen können auch Bazillenträgerinnen ohne klinische Manifestation sein, wobei Unreinlichkeit Vorschub leistet. Vorkommen heute fast nur noch in Übersee und in Hafenstädten.

VII. Prompte Heilung durch Allgemeintherapie mit Depotsulfonamiden (1mal täglich 1,0 p.o. durch 14 Tage; S. 90). Ausweichen auf Tetrazykline und Chloramphenicol (3mal täglich 0,5 durch 5 Tage) ist möglich (S. 89). Lokale Reinigung mit H_2O_2.

Lymphopathia venerea
Lymphogranuloma inguinale
4. Geschlechtskrankheit   (sehr selten)

> Diese chronische Virusinfektion, die beim Geschlechtsverkehr übertragen wird, ist durch ein kurzfristig bestehendes exulzeriertes Knötchen an der Eintrittsstelle des Erregers und in der Folge durch eine eminent chronisch abszedierend-fistulierende regionäre Lymphadenitis mit eventuellen Schrumpfungen oder Elephantiasis charakterisiert.

I. Das Primärknötchen ist bis linsengroß und zerfällt rasch zu einem schmierig belegten, fast schmerzlosen Ulcus. Die Veränderung ist solitär und am Genitale lokalisiert (Eintrittsstelle).

II. Es folgt eine schmerzlose regionäre Lymphadenitis (vorwiegend inguinal) mit Abszedierung und Entleerung schleimigen Eiters. Gleichzeitig treten Fieber, Leukozytose usw. auf. Elementarkörperchen sind im Ulcus und im Lnn.-Eiter nachweisbar. Die intrakutane Injektion einschlägigen Lnn.-Eiters (= „Freische Probe") führt ab der 3. Krankheitswoche nach 24—72 Stunden zur Entwicklung einer Papel.

III. Um 14 Tage Inkubationszeit. Das Initialulcus wird bei Frauen meist übersehen und heilt nach 8—14 Tagen spontan. Die folgende Lymphadenitis führt zu eminent chronischen Fistelbildungen und nach jahrelangem Verlauf durch Lymphwegverlegungen eventuell zur Elephantiasis anorectalis mit Schwellungen, Schrumpfungen usw. im Ano-Genitalbereich.

IV. Die Histologie zeigt in den Lnn. Nekroseherde, die von palisadenartig angeordneten Epitheloidzellen umgeben sind.

V. Die Diagnose ergibt sich aus Lnn.-Erkrankung, Erregernachweis und positiver Freischer Probe. Eventuelle DD wären die Lues (S. 588), das Ulcus molle (S. 615) und andere fistelnde Lnn.-Erkrankungen bzw. Prozesse im Ano-Genitalbereich.

VI. Der Erreger ist ein filtrierbares Virus der Psittakosegruppe. Diese seltenste Geschlechtskrankheit ist in den Tropen häufiger; in Europa kommt sie nur eingeschleppt vor (Hafenstädte).

VII. Sulfonamide (1mal täglich 1,0 eines Depotsulfonamides p.o. durch 6 Wochen) oder Terramycin (4mal täglich 0,25—0,5 p.o. durch 2 bis 4 Wochen) führen zur Frühheilung. Elephantiastische Spätfolgen erfordern chirurgische Therapie (Strikturendehnung usw.).

Granuloma venereum
Granuloma inguinale

(in den Tropen selten; in Europa sehr selten)

Diese chronische Klebsielleninfektion, deren Stellung als Geschlechtskrankheit fraglich ist, ist durch blumenkohlartig erhabene, leicht blutende, eminent chronische Granulationen an Haut und Schleimhäuten der Ano-Genitalregion charakterisiert.

I. Sie sind blaurot, weich, vielfach exulzeriert und in den Buchten von übelriechendem Eiter erfüllt.

II. Andere Organe sind nicht beteiligt.

III. Es erkranken Personen zwischen 20 und 40 Jahren. Die Inkubationszeit soll einige Wochen betragen. Die allmählich wachsenden Granulome erreichen nach Jahren besondere Größe und führen dann durch Sekundärinfektionen und Zerfall zu Verstümmelungen. Spontanen Abheilungen folgen oft Rezidive.

IV. Die Histologie zeigt Akanthose, Papillomatose, eine plasmazelluläre Infiltration und Leukozytenansammlungen mit eingeschlossenen Klebsiellen.

V. Die Diagnose wird durch den Erregernachweis verifiziert. Eventuelle DD wären: Carcinoma spinocellulare (hart; S. 485), Ulcus molle (S. 615), Lues I und III (S. 588, 601) und das Rhinosklerom.

VI. Die ursächliche Klebsiella granulomatis ist mit der Klebsiella rhinoscleromatis nahe verwandt. Die Übertragung erfolgt durch Kontakt, wobei die ausschlaggebende Bedeutung des venerischen Moments bezweifelt wird. Das Granuloma venereum kommt in den Tropen unter unhygienischen Verhältnissen selten aber laufend, in Europa nur sporadisch eingeschleppt vor.

VII. Zur erfolgreichen Therapie dienen Streptomycin (1—2mal täglich 1,0—2,0 i.m.) oder Aureomycin bzw. Terramycin (4mal täglich 0,5 bis 1,0 p.o.) durch 10—14 Tage.

Sachverzeichnis

Die halbfett gedruckten Zahlen weisen
auf eine nähere Erklärung des Begriffes hin.

41 *